ABHANDLUNGEN DER DEUTSCHEN AKADEMIE
DER WISSENSCHAFTEN ZU BERLIN

Klasse für Medizin
Jahrgang 1960 Nr. 5

OTFRIED GÜNTHER

ZUR ÄTIOLOGIE DES DIABETES MELLITUS

Mit 73 Abbildungen und 49 Tabellen

AKADEMIE-VERLAG · BERLIN
1961

Aus dem Diabetikerheim Garz und Karlsburg
Anstalt zur Erforschung und Behandlung der Zuckerkrankheit
Direktor: Professor Dr. Dr. h. c. G. KATSCH †

Vorgelegt von Hrn. G. KATSCH in der Gesamtsitzung vom 16. Mai 1960
Zum Druck genehmigt am gleichen Tage, ausgegeben am 21. Juli 1961

Erschienen im Akademie-Verlag GmbH, Berlin W 8, Leipziger Straße 3—4

Lizenznummer 202 · 100/408/61
Satz, Druck und Bindung: Druckhaus „Maxim Gorki", Altenburg
Bestellnummer: 2001/60/IV/5
Preis: DM 37,50
Printed in Germany
ES 17 F 3

Herrn Professor
Dr. Dr. h. c. GERHARDT KATSCH †,
meinem klinischen Lehrer,
in Verehrung und Dankbarkeit gewidmet

GELEITWORT

von

Professor Dr. G. KATSCH †

Der Plan zu dieser umfangreichen klinischen Studie entstand vor 10 Jahren. Er entstand aus dem Verpflichtungsgefühl, das einzigartige, umfangreiche Beobachtungsgut des Diabetesinstitutes mit Sorgfalt unter Ausnutzung statistischer Methoden für die Lösung oder doch Förderung ätiologischer Probleme in der Lehre vom Diabetes auszuwerten. Speziell in der menschlichen Genetik kann aus zutageliegenden Gründen nur aus einem großen Material einigermaßen Beweisendes gewonnen werden. Es war von Anbeginn klar, daß dies auch umfangreiche Arbeit erfordert. Die ganze Größe dieser Arbeit und die aufzuwendende Mühe habe ich und hat mein Mitarbeiter Dr. OTFRIED GÜNTHER, der die Aufgabe übernahm, anfänglich nicht ganz übersehen. Die Bemühung vergrößerte sich, weil im Laufe der Untersuchungen sich ergab, daß auch Teilfragen in Anbetracht des Materialumfangs statistisch ergiebig bearbeitet werden konnten. Der Verfasser hat diese große Bemühung bewältigt und mit verbissener Akribie durchgestanden. Der Erfolg rechtfertigt die Mühe.

Es handelt sich um klinisch-statistische Studien an 10000 *gleichartig beobachteten* Zuckerkranken. Die Sammlung der einzelnen Feststellungen und Merkmale sowie der Stammbäume wurde zum größten Teil ganz persönlich vom Verfasser durchgeführt; da, wo Mitarbeiter halfen, überwacht und kontrolliert. Es ist das bisher größte mit solcher Gleichmäßigkeit und Gründlichkeit verarbeitete Krankengut. Die Bearbeitung erfolgte unter starker Ausnutzung mathematisch-statistischer Methoden und ihrer Möglichkeiten. Dabei wurde zur methodischen Sicherung die Hilfe eines mathematischen Statistikers, des Herrn PAUL, herangezogen. Die kritische und eingehend durchdachte Auswertung geschah zugleich unter Ausnutzung einer großen eigenen klinischen Erfahrung in der Behandlung und Betreuung von Diabetikern. Dozent Dr. OTFRIED GÜNTHER ist kein klinischer Anfänger, und auch im Laufe der Arbeit sind sein Überblick und seine Erfahrungen gewachsen. So wurde er bewahrt vor einer rein statistischen Autonomie und Enge. Die Ausdrucksweise bemüht sich um größte Genauigkeit. Gewisse Wiederholungen sind der Klarheit wegen und mit Rücksicht auf die Benutzer des Werkes, die es nicht in einem Zuge von Anfang bis zum Ende durchlesen oder richtiger durcharbeiten, nicht vermieden.

Die Ätiologie des Diabetes mellitus ist ein kompliziertes Problem. Es ist seit den Tagen von CLAUDE BERNARD und MINKOWSKI durch die eindringende Forschung und Erfahrung nicht einfacher geworden. Der Diabetes hat nicht eine einzige klar zu benennende Ursache. Größte Bedeutung hat der Erbfaktor im Ursachenkomplex. Aber über die Bedeutung langsam wirkender Teil- oder Auslösungsursachen wie Überernährung und mangelnde Muskelbetätigung über lange Zeiträume hin ist man sich zwar eindrucksmäßig unter den Diabeteskennern ziemlich einig. Gerade hierzu äußert sich der Verfasser vorsichtig, da genaue Unterlagen hierüber aus seinem Krankengut nicht durchgehend beizubringen sind und sich deshalb der statistischen Beweisführung entziehen, die auszunutzen gegenüber bloßen Eindrücken klinisch empirischer Art das Generalanliegen des Verfassers ist. Über (erzwungene) Verhaltensfehler in der Ernährung haben Kriegserfahrungen einschließlich der Wiederauffütterungsperioden mehr erbracht als diese Statistik. Diese Erfahrungen sind dem Verfasser geläufig und spielen zeitlich zum Teil in sein Beobachtungsgut hinein — aber eben nur zum Teil. Sie werden durch seine Bearbeitung nicht besonders unterstützt, freilich nicht widerlegt. Gerade seine kritischen und vorsichtigen Formulierungen zu dieser Frage zeigen, wie sehr der Verfasser um Objektivität und statistische Beweisführung bemüht ist.

Um so wertvoller sind seine sehr positiven Äußerungen da, wo seine Analyse ihm solche ermöglicht. Dies gilt besonders für die Widerlegung der allgemein herrschenden autoritativ vertretenen Ansicht, die Anlage zum Diabetes werde in einfach rezessivem Erbgang weitergegeben. Er bezeichnet den Erbgang als „unregelmäßig dominant" und spricht von „wechselnder Durchschlagskraft", und zwar mit nur etwa 50%iger Manifestationsrate. Seine descriptive oder phänologische Benennung „dominant mit wechselnder Penetranz" gibt sofort weitere Probleme auf. Daher betitelt er seine Arbeit: „Zur Ätiologie des Diabetes mellitus". Nur als Mutmaßung erörtert er zur Erklärung der ungleichen Penetranz ein häufiges Auftreten von Neumutationen sowie die positive oder negative Selektion von Nebengenen. Trotzdem bedeutet sein Werk einen Markstein für die Diabetesforschung, an den künftig angeknüpft werden muß, der nicht übergangen werden kann, auch nicht in vielen Einzelheiten und sogar in bezug auf manche Krankengeschichten und tabellarischen Zusammenstellungen. Sie stehen künftig Forschenden zur Verfügung und werden benutzt werden.

Näherer Einblick in einige genetische Probleme wird erst zu erhalten sein, wenn nach Ablauf einiger Jahrzehnte eine genügend große Zahl von früherkrankten Diabetikern das fortpflanzungsfähige Alter erreicht haben wird — was früher nicht geschah, da diabetische Kinder starben; was aber jetzt in zunehmendem Maße geschieht.

Im zweiten Hauptteil wurden die endogenen und exogenen Faktoren zusammengestellt und kritisch besprochen, die als auslösende Ursachen oder Nebenursachen in Betracht kommen oder die Manifestierung des Diabetes mindestens fördern können. Daß die endogenen, endokrinologischen oder regulations-pathologischen Nebenfaktoren wichtiger erscheinen als manche überschätzten exogenen Faktoren, ist ein ferneres bedeutsames Ergebnis.

Für die jederzeit drängenden rein ärztlichen und prophylaktischen Forderungen zieht ein Schlußkapitel mit Besonnenheit Konsequenzen, die dem erreichten Stand der Forschung entsprechen.

Ich beglückwünsche Dr. Günther zu seinem Werk.

INHALT

Zeichenerklärung für alle Sippentafeln

□	*Stoffwechselgesunder Mann*
○	*Stoffwechselgesunde Frau*
■	*Zuckerkranker Mann*
⧄	*Verdacht auf Diabetes ohne sichere ärztliche Diagnose*
⊗	*Fettleibige, stoffwechselgesunde Frau*
● (mit Kreuz)	*Fettleibige, zuckerkranke Frau*
(p)	*Patient unserer Beobachtung*
D:50	*Diabeteserkrankung im Alter von 50 Jahren*
A:50	*Zum Zeitpunkt der letztmaligen Befragung 50 Jahre alt*
†:50	*Verstorben im Alter von 50 Jahren*

1. EINLEITUNG

In allen zivilisierten Ländern der Erde ist die Zahl der Zuckerkranken in den letzten Jahren ständig angestiegen. Es hat sich herausgestellt, daß heute mit einer wesentlich größeren Diabeteshäufigkeit in der Gesamtbevölkerung gerechnet werden muß, als man früher allgemein annahm. Dies ist besonders durch Reihenuntersuchungen deutlich geworden, die in den letzten Jahren in Nordamerika (WILKERSON und KRALL [135] u. a.) sowie in Norddeutschland (SCHLIACK [107b] aus unserem Institut) an größeren Bevölkerungsgruppen durchgeführt wurden. Die hierbei gewonnenen, im wesentlichen übereinstimmenden Ergebnisse haben eine derzeitige Diabetesfrequenz in der Gesamtbevölkerung von 1,5% nachgewiesen, während bisher nur mit etwa 2—3‰ gerechnet wurde. Die jetzt ermittelte wesentlich größere Diabeteshäufigkeit hat sich einmal durch die hohe Anzahl der erst durch Reihenuntersuchungen erfaßbaren, zuvor noch nicht diagnostizierten oder wenigstens nicht registrierten leichten Diabetesfälle ergeben. Zum anderen hat aber auch die Zahl der schwereren, insulinbedürftigen Erkrankungen mit Verbesserung der Ernährungsbedingungen nach dem 2. Weltkrieg ganz erheblich zugenommen (REDETZKY [95], SCHLIACK [107d]).

Es herrscht heute weitgehend Einigkeit darüber, daß die Erkrankung an Diabetes mellitus, von seltenen Ausnahmefällen abgesehen, das Vorhandensein einer spezifischen Erbanlage zur Voraussetzung hat. Selbstverständlich existieren noch wesentlich mehr nicht erkrankte Träger der Erbanlage als Zuckerkranke. Unter der Voraussetzung einfach recessiver Vererbung haben STEINBERG und WILDER [115b] kürzlich auf Grund der neuen Untersuchungen über die Diabeteshäufigkeit geschätzt, daß 20—25% der Bevölkerung Nordamerikas das Gen für Diabetes mellitus in sich tragen müßten.

Allein diese Zahlen unterstreichen die Bedeutung, die dem Diabetes mellitus infolge der weiten Verbreitung nicht nur der Erkrankung, sondern darüber hinaus auch der Erbanlage zukommt. Sie spornen dazu an, alle Bemühungen um die weitere Erforschung der Ätiologie und Pathogenese der Krankheit zu verstärken. Solange es noch nicht eindeutig geklärte genetische Probleme für den Diabetes gibt, können eugenische Maßnahmen zur Einschränkung der Zuckerkrankheit ärztlich kaum verantwortet werden. Nachdem infolge der verbesserten therapeutischen Möglichkeiten in ständig zunehmendem Maße jugendliche Zuckerkranke zur Fortpflanzung kommen, wird die Forderung nach eugenischer Prophylaxe des Diabetes dringlicher (HANHART [36e]).

Bisher konnte trotz zahlreicher Bemühungen über eine Anzahl von Problemen der Genetik des Diabetes eindeutige Übereinstimmung noch nicht erzielt werden. Zu ihnen gehören vor allem die Frage des *Erbganges* und der *Durchschlagskraft* der Anlage zum Diabetes. Die Übertragbarkeit tierexperimenteller Untersuchungsergebnisse auf den menschlichen Diabetes erscheint außerordentlich zweifelhaft. Derartige Versuche werden erschwert durch die Seltenheit von spontanem Diabetes bei Tieren. Beobachtungen an Menschen erlauben eine Stellungnahme zu genetischen Fragen erst unter Zugrundelegung eines sehr großen Krankengutes. Ich hatte mir daher die Aufgabe gestellt, die Kranken- und Familiengeschichten von 10000 Diabetikern, die in den Diabetikerheimen Garz und Karlsburg stationär behandelt werden konnten, daraufhin durchzuarbeiten, was dieses große Krankengut zur Klärung der noch offenen Fragen beitragen kann. Nächst dem Material der JOSLINschen Klinik in Boston handelt es sich hierbei um das bislang umfangreichste nach einheitlichen Gesichtspunkten sorgfältig bearbeitete Krankengut stationär beobachteter Diabetiker.

In der vorliegenden Arbeit sind die Ergebnisse meiner Untersuchungen zusammengestellt. Mit der *Erbbedingtheit* des Diabetes zusammenhängende Fragen werden im ersten Hauptteil abgehandelt (Kapitel 4). Etwaige genetische Beziehungen zum *renalen Diabetes* werden in Kapitel 5 diskutiert. Bekanntlich hängt die Erkrankung an Diabetes nicht nur vom Vorhandensein einer Erbanlage ab. *Umweltfaktoren* sind von wesentlichem Einfluß darauf, ob sie bei einem Disponierten jemals in klinische Erscheinung tritt. In einem zweiten Hauptteil dieser Arbeit sind daher die Beobachtungen analysiert, die in bezug auf *manifestationsfördernde und -auslösende Momente* an unserem Krankengut gesammelt werden konnten. Es werden Rückschlüsse auf deren pathogenetische Bedeutung und Wirkungsweise versucht.

Zweck dieser Untersuchungen sollte es sein, einen Beitrag zur Aufklärung noch offener Probleme der Ätiologie des Diabetes zu liefern. Selbstverständlich konnte bei der angewandten vorwiegend statistischen Methodik nur hier und da ein kleiner Schritt vorwärts getan werden. Viele große Rätsel bleiben ungelöst. Trotzdem erscheint es mir gerechtfertigt, die Untersuchungsergebnisse vorzulegen, da sie vielleicht zu einer Verbreiterung der Grundlagen beitragen können, auf die sich Maßnahmen zur *Prophylaxe* der Zuckerkrankheit stützen müssen.

2. METHODIK

2.1 Allgemeines zur mechanisierten Dokumentation

Die vorliegenden Untersuchungen wurden an 10000 Diabetikern angestellt, die in den Diabetikerheimen Garz und Karlsburg behandelt wurden. Von diesen 10000 Patienten wurden 3395 mehrmals bei uns aufgenommen. Insgesamt handelt es sich um 17179 Kuraufenthalte, denen dieselbe Anzahl von vorliegenden Einzelkrankenblättern entspricht. Die Patientenzahl wurde auf genau 10000 begrenzt, um die statistische Bearbeitung zu erleichtern und klar übersehbare Ergebnisse zu erhalten.

Die Aufbereitung eines derartig umfangreichen Krankengutes stellte an einen einzelnen Bearbeiter kaum zu bewältigende Ansprüche an Zeitaufwand und technischer Kleinarbeit, wenn er sie allein auf manuellem Wege mit Hilfe von Strichlisten, Zählkarten u. a. vorzunehmen die Absicht hätte. Sie wäre überhaupt nur durchführbar bei Beschränkung auf eine einzige oder ganz wenige eng umgrenzte Fragestellungen. Auf Anregung von Prof. KATSCH bestand jedoch die Absicht, das seit 1930 im Garzer Diabetikerheim angesammelte umfangreiche Krankenblattmaterial nach einer größeren Anzahl von Gesichtspunkten hin statistisch auszuwerten. Der Anreiz und die Verpflichtung hierzu liegt nicht nur in der großen Patientenzahl, die nur in wenigen anderen Diabetesbehandlungsstellen der Welt erreicht wird, sondern auch darin, daß alle Kranken, wenn auch von verschiedenen Untersuchern, so doch nach einheitlichen Richtlinien sorgfältig befragt und klinisch durchuntersucht wurden. Dies wurde durch die Konstanz in der ärztlichen Oberleitung durch Prof. KATSCH gewährleistet. Der Plan einer umfassenden Auswertung des Garzer Krankengutes war nur durchführbar unter Zuhilfenahme *mechanisierter Dokumentationsmethoden*.

Zum Zeitpunkt der Planung dieses Vorhabens (1949) boten sich vorwiegend zwei Verfahren an (vgl. hierzu HOSEMANN [47], DERBOLOWSKY [22]):

1. kam die Verwendung von *Randlochkarten* in Frage. Ihre Vorteile: Die einzelnen Merkmale können mit einer Kerbzange in einfacher Weise signalisiert werden. Die Auswertung erfolgt durch den Befrager manuell mit einer Sortiernadel oder mit Hilfe eines halbautomatischen Sortiergerätes. Die Nachteile: Es können nur verhältnismäßig wenig Begriffe aufgetragen werden, besonders, wenn es sich um Sachverhalte handelt, die nicht nur zwei Antwortmöglichkeiten (ja — nein) zulassen. Den Ausschlag für unsere Wahl gab die Tatsache, daß es mit Hilfe von Randlochkarten bei einem größeren Beobachtungsgut nur sehr schwer möglich ist, mehrere Sachverhalte in Korrelation zueinander zu bringen;
2. zogen wir die Verwendung von *Maschinenlochkarten* in Erwägung und entschieden uns schließlich für dieses Verfahren. Die Vorteile: Es kann eine relativ große Anzahl von Sachverhalten signalisiert werden, für die es jeweils eine relativ große Zahl von Unterteilungen gibt. Ihr größter Vorteil liegt in den außerordentlichen Möglichkeiten, die sich bei der Auswertung für die Zuordnung mehrerer Sachverhalte zueinander ergeben. Dies läßt sich mit anderen, einfacheren Methoden nicht erreichen und ist gerade für die Bearbeitung medizinischer und biologischer Fragestellungen von besonderer Bedeutung. Die Nachteile der Maschinenlochkarten: Es muß (wenigstens für unsere Zwecke) ein Zwischenbeleg ausgefertigt werden, auf dem die Sachverhalte nach einem vereinbarten Kode in einen Ziffernschlüssel übertragen werden, soweit es sich nicht bereits um Zahlenangaben handelt. Die weitere Bearbeitung dieser Zwischenbelege, d. h. die Übertragung auf die Lochkarten kann nur dort geschehen, wo die sehr kostspieligen Spezialmaschinen zur Verfügung stehen. Dies ist in der Regel in einiger Entfernung vom Arbeitsort des Untersuchers. Mit der maschinellen Weiterverarbeitung der Zwischenbelege hat er jedoch nichts mehr zu tun und kann sie technischen Fachkräften überlassen.

Die Anregung zur Benutzung von Maschinenlochkarten ging zunächst von MELLINGHOFF [77] aus, der damit das verhältnismäßig kleine Krankengut der Göttinger Diabetikerambulanz auswertete. Zum anderen konnte ich mich auf den Rat und die Erfahrung von RAETTIG [93] stützen, der mit diesem Verfahren die große Typhusepidemie 1945—1948 in Mecklenburg mit rund 46000 Einzelerkrankungen bearbeitete.

Die Erfindung der Maschinenlochkarten ist dem Deutsch-Amerikaner Dr. HERMANN HOLLERITH zu verdanken, der sie als Hilfsmittel bei der amerikanischen Volkszählung 1880 verwendete. Er ging von dem Gedanken aus, daß die für jeden einzelnen Erhebungsfall verwendeten Zählkarten so gestaltet werden müßten, daß sie maschinell in bestimmte statistische Gruppen zusammengefaßt und diese Gruppen maschinell ausgezählt werden könnten. Durch Auslochen der Zählkarten an bestimmten Stellen, entsprechend den zu kennzeichnenden statistischen Merkmalen, wurde dieser Gedanke verwirklicht. An diesem Prinzip des nach seinem Erfinder benannten „Hollerith-Verfahrens" hat sich bis heute nichts geändert. Die für die Lochung und Auswertung der Karteikarten verwendeten Maschinen sind jedoch entsprechend der technischen Weiterentwicklung ständig vervollkommnet worden.

Abb. 1 zeigt eine bereits gelochte Maschinenlochkarte. (Am Schluß eingesteckt.) Auf ihr finden sich nebeneinander angeordnet 80 vertikale Zahlenreihen von 0 bis 9. In jeder dieser vertikalen Zahlenreihen (= Lochspalten) kann in der Regel nur eine Lochung vorgenommen werden. In jeder Lochspalte kann also ein Sachverhalt untergebracht werden, für den 10 Antwortmöglichkeiten bestehen. Reichen diese nicht aus, wie z. B. bei der Registrierung von Jahreszahlen, Krankenblattnummern, verschlüsselter Krankheitsdiagnosen, so können mehrere benachbarte Lochspalten zu einem Lochfeld erweitert werden, wodurch sich die Zahl der Antwortmöglichkeiten beliebig vergrößern läßt. Durch zwei Zusatzlochungen über den Zahlenreihen kann die Kapazität der Lochkarte wesentlich vermehrt werden.

Auf die technischen Einzelheiten des Hollerithsystems kann hier nicht näher eingegangen werden. Hierzu sei auf die Druckschriften der IBM Deutschland (Internationale Büro-Maschinen-Gesellschaft) Stuttgart und Berlin verwiesen.

Die Maschinenlochkarten sind heute ein bereits unentbehrliches Hilfsmittel im Wirtschafts- und Geschäftsleben. Sie werden für Volkszählungen, Wahlergebnisse, Lohn- und Kassenabrechnungen verwendet. Öffentliche Verwaltungen, Industrie-, Handels- und Verkehrsbetriebe, Banken und Versicherungen bedienen sich ihrer in gleicher Weise. Dabei nimmt nicht nur die Ersparnis an Arbeitsaufwand und die Schnelligkeit der Arbeitsweise für sie ein, sondern in gleicher Weise die weitgehende und unbestechliche Sicherheit vor Irrtümern und Rechenfehlern. Ein kompliziertes Kontrollsystem deckt nahezu jeden Fehler auf, der sich etwa beim Lochen der Karten oder der weiteren Verarbeitung eingeschlichen hat. Werden bei der Auswertung unrichtige Ergebnisse festgestellt, so sind sie fast stets auf Irrtümer bei der manuellen Ausfertigung der Belege zurückzuführen, die als Unterlagen für die Lochung dienen.

Für die Bearbeitung *medizinischer Fragestellungen* haben Maschinenlochkarten bisher noch wenig Verwendung gefunden, obwohl sie, besonders durch die große Zahl verschiedenartiger Auswertungsmaschinen, auch für diese Zwecke zahlreiche verlockende Möglichkeiten bieten. Erst in den letzten Jahren wurden sie von einigen Forschern verwendet, wie z. B. außer dem Hygieniker RAETTIG [93b], von den Gynäkologen HOSEMANN (Göttingen) [47] und SCHRÖDER (Leipzig) [110a]. Ihre Vorzüge wurden ferner propagiert durch SCHENNETTEN und SPITZNER [106], KIMBEL [58], SCHEELE [105].

2.2 Verarbeitung des eigenen Materials

Bei der statistischen Auswertung der für eine Bearbeitung vorgesehenen Sachverhalte gingen wir wie folgt vor:

Zunächst wurden die Fragenkomplexe festgelegt, deren nähere Untersuchung wichtig erschien, und die sich für eine statistische Analyse eigneten. Hierbei wirkten alle an Diabetesproblemen interessierten Assistenten der Klinik KATSCH mit. Dann war es notwendig, alle für die Bearbeitung der ausgewählten Fragestellungen wichtigen Sachverhalte in einem Zahlenschlüssel unterzubringen, der die Registrierung auf Maschinenlochkarten ermöglichte.[1] Da es nur schwer möglich und unzweckmäßig wäre, die Übertragung auf die Lochkarten unmittelbar von den Originalkrankenblättern her vorzunehmen, wurden als Zwischenbelege Karteiblätter entworfen, wie sie Abb. 2 zeigt. (Am Schluß eingesteckt.) Auf diese Karteiblätter wurden aus den Krankenblättern alle für die Auswertung vorgesehenen Sachverhalte übertragen. Jedem einzelnen Krankenblatt (= Kuraufenthalt) entspricht ein Karteiblatt. Die zu registrierenden Sachverhalte sind jeweils in einer oder mehreren benachbarten Lochspalten (= Lochfeld) untergebracht. Soweit angängig, ist der Kode für jedes Lochfeld auf dem Karteiblatt abgedruckt. Für die umfangreichen Zahlenschlüssel der mehrspaltigen Lochfelder (Nr. 9, 13, 18, 19, 29 und 48) war dies selbstverständlich nicht möglich. In die umrandeten Kästchen an der rechten Seite eines jeden Lochfeldes wurden entsprechend dem Kode die Schlüsselzahlen eingetragen bzw. unmittelbar die Ziffern, soweit es sich um Jahreszahlen, Maße oder die Patientennummern handelt. Jeder Patient erhält eine stets gleichbleibende Krankennummer. Die neben den

[1] Hierbei wurde ich in dankenswerter Weise von den Herren WIEGAND und Direktor GENNERICH von der IBM Deutschland (Internationale Büro-Maschinen-Gesellschaft), Geschäftsstelle Berlin, beraten und unterstützt.

Kästchen angebrachten Ziffern entsprechen der Zahl der jeweiligen Lochspalte. Schwierig zu lösen war das Problem, die meist in der Mehrzahl bei einem Patienten festgestellten Nebenbefunde, etwa durchgemachte Erkrankungen oder Komplikationen ohne Verlust an zuviel Lochspalten zu registrieren. Es wurde die Lösung gefunden, für Erkrankungen, Komplikationen und Befunde jeweils nur ein Lochfeld für die Zeit vor bzw. nach Diabetesmanifestation einzuräumen (Lochfelder Nr. 13 und 18). Sind mehrere Diagnosen aus einem Krankenblatt zu übertragen, müssen Nebenlochkarten angelegt werden, die sich von der Hauptkarte (abgesehen von der Kennzeichnung als Nebenkarte) nur durch die Eintragungen in den Lochfeldern 13 und 18 unterscheiden. Dieses Verfahren bringt jedoch Schwierigkeiten bei den Auswertungen mit sich, wenn nach verschiedenen Befunden desselben Patienten gefragt wird. Die Kapazität der Hollerith-Lochkarte reichte nicht aus, um sämtliche Sachverhalte registrieren zu können, die für die Auswertungen wünschenswert gewesen wären. Eine Beschränkung auf die am meisten interessierenden war notwendig.

Von einem bestimmten Zeitpunkt an (1. 8. 1950) wurden für alle in Garz aufgenommenen Diabetiker die Karteiblätter gleichzeitig mit der Anlage des Krankenblattes vom Anamnesticus bzw. Untersucher ausgefüllt und gemeinsam mit dem Krankenblatt abgeschlossen. Soweit ich nicht ohnehin selbst der Untersucher war, wurden sämtliche Karteiblätter von mir überprüft, um unterschiedliche Beurteilungen auszuschalten. In allen Zweifelsfällen nahm ich eine Kontrolle der Befunde bzw. Patientenangaben durch eigenen Augenschein oder erneute direkte Befragung vor.

Die Krankenblätter derjenigen Diabetiker, die vor dem 1. 8. 1950 in Garz bzw. im Diabetikerheim Karlsburg aufgenommen und nicht direkt untersucht und befragt werden konnten, wurden wie folgt verarbeitet: Die Personalangaben sowie alle unmißverständlichen technischen Daten der Krankenblätter und Stoffwechselkurven wurden von nichtärztlichen Hilfskräften[1] nach genauen Richtlinien auf die Karteiblätter übertragen. Alle übrigen Angaben wurden von mir selbst bearbeitet (Lochfelder Nr. 1, 9, 12(X), 13, 14(X), 17, 18, 19, 28, 29, 32(X), 34(X), 35(X), 36(X), 38(X), 39(X), 40(X), 43, 44, 45, 46, 47(X), 48). Sämtliche Karteiblätter wurden vor dem Abschluß von mir überprüft, nachdem schon vorher durch einen Mitarbeiter eine Kontrolle auf etwaige technische Übertragungsfehler vorgenommen worden war.

Nach abgeschlossener Ausfüllung wurden die Karteiblätter der Lochkartenstelle der Staatlichen Zentralverwaltung für Statistik in Schwerin übersandt, wo durch technische Fachkräfte mit Hilfe von Lochmaschinen die Übertragung der Schlüsselzahlen auf die Lochkarten erfolgte.[2] Die maschinelle *Auswertung* mit Hilfe verschiedenartiger Spezialmaschinen erfolgte ebenfalls in der Schweriner Lochkartenstelle. Es würde zu weit führen, auf die technischen Einzelheiten näher einzugehen.

Für eine Anzahl von Fragestellungen, die für die vorliegende Arbeit von Interesse waren, konnte das Material auf maschinellem Wege nicht zusammengetragen werden, da die entsprechenden Sachverhalte auf den Karteiblättern nicht registriert worden waren. In diesen Fällen war es nötig, auf die Originalkrankenblätter zurückzugreifen. Das rasche Heraussuchen der Krankenblätter wurde durch die gleichzeitige Funktion der Lochkarten als Kennwortkartei ermöglicht.

Die Beurteilung der vorgelegten statistischen Zahlen und die Prüfung der *Zufallsabweichungen* erfolgte, soweit nicht ausdrücklich anders vermerkt, an Hand der graphischen Tafeln von Koller [61b]. In ihnen sind alle Abgrenzungen auf einer Überschreitungswahrscheinlichkeit $\varepsilon = 0{,}27\%$ aufgebaut; sie können nach Koller als Äquivalente zur 3-σ-Grenze der idealen Normalverteilung aufgefaßt werden. Neuerdings wird vielfach die Ansicht vertreten, daß bei biologischen Untersuchungsergebnissen die Abgrenzung des Streuungsbereiches mit Hilfe der 3-σ-Regel zu streng sei, und bei kleinen Versuchskollektiven unter Umständen echte Differenzen unterdrückt werden könnten. Eine statistische Sicherheit von 99% wird für die meisten Fälle für ausreichend gehalten, für manche sogar nur eine solche von 95%, die annähernd dem 2-σ-Bereich oder den Grenzen der zweifachen mittleren Abweichung entspricht (genau 95,45%). Die Festlegung des statistischen Sicherheitsbereiches ist willkürlich und liegt im Ermessen des Untersuchers. Entsprechend den Vorschlägen von Koller [61b] und Hosemann [47] habe ich an der strengen Fixierung der statistischen Sicherheit auf 99,73% festgehalten, weil unser Untersuchungsgut groß genug ist und ich lieber auf die Bewertung einiger echter Unterschiede verzichten wollte als in Gefahr zu geraten, fragliche Ergebnisse als gesichert zu deuten. Schließlich wurde die Wahl beeinflußt durch die Möglichkeit, die handlichen Kollerschen Tafeln benutzen zu können.[3]

---

[1] Für ihre zuverlässige und sorgsame Mitarbeit bin ich den Herren H. Zimdars und Fr. Beer †, Frl. A. Scheyder, Frau H. Beer sowie meiner Frau, Brigitte Günther, zu großem Dank verflichtet.

[2] Dem Leiter der Lochkartenstelle Schwerin (jetzt: VEB Maschinelles Rechnen), Herrn Diederich, habe ich für seine stetige, verständnisvolle Bereitwilligkeit und technische Beratung zu danken.

[3] Für Beratung in statistischen Fragen und manche Berechnungen bin ich Herrn Dipl.-Mathematiker Paul, Med. Univ.-Klinik Greifswald, Dank schuldig.

3. ZUSAMMENSETZUNG DES KRANKENGUTES

Die vorliegenden Untersuchungen wurden an 10000 Diabetikern angestellt, die im Laufe der Jahre 1930—1954 in den Diabetikerheimen Garz und Karlsburg, Krs. Greifswald, ein oder mehrmals klinisch behandelt worden sind. Die während dieses Zeitraumes in Garz zur Aufnahme gekommenen Diabetiker wurden sämtlich erfaßt. Ihre Gesamtzahl beträgt (bis

Tabelle 1

Übersichtstabelle über die Anzahl der während der Jahre 1924—1954 pro Jahr erstmalig in unsere Behandlung getretenen Diabetiker unseres Krankengutes, aufgeteilt nach den Häusern Garz, Karlsburg und Greifswald

Kalenderjahr	Anzahl der Neuzugänge			
	in Garz	in Karlsburg	in Greifswald	insgesamt
1924			2	2
1925			2	2
1927			3	3
1928			7	7
1929			11	11
1930	32		15	47
1931	152		20	172
1932	107		25	132
1933	143		22	165
1934	187		23	210
1935	242		23	265
1936	288		27	315
1937	366		29	395
1938	536		23	559
1939	447		30	477
1940	476		11	487
1941	590		12	602
1942	617		8	625
1943	545		11	556
1944	512		13	525
1945	97		13	110
1946	249		10	259
1947	305	43	11	359
1948	391	139	6	536
1949	430	220	7	657
1950	475	227	13	715
1951	479	66	7	552
1952	534	3	13	550
1953	441	2	4	447
1954	258			258
Summen	8899	700	401	10000

zum Abschluß der Materialsammlung im September 1954) 9300. Zur Auffüllung der Patientenzahl auf 10000 wurden 700 Diabetiker hinzugenommen, die in den Jahren 1947—1951 im Karlsburger Diabetikerheim erstmals in unsere Beobachtung kamen.

Es wurden hierzu auswahlfrei die ersten 700 Diabetiker herangezogen, die seit der Gründung dieses Hauses dort aufgenommen und vorher in Garz noch nicht behandelt worden waren. In unsere Untersuchungen wurden miteinbezogen sämtliche stationären Beobachtungen eines und desselben Patienten sowohl in den Diabetikerheimen Garz und Karlsburg als auch in der Med. Univ.-Klinik Greifswald, mit der die Heime infolge der langjährigen Personalunion in der ärztlichen Oberleitung durch Prof. KATSCH in enger Arbeitsverbindung stehen.

In Tab. 1 ist eine Übersicht darüber gegeben, in welchem Kalenderjahr und in welchem der 3 Institute die 10000 Diabetiker zum ersten Mal in unsere Beobachtung kamen. In unserem Material sind nur solche Patienten der Greifswalder Klinik enthalten, die später oder früher auch in einem der Diabetikerheime behandelt wurden. Die Anzahl der Patienten, die mehr als einmal in unserer klinischen Behandlung standen, beträgt 3395. Tab. 2 gibt Auskunft über die Gesamtzahl der Einzelbehandlungen der mehrmals zur Aufnahme bei uns gekommenen Diabetiker. Insgesamt sind bei den 10000 Patienten 17179 stationäre Behandlungen durchgeführt worden. In Tab. 3 ist verzeichnet, wie sich diese auf die Häuser Garz, Karlsburg und Greifswald und die Kalenderjahre verteilen.

An der Erhebung der Anamnesen und der Befunde sind im Laufe der Jahre etwa 30 Ärzte beteiligt gewesen. Eine weitgehende Einheitlichkeit in der Beurteilung ist durch die seit 1928 (bis 1957) unverändert gebliebene Oberleitung durch Prof. KATSCH garantiert. Bei der durch mich allein vorgenommenen Bearbeitung des gesamten Materials bemühte ich mich weiterhin, subjektive Beurteilungsunterschiedlichkeiten der einzelnen Untersucher auszuschalten. Alle irgendwie zweifelhaften Angaben wurden deshalb als „fraglich" registriert. Die Homogenität des Krankengutes wird trotz der großen Zahl schließlich dadurch gesteigert, daß ich von den 10000 Diabetikern ab 1950 2721 selbst gesehen habe. Ihre Befragung und Untersuchung erfolgte zum größten Teil durch mich selbst, anderenfalls nach meinen Anweisungen und unter meiner Kontrolle.

Vor 1945 kamen Patienten vorwiegend aus dem norddeutschen Raum vom Rheinland bis Hinterpommern, ferner aus Mittel- und Süddeutschland, vereinzelt auch aus dem Ausland nach Garz. Nach 1945 besteht das Krankengut fast ausschließlich aus Diabetikern, die im Bereich der DDR ihren Wohnsitz haben. Die einzelnen Bezirke der DDR stellen dabei annähernd gleich große Kontingente, ohne daß sich die unserem Arbeitsbereich örtlich am nächsten liegenden besonders hervorheben. Eingewiesen wurden und werden zum überwiegenden Teil Patienten, die einer sorgfältigen Neueinstellung ihres Zuckerstoffwechsels auf die Bedingungen des Berufslebens bedürfen, dagegen kaum solche, bei denen lediglich ein Erholungsaufenthalt oder eine „Sanatoriumskur" gewünscht wird. Auch Diabetiker mit schwereren Komplikationen (insbesondere chirurgischen und infektiösen) sind in unserem Material kaum enthalten.

Tabelle 2

Aufteilung des Krankengutes nach der Gesamtzahl der pro Patient bei uns durchgeführten stationären Beobachtungen

Anzahl der Kuraufenthalte	Patientenzahl
1	6605
2	1787
3	755
4	370
5	193
6	111
7	60
8	37
9	23
10	28
11	9
12	6
13	7
14	2
15	2
16	2
17	1
20	1
28	1
Insgesamt	10000

Die Zusammensetzung unseres Krankengutes kann demnach *nicht* als *repräsentativ* für eine unausgelesene Diabetespopulation gelten. *Unterschiedlichkeiten* finden sich

1. in bezug auf das *Lebensalter*. Unter unseren Patienten ist der Anteil der jüngeren Altersklassen wesentlich höher als in auslesefreiem Material. In Abb. 3 ist das Diabeteserkrankungsalter unserer Patienten in Vergleich gesetzt zu den von SCHLIACK [107c] mitgeteilten Zahlen der Diabeteszentrale Westberlins. In dieser ambulanten Behandlungsstelle sind nahezu sämtliche Diabetiker Westberlins erfaßt. Dieses Vergleichskollektiv kann, wie Untersuchungen SCHLIACKS [107c] auch an dem Material anderer großer Ambulanzen ergeben haben, als repräsentativ zumindest für eine mitteleuropäisch-großstädtische unausgelesene Diabetespopulation gelten. Da die Gesamtzahl der Westberliner Diabetiker mit 11294 der unseres Krankengutes nahekommt, habe ich der besseren Übersichtlichkeit

Tabelle 3

Verteilung der insgesamt durchgeführten stationären Behandlungen auf die Häuser Garz, Karlsburg und Greifswald sowie die einzelnen Kalenderjahre

Behandlungsjahr	Anzahl der durchgeführten Einzelbehandlungen			
	in Garz	in Karlsburg	in Greifswald	insgesamt
1924			2	2
1925			4	4
1926			1	1
1927			4	4
1928			7	7
1929			13	13
1930	35		22	57
1931	206		33	239
1932	168		40	208
1933	225		38	263
1934	297		39	336
1935	367		45	412
1936	435		49	484
1937	553		65	618
1938	769		63	832
1939	689		65	754
1940	691		50	741
1941	845		52	897
1942	920		39	959
1943	822		40	862
1944	848		42	890
1945	235		41	276
1946	424		36	460
1947	492	85	60	637
1948	604	257	63	924
1949	667	394	59	1120
1950	740	419	71	1230
1951	785	290	55	1130
1952	872	222	45	1139
1953	832	188	32	1052
1954	572	53	3	628
Zusammen	14093	1908	1178	17179

halber in die Abb. 3 die absoluten Patientenzahlen eingetragen und auf die Umrechnung in Relativwerte verzichtet;

2. wird ebenfalls aus Abb. 3 deutlich, daß in unserem Krankengut der *Anteil des männlichen Geschlechtes wesentlich höher* ist als in einer nicht ausgelesenen Diabetespopulation. Von unseren 10000 Diabetikern sind 5802 (= 58 %) männlichen, und 4198 (= 42%) weiblichen Geschlechtes. In Westberlin fanden sich (1952) unter 11294 Diabetikern dagegen 4086 (= 36%) Männer und Jungen, sowie 7208 (= 64%) Frauen und Mädchen. Das zahlenmäßige Überwiegen der weiblichen Diabetiker in Berlin entspricht auch anderen großen, modernen Statistiken (JOSLIN [53], BLÖCH [12], JOHN [50b]). Die davon abweichende Zusammensetzung unseres Krankengutes ist durch klinische Auslesefaktoren bedingt.
3. Im Zusammenhang mit dem größeren Anteil jüngerer Patienten an unserem Material steht auch der höhere Prozentsatz *schwererer Diabetesfälle.* In Tab. 4 findet sich eine Aufstellung, aus der der Insulinbedarf unserer Diabetiker zum Zeitpunkt der Entlassung aus

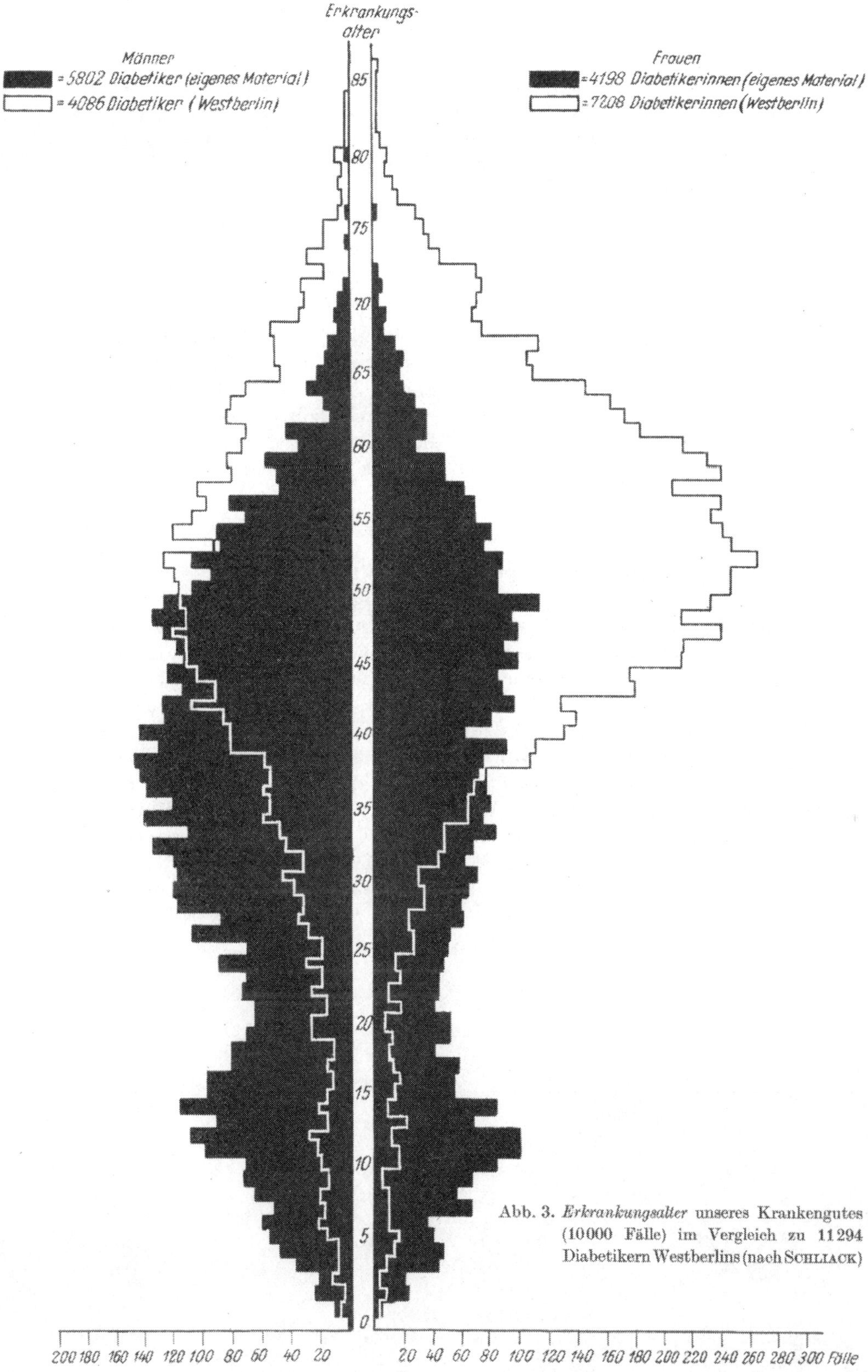

Abb. 3. *Erkrankungsalter* unseres Krankengutes (10000 Fälle) im Vergleich zu 11294 Diabetikern Westberlins (nach SCHLIACK)

Tabelle 4
Täglicher Insulinbedarf von 10000 Diabetikern zum Zeitpunkt der letztmaligen Entlassung aus unserer klinischen Behandlung

Täglicher Insulinbedarf	Patienten-Zahl	Relativer Anteil am Gesamtkrankengut
Kein Insulin	2153	22%
1— 20 E	1396	78%
21— 30 E	1267	
31— 40 E	1663	
41— 50 E	1562	
51— 60 E	1203	
61— 70 E	490	
71— 80 E	177	
81—100 E	67	
über 100 E	8	
Fraglich	14	
Insgesamt	10000	

ihrer letztmaligen Behandlung bei uns ersichtlich ist. Der Anteil der insulinbedürftigen Diabetiker ist mit 78% weit höher als bei einem nicht ausgelesenen Krankengut. REDETZKY [95] gibt 1951 für Berlin 61%, PORSTMANN [90] ebenfalls 1951 für die Leipziger Ambulanz 57% insulinspritzende Diabetiker an. v. KNORRE [60] schätzt das Verhältnis der spritzenden zu den nichtspritzenden Zuckerkranken auf 1:1.

Die aufgeführten Differenzen in der Zusammensetzung unseres Krankengutes gegenüber einer auslesefreien Diabetespopulation erklären sich durch klinische Auswahlfaktoren. In unsere Behandlung wurden vorwiegend solche Zuckerkranken überwiesen, deren Stoffwechseleinstellung nicht ganz leicht gelingt. Entsprechend der Aufgabenstellung bei der Gründung des Garzer Heimes durch KATSCH kommen Diabetiker zu uns, bei denen eine Einstellung des Zuckerstoffwechsels auf die Berufsarbeit gewünscht wird, und denen die vielleicht bereits gefährdete Berufsfähigkeit erhalten werden soll. Auf diese Weise erklärt sich der hohe Anteil jüngerer und männlicher Patienten in unserem Krankengut. Die starke Besetzung der jugendlichen Altersklassen folgt aus der allmählich immer größer gewordenen Inanspruchnahme unserer zunehmend erweiterten Kinderabteilung.

In unserem Krankengut sind mitenthalten 141 Patienten mit Diabetes renalis und 11 Fälle von Diabetes insipidus. Bei allen anderen Patienten wurde ein echter Diabetes mellitus mit Sicherheit festgestellt oder mußte doch wenigstens mit an Sicherheit grenzender Wahrscheinlichkeit angenommen werden. Nicht mitverwertet wurden alle sonstigen in unsere Beobachtung gekommenen Kranken, bei denen ein Diabetes nicht vorlag. Unberücksichtigt blieben z. B. auch Reizglykosurien nach Pankreatitis und andere transitorische Störungen des Kohlenhydratstoffwechsels.

4. ERBFAKTOREN

4.1 Allgemeines zur Erbbedingtheit des Diabetes

Seit langem ist bekannt, daß für viele Fälle menschlicher Zuckerkrankheit eine *Erbanlage* eine Rolle spielt. Allerdings gibt es Ausnahmen. Sie betreffen einmal jene Fälle, in denen der Diabetes analog den Hundeversuchen v. Mehrings und Minkowskis [78] im Gefolge einer Pankreatectomie oder einer totalen Zerstörung des Pankreas aufgetreten ist. Zweifelhaft ist die Bedeutung von Anlagefaktoren bei Patienten, deren Diabetes nach geringgradigen Pankreasläsionen auftrat (s. hierzu Abschnitt 6.04). Ferner muß man mit Bartelheimer [7] annehmen, daß auch die im Gefolge einer Acromegalie oder eines M. Cushing, also einer hypophysären Überfunktion, zur Beobachtung kommenden Diabetesformen sich auch bei erbgesundem Pankreas ausbilden können. Dies dürfte für diejenigen Fälle unbestritten sein, bei denen ein Hypophysentumor sichere Krankheitsursache ist. Ob es berechtigt ist, auch für die größere Zahl der übrigen Fälle von Überfunktionsdiabetes (Bartelheimer [7]) auf die Annahme einer erbbedingten Unterwertigkeit des Inselorgans zu verzichten, ist eine andere Frage, die bisher noch einer eindeutigen Beantwortung harrt.

Eine Anzahl weiterer Fragen schien mir einer erneuten Bearbeitung wert: So ist es noch ein offenes Problem, ob die Erbanlage für den Diabetes mellitus an ein einziges *Hauptgen* gebunden ist, wie dies vielfach angenommen und besonders von Hanhart [36e] vertreten wird. Unsicherheit besteht ferner noch in bezug auf die Einzelheiten des *Erbmodus*. Teils wird ein vorwiegend einfach *recessiver* Erbgang angenommen (Hanhart [36a—e] u. a.), teils ein *unregelmäßig dominanter*[1] (v. Verschuer [131] u. a.), andere halten beide Möglichkeiten für denkbar (Pannhorst [85a—e] u. a.).

Im folgenden soll an Hand des uns zur Verfügung stehenden Materials versucht werden, zu einer Klärung der noch offenen Fragen beizutragen. Bei der Durchsicht der vorliegenden Literatur konnte ich mich des Eindruckes nicht erwehren, daß manche Autoren, die sich mit der Erbpathologie des Diabetes beschäftigen, an die in Frage stehenden Probleme etwas zu einseitig mit den Augen und Methoden des Genetikers herangegangen sind. Ebenso wie Pannhorst [85d] bin ich der Meinung, daß sich die Aufklärung des Erbmodus der Zuckerkrankheit erst durch eine weitergehende Einbeziehung klinischer Gesichtspunkte in die erbgenetische Betrachtungsweise wird vorantreiben lassen. Es soll daher eine Hauptaufgabe der vorliegenden Studie sein, das uns zur Verfügung stehende große Krankengut auf solche Ansatzpunkte hin durchzuarbeiten, von denen aus die Klinik zu einer weiteren Förderung der genetischen Probleme beitragen kann.

Die Aufklärung des Erbganges der Zuckerkrankheit ist durch mehrere Umstände sehr erschwert:

1. Die *Penetranz*[2] der Erbanlage ist im ganzen gesehen gering, worauf Hanhart [36e] hinweist und was auch aus dem eigenen Material hervorgeht. Hiervon wird später noch zu berichten sein.

[1] Heterozygote Träger der Anlage *können* erkranken, dies ist aber nicht regelmäßig der Fall.

[2] Der Ausdruck *Penetranz* wird hier und im folgenden im Sinne von Timoféeff-Ressovsky [123] als Bezeichnung für den „Prozentsatz der phänotypischen Manifestierung" verwendet. Dieser wird beeinflußt von dem betreffenden

2. Bisher gibt es keine zuverlässige Untersuchungsmethode, mit deren Hilfe es möglich wäre, noch nicht manifest erkrankte *Anlageträger* zu erkennen. Man hat eine Zeitlang geglaubt, mit Hilfe von Funktionsprüfungen des Kohlenhydratstoffwechsels, wie der Traubenzuckerdoppelbelastung nach STAUB-TRAUGOTT, in dieser Beziehung weiterzukommen. Es unterliegt keinem Zweifel, daß derartige Belastungsproben geeignet sind, leichtere Grade von Pankreasinsuffizienz aufzudecken, die bei geringer Kohlenhydratzufuhr noch ohne Glykosurie einhergehen und sich der klinischen Erkennung sonst leicht entziehen. Es hat sich aber auch herausgestellt, daß bei der Beurteilung derartiger Belastungsversuche Vorsicht geboten ist.

Folgende Erlebnisse haben uns dies eindringlich vor Augen geführt: 1935/36 führte PANNHORST [85c] in unserem Institut bei 155 nicht zuckerkranken Familienangehörigen von 42 auf der Insel Rügen lebenden Diabetikern Traubenzuckerdoppelbelastungen nach STAUB-TRAUGOTT durch. Auf Grund eines mehr oder weniger abweichenden Blutzucker-Kurvenverlaufes schloß PANNHORST damals bei 97 Probanden auf die beginnende Manifestation einer Zuckerkrankheit („manifestatio initialis") und damit auf das Vorhandensein der Erbanlage auch bei diesen bisher gesund erscheinenden Familienangehörigen von Diabetikern. 15 Jahre später hat (ebenfalls aus unserem Institut) GERTRAUDE BAUMANN [9] Nachforschungen über das weitere Schicksal dieser vermutlichen Anlageträger angestellt. Von 97 seinerzeit entsprechend verdächtigen Personen waren inzwischen 17 verstorben, ohne manifest zuckerkrank geworden zu sein. 56 Lebende ließen sich wieder auffinden und bei 27 konnten erneut Traubenzuckerbelastungen durchgeführt werden. Keiner von ihnen zeigte Symptome eines manifesten Diabetes. Allerdings waren bei einigen geringfügige Abweichungen vom normalen Blutzuckerkurvenverlauf nach Belastung festzustellen, teils in gleichsinniger Ausprägung wie 15 Jahre früher, teils auch in andersartiger.

Aus diesen Feststellungen muß der Schluß gezogen werden, daß die als Funktionsprobe des Kohlenhydratstoffwechsels sicher bewährte Traubenzuckerdoppelbelastung nicht imstande ist, bei klinisch Gesunden das Vorhandensein einer etwaigen Erbanlage zum Diabetes aufzudecken. Bei der Bearbeitung von Fragen der Erbpathologie des Diabetes kann man sich daher lediglich auf die eindeutigen Fälle klinisch manifester Erkrankung stützen.

3. Ebenso wie bei den meisten anderen menschlichen Erbleiden wird auch die Diabetesforschung erschwert durch die in der Regel relativ geringe Nachkommenzahl des Menschen.

4. Züchtungsversuchen bei geeigneten Tierrassen stellten sich bisher sehr große Schwierigkeiten entgegen und sind meines Wissens bisher noch nicht unternommen worden. Der besonders von J. MAYER [75b] und Mitarbeitern sorgfältig studierte Mäusestamm mit erblichem Fettsucht-Hyperglykämie-Syndrom hilft der Diabeteserbforschung nicht viel weiter; denn das Krankheitsbild dieser Tiere unterscheidet sich in wesentlichen Zügen von der echten Zuckerkrankheit des Menschen. Spontaner Diabetes bei Tieren (Hunden, Katzen) wurde bisher nur außerordentlich selten und erst in jüngster Zeit aufgefunden (SCHLOTTHAUER und MILLER [108, 1951], RICKETTS und Mitarbeiter [96, 1953]). Wenn auch Beobachtungen an Tieren nur mit großer Vorsicht zu Erbkrankheiten des Menschen in Beziehung gesetzt werden dürfen, so erscheint es mir jedoch nicht ausgeschlossen, daß in Zukunft noch Züchtungsversuche mit spontan diabetischen Tieren zur Klärung offener Fragen des Erbmodus auch der menschlichen Zuckerkrankheit werden beitragen können.

---

pathogenen Gen, den sonstigen Genen, dem gesamten genotypischen Milieu *und* der Umwelt. Demzufolge ist unter „Penetranz" (im allgemeinen Sinne) einmal etwa soviel wie „Manifestierungsrate" zu verstehen, zum anderen Male (im engeren Sinne) nur die „Durchschlagskraft" der Erbanlage. Diese Mehrdeutigkeit hat zu verschiedentlicher Kritik an dem Begriff „Penetranz" geführt (F. LENZ [68a], u. a.). Schärfer präzisierte Begriffe haben sich aber nicht recht einbürgern können.

4.2 Ergebnisse der Familienforschung

4.201 Einführung

Familiär gehäuftes Vorkommen der Zuckerkrankheit ist offenbar schon von jeher aufgefallen. Anscheinend ist jedoch der französische Arzt RONDOLET im 16. Jahrhundert der erste gewesen, der diese Beobachtungen auf Erblichkeit zurückgeführt hat (nach LÉPINE [69]). Seitdem sind zahlreiche Sippentafeln von Diabetikerfamilien gesammelt und veröffentlicht worden, die die *Erbbedingtheit* der Zuckerkrankheit in diesen Familien veranschaulichen und mit deren Hilfe versucht wurde, dem *Erbmodus* des Leidens auf die Spur zu kommen. Eine eindeutige Klärung dieses Problems konnte bis jetzt trotzdem noch nicht erzielt werden. Hierfür muß man den Umstand mitverantwortlich machen, daß die Manifestation der Zuckerkrankheit nach unserer heutigen Kenntnis nicht allein von dem Vorhandensein der Erbanlage abhängt, sondern daß eine *Vielzahl endogener und exogener Faktoren mitbestimmend* dafür ist, ob die Erkrankung in klinische Erscheinung tritt oder zeitlebens in der Latenz bleibt.

Eine Beantwortung mancher Fragen ist überhaupt nur auf Grund eines sehr umfangreichen Beobachtungsgutes möglich. Auch GRAFE [28] kommt in seiner Darstellung des Diabetes in der letzten Auflage des Handbuches der inneren Medizin (1955) zu dem Schluß, daß das bisher vorliegende Material für eine abschließende Klärung des Erbganges der Zuckerkrankheit noch nicht ausreiche. Schon allein aus dem Grunde, das bis zum gegenwärtigen Zeitpunkt übersehbare Material zu vermehren, wäre eine Zusammenstellung unserer Beobachtungen in bezug auf die Heredofamiliarität gerechtfertigt.

Die Durchsicht unseres Krankengutes wurde nach verschiedenen Gesichtspunkten vorgenommen. Im folgenden soll es weniger mein Bestreben sein, die bereits vorliegende große Zahl von Familientafeln und Einzelbeobachtungen durch die Hinzufügung weiterer Beispiele zu bereichern. Ich werde mich mehr bemühen, mit Hilfe summarischer Zusammenstellungen und statistischer Vergleiche, die durch die Anwendung der mechanischen Selektionsmethoden ermöglicht wurden, zu neuen Ergebnissen zu gelangen. Ein derartiges Vorgehen bietet bei kleinerer Patientenzahl wenig Erfolgsaussicht, konnte aber bei dem Umfang unseres Krankengutes gewagt werden.

4.202 Häufigkeit und Aufteilung von Heredofamiliarität

Zu den Ergebnissen im einzelnen:

Unter den 10000 von uns behandelten Diabetikern fanden sich 2785 (= 27,9%), in deren Verwandtschaft weitere Fälle von Zuckerkrankheit zur Beobachtung gekommen waren. 6867 Diabetikern (= 68,7 %) war über das Vorkommen von Zuckerkrankheit unter ihren übrigen Blutsverwandten nichts bekannt. Von den restlichen 348 Patienten (= 3,4%) waren verwertbare Angaben nicht zu erhalten, z. B. weil wegen illegitimer Geburt ein Elternteil nicht bekannt war.

Diese Zahlen stehen in guter Übereinstimmung mit der Mehrzahl entsprechender Veröffentlichungen anderer Autoren aus der letzten Zeit (Lit. bei GRAFE [28]), die zwischen 20 und 30% nachgewiesene Heredofamiliarität angeben.

Es ist nach unserer heutigen Überzeugung abwegig, den Patienten mit erkennbarer *Familiarität* eine Gruppe mit „*nichtfamiliärem*", d. h. nicht erbbedingtem Diabetes gegenüberzustellen. Man muß vielmehr annehmen, daß auch die Zuckerkrankheit derjenigen Patienten, in deren Familien weitere Diabeteserkrankungen nicht aufgetreten sind, in der weitaus überwiegenden Mehrzahl der Fälle auf dem Boden einer Erbanlage entstanden ist, wie später noch näher zu begründen sein wird. Da, wie bereits erwähnt, bis heute noch keine Untersuchungsmethode zur Verfügung steht, mit deren Hilfe nicht manifest kranke Anlageträger erkannt werden können, bleibt für die Bearbeitung von Fragen des Erbganges der Zuckerkrankheit nur die Möglichkeit, sich auf die Patientengruppe mit weiteren diabetischen Familienangehörigen zu stützen.

In früherer Zeit war es üblich, zwischen *hereditärem* und *familiärem* Vorkommen eines Erbleidens zu unterscheiden, je nachdem die weiteren Merkmalsträger in der *Aszendenz* und *Deszendenz* bzw. unter den *Geschwistern* und in den *Seitenlinien* der Familie des Probanden zu finden waren. Leider wurde die Zuordnung der verschiedenen Verwandtschaftsgrade zu den Begriffen „hereditär" und „familiär" von einzelnen Autoren unterschiedlich gehandhabt. JOSLIN [53a] z. B. hat ebenfalls zuckerkranke Vettern und Basen unter „Familiarität" geführt, Onkel und Tanten, Großonkel und Großtanten unter „Heredität". Im deutschsprachigen Schrifttum wurden dagegen zumeist nur die Patienten mit gleichfalls zuckerkranken Geschwistern zu den „familiären" Fällen gerechnet. Diese Unterscheidungen finden heute kaum noch Anwendung, da keine erbbiologische Grundlage für sie besteht. Auch in den nachfolgenden Aufstellungen wurde auf sie verzichtet.

Tab. 5 bringt zunächst eine summarische Übersicht über den Verwandtschaftsgrad der diabetischen Verwandten unserer Patienten. Etwa 30% der Zuckerkranken mit Heredofamiliarität (856) hatten nicht nur einen, sondern *mehrere* weitere diabetische Verwandte. Die Registrierung dieser Patienten erfolgte jeweils nach dem Familienangehörigen, der dem Probanden verwandtschaftlich am nächsten stand. Eltern und Kindern wurde hierbei der Vorrang vor Geschwistern gegeben.

Tabelle 5

Übersichtstabelle zur Heredofamiliarität

	Patientenzahl	Prozentsatz vom Gesamtkrankengut	Hiervon mehr als ein diabetischer Verwandter	Prozentualer Anteil an der Gruppe (2. Spalte von links)
Keine diabetischen Verwandten	6867	68,7 %	—	—
Diabetische Verwandte insgesamt	2785	27,9 %	856	30,7 %
Hiervon:				
Elternteil Diabetes	994	9,9 %	430	43,3%[1]
Großelter Diabetes	316	3,2 %	92	29,0%
Urgroßelter (sowie weitere direkte Vorfahren) Diabetes	38	0,4 %	11	29,0%
Kind Diabetes	76	0,8 %	19	25,0%
Enkel Diabetes	3	0,03%	0	0 %
Geschwister (sowie deren Nachkommen) Diabetes	684	6,8 %	169	24,7%[1]
Geschwister der Eltern (sowie deren Nachkommen) Diabetes	532	5,3 %	104	19,5%[1]
Geschwister der Groß- (bzw. Urgroß- usw.) Eltern (sowie deren Nachkommen) Diabetes	142	1,4 %	31	21,8%
Fraglich, ob oder wer in der Familie Diabetes	348	3,5 %	—	—
Gesamtkrankengut	10000	100 %		

[1] Differenz zum Durchschnitt des Kollektivs (alle Patienten mit mehr als einem diabetischen Verwandten) signifikant.

Es sei schon an dieser Stelle auf die relativ große Zahl (994) der Patienten hingewiesen, von denen wenigstens ein *Elternteil* ebenfalls zuckerkrank gewesen war. Mit etwa 10% des Gesamtkrankengutes stellen sie das weitaus größte Kontingent der Patienten mit nachgewiesener Heredofamiliarität. Unter diesen Kranken findet sich auch ein unverhältnismäßig hoher und von keiner anderen Gruppe erreichter Anteil von Diabetikern, die außer einem ebenfalls zuckerkranken Elternteil noch weitere diabetische Verwandte hatten. Dies ist besonders aus der nachfolgenden Tab. 6 zu ersehen. Die Zahl der Patienten, die 3, 4 und mehr ebenfalls kranke Verwandte besitzen, ist unter den von wenigstens einem diabetischen Elternteil abstammenden Zuckerkranken relativ größer als in den anderen Gruppen.

Die verhältnismäßig kleine Zahl von Patienten, unter deren *Nachkommen* gleichfalls Diabeteserkrankungen aufgetreten sind, folgt zwangsläufig aus dem gewöhnlich späten Lebensalter des Krankheitsbeginnes.

Das zweitgrößte Kontingent innerhalb der Diabetiker mit Heredofamiliarität stellen mit 6,8% des Gesamtkrankengutes (= 684 Patienten) die Kranken mit ebenfalls diabetischen *Geschwistern.* In dieser Gruppe sind diejenigen Patienten erfaßt, bei denen unter eventuell mehreren diabetischen Angehörigen ein zuckerkrankes Geschwister dem Probanden in verwandtschaftlicher Beziehung am nächsten stand. Infolge der beschriebenen Registrierungstechnik blieben diejenigen Kranken unberücksichtigt, die außer gleichfalls zuckerkranken Geschwistern diabetische direkte Vorfahren oder Kinder hatten und in diesen Gruppen mit aufgeführt wurden. Rechnet man auch diese noch hinzu, ergeben sich insgesamt 945 Patienten (= 9,5% des Gesamtkrankengutes), von denen ein oder mehrere Geschwister (bzw. deren Nachkommen) ebenfalls zuckerkrank waren. Wenn man das zum Zeitpunkt der Befragung im Vergleich zu dem der Eltern um eine Generation niedriger liegende Durchschnittslebensalter der Geschwister unserer Patienten berücksichtigt, muß man annehmen, daß sich die Anzahl weiterer diabetischer Geschwister im Laufe der Zeit noch erhöhen wird. Hierbei ist in Rechnung zu stellen, daß das Durchschnittslebensalter unserer Patienten niedriger liegt als in einer auslesefreien Diabetikerpopulation.

Hier muß angemerkt werden, daß diese unsere Zahlen nicht ohne weiteres mit ähnlichen Angaben der Literatur verglichen werden können. Harris [37 b] z. B. untersuchte 1241 Diabetiker in bezug auf Heredofamiliarität. Er erfragte die Anzahl *sämtlicher* Geschwister der Probanden. Es waren insgesamt 3827, unter denen sich 166 weitere Diabetiker (= 4,3%) fanden. Dagegen waren von den 2482 Eltern der Probanden nur 125 (= 5,03%) ebenfalls zuckerkrank gewesen. Harris vermutet nach Vornahme einer Alterskorrektur, daß der Prozentsatz der gleichfalls diabetischen Geschwister im Laufe der Zeit noch auf etwa 7% ansteigen würde. I. v. Kries [62] kam nach demselben Verfahren zu ähnlichen Resultaten. Sie befragte 1305 Diabetiker und fand unter 4270 Geschwistern 166 (= 3,9%) weitere Zuckerkranke. Unter den 2610 Eltern waren es dagegen 176 (= 6,7%) ebenfalls Zuckerkranke. Im Gegensatz zu diesen Autoren habe ich im vorstehenden die Anzahl der von uns beobachteten und befragten Probanden selbst registriert, die (ein oder mehrere) diabetische Geschwister bzw. Eltern hatten.

Wenn man in unserem Material in gleicher Weise wie Harris [37 b] und v. Kries [62] die prozentuale Häufigkeit weiterer Diabetiker unter der Gesamtzahl sämtlicher Geschwister bzw. Eltern der Probanden feststellt, so kommt man zu fast genau denselben Resultaten wie Harris: 8653 in dieser Hinsicht verwertbare Probanden (mit genügend vollständiger Familienanamnese) hatten insgesamt 25593 Geschwister (nicht gerechnet die im ersten Lebensjahr verstorbenen). Von diesen waren 1105 (= 4,3%) zum Zeitpunkt der Probandenbefragung gleichfalls zuckerkrank (vgl. Tab. 20). Unter den 20000 Eltern unserer (10000) Patienten lassen sich insgesamt 1031 (= 5,2%) Diabetiker zählen.

Recht beachtlichen Umfang weist auch die Gruppe der Patienten auf, die als nächsten zuckerkranken Familienangehörigen *Geschwister der Eltern* bzw. deren Nachkommen angaben (532 Patienten = 5,3% des Gesamtkrankengutes). Miteinbegriffen in diese Gruppe sind demnach Vettern und Basen 1. Grades der Probanden. Die Zahl der Patienten mit mehr als einem diabetischen Verwandten liegt sicher niedriger als im Gesamtkollektiv aller Diabetiker mit Heredofamiliarität. Auch unter den Patienten mit weiteren zuckerkranken *eigenen Geschwistern* findet sich ein relativ niedriger Anteil solcher Diabetiker mit mehreren ebenfalls zuckerkranken Verwandten. Die Differenz zum entsprechenden Prozentsatz des Gesamtkollektivs liegt außerhalb des Zufallsbereiches.

Tab. 6 bringt eine weitergehende Zusammenstellung der Patienten mit *mehreren gleichfalls zuckerkranken Familienangehörigen*. Über das bereits Erwähnte hinaus läßt sich erkennen, daß nur solche Patienten insgesamt mehr als 6 weitere diabetische Familienmitglieder aufzuweisen haben, von denen auch ein Elternteil zuckerkrank war. Die Zahlen der von einem gleichfalls zuckerkranken Elternteil abstammenden Patienten mit weiteren 2 bis 5 diabetischen Verwandten liegen im Verhältnis signifikant über den entsprechenden Gruppen des Gesamtkollektivs.

Aus der Zusammenstellung lassen sich ferner folgende summarische Auskünfte erhalten:

Von 37 Patienten waren *beide Eltern* ebenfalls zuckerkrank gewesen. Der konjugale Diabetes wird noch in einem gesonderten Abschnitt (4.4) besprochen werden müssen. 80 Patienten hatten außer einem diabetischen Elternteil auch ein zuckerkrankes Großelter; von 12 Patienten, deren Vater oder Mutter zuckerkrank gewesen waren, erkrankten eigene *Kinder* am Diabetes. Auch diese Fälle mit Diabetes in *drei aufeinanderfolgenden Generationen* bedürfen noch einer eingehenderen Untersuchung (Abschnitte 4.208 und 4.533). Ein großes Kontingent wird mit 187 Patienten durch solche Diabetiker gebildet, die außer einem zuckerkranken Elternteil auch gleichfalls kranke *Geschwister* hatten. Bereits von Harris [37b] und v. Kries [62] war mitgeteilt worden, daß ein höherer Prozentsatz ebenfalls zuckerkranker Geschwister festzustellen ist, wenn mindestens ein Elternteil auch Diabetes hat. Auf diese wichtigen Befunde wird noch näher einzugehen sein (Abschnitt 4.211, vgl. auch Tab. 20).

In Tab. 7 ist schließlich eine detaillierte Aufgliederung der Patienten mit mehreren diabetischen Verwandten vorgenommen, aus der für jeden Einzelfall ersichtlich ist, in welchem Verwandtschaftsverhältnis die verschiedenen zuckerkranken Familienangehörigen standen.

Der Vollständigkeit halber sei erwähnt, daß in unserem Krankengut insgesamt 270 Patienten enthalten sind, von denen *blutsverwandte Familienmitglieder* gleichfalls bei uns behandelt und in dem vorgelegten Material mit verwertet wurden. Jeder dieser Patienten wurde in die Auswertungen ohne Rücksicht auf die verwandtschaftlichen Beziehungen zu anderen Patienten mit einbezogen.

Im einzelnen handelt es sich um 40 Elter-Kind-Paare, 63 Geschwister-Paare, 2 Großelter-Enkel-Paare, 3 Vettern-Paare, 6 Eltergeschwister-Geschwisterkind-Paare und 7 Paare mit noch ferner stehendem Verwandtschaftsverhältnis. 28 weitere Patienten standen je zu dritt und in einem Fall zu viert in verschiedenen Verwandtschaftsbeziehungen. Außer diesen letzteren sind von den erstgenannten Paaren 108 Patienten in den Tab. 5, 6 und 7 unter den Diabetikern mit mehr als einem zuckerkranken Verwandten mit aufgeführt, da sie außer dem einen, gleichfalls durch uns behandelten, noch weitere diabetische Angehörige hatten. — Aus dieser Anzahl blutsverwandter Diabetiker können statistische Schlüsse selbstverständlich nicht gezogen werden, da die Zusammensetzung unseres Krankengutes nicht immer rein zufallsmäßig erfolgte. Verständlicherweise suchten uns nicht selten Patienten zusammen mit einem gleichfalls zuckerkranken Familienangehörigen auf, oder es folgte der eine dem anderen nach.

4.203 Vergleich der Erkrankungshäufigkeit unter Eltern und Geschwistern

Vergleiche zwischen der Häufigkeit zuckerkranker Probandengeschwister und -eltern sind schon mehrfach angestellt worden. Bekanntlich ist die Höhe des Prozentsatzes gleichartig Kranker unter den *Geschwistern* und den *Kindern* der Träger von Erbleiden ein wichtiges Kriterium für die Unterscheidung zwischen *recessivem* und *unregelmäßig dominantem Erbgang* (F. Lenz [68b]). Ist die Anzahl gleichartig erkrankter Geschwister wesentlich größer als die der kranken Eltern und Kinder der Probanden, spricht dies für recessive Vererbung. Da man bei der Zuckerkrankheit wegen des zumeist späten Erkrankungsalters die Anzahl der kranken Kinder nicht verwerten kann, ist eine Beschränkung auf die *Probandeneltern* erforderlich. Bei Zugrundelegung der reellen, zum Zeitpunkt der Untersuchung erhobenen Zahlenwerte sind bisher übereinstimmend *höhere Prozentsätze gleichfalls zuckerkranker Eltern* als Geschwister festgestellt worden (Harris [37b], v. Kries [62] und eigenes Material). Wie bereits

Tabelle 6

Zusammenfassende Übersicht über die Patienten mit mehreren diabetischen Verwandten

Gesamtzahl der diabet. Verwandten	Verwandtschaftsgrad																			*Alle* Patienten mit diabetischen Verwandten	Prozentsatz von der Gesamtzahl der Patienten mit diabetischen Verwandten
									%								%				
1	Elternteil									Großelter	Urgroßelter	Kind	Enkel	Geschwister				Eltergeschwister	Großeltergeschwister		
	564								56,7%[1]	224	27	57	3	515			75,3%[1]	428	111	1929	69,3%
	Beide Eltern	Großelter	Urgroßelter	Kinder	Geschwister	Eltergeschwister	Großeltergeschwister	Insgesamt						Nur weitere Geschwister	Sonstige Verwandte	Insgesamt					
	(und weitere Verwandte)																				
2	14	33	2	5	108	55	14	231	23,3%[1]	67	5	11		71	41	112	16,4%	69	21	516	18,5%
3	8	23	1	4	46	27	4	113	11,4%[1]	20	3	4		21	17	38	5,6%	21	2	201	7,2%
4	10	7			16	5	1	39	3,9%[1]	3	3	3		8	4	12	1,8%	4		64	2,3%
5	2	5		1	11	3		22	2,2%[1]	1				2	3	5	0,7%			28	1,0%
6	3	8		1	1	1		14	1,4%			1			1	1	0,1%		1	17	0,6%
7		2			3			5	0,5%											5	0,2%
8		1			1			2	0,2%											2	0,07%
9				1				1	0,1%											1	0,04%
10					1			1	0,1%											1	0,04%
Fraglich		1				1		2	0,2%	1					1	1	0,1%	10	7	21	0,8%
Einzelsummen	37	80	3	12	187	92	19	430						102	67	169					
Mehr als 1 diabet. Verwandter Insgesamt	430								43,3%[1]	92	11	19	0	169			24,7%[1]	104	31	856	30,7%
Gesamtsummen	994								100%	316	38	76	3	684			100%	532	142	2785	100%

[1] Abweichung von der entsprechenden Gruppe des Gesamtkollektivs (letzte Kolonne ganz rechts) signifikant.

Tabelle 7

Anzahl und Verwandtschaftsgrad der diabetischen Verwandten im einzelnen

Gesamtzahl der diabet. Verwandten	Verwandtschaftsgrad der diabetischen Familienangehörigen und Patientenzahl																														
1	Elternteil 564																														
2	*Beide* Eltern 14								Großelter 33									Ugr E 2	Kinder 5			Geschwister 108					Eltergeschwister 55				GrE Ge 14
3	GrE 1		Ki 1	Geschw. 5			EGe	GrE Ge 1	GrE 2		Ugr E	Geschw. 7			EGe 10		GrE Ge 4	Ge 1	Ge 3		EGe 1	Geschw. 33				EGe 13	EGe 24			GrE Ge 3	GrE Ge 4
4	GrE	Ge 1		Ge 5	EGe 3	GrE Ge 1	EGe		Ge 4	EGe	EGe	Ge		EGe	EGe 2		GrE Ge 1		Ge	EGe		Geschw. 6			EGe 3	EGe 7	EGe 4		GrE Ge 1	GrE Ge	GrE Ge 1
5	EGe 1			EGe 1	EGe		EGe		EGe	EGe 1	EGe	Ge 1	EGe 1	EGe 1	EGe		GrE Ge 1		Ge	EGe 1		Geschw. 4		EGe 2	EGe 4	EGe 1	EGe 2	GrE Ge		GrE Ge 1	
6	EGe 1				EGe 1		EGe 1		EGe 1	EGe 1	EGe		EGe	EGe 3	EGe 2	GrE Ge 1	GrE Ge		EGe 1	EGe		Ge	EGe	EGe	EGe 1			GrE Ge 1			
7											EGe		EGe 1				GrE Ge 1			EGe		EGe 2	EGe	EGe 1	EGe						
8											EGe 1									EGe			EGe		EGe 1						
9																				EGe 1			EGe								
10																							EGe 1								
Fraglich																1											1				
Mehr als 1 diabet. Verwandter Insgesamt	430																														
Gesamtsumme	994																														

Gesamtzahl der diabet. Verwandten	Verwandtschaftsgrad der diabetischen Familienangehörigen und Patientenzahl					
1	Großelter 224	Urgroßelter 27	Kind 57	Geschwister 515	Elter-geschwister 428	GrE Ge 111
2	GrE 7; Ugr E 5; Ge 16; EGe 29; GrE Ge 10	Ugr E 1; Ge; EGe 3; GrE Ge 1	Ki; En 1; Geschw. 5; EGe 4; GrE Ge 1	Geschwister 71; EGe 36; GrE Ge 5	EGe 58; GrE Ge 11	GrE Ge 21
3	GrE Ge 1; EGe 1; GrE Ge 1; Ge 1; EGe 2; EGe 9; GrE Ge 2; GrE Ge 3	Ugr E; Ge; GrE Ge 1; GrE Ge 1; GrE Ge 1	Ki 1; Ge; EGe; GrE Ge 1; EGe 2; GrE Ge	Geschw. 21; EGe 6; EGe 5; GrE Ge 2; GrE Ge 4	EGe 15; GrE Ge 1; GrE Ge 5	GrE Ge 2
4	GrE Ge 1; EGe 1; EGe 1	GrE Ge 1; GrE Ge 1; GrE Ge 1	Ge 1; Ge; EGe 1; GrE Ge 1	Ge 8; EGe 1; EGe 1; EGe 1; GrE Ge 1	EGe 1; GrE Ge 1; GrE Ge 2	GrE Ge
5	GrE Ge 1		Ge	Ge 2; EGe 1; EGe 1; EGe 1		GrE Ge
6			EGe 1	EGe 1		GrE Ge 1
7						
8						
9						
10						
Fraglich	1			1	10	7
Mehr als 1 diabet. Verwandter Insgesamt	92	11	19	169	104	31
Gesamt-summe	316	38	76	684	532	142

Erläuterung der Abkürzungen

GrE – Großeltern
UgrE – Urgroßeltern und weitere direkte Vorfahren
Ki – Kinder
En – Enkel

Ge – Geschwister und deren Nachkommen
EGe – Geschwister der Eltern und deren Nachkommen
GrEGe – Geschwister der Groß- (bzw. Urgroß- usw.) Eltern und deren Nachkommen

erwähnt, ist jedoch zu berücksichtigen, daß das Durchschnittslebensalter der Probandengeschwister niedriger liegt als das der Eltern. Es ist demnach damit zu rechnen, daß im Laufe der Jahre noch weitere, bisher gesunde Geschwister erkranken werden. Um vergleichbare Werte zu erhalten, haben STEINER [116b] und später HANHART [36c und e] mit Hilfe statistischer Methoden „*korrigierte Erkrankungsziffern*" errechnet, wobei versucht wurde, unter Vornahme einer *Alterskorrektur* auch die vermutlich später noch erkrankenden Geschwister mit einzubeziehen.

Die von beiden Autoren zur Anwendung gebrachte Methode von ASCHNER und ENGELMANN [2] berücksichtigt jedoch nicht die für den Diabetes eigentümliche Morbiditätsfrequenz in den verschiedenen Altersklassen. Die Berechnung der „korrigierten Erkrankungsziffern" wird wie folgt vorgenommen (zit. n. HANHART [36b]): Es wird die Zahl der Probanden nach ihrem Alter dekadenweise aufgetragen. Die Prozentsätze der einzelnen Altersgruppen von der Probandengesamtzahl sowie der bis Ende der Dekade jeweils insgesamt Erkrankten werden errechnet. Dann werden die erfaßten Eltern bzw. Geschwister ebenso wie die Probanden nach ihrem Alter auf die einzelnen Dekaden verteilt. Die so ermittelten Zahlen der Probandeneltern usw. für jede Dekade werden mit der Prozentzahl der bis zu dieser Altersgruppe erkrankten Probanden (s. o.) (= Korrekturfaktor) multipliziert. Diese Produkte werden summiert und die Summe dann in die Schlußberechnung eingesetzt. Hierzu wird die Zahl der tatsächlich festgestellten Kranken unter Probandeneltern usw. mit 100 multipliziert und das Produkt durch die zuvor ermittelte Summe der korrigierten Verwandtenzahlen dividiert. — Bei diesem Vorgehen bleibt auch die im Abschnitt 4.53 näher besprochene Tatsache unberücksichtigt, daß das durchschnittliche Erkrankungsalter innerhalb verschiedener Generationen von Diabetikerfamilien unterschiedlich ist.

Auf diese Weise berechneten STEINER [116b] 1936 aus 240 Diabetikergeschwistern eine korrigierte Erkrankungsziffer von 19,8%, HANHART [36c] 1949 unter 1623 Geschwistern aus USA 27,3%. Unter Anwendung desselben Verfahrens ermittelten beide Autoren auch für die Kinder der von ihnen untersuchten Diabetiker eine korrigierte Erkrankungsziffer, und zwar STEINER [116c] 1938 unter 411 Diabetikernachkommen 22,2% und HANHART und WIRTH [136] (1951) 22,0%.

HANHART [36c] sieht in diesem rechnerisch ermittelten hohen Prozentsatz gleichfalls zuckerkranker Geschwister eine entscheidende Stütze für seine Annahme einer *einfach recessiven Vererbung* des Diabetes. Er weist dabei auf die gute Annäherung des von ihm gefundenen Wertes für kranke Geschwister von 27,3% an das Mendelsche Viertel hin. Bekanntlich sind bei Recessivität einer Anlage ein Viertel kranker Nachkommen zu erwarten, wenn beide Eltern heterozygote, d. h. klinisch gesunde Anlageträger sind. Die ebenfalls recht hohe Erkrankungsziffer der Kinder von Diabetikern bringt HANHART [36c] mit der weiten allgemeinen Verbreitung der Diabetesanlage in Verbindung, wodurch eine relativ hohe Wahrscheinlichkeit besteht, daß ein Diabetiker einen gesunden Anlageträger heiratet (RR×DR[1]-Kreuzungen).

Die Beweiskraft derartiger Berechnungsergebnisse erscheint mir doch recht zweifelhaft. Die endogenen und exogenen Bedingungen, welche die Manifestation eines Diabetes fördern oder auch hemmen können, sind bereits so zahlreich und vielfältig, worauf auch später noch näher einzugehen sein wird, daß es von äußerst fragwürdigem Wert sein muß, durch Vornahme der Alterskorrektur weitere Unsicherheitsfaktoren hinzuzufügen. Selbstverständlich muß damit gerechnet werden, daß im Laufe der Zeit noch eine Anzahl Probandengeschwister erkranken werden. Ob diese Zahl jedoch so groß ist, daß der von HARRIS [37b] und uns nach den tatsächlich bereits erfolgten Erkrankungen festgestellte Prozentsatz von 4,3% noch auf die von HANHART [36c und e] errechneten 27,3% ansteigt, muß doch wohl als fraglich gelten. Die Auskünfte, die wir von früher durch uns behandelten Patienten im Rahmen mehrfacher Fragebogenaktionen über weitere Erkrankungen unter den Familienangehörigen erhielten, lassen dies jedenfalls wenig glaubhaft erscheinen. Hinzu kommt, daß Geschwister, wenn

[1] R = recessive kranke Anlage, D = dominante gesunde Anlage.

überhaupt, zumeist im gleichen Lebensabschnitt erkranken (s. Abb. 31). Auch diese Beobachtung läßt es außerordentlich zweifelhaft erscheinen, daß die tatsächliche Erkrankungsziffer für die Geschwister zuckerkranker Probanden später noch so stark ansteigen könnte, daß die nach der Methode von ASCHNER und ENGELMANN [2] errechneten Werte erreicht werden.

Noch größer als bei den Geschwistern müssen naturgemäß die Unsicherheitsfaktoren bei der Berechnung der Erkrankungsziffer für die *Kinder* der Diabetiker werden. Es ist deshalb schon besser, sich auf die Erkrankungshäufigkeit unter den *Eltern* zu stützen, wie dies HARRIS [37b] und v. KRIES [62] getan haben, wenn man überhaupt Vergleiche anstellen will.

In unserem Material finden sich, wie bereits erwähnt (s. auch Tab. 5), 994 Patienten, die von (mindestens) einem gleichfalls zuckerkranken Elternteil abstammten, 76 weitere hatten ihrerseits zuckerkranke Kinder. Insgesamt sind es demnach 1 070 Patienten innerhalb unseres Krankengutes (= 10,7%), die entweder zuckerkranke Eltern oder Kinder hatten. Hinzu kommen noch weitere entsprechende Fälle in Seitenlinien. Selbst wenn man einräumen muß, daß noch mit einer Erhöhung der Anzahl weiterer zuckerkranker Geschwister zu rechnen ist, glaube ich nicht, daß dieser hohe Anteil von Patienten mit Diabetes unter der unmittelbaren Aszendenz und Deszendenz von solchen mit diabetischen Geschwistern wesentlich wird übertroffen werden können. Erst wenn dies der Fall wäre, bestände die Berechtigung, aus dem Zahlenverhältnis zwischen erkrankten Geschwistern und Eltern auf recessive Vererbung der Diabetesanlage zu schließen. Es erscheint deshalb notwendig, nach anderen Anhaltspunkten Ausschau zu halten, die für eine Aufklärung des Erbmodus der Zuckerkrankheit dienen können.

4.204 Elterliche Konsanguinität

HANHART [36] hat seit 1939 wiederholt die These vertreten, daß für die Auslösung des Diabetes trotz der heute anzunehmenden weiten Verbreitung der Erbanlage eine *elterliche Blutsverwandtschaft* von maßgeblicher Bedeutung sei. Sein Belegmaterial ist größtenteils in der Schweiz gesammelt, teilweise in Neuengland, Nordamerika. In diesen Beobachtungen sieht HANHART eine wesentliche Stütze seiner Annahme eines vorwiegend einfach recessiven Erbganges des Diabetes.

An Hand unseres eigenen Materials können wir leider nicht schlüssig zu der Frage Stellung nehmen, ob sich allgemein unter den Eltern von Diabetikern häufiger Verwandtenehen finden als der statistischen Erwartung entspricht.

Bei der Erhebung der Familienanamnesen wurde die Frage nach etwaiger Blutsverwandtschaft der Eltern nicht durchweg ausdrücklich gestellt. Es ist daher zu vermuten, daß zumindest einige Ehen zwischen entfernteren Verwandten nicht in Erfahrung gebracht wurden. Auf eine Auswertung der diesbezüglichen Angaben im Gesamtmaterial wurde daher verzichtet. Verwertbare Angaben liegen lediglich von den 856 Patienten mit mehr als einem weiteren zuckerkranken Verwandten vor, da die Familienvorgeschichten dieser Diabetiker, wie man wohl annehmen darf, mit genügend großer Sorgfalt aufgenommen wurden.

Unter diesen 856 Diabetikern fand sich nur eine Patientin (mit jugendlichem Diabetes), deren Eltern Vetter und Base 1. Grades waren. Dies entspricht einem Prozentsatz von 0,12 naher Verwandtenehen unter den Eltern dieser Probanden. Diese Zahl liegt sogar unter dem um 1900 in Preußen ermittelten Prozentsatz naher Verwandtenehen von 0,48 (F. LENZ [68c]).

Die Sippentafel dieser, einer Verwandtenehe entstammenden Patientin bietet eine interessante, und wie ich glaube, aufschlußreiche Besonderheit (Abb. 4): Die beiden Großväter der Patientin waren Brüder, die Großmutter mütterlicherseits war zuckerkrank gewesen. Die Probandin hatte noch einen Halbbruder, der mit $6^1/_2$ Jahren an einem Diabetes gestorben war — bei beiden Halbgeschwistern also eine frühzeitige Manifestation, wie sie nach

Harris [37a] bei Verwandtenehen häufiger vorkommen soll. Dieser Halbbruder entstammte aber der Verbindung des Probandenvaters mit einer anderen, nicht nachweislich mit Diabetes belasteten Frau. Er kann die Diabetesanlage von der zuckerkranken Probandengroßmutter mütterlicherseits also nicht geerbt haben. Auch eine elterliche Konsanguinität besteht für diesen Halbbruder nicht. Sicher ist lediglich, daß der Probandenvater Überträger der Erbanlage gewesen sein muß.

In unserem Material findet sich außer dieser Familie nur noch ein anderer Patient, dessen Großeltern väterlicherseits untereinander blutsverwandt waren. Zwei weitere Patienten hatten ihrerseits Vettern bzw. Basen 1. Grades geheiratet, ebenso der (nichtzuckerkranke) Sohn eines Patienten. Zwei dieser Ehen waren ohne Nachkommen geblieben, die dritte ist in der Sippentafel der Abb. 5 dargestellt. Trotz der engen Blutsverwandtschaft der Eltern und mutmaßlicher diabetischer Belastung von beiden Eltern her war ein Diabetes bei den drei Kindern und zwei Enkelkindern noch nicht aufgetreten.

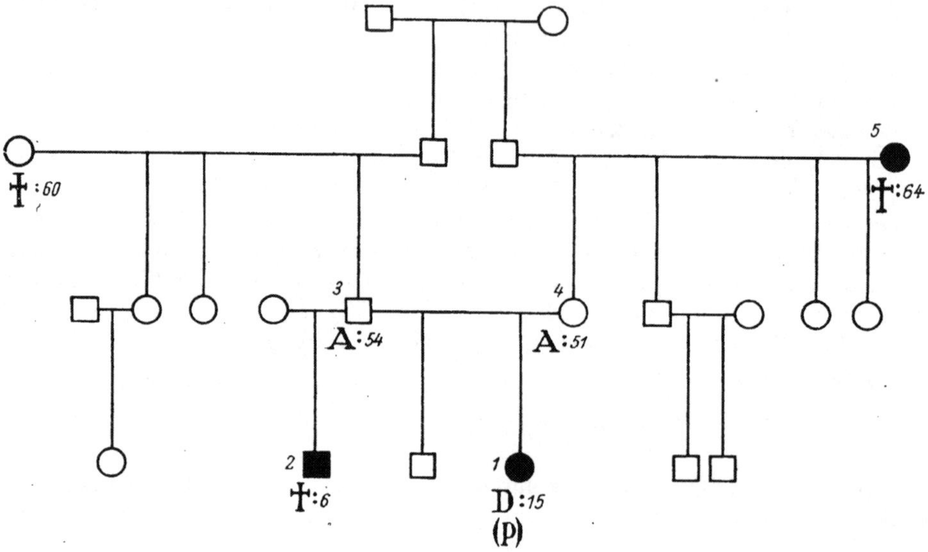

1 (P) Pat. Nr. 7663
2 Halbbruder von 1, entstammt nicht der Verwandtenehe, ist mit 5 nicht blutsverwandt
3 Vetter von 4
4 Base von 3

Abb. 4. Jugendlicher Diabetes aus Vetternehe 1. Grades.
Auch ein Halbgeschwister der Probandin, das der Verwandtenehe *nicht* entstammt, erkrankte als Kind an Diabetes!

I. v. Kries [62] hat (1952 unter F. Lenz) an einem Material von 1305 Diabetikern aus verschiedenen Gegenden Deutschlands die Frage einer Nachprüfung unterzogen, ob unter den Eltern von Diabetikern *Verwandtenehen* in überdurchschnittlicher Häufigkeit vorkommen. Sie befragte jeden Probanden nicht nur nach etwaiger elterlicher Blutsverwandtschaft, sondern auch danach, ob die Eltern aus derselben Ortschaft stammten. Sie rechnete dabei mit dem anzunehmenden höheren Grad von Inzucht in kleineren Wohnorten. In ihrem Material sind etwa 300 Patienten unseres Krankengutes mit enthalten. I. v. Kries [62] kam zu dem Ergebnis, daß unter den Eltern der von ihr befragten Diabetiker nahe Verwandtenehen *nicht* häufiger vorgekommen sind als unter der übrigen Bevölkerung in diesem Zeitraum.

1949 hatte Harris [37a] aus dem Galton-Institut in London ebenfalls die Häufigkeit von Verwandtenehen unter den Eltern von 1241 Diabetikern untersucht. Er glaubte den Schluß ziehen zu können, daß unter den Eltern der *jugendlichen* Diabetiker mit einem Erkrankungsalter unter 30 Jahren elterliche Konsanguinität in überdurchschnittlicher Häufigkeit anzutreffen wäre. I. v. Kries [62] hat die Ergebnisse von Harris einer Kritik unterzogen. Sie ist der

Meinung, daß die Befunde von HARRIS nicht als beweiskräftig für die Annahme häufiger naher Verwandtenehen unter den Eltern besonders der jugendlichen Diabetiker angesehen werden können und seine Beweisführung mit modernen statistischen Methoden nicht zu sichern ist.

Daß HANHART [36a—e] in seinem Material eine häufige elterliche Konsanguinität fand (genaue Zahlenangaben hat er nicht beigebracht), könnte vielleicht seine Erklärung darin finden, daß Inzucht in der Schweiz mit ihren vielfach relativ abgeschlossenen Bergtälern überhaupt weniger selten vorkommt als in anderen großräumigeren Gebieten. Von den aus Osteuropa eingewanderten Juden, die in seinem in Nordamerika gesammelten Material

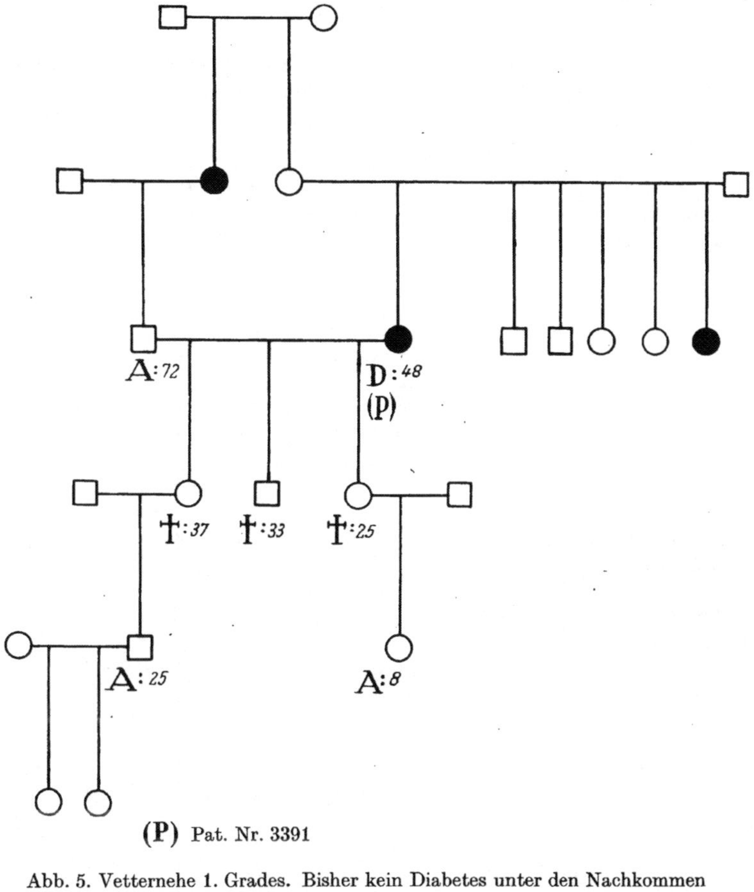

Abb. 5. Vetternehe 1. Grades. Bisher kein Diabetes unter den Nachkommen

enthalten sind, erwähnt HANHART [36c] selbst, daß Inzucht bei ihnen verbreitet sei. Nach den sorgfältigen v. KRIESschen Untersuchungen [62] und unseren eigenen Eindrücken kann man dagegen sagen, daß in Deutschland für eine überdurchschnittliche Häufigkeit von nahen Verwandtenehen unter den Eltern von Diabetikern *keine* Anhaltspunkte zu finden sind. Es scheinen mir auch sonst keine eindeutigen Hinweise darauf vorzuliegen, daß Verwandtenehen für die Manifestierung der Zuckerkrankheit von wesentlicher Bedeutung sein könnten. Eine Klärung dieser Frage ist von Wichtigkeit. Würden sich stichhaltige Beweise dafür beibringen lassen, daß Verwandtenehen unter den Eltern von Diabetikern häufiger anzutreffen sind als in der übrigen Bevölkerung, wäre hierin eine Stütze für die Annahme recessiver Vererbung der Krankheit zu erblicken. Hierauf wird später noch näher einzugehen sein.

Wenn eine elterliche Konsanguinität die Ausbildung recessiver Erbleiden begünstigt, so deshalb, weil man bei Blutsverwandten mit einer erhöhten Wahrscheinlichkeit rechnen kann, daß sie *Träger derselben Erbanlagen* sind. Für die Nachkommen aus Verwandtenehen ist deshalb die Chance überdurchschnittlich groß, von beiden Eltern das pathogene (recessive) Gen zu erhalten und zu erkranken. Bei recessiven Erbleiden ist *Homozygotie* bekanntlich Voraussetzung für die klinische Erkrankung des Anlageträgers.

4.205 Diabetische Belastung durch beide Eltern

In Anknüpfung an das Problem der etwaigen Häufung elterlicher Konsanguinität habe ich mir die Frage vorgelegt, wie häufig und in welchen Familien eine *diabetische Belastung von beiden Elternteilen* her nachzuweisen ist. Wenn man *Homozygotie* als Voraussetzung für die manifeste Erkrankung an Diabetes annimmt, sollte man erwarten, daß sich relativ häufig weitere diabetische Verwandte in den Familien beider Probandeneltern finden.

Zu einer Überprüfung dieser Frage können nur diejenigen Patienten herangezogen werden, die mindestens zwei weitere zuckerkranke Verwandte haben. In Tab. 8 habe ich für die 856

Tabelle 8

Diabetische Belastung durch beide Eltern I.
Verwertet wurden *alle* Probanden mit wenigstens 2 weiteren diabetischen Verwandten

Patientengruppe	Patienten-gesamtzahl	Davon diabet. Belastung durch beide Elternteile	Prozentualer Anteil an der jeweiligen Gruppe
Alle Patienten mit diabetischem Elternteil und weiteren diabetischen Verwandten	430	79	18,4%
Hiervon:			
Beide Eltern Diabetes	37	37	100,0%
Elter und Großelter Diabetes	80	12	15,0%
Elter und Urgroßelter Diabetes	3	0	—
Elter und Kind Diabetes	12	2	16,7%
Elter und Geschwister Diabetes	187	7	**3,7%** [1]
Elter und Eltergeschwister Diabetes	92	18	19,6%
Elter und Großeltergeschwister Diabetes	19	3	15,8%
Großelter und weitere Verwandte Diabetes	92	22	23,9%
Urgroßelter und weitere Verwandte Diabetes	11	4	36,4%
Kind und weitere Verwandte Diabetes	19	0	—
Geschwister und weitere Verwandte Diabetes	169	1	**0,6%** [2]
Eltergeschwister und weitere Verwandte Diabetes	104	19	18,3%
Großeltergeschwister und weitere Verwandte Diabetes	31	3	9,7%
Sämtliche Patienten mit diabetischen Geschwistern und weiteren Verwandten	430	13	**3,0%** [2]
Alle Patienten mit mehreren diabetischen Verwandten	856	128	15,0%
Sämtliche Patienten mit einem oder mehreren diabetischen Verwandten	2785	128	4,6%
Gesamtkrankengut	10000	128	1,3%

[1] Differenz zu allen Patienten mit diabet. Elternteil und weiteren diabet. Verwandten signifikant.
[2] Differenz zu allen Patienten mit mehreren diabet. Verwandten und zu allen Patienten mit diabet. Elternteil und weiteren diabet. Verwandten signifikant.

Probanden mit mehreren diabetischen Verwandten unseres Krankengutes im einzelnen angegeben, bei wievielen von ihnen weitere diabetische Verwandte in den Familien beider Eltern zu finden waren. Im ganzen war eine nachweisbare Belastung durch beide Elternteile bei 128 Patienten (= 15% der untersuchten 856 Probanden) festzustellen.

Wie man aus Tab. 8 ersehen kann, ist die Häufigkeit sicherer doppelseitiger Belastung nicht in allen Untergruppen gleich groß. Vor allem fällt auf, daß unter den Probanden mit zuckerkranken *Geschwistern* nur ganz wenige mit weiteren diabetischen Verwandten in den Familien *beider* Eltern anzutreffen sind. Diese Beobachtung trifft auch für die Patienten zu, die außer zuckerkranken Geschwistern auch einen ebenfalls zuckerkranken Elternteil hatten. Es ist festzustellen, daß sich unter den insgesamt 430 Probanden mit mindestens einem zuckerkranken Geschwister und weiteren diabetischen Verwandten nur 13 (= 3,0%) finden, die nachweisbar von beiden Eltern belastet waren. Die Differenz zum Gesamtkollektiv ist statistisch gesichert.

Diese auffälligen Unterschiedlichkeiten erforderten eine nähere Analyse, um zu einer Erklärung hierfür kommen zu können. Es wurde versucht, für eine zweite Auswertung eine Anzahl möglichst vergleichbarer und von statistischen Fehlerquellen freie Sippentafeln zu verwenden. Zu diesem Zweck konnten nur solche Probanden herangezogen werden, die wenigstens zwei diabetische Verwandte in der direkten *Aszendenz* oder in den Seitenlinien der direkten Vorfahren aufzuweisen hatten. Auf diese Weise blieben alle diejenigen Probanden unberücksichtigt, die außer diabetischen Geschwistern bzw. Zuckerkranken in der Deszendenz nur einen weiteren diabetischen Familienangehörigen in der Aszendenz hatten. Darüber hinaus wurden alle zuckerkranken *Geschwister* ebenfalls diabetischer direkter Vorfahren der Probanden außer Betracht gelassen, um dem Einwand zu entgehen, daß die gesonderte Registrierung mehrerer diabetischer Geschwister den Anteil der Probanden mit zuckerkranken Verwandten nur in der Familie eines Elternteiles ungerechtfertigterweise erhöhen würde. Bei Annahme eines recessiven

Tabelle 9

Diabetische Belastung durch beide Eltern II.

Verwertet wurden nur solche Probanden mit wenigstens 2 weiteren diabetischen Verwandten in verschiedenen Generationen der *Aszendenz*.

Zuckerkranke Geschwister wurden jeweils nur als ein diabetischer Verwandter gerechnet (s. Text)

Patientengruppe	Anzahl der Patienten mit wenigstens 2 diabet. Verwandten in der Aszendenz	Davon diabetische Belastung durch beide Elternteile	Prozentualer Anteil an der jeweiligen Gruppe
Alle Patienten mit diabetischem Elternteil und weiteren diabetischen Verwandten	199	79	39,7%
Hiervon			
Beide Eltern Diabetes	37	37	
Elter und Großelter Diabetes	80	12	
Elter und Kind Diabetes	12	2	
Elter und Geschwister Diabetes	12	7	
Elter und Eltergeschwister Diabetes	39	18	
Elter und Großeltergeschwister Diabetes	19	3	
Großelter und weitere Verwandte Diabetes	72	22	
Urgroßelter und weitere Verwandte Diabetes	11	4	
Kind und weitere Verwandte Diabetes	13	0	
Geschwister und weitere Verwandte Diabetes	13	1	
Eltergeschwister und weitere Verwandte Diabetes	58	19	
Großeltergeschwister und weitere Verwandte Diabetes	14	3	
Alle Patienten mit mehreren diabetischen Verwandten in der Aszendenz	380	128	33,7%

Erbganges wäre ein solcher Einwand nicht unbegründet, denn für einen homozygoten Merkmalsträger besteht eine erhöhte Wahrscheinlichkeit, ebenfalls kranke Geschwister zu haben. Es wurden demnach z. B. Sippentafeln mit diabetischen Geschwistern eines ebenfalls zuckerkranken Probandenelters nur dann verwertet, wenn außerdem in einer anderen Generation oder in einer anderen Seitenlinie noch ein weiterer Diabetiker anzutreffen war.

Nach Vornahme dieser Bereinigung blieben 380 Sippentafeln übrig, die in Tab. 9 zusammengestellt sind. Der Anteil der Probanden mit weiteren zuckerkranken Verwandten in den Familien *beider* Eltern beträgt in diesem Material 33,7%. Für die Probanden mit (mindestens) einem gleichfalls zuckerkranken Elternteil liegt der Prozentsatz mit 39,7% noch etwas (aber nicht signifikant) höher.

Trotz der durchgeführten, sicher zu weitgehenden Bereinigung des Materials wird der bei Annahme recessiven Erbganges der Diabetesanlage theoretisch zu erwartende Anteil von (wenigstens) 50% Patienten mit weiteren diabetischen Verwandten in den Familien beider Eltern nicht erreicht.

Von den Patienten mit gleichfalls zuckerkranken *Geschwistern* blieben nur sehr wenig übrig, die außerdem mindestens zwei weitere diabetische Verwandte in der Aszendenz (ohne Berücksichtigung erkrankter Geschwister diabetischer direkter Vorfahren) aufzuweisen hatten und in die zweite Auswertung einbezogen werden konnten. Dies ist aus einem Vergleich der Tab. 8 und 9 ersichtlich. Auf diese Weise erklärt sich der auffallend geringe Anteil der nachweislich durch beide Eltern belasteten Patienten mit weiteren diabetischen Geschwistern in Tab. 8. Immerhin bleibt die auch aus Tab. 7 hervorgehende Tatsache bemerkenswert, daß die *Patienten mit diabetischen Geschwistern nur in wenigen Fällen außerdem mehrere zuckerkranke Verwandte in der Aszendenz aufzuweisen haben.*

4.206 Erkrankungshäufigkeit unter den Probandengeschwistern ohne und mit Diabetes der Eltern

Das *Auftreten der Zuckerkrankheit unter mehreren Geschwistern ohne Diabetesvorkommen in der Aszendenz* ist bisher als typisch für recessiven Erbgang der Krankheit angesehen worden. Sippentafeln wie die der Abb. 6 sind mehrfach als Belege hierfür beigebracht worden (Hanhart [36a—e] u. a.). Es schien mir daher wichtig zu prüfen, wie häufig derartige Fälle im ganzen anzutreffen sind. Aus Tab. 10 geht hervor, daß innerhalb unseres Gesamtkrankengutes 6,2% der Probanden (617) weitere diabetische Geschwister hatten, *ohne* daß ein Elternteil auch zuckerkrank war. Der Anteil der Patienten mit *mehreren* diabetischen Geschwistern ohne sonstige zuckerkranke Verwandte lag nur wenig über 1%. Insgesamt kommen Diabeteserkrankungen mehrerer Geschwister ohne Diabetesvorkommen in der Aszendenz demnach nur *relativ selten* vor. Zum Vergleich sind in Tab. 10 den Geschwisterschaften *ohne* Diabetes der Eltern gegenübergestellt die Häufigkeiten weiterer diabetischer Geschwister bei den Probanden *mit* nur *einem* sowie mit *zwei zuckerkranken Elternteilen.* Die Anzahl weiterer diabetischer Geschwister ist bei den von zuckerkranken Eltern abstammenden Probanden in signifikanter Weise *größer* als bei den Patienten, deren Eltern nicht zuckerkrank waren. Dieser Sachverhalt war bereits von Harris [37b], Thompson und Watson [122] sowie v. Kries [62] festgestellt worden. Auf die Unterschiede in der Häufigkeit zuckerkranker Geschwister zwischen Probanden mit Diabetes bei nur einem Elternteil und bei beiden Eltern wird in dem Kapitel 4.4 über konjugalen Diabetes näher eingegangen werden.

An dieser Stelle sei zunächst die Frage aufgeworfen, welche Folgerungen aus den Differenzen der Geschwistererkrankungen zwischen den Probanden ohne Diabetes der Eltern und denen mit *einem* zuckerkranken Elternteil zu ziehen sind. Die höheren Erkrankungsziffern unter den Geschwistern der Patienten mit zuckerkrankem Elternteil sind mit der

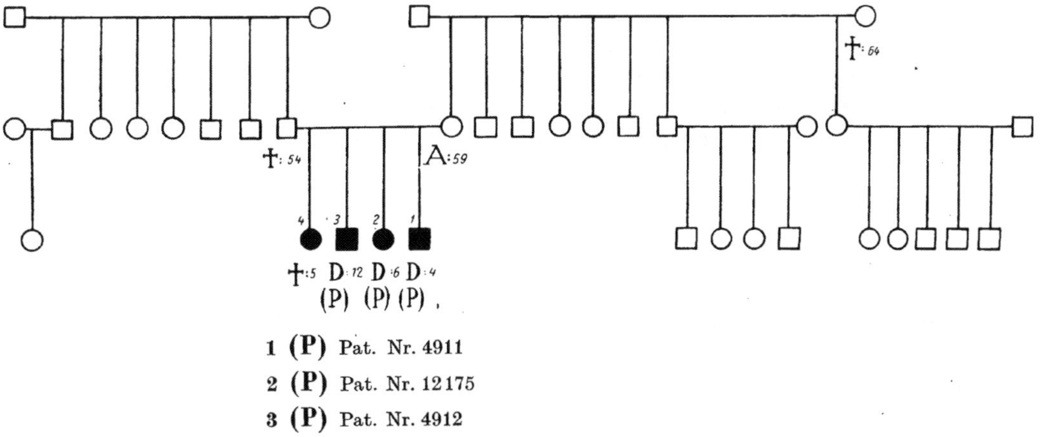

Abb. 6. Erkrankung sämtlicher 4 Kinder eines nicht blutsverwandten Ehepaares an kindlichem Diabetes

Tabelle 10

Häufigkeit zuckerkranker Probandengeschwister ohne und mit Diabetes der Eltern

Anzahl der zuckerkranken Geschwister	Diabetiker *ohne* zuckerkranke Eltern oder sonstige diabetische Verwandte	Prozentualer Anteil an allen Diabetikern ohne zuckerkranke Eltern	Diabetiker *mit einem* zuckerkranken Elternteil	Prozentualer Anteil an allen Diabetikern mit zuckerkrankem Elternteil	Diabetiker *mit* Diabetes *beider* Eltern	Prozentualer Anteil an allen Diabetikern mit Diabetes beider Eltern
Diabetiker *ohne* weitere zuckerkranke Geschwister	6934	91,8%	750	78,4%[1]	27	62,8%[2]
Diabetiker mit *einem* weiteren zuckerkranken Geschwister	515	6,8%	145	15,2%[1]	9	20,9%
Diabetiker mit *zwei* weiteren zuckerkranken Geschwistern	71	0,9%	44	4,6%[1]	5	11,6%
Diabetiker mit *drei* weiteren zuckerkranken Geschwistern	21	0,3%	11	1,1%[1]	2	4,7%
Diabetiker mit *vier* weiteren zuckerkranken Geschwistern	8	0,1%	5	0,5%	—	
Diabetiker mit *fünf* weiteren zuckerkranken Geschwistern	2	0,03%	2	0,2%	—	
Gesamtzahl der Patienten mit zuckerkranken Geschwistern	617	8,2%	207	21,6%[1]	16	37,2%[2]
Gesamtzahl der Patienten ohne Diabetes in der Aszendenz bzw. mit zuckerkranken Eltern	7551	100%	957	100%	43	100%

[1] Differenz zur gleichen Gruppe der Diabetiker ohne zuckerkranke Eltern signifikant.

[2] Differenz zur gleichen Gruppe der Diabetiker ohne zuckerkranke Eltern signifikant, nicht aber zur gleichen Gruppe der Diabetiker mit nur einem zuckerkranken Elternteil.

Annahme recessiver Vererbung der Diabetesanlage ohne weiteres vereinbar. Unter der Voraussetzung recessiven Erbganges ist zu erwarten, daß aus einer Ehe zwischen einem homozygoten Merkmalträger und einem heterozygoten gesunden Anlageträger (RR × DR-Verbindung) 50% kranke Kinder hervorgehen. Dagegen ist bei einer Ehe zwischen zwei gesunden Anlageträgern (DR × DR-Verbindung) nur mit 25% kranken Kindern zu rechnen. — Mit der Annahme eines unregelmäßig *dominanten* Erbganges für den Diabetes scheinen die Differenzen der Tab. 10 nicht ohne weiteres vereinbar. Unter der Voraussetzung dominanten Erbganges müßte man in beiden Fällen mit DR × RR-Verbindungen[1] rechnen, einerlei, ob ein Elternteil zuckerkrank ist oder nicht. Die Erkrankungswahrscheinlichkeit wäre demnach für die Kinder gleich groß (theoretisch = 50%), sei es, daß ein Elternteil krank ist, oder beide Eltern klinisch gesund sind.

Es fragt sich, ob diese Befunde die Annahme eines unregelmäßig dominanten Erbganges für den Diabetes ausschließen. Um einen Vergleich mit den theoretisch zu erwartenden *Mendelschen Zahlen* zu ermöglichen, ist es notwendig, die Erkrankungsziffer für die Gesamtzahl der *Kinder* aus Ehen mit einem zuckerkranken Partner bzw. zu beiden Teilen klinisch gesunden Ehepaaren, von denen (zumindest) ein Partner Anlageträger ist, zu ermitteln. Nach diesem Gesichtspunkt sind in Tab. 11 gegenübergestellt die Erkrankungsziffern unter der Kinderzahl der Probandeneltern ohne klinische Diabeteserkrankung, mit einem bzw. zwei zuckerkranken Partnern. Die diabetischen Probanden sind in die Erkrankungsziffer miteinbezogen. Es ergibt sich, daß der Prozentsatz der Diabetiker unter den Kindern der Probandeneltern ohne Diabetes 27,8% beträgt, während er bei einem zuckerkranken Elternteil 33,2% und bei Diabetes beider Eltern 39,5% ausmacht. Zu ähnlichen Zahlenverhältnissen kam v. KRIES [62] an Hand ihres Materials. Sie fand eine Erkrankungsziffer von 25,8% unter den Kindern gesunder Probandeneltern. Bei derartigen Zusammenstellungen ist selbstverständlich zu berücksichtigen, daß die Auswahl der Ehepaare über ein zuckerkrankes Kind erfolgte. Dieser *Auslesefaktor* trifft jedoch für alle drei Gruppen in gleicher Weise zu. Trotzdem kann folgendes festgestellt werden:

Die Erkrankungsziffer für die Kinder nichtzuckerkranker Probandeneltern überschreitet mit 27,8% sogar das Mendelsche Viertel ein wenig, das bei Annahme recessiven Erbganges (DR × DR-Verbindungen) und vollständiger Manifestierung zu erwarten wäre. Die Penetranz der Diabetesanlage ist, worauf noch näher einzugehen sein wird, gering und beträgt im Durchschnitt vermutlich weniger als 50%. Die gefundene Erkrankungsziffer für die Kinder nichtzuckerkranker Probandeneltern wäre demnach mit der Annahme recessiven Erbganges für den Diabetes nur zu vereinbaren, wenn man unterstellen wollte, daß der angeführte Auslesefaktor den Anteil nicht erkrankter Anlageträger völlig ausgleicht. Die Größe des Auslesefaktors ist zwar unbekannt, ich glaube aber nicht, daß er so hoch ist, daß dies zutreffen könnte. Vielmehr scheint mir die gefundene Erkrankungsziffer von 27,8% für die Kinder nichtzuckerkranker Probandeneltern besser zu der Annahme eines *unregelmäßig dominanten Erbganges zu passen.* Bei dominantem Erbgang und vollständiger Penetranz wäre unter der Voraussetzung einer Erbformel von DR × RR (D = dominant krank, R = recessiv gesund) eine Erkrankungsziffer von 50% zu erwarten. Die Differenz zu der tatsächlich ermittelten Erkrankungsziffer steht in guter Übereinstimmung mit der vermutlichen Anzahl der nicht erkrankten Anlageträger (s. Kapitel 4.4 „Konjugaler Diabetes").

Vergleicht man die Erkrankungshäufigkeit der Kinder solcher Probandeneltern mit Diabetes eines Partners (33,2%) mit derjenigen unter den Kindern diabetesfreier Probandeneltern (27,8%), wie dies in Tab. 11 geschehen ist, so läßt sich jedenfalls feststellen, daß die Erkrankungshäufigkeit bei den Kindern mit einem zuckerkranken Elternteil nicht doppelt

[1] Hier: D = dominante kranke Anlage, R = recessive gesunde Anlage.

Tabelle 11

Erkrankungshäufigkeit der Kinder aus Ehen ohne und mit Diabetes der Eltern (Probandeneltern)

	Gesamtzahl der Kinder	Zuckerkranke Kinder (einschließlich der Probanden)	Prozentualer Anteil der Diabetiker an der Gesamtzahl der Kinder	Zahl der Probanden
Probandeneltern beide *nicht* zuckerkrank	30325	8442	27,8%	7694
Probandeneltern zu *einem* Teil zuckerkrank	3749	1248	33,2%[1]	916
Probandeneltern *beide* zuckerkrank	172	68	39,5%[2]	43

[1] Differenz zum Prozentsatz der Diabetiker an der Kindergesamtzahl der Probandeneltern ohne Diabetes signifikant.

[2] Differenz zum Prozentsatz der Diabetiker an der Kindergesamtzahl aus Ehen mit nur einem zuckerkranken Elternteil *nicht* signifikant.

so groß ist wie bei den Kindern ohne Diabetes der Eltern, was man bei recessivem Erbgang der Diabetesanlage erwarten müßte.

Die Zahlenverhältnisse der Tab. 10 können also nicht als Stütze für die Annahme recessiver Vererbung des Diabetes angesehen werden. Es bleibt jedoch die Frage zu klären, wie sich die unterschiedlichen Erkrankungsziffern bei den Kindern ohne Diabetes der Eltern und mit einem zuckerkranken Elternteil mit der Annahme unregelmäßig dominanten Erbganges für den Diabetes in Einklang bringen lassen. Die höhere Erkrankungswahrscheinlichkeit der Kinder aus Ehen mit einem manifest zuckerkranken Partner könnte ihre Erklärung auch finden durch eine durchschnittlich *höhere Penetranz* (= Durchschlagskraft) der Anlage klinisch kranker Anlageträger.

Daß es überhaupt *Unterschiede in der Penetranz* der *Diabetesanlage* gibt, ist mit Sicherheit anzunehmen. An Hand unseres Krankengutes konnten wir darüber hinaus Belege dafür beibringen, daß bei den Nachkommen von Diabetikern tatsächlich in der Regel mit einer größeren Durchschlagskraft der Anlage gerechnet werden muß. Eine eingehende Besprechung dieser Probleme findet sich in dem Abschnitt 4.210. Die höheren Erkrankungsziffern unter den Geschwistern der Patienten mit einem zuckerkranken Elternteil im Vergleich zu denjenigen ohne Diabetes der Eltern sind daher mit der Annahme eines unregelmäßig dominanten Erbganges nicht unvereinbar. Sie können vielmehr durch eine größere Penetranz der Erbanlage bei den Nachkommen klinisch kranker Anlageträger erklärt werden.

4.207 Diabetesvorkommen unter Halbgeschwistern

Für eine Aufklärung des Erbganges der Zuckerkrankheit sind auch solche Diabetikerfamilien von Bedeutung, in denen *Anlageträger eine größere Anzahl von Kindern mit verschiedenen Ehepartnern* hatten. Wir verfügen über eine Reihe derartiger Beobachtungen. Im ganzen sind es 25 Geschwisterschaften, die einen gemeinsamen, und zwei oder noch mehr verschiedene Elternteile hatten, von denen jeweils nur einer zuckerkrank oder doch mutmaßlich mit Diabetes belastet war. Ihrer großen Bedeutung für die Frage des Erbganges wegen habe ich diese Familien in Tab. 12 zusammengestellt. Es läßt sich feststellen, daß in den Fällen, in denen auch Halbgeschwister zuckerkrank wurden, der gemeinsame Elternteil der Diabetiker gewesen war (lfd. Nr. 1—4 der Tab. 12). Die Sippentafel der Abb. 7 sei als Beispiel hierfür wiedergegeben.

Tabelle 12

Diabetesvorkommen bei *Halb*geschwistern von Probanden mit Diabeteserkrankung bzw. -belastung eines Elternteiles

Lfd. Nr.	Gesamtzahl der *rechten* Geschwister	Davon *Diabetes*	Gesamtzahl der *Halb*-geschwister	Davon *Diabetes*	*Gemeinsamer* Elternteil Diabetes bzw. -belastung?	Bemerkungen	Pat. Nr.
				Ein Elternteil Diabetes			
1	—	—	4	4	ja	s. Abb. 18	7972
2	—	—	1	1	ja	s. Abb. 13	9878
3	5	1	2	2	ja	s. Abb. 7	11792
4	3	1	8	1	ja		10191
5	—	—	1	—	ja		6908
6	5	—	6	—	ja		EM 92
7	6	—	5	—	ja		EM 178
8	2	2	4	—	nein	s. Abb. 12	5240
9	3	—	5	—	nein		10865
10	1	—	2	—	nein		7656
11	—	—	1	—	nein		10981
12	—	—	6	—	nein		10765
13	—	—	1	—	nein		10658
14	7	—	3	—	nein		EM 114
15	6	—	4	—	nein		EF 67
16	—	—	1	—	nein		EF 98
17	3	—	a) 1 b) 2	— —	ja nein	a) 2. Ehe des Vaters b) 2. Ehe der Mutter	3623
18	1	—	5	1	fragl.		40051
19	4	1	2	—	fragl.		3432
20	—	—	2	—	fragl.		8362
				Ein Elternteil mit Diabetes belastet, aber gesund			
21	3	—	1	1	nein	fraglich, ob Halb- oder Stiefgeschwister	3872
22	1	—	1	1	nein	Eltern: Vettern 1. Grades s. Abb. 4	7663
23	3	2	a) 8 b) 6	— —	nein	s. Abb. 8	50046
24	4	—	3	—	nein		7583
25	5	—	5	—	nein		11230

Die Familien der lfd. Nr. 21 und 22 (Tab. 12) zeigen dagegen ein abweichendes Verhalten. Hier ist der gemeinsame Elternteil für die Probanden und ihre gleichfalls zuckerkranken Halbgeschwister der scheinbar mit Diabetes nicht belastete Vater. Aus diesen Fällen läßt sich jedoch wenig entnehmen. Zunächst waren beide Eltern klinisch gesund. Die diabetische Belastung der Probandenmütter wurde wegen weiterer Diabetesfälle in deren Familien angenommen. Es kann deshalb noch nicht als erwiesen gelten, daß auch die (nicht erkrankten) Probandenmütter Träger der Erbanlage für Diabetes waren. Ferner ist nicht ausgeschlossen, daß es sich in Fall Nr. 21 (Tab. 12) nicht um einen zuckerkranken Halbbruder, sondern um einen nicht blutsverwandten Stiefbruder handelt. In dem betreffenden Krankenblatt ist vermerkt „Sohn der 1. Frau des Vaters". — Der Fall Nr. 22 (Tab. 12) ist in Abb. 4 genauer dargestellt. Die beiden Großväter des Probanden waren Brüder, die Probandeneltern demnach Vetter und Base 1. Grades. Es muß angenommen werden, daß der klinisch gesunde Probandenvater Anlageträger war, während es offen bleiben muß, ob die ebenfalls gesunde Mutter von der zuckerkranken Probandengroßmutter die Diabetesanlage geerbt hatte.

In keinem einzigen Falle befanden sich unter Halbgeschwistern der Probanden Diabetiker, wenn der zuckerkranke Elternteil *nicht* Erzeuger dieser Halbgeschwister gewesen war (lfd. Nr. 8—17, 23—25 der Tab. 12). In diesen Fällen ist zwar die Annahme nicht zu widerlegen, daß der gemeinsame (gesunde) Elternteil heterozygoter Anlageträger war und das eine Mal einen gleichfalls für Diabetes Homo- bzw. Heterozygoten, das andere Mal einen von der Anlage freien Partner geheiratet hätte. Eine solche Annahme wird jedoch in dem in Abb. 8 dargestellten Fall (lfd. Nr. 23 in Tab. 12) außerordentlich unwahrscheinlich.

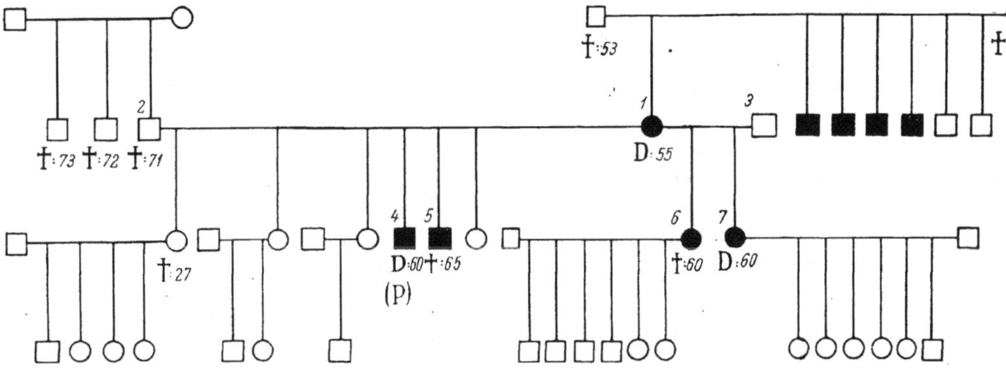

4 **(P)** Pat. Nr. 11792

Abb. 7. Aus zwei verschiedenen Ehen einer zuckerkranken Frau (1) mit zwei stoffwechselgesunden Männern (2 u. 3) gingen beide Male Diabetiker hervor (4 u. 5 bzw. 6 u. 7) (keine Anteposition!)

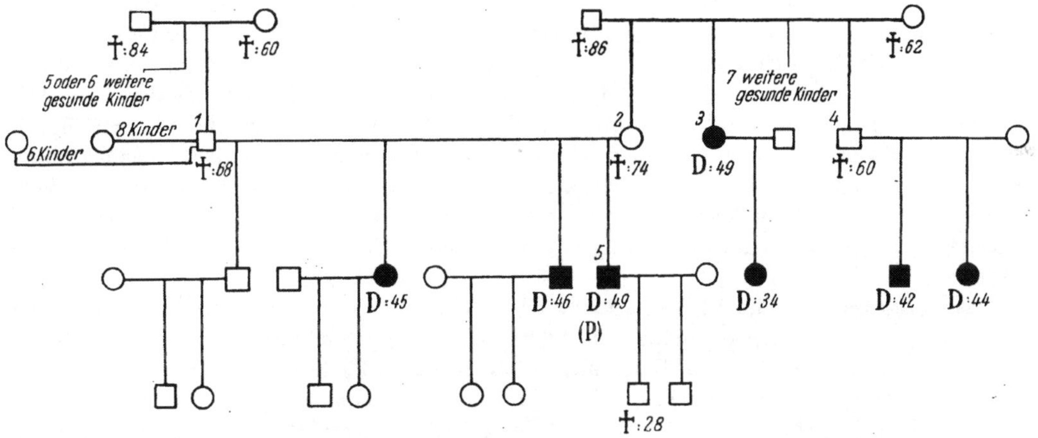

5 **(P)** Pat. Nr. 50046

Abb. 8. Von den drei Ehen des Probandenvaters (1) entstammen nur derjenigen mit der Probandenmutter (2) Diabetiker. Dies ist mit recessivem Erbgang vereinbar — kaum aber, daß auch die beiden Geschwister von 2 (3 u. 4) zuckerkranke Kinder hatten

Hier hatte ein offenbar von der Diabetesanlage freier Mann mit 3 verschiedenen Frauen insgesamt 18 Kinder. Nur aus der Ehe mit einer mutmaßlichen Anlageträgerin (der Probandenmutter), die selbst aber bis zu ihrem mit 74 Jahren erfolgten Tode klinisch gesund geblieben war, gingen von 4 Kindern 3 Diabetiker hervor. Auch die beiden Geschwister der Probandenmutter hatten zuckerkranke Kinder. Dieser Stammbaum wäre mit der Annahme recessiven Erbganges nur dann vereinbar, wenn man unterstellen wollte, daß die Probandenmutter und ihre beiden Geschwister (Nr. 2, 3 und 4 in der Abb. 8) sämtlich heterozygote Anlageträger geheiratet hätten.

Es liegt auch nahe anzunehmen, daß die nichtzuckerkranken gemeinsamen Elternteile der Probanden Nr. 8—17, 24 und 25 der Tab. 12 und ihre Halbgeschwister *keine* heterozygoten Anlageträger waren, was bei recessivem Erbgang der Fall sein müßte.

Für die Beobachtungen Nr. 1—4 der Tab. 12 (s. Abb. 7 und 18) scheint es mir dagegen sehr gezwungen, annehmen zu wollen, daß die sicher diabetisch belasteten gemeinsamen Elternteile jeweils zweimal heterozygote Anlageträger geheiratet hätten, was im Falle recessiven Erbganges vorausgesetzt werden müßte. In allen unseren Fällen waren aus den Familien der verschiedenen nichtzuckerkranken Ehepartner der sicher mit der Anlage behafteten Probandenelternteile jedenfalls auch im übrigen keine Diabeteserkrankungen bekannt geworden.

Diese Beobachtungen an zuckerkranken Halbgeschwistern sprechen demnach sehr stark für einen *unregelmäßig dominanten Erbgang* des Diabetes und lassen sich mit der Annahme recessiver Vererbung nur unter Voraussetzungen vereinbaren, die ein außerordentlich geringes Maß an Wahrscheinlichkeit haben.

4.208 Diabetesvorkommen in mehreren aufeinanderfolgenden Generationen

Einer genaueren Untersuchung wert sind ferner diejenigen Familien, in denen die Zuckerkrankheit in *mehreren aufeinanderfolgenden Generationen* zum Ausbruch gekommen ist. Nimmt man einen dominanten Erbgang für den Diabetes an, ist zu erwarten, daß derartige Fälle in nennenswerter Häufigkeit vorkommen.

Über Diabeteserkrankungen in *zwei* aufeinanderfolgenden Generationen wurde bereits berichtet. Von unseren 10000 Patienten hatten 994 wenigstens einen zuckerkranken Elternteil, 76 ein oder mehrere zuckerkranke Kinder. Insgesamt konnten wir demnach in 1070 Fällen (= 10,7%) manifeste Erkrankungen in zwei aufeinanderfolgenden Generationen feststellen. Nicht mitberücksichtigt wurden hierbei gleichartige Erkrankungsfolgen unter den Verwandten der Probanden, z. B. Geschwister bzw. Elterngeschwister und deren Kinder.

Diabeteserkrankungen in *drei* aufeinanderfolgenden Generationen konnten wir in 87 Fällen (= 0,9% des Gesamtkrankengutes) feststellen. Hierunter befindet sich eine Familie mit renalem Diabetes, die hier unberücksichtigt bleiben muß. Ein Fall wurde aus der Verwandtschaft eines Probanden mit einbezogen. Waren mehrere zuckerkranke Glieder einer Generationsfolge in unserer Behandlung gewesen, wurde jede Familie nur einmal gezählt. Dies traf für 3 Fälle zu.

Das Auftreten von Diabetes bei direkten Nachkommen in *vier* aufeinanderfolgenden Generationen haben auch wir in unserem großen Krankengut nicht mit Sicherheit feststellen können. In zwei Fällen war die Diagnose bei dem vierten Glied der Kette nicht zuverlässig gestellt worden. In sechs weiteren Fällen war der Enkel zum Zeitpunkt der letztmaligen Befragung noch nicht diabetisch, während dessen Kind (der Urenkel) wiederum an einem (jugendlichen) Diabetes erkrankt war. Eine dieser Familien (Abb. 9) ist besonders deswegen instruktiv, weil hier — abgesehen von der vorerwähnten Generationsfolge — von demselben Urgroßvater (Nr. 1) noch zwei weitere Nachkommenreihen mit Diabeteserkrankungen in drei aufeinanderfolgenden Generationen ausgingen.

Hanhart [36e] vertritt die Meinung, daß das Auftreten von Diabetes in mehreren Generationen nacheinander nicht als Beweis für dominanten Erbgang angesehen werden könne. Bei der nach neueren Untersuchungen anzunehmenden weiten Verbreitung der Diabetesanlage in der Gesamtbevölkerung könne es leicht vorkommen, daß Diabetiker einen *klinisch gesunden, aber für Diabetes heterozygoten Anlageträger* heirateten. Dies könne gelegentlich auch in mehreren Generationen nacheinander vorkommen. Es brauche sich bei Diabeteserkrankungen in mehreren aufeinanderfolgenden Generationen daher keineswegs um „echte“ Dominanz zu handeln, sondern es könne sich recht gut um bloß „scheinbare“ oder „*Pseudo*“*dominanz* handeln, die durch RR × DR-Kreuzungen zustande gekommen ist. HANHART rechnet dabei für Deutschland mit 18% Heterozygoten für Diabetes unter der Gesamtbevölkerung, für Amerika sogar mit 34,7%.

Planmäßige Untersuchungen über die *reelle Diabeteshäufigkeit* haben in den letzten Jahren zwar eine höhere Erkrankungsfrequenz ergeben als bisher angenommen wurde. Dabei stellte sich zwischen den in Nordamerika (WILKERSON und KRALL [135] u. a.) ermittelten Ergebnissen und den mit gleicher Methodik in Norddeutschland durch SCHLIACK [107b] aus unserem Institut gefundenen eine kaum erwartete Übereinstimmung heraus. Sowohl hier wie dort wurde eine Diabetesfrequenz von etwa 1,5% nachgewiesen, wobei jeweils eine beträchtliche Anzahl bisher noch nicht erkannter Zuckerkranker festgestellt wurde. — Bei der Berechnung der Heterozygotenzahl (unter der Voraussetzung recessiven Erbganges) für die USA legte HANHART eine Schätzung von STEINBERG und WILDER [115b] auf 5% diagnostizierte, undiagnostizierte und potentielle Diabetiker zugrunde. Die Berechnung selbst ist nach den in der Erbforschung üblichen Methoden erfolgt (s. bei KOLLER [61a]). Ob ihr Ergebnis in Anbetracht der ganz unsicheren Penetranz der Anlage als zutreffend gelten könnte, scheint mir eine offene Frage.

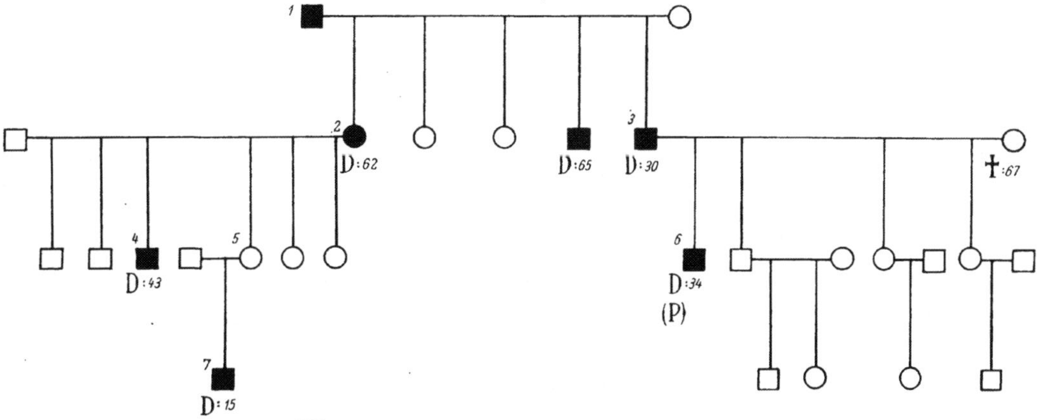

6 (P) Pat. Nr. 7703

Abb. 9. Diabeteserkrankungen unter direkten Nachkommen in mehreren aufeinanderfolgenden Generationen. Hier in derselben Sippe zweimal in *drei* Generationen (**1—2—4** und **1—3—6**), sowie einmal (unter — vorläufigem? — Freibleiben von 5) in *vier* Generationen (**1—2—5—7**)

Wollte man jedoch, der HANHARTschen Berechnung [36e] folgend, unterstellen, daß etwa ein Drittel der Gesamtbevölkerung heterozygoter Anlageträger für Diabetes ist, dann erscheint die von uns beobachtete, im Verhältnis zum Gesamtkrankengut kleine Zahl von Diabeteserkrankungen in mehreren aufeinanderfolgenden Generationen nicht mit der Annahme unvereinbar, daß in diesen Fällen die homozygoten Merkmalsträger jeweils wieder auf für Diabetes heterozygote Anlageträger getroffen sind. Man sollte dann allerdings erwarten, daß sich in den Familien dieser angeheirateten mutmaßlichen Anlageträger auch in einem nennenswerten Prozentsatz Fälle von manifester Zuckerkrankheit finden lassen müßten. Dies ist jedoch nur in geringem Maß der Fall.

Bei einer Durchsicht unseres Materials mit Diabeteserkrankungen in drei aufeinanderfolgenden Generationen war folgendes festzustellen: Von unseren 87 Fällen war bei 9 der zuckerkranken Enkel (als letzte Glieder der Generationsfolge) eine diabetische Belastung von beiden Elternteilen her festzustellen (= 10,3%). Von den Eltern (als Mittelglieder der Generationsfolge) waren ihrerseits nur 6 (= 6,9%) nachweisbar doppelseitig belastet. Wie ein Vergleich mit der Tab. 8 ergibt, liegen diese Prozentsätze sogar niedriger als diejenigen für die übrigen Diabetiker mit zuckerkranken Eltern und weiteren diabetischen Verwandten. *Dies spricht nicht für die Richtigkeit der Annahme, daß Diabeteserkrankungen in mehreren aufeinanderfolgenden Generationen nur durch $RR \times DR$-Kreuzungen zustande kommen könnten.* — Einheiraten mutmaßlicher Anlageträger in solche Diabetikersippen können selbstverständlich vorkommen, wie dies Abb. 10 zeigt. Hier trat dann bei einem von drei Kindern juveniler Diabetes auf. Dabei bleibt fraglich, ob die Probandenmutter überhaupt Anlageträger war.

Die Mehrzahl unserer diesbezüglichen Familientafeln läßt sich jedoch mit der Annahme recessiver Vererbung des Diabetes nicht ohne Zwang vereinbaren. Abb. 11 mag dies für viele gleichartige Diabetikerfamilien belegen. Hier werden die Verhältnisse durch die großen Kinderzahlen nur besonders deutlich. *Mit unregelmäßig dominantem Erbgang* lassen sich die beobachteten Erkrankungsfälle zwanglos erklären.

Für das im ganzen gesehen seltene mehrfache Auftreten der Zuckerkrankheit bei direkten Nachkommen spielen offenbar vor allem auch *Penetranzunterschiede* eine wichtige Rolle.

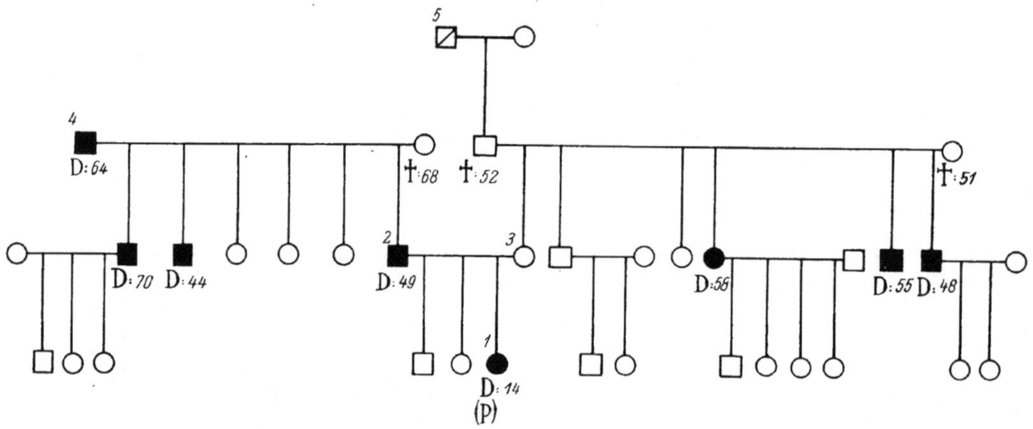

1 (P) Pat. Nr. 9415

5 wahrscheinlich zuckerkrank gewesen

Abb. 10. Auftreten einer jugendlichen Zuckerkrankheit (1) nach Diabeteserkrankung von Vater (2) und Großvater (4), aber auch Diabetesvorkommen in der Familie der Mutter (3)

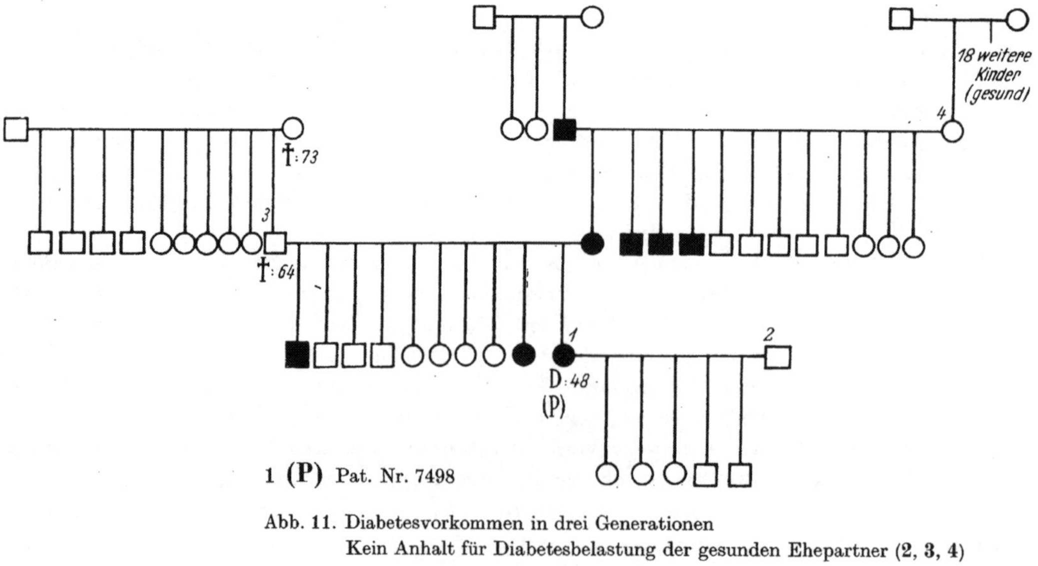

1 (P) Pat. Nr. 7498

Abb. 11. Diabetesvorkommen in drei Generationen
Kein Anhalt für Diabetesbelastung der gesunden Ehepartner (2, 3, 4)

Abb. 12 gibt ein Beispiel für eine *starke Durchschlagskraft* der Erbanlage, die von der in jugendlichem Alter erkrankten Großmutter ausging und zur Erkrankung sämtlicher Kinder führte, deren Halbgeschwister (aus 1. Ehe des Probandengroßvaters) dagegen gesund blieben. — Auch in der in Abb. 13 dargestellten Sippe hat es sich offensichtlich um eine Anlage von großer Penetranz gehandelt. Die Erkrankung trat bei den Töchtern und Enkeln des Probandengroßvaters in ganz auffallender Übereinstimmung in bezug auf Häufigkeit und Manifestationsalter auf, trotzdem diese beiden Töchter von zwei verschiedenen, nichtzuckerkranken Müttern geboren worden waren.

Auch diese Einzelbeobachtung spricht sehr stark für unregelmäßig dominanten, aber gegen recessiven Erbgang der Zuckerkrankheit.

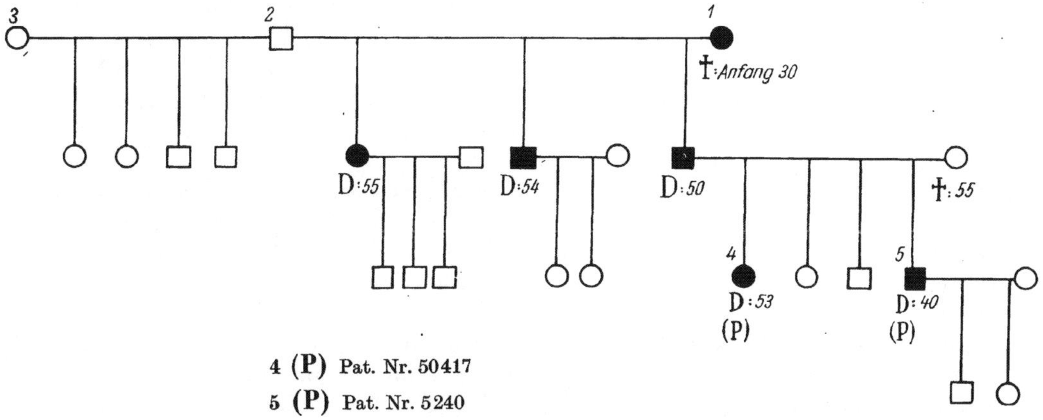

4 (P) Pat. Nr. 50417

5 (P) Pat. Nr. 5240

Kinder von 2 und 3 alle sehr alt geworden

Abb. 12. Diabetesvorkommen in drei Generationen
Offenbar starke Penetranz, trotzdem keine Anteposition
Keine Diabeteserkrankung unter den Kindern aus 2. Ehe von 2

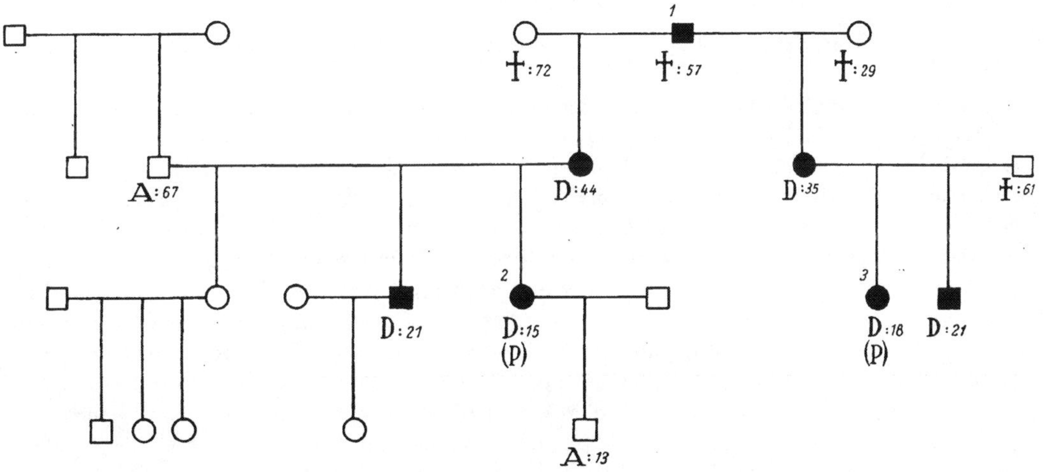

2 (P) Pat. Nr. 9878

3 (P) Pat. Nr. 11297

Abb. 13. Anteponierender Diabetes in drei aufeinanderfolgenden Generationen
Die beiden korrespondierenden Generationsfolgen gingen von zwei verschiedenen Ehen des gemeinsamen Großvaters (1) aus.
Eindeutiges Beispiel für dominanten Erbgang

Von den Befürwortern eines recessiven Erbganges ist mit Recht die Frage gestellt worden, warum nicht häufiger Diabeteserkrankungen in *mehr als 3 aufeinanderfolgenden Generationen* zur Beobachtung gekommen sind, wenn die Vererbung der Zuckerkrankheit dominant erfolgen solle. Die Ursache hierfür dürfte einmal darin zu suchen sein, daß es sich bei der Zuckerkrankheit nicht um regelmäßig dominanten, sondern (aller Wahrscheinlichkeit nach) um *unregelmäßig* dominanten Erbgang handelt. Infolgedessen wird eine manifeste Erkrankung direkter Nachkommen eines Kranken in mehreren Generationen nacheinander von vornherein mit nur außerordentlich geringer Wahrscheinlichkeit erwartet werden können. Die Durchschlagskraft der Anlage ist in der Regel nur gering, wie schon allein aus dem relativ niedrigen Anteil der Diabetiker mit nachweisbarer Heredofamiliarität hervorgeht.

Im übrigen ist zu bedenken, daß die letzten erkrankten Glieder der Generationsfolge mit drei Diabetikern unseres Materials zum größten Teil das fortpflanzungsfähige Alter bei Abschluß der Untersuchungen kaum erreicht, und in nur ganz wenigen Ausnahmefällen selbst bereits Kinder hatten, mit deren Erkrankung hätte gerechnet werden können. Es muß doch wohl mit der in früheren Jahrzehnten unvollkommenen ärztlichen Diagnostik zusammenhängen, wenn sich unter den älteren Patienten unseres großen Materials im Vergleich zu den jüngeren nur so wenige finden, die außer einem gleichfalls zuckerkranken Elternteil auch einen diabetischen Großelternteil hatten. Die nicht so seltenen Fälle, in denen die Patienten selbst auf Grund der ihnen bekannten Krankheitserscheinungen Verdacht auf eine mögliche Zuckerkrankheit bei einem ihrer Vorfahren hatten, eine genaue ärztliche Feststellung aber nicht erfolgte, wurden von mir nicht berücksichtigt (näheres hierzu vgl. Abschnitt 4,5).

Aus den soeben dargelegten Gründen ist z. Z. auch eine Beantwortung der Frage noch nicht möglich, ob die Diabetesanlage in der 4. Generation nicht etwa zu einem *Letalfaktor* geworden sein könnte und infolgedessen Diabetesvorkommen in 4 aufeinanderfolgenden Generationen vermißt wird. Eine solche Überlegung wird angeregt durch das beobachtete Vorrücken des Erkrankungsalters von Generation zu Generation (vgl. Abb. 33).

4.209 Häufigkeit von Heredofamiliarität bei beiden Geschlechtern

Es war ursprünglich nicht von mir vermutet worden, daß der Anteil der Patienten mit nachgewiesener Heredofamiliarität bei beiden Geschlechtern unterschiedlich groß sein könnte. Bei der maschinellen Durcharbeitung unseres Krankengutes stellten sich jedoch statistisch echte Differenzen heraus, wie sich aus Abb. 14 entnehmen läßt. Unter unseren Patienten ohne weitere diabetische Verwandte waren 40% Frauen festzustellen. Der Anteil weiblicher Patienten an der *Gesamtzahl* der Probanden mit nachgewiesener Heredofamiliarität betrug dagegen 46,8%, an der Patientengruppe mit *mehr als einem* diabetischen Verwandten sogar 51,8%. Der Frauenanteil unter den Probanden mit nur *einem* weiteren zuckerkranken Familienangehörigen lag mit 44,4% signifikant niedriger als bei denen mit mehreren diabetischen Verwandten. Die Differenz zum Anteil der Frauen an den Probanden ohne Diabetesvorkommen in der Familie ist aber gleichfalls außerhalb des Zufallsbereiches. Es ist demnach festzustellen, daß *unter den Diabetikern mit weiteren zuckerkranken Verwandten der Anteil der Frauen gesichert größer ist* als unter den Patienten ohne nachgewiesene Heredofamiliarität.

Eine Aufschlüsselung nach den einzelnen Verwandtschaftsgraden zeigte einen mehr oder weniger stark erhöhten Frauenanteil in fast allen Untergruppen, gleichgültig, in welchem Verwandtschaftsverhältnis die weiteren diabetischen Familienangehörigen zu den Probanden standen (vgl. Abb. 15). Eine relativ geringe (und nicht signifikante) Erhöhung des Frauenanteils war mit nur 44,9% unter den Patienten mit diabetischen *Geschwistern* festzustellen. Bei den Probanden mit zuckerkranken *Großeltern* betrug der Prozentsatz weiblicher Patienten sogar nur 38,6%. Die fehlende Differenz in dieser Gruppe dürfte mit dem niedrigen Erkrankungsalter dieser Patienten zusammenhängen. Statistisch gesichert ist der *erhöhte* Frauenanteil für die Patienten mit zuckerkranken *Eltern* (47,8%) und *Elterngeschwistern* (49,6%).

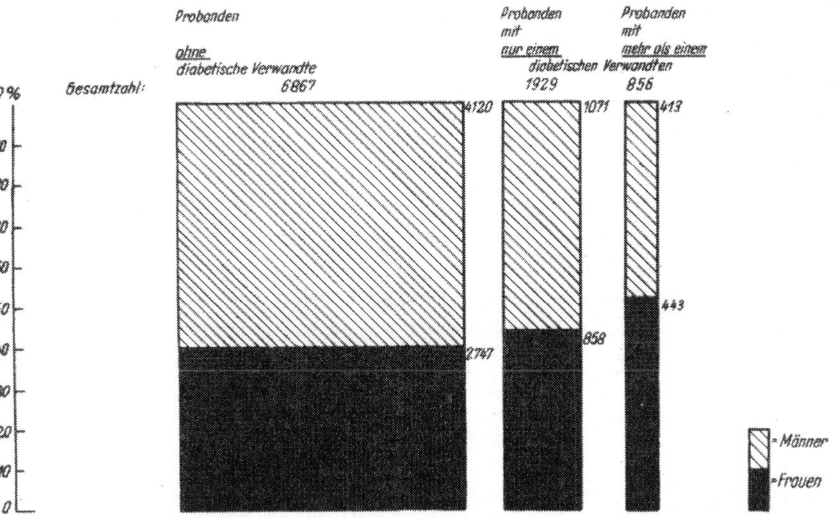

Abb. 14. Anteil der *Geschlechter* an den Probanden ohne bzw. mit Heredofamiliarität (Übersicht)

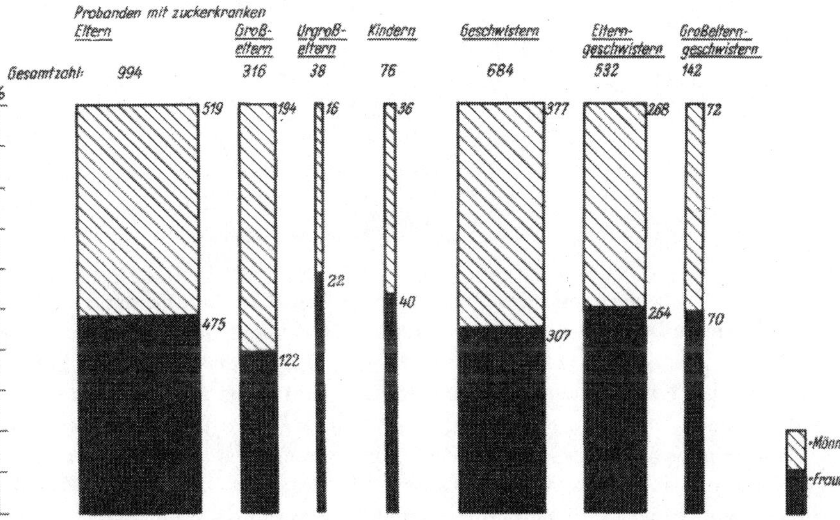

Abb. 15. Anteil der *Geschlechter* an den Probanden mit Heredofamiliarität (Einzelaufgliederung)

4.210 Penetranz und Penetranzunterschiede

Über Penetranz und Penetranzunterschiede wird in den nachfolgenden Kapiteln noch mehrfach diskutiert werden müssen. An dieser Stelle sei vorerst das besprochen, was sich auf Grund der Ergebnisse der Familienforschung hierzu sagen läßt.

Über das *Ausmaß der Durchschlagskraft* der Diabetesanlage können sichere Angaben erst dann gemacht werden, wenn der Erbmodus aufgeklärt ist. Für den Sonderfall des *konjugalen Diabetes* sind aber auch ohnedies brauchbare Ergebnisse möglich. Eine genauere Untersuchung ist in dem Kapitel 4.4 vorgenommen. — Wenn man auch einen bestimmten Erbgang voraussetzt, ist es doch nur bedingt möglich, aus den Erkrankungsziffern für die Kinder solcher Probandeneltern ohne Diabetes oder mit Diabetes eines Partners unmittelbare Rückschlüsse auf die Stärke der Durchschlagskraft zu gewinnen. Nimmt man einen unregelmäßig dominanten Erbgang an, der nach unseren Untersuchungen die größte Wahrscheinlichkeit für sich hat, so ergibt ein Vergleich der tatsächlich festgestellten Erkrankungsziffern für die Kinder von Probandeneltern ohne Diabetes, mit Diabetes eines Partners und mit Diabetes beider Eltern mit den bei vollständiger Penetranz theoretisch zu erwartenden Erkrankungsziffern, wie er in Tab. 13 vorgenommen wurde, daß die *Manifestierungsrate* mit gewissen Unterschieden für die 3 Gruppen *zwischen 52 und 67%* liegt. Hierbei ist einerseits zu berücksichtigen, daß die Auslese der Ehepaare über ein zuckerkrankes Kind erfolgte, andererseits aber möglicherweise später noch einige weitere Kinder erkrankt sein könnten.

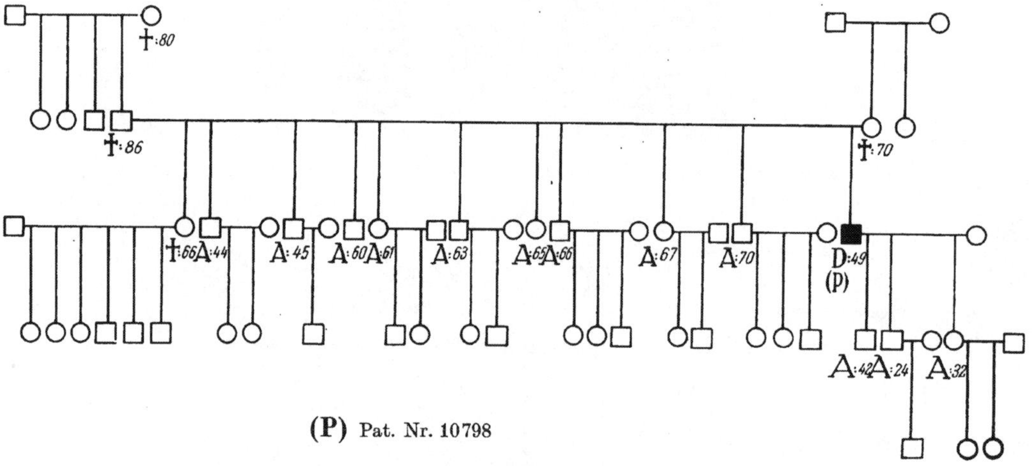

(P) Pat. Nr. 10798

Abb. 16. Beispiel für geringe Penetranz der Diabetesanlage

Die auf Grund der Berechnungen der Tab. 13 ermöglichte Schätzung der Durchschlagskraft der Diabetesanlage auf etwas mehr als 50% kann deshalb nicht ohne weiteres verallgemeinert werden. Immerhin besteht Übereinstimmung mit den Untersuchungen über die Erkrankungshäufigkeit unter den Kindern aus Diabetikerehen (s. Abschnitt 4.4).

Es besteht jedoch Grund zu der Annahme, daß die *Durchschlagskraft der Diabetesanlage im ganzen gesehen eine noch geringere ist.* Trifft die Annahme eines unregelmäßig dominanten Erbganges zu, kann die Anzahl der Probanden mit wenigstens einem zuckerkranken Elternteil als Anhaltspunkt hierfür dienen. In unserem Krankengut fanden sich etwa 10% solcher Diabetiker mit gleichfalls kranken Eltern. Bei vollständiger Penetranz müßte ja jeder Diabetiker auch einen zuckerkranken Elternteil haben. Aller Wahrscheinlichkeit nach erreicht die Durchschlagskraft der Diabetesanlage demnach im Durchschnitt bei weitem nicht den Wert von 50%. *Vermutlich erkranken kaum mehr als 10% der Anlageträger* im Laufe ihres Lebens. Wahrscheinlich sind es *noch weniger*, da auch die Berechnungsgrundlage hierfür auf der Auslese über einen Merkmalsträger beruht.

Bei der Durcharbeitung unseres Krankengutes ergaben sich allerdings Hinweise darauf, daß die *Durchschlagskraft der Erbanlage in verschiedenen Familien unterschiedlich stark* sein kann. Hierfür sprechen folgende Beobachtungen: Bei vermutlich *gleicher Erbformel der Eltern* lassen sich nicht selten sehr *stark differierende Erkrankungsziffern unter den Nachkommen* feststellen. Auf der einen Seite kommt es vor, daß selbst nichtzuckerkranke und mit Diabetes nicht nachweislich belastete Ehepaare unter einer großen Anzahl gesunder Kinder nur ein einziges zuckerkrankes haben (s. Abb. 16 und 55). Andererseits gibt es gesunde Ehepaare ohne sonstige diabetische Verwandte, denen mehrere Kinder zuckerkrank werden (s. Abb. 6 und 52). Tab. 10 enthält hierzu zahlenmäßige Angaben und läßt erkennen, daß die erstgenannte Möglichkeit die bei weitem häufigere ist. Entsprechendes kann man auch für die Nachkommen von Diabetikerehepaaren feststellen, für die man am ehesten eine gleichartige Erbformel annehmen kann. Näheres hierzu ist in Abschnitt 4.4 besprochen. Ein Vergleich der Abb. 22 und 26 mit den Abb. 25 und 23 veranschaulicht die Penetranzunterschiede. Falls mehrere Geschwister erkranken, fällt der Erkrankungsbeginn in der Mehrzahl der Fälle in den gleichen Lebensabschnitt (vgl. Tab. 21 und 22, sowie Abb. 31). Diese *Kongruenz des Erkrankungstermins* unter Geschwistern ist nur durch die *Wirksamkeit von Erbfaktoren* erklärbar. Im Abschnitt 4.6 werden Beispiele dafür gebracht, daß in verschiedenen Familien der Erkrankungsbeginn in sehr unterschiedliche, aber für die Mitglieder einer Familie korrespondierende Lebensabschnitte fallen kann.

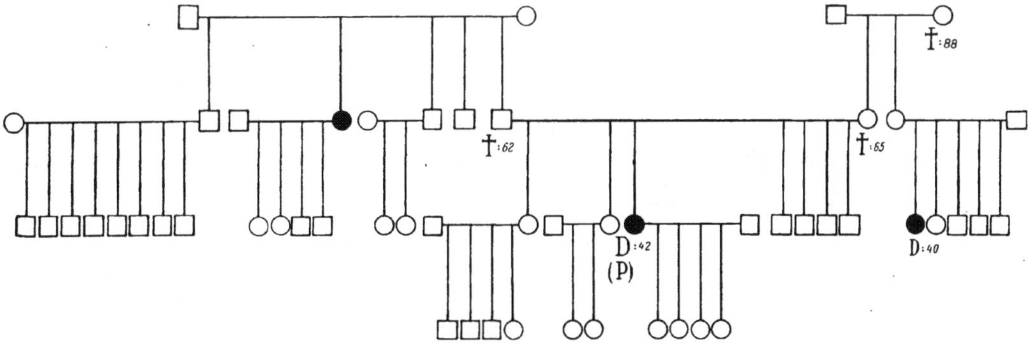

(P) Pat. Nr. 9244

Abb. 17. Nur vereinzelte Diabeteserkrankungen in kinderreicher Familie trotz vermutlicher Diabetesbelastung der Probandin und ihrer Geschwister von beiden Eltern her
Offenbar geringe Penetranz

Die *Erkrankungshäufigkeit* findet sich vielfach auch *in mehreren aufeinanderfolgenden Generationen in gleicher Frequenz.* In der Regel trifft man in mehreren Generationen einer Familie nur auf vereinzelte Fälle von Zuckerkrankheit. Dies ist auch in der auf Abb. 17 dargestellten Familie der Fall, trotzdem hier die Probandin und ihre Geschwister offenbar von beiden Eltern belastet sind. Es gibt aber auch Familien, in denen in aufeinanderfolgenden Generationen fast alle Familienmitglieder am Diabetes erkranken (s. z. B. Abb. 18). Auch zwischen diesen Extremen liegende Erkrankungshäufigkeiten kommen vor. Abb. 19 zeigt als Beispiel eine Familie, in welcher etwa die Hälfte der Geschwister in jeder Generation erkrankte. Hier spricht nichts dafür, daß die zahlreichen Diabeteserkrankungen unter mehreren Geschwistern dadurch bedingt sein könnten, daß *beide* Elternteile Anlageträger sind, wie dies Hanhart [36a—e] bei der Verteidigung der These von der recessiven Vererbung des Diabetes vorbringt. Gegen eine solche Annahme spricht auch die Beobachtung, daß in der Abb. 18 der ebenso wie seine Geschwister diabetische Proband von einem anderen Vater abstammt wie diese. — Ähnliche Sippentafeln hat man auch schon früher auf einen wenigstens in diesen Familien dominanten Erbgang zurückgeführt und anderen Stammbäumen mit vermutlich recessiver Vererbung gegenübergestellt. Stichhaltige Beweise für eine etwaige Heterogenie der Diabetesanlage konnten aber bisher nicht beigebracht werden. Es liegt dagegen viel näher anzunehmen, daß sich die in verschiedenen Familien gefundenen Differenzen in der Erkrankungshäufigkeit durch eine *unterschiedliche Penetranz der Diabetesanlage* erklären.

In den nachfolgenden Kapiteln finden sich noch eine Reihe weiterer Befunde, die darauf schließen lassen, daß es unter der Einwirkung zusätzlicher manifestationsfördernder oder auch -hemmender Faktoren zu Penetranzunterschieden kommen kann. Hierbei dürfte u. a. *Modifikationsgenen* eine wesentliche Rolle zukommen (vgl. hierzu besonders den Abschnitt 4.6 ,,Konstitution und Diabetesvererbung").

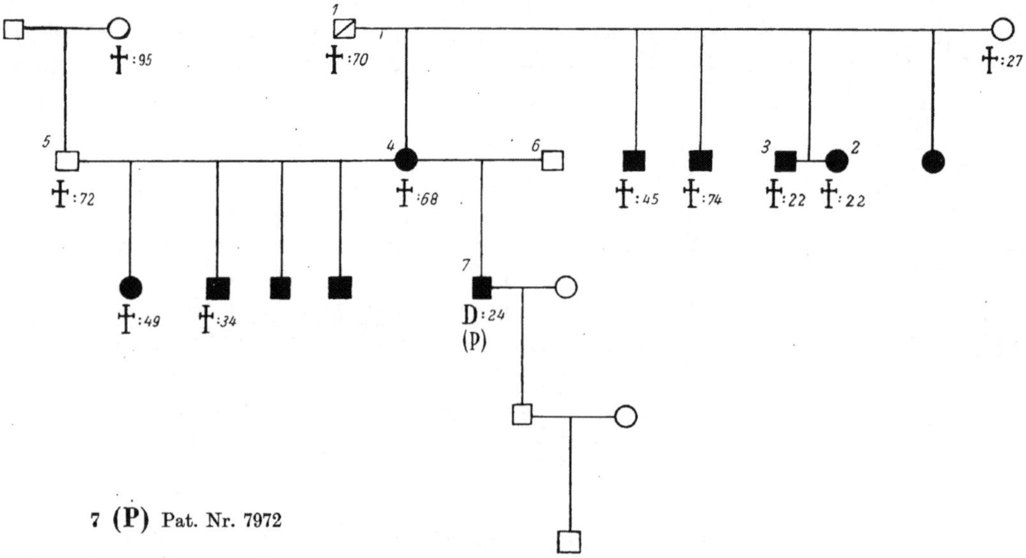

Abb. 18. Beispiel für *starke Penetranz*
In zwei aufeinander folgenden Generationen Erkrankung sämtlicher Kinder
Für *dominanten* Erbgang spricht die Diabeteserkrankung aller Kinder von **4**, trotzdem diese aus der Verbindung mit zwei verschiedenen Vätern (**5** u. **6**) hervorgingen

Bei der Besprechung der unterschiedlichen Erkrankungshäufigkeit unter den Probandengeschwistern mit Eltern ohne Diabetes bzw. mit einem zuckerkranken Elternteil, die mit der Annahme eines dominanten Erbganges nicht ohne weiteres vereinbar ist, wurde die Möglichkeit zur Diskussion gestellt, daß sich die Differenz durch eine größere Penetranz der Erbanlage bei den Kindern mit diabetischen Eltern erklären könnte. Bei der Durcharbeitung unseres Krankengutes waren die nachfolgend aufgeführten Beobachtungen zu machen, die eindeutig dafür sprechen, daß die *Durchschlagskraft der Diabetesanlage bei den Kindern von Zuckerkranken durchschnittlich größer ist als bei den Nachkommen klinisch gesunder Anlageträger:*

1. Für die Patienten, die von einem gleichfalls zuckerkranken Elternteil abstammen, findet sich im Verhältnis zu den Probanden mit anderen diabetischen Verwandten nicht nur eine höhere Erkrankungsziffer unter den *Geschwistern*, sondern auch darüber hinaus eine signifikant *erhöhte Patientenzahl mit mehreren weiteren Zuckerkranken in der (sonstigen)*

Familie. Nur Probanden mit einem zuckerkranken Elternteil hatten mehr als 6 weitere diabetische Familienangehörige. Dies ist aus Tab. 6 und 7 ersichtlich.

2. Ebenso wie auch schon andere Autoren (G. STEINIGER [117], STEINBERG und WILDER [115a und c] u. a.) konnte auch ich feststellen, daß bis auf wenige Ausnahmen der *Diabetes bei den Kindern* um eine *beträchtliche Zeitspanne früher in Erscheinung tritt als bei ihren Eltern.* Die genauen Angaben sind in den Tab. 23 und 24, sowie den Abb. 32 und 33 verzeichnet.

3. Auch wenn man das Erkrankungsalter aller Probanden mit zuckerkranken Eltern in Vergleich setzt zu dem Erkrankungsbeginn der Patienten mit stoffwechselgesunden Eltern, läßt sich eine *Vorverlegung des Manifestationsgipfels* erkennen (s. Abb. 28).

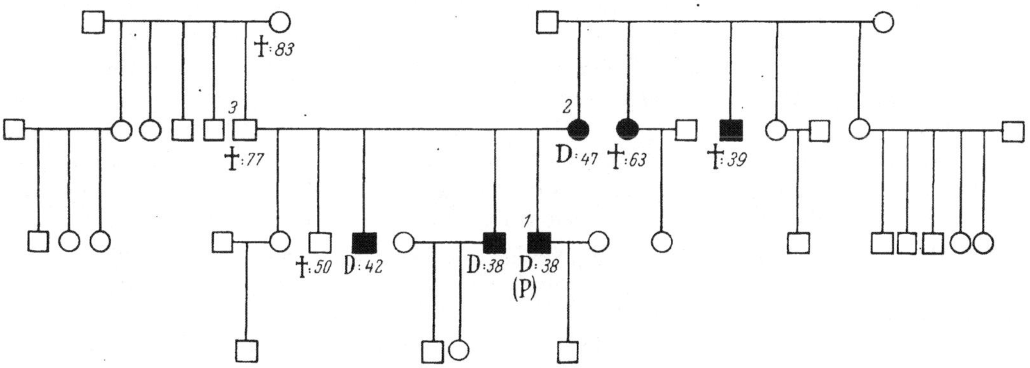

1 **(P)** Pat. Nr. 10102

Abb. 19. Beispiel für mittelstarke Penetranz
Kein Anhalt für Diabetesbelastung von **3**

4. Auf eine größere Durchschlagskraft der Erbanlage muß ferner die Feststellung zurückgeführt werden, daß sich im Vergleich zu den männlichen Patienten unseres Krankengutes *unter den Frauen ein signifikant erhöhter Prozentsatz von Probandinnen* (vgl. auch Abb. 15) *mit wenigstens einem zuckerkranken Elternteil fand.* Bei diesen ist auch die *Vorverlegung des Manifestationsgipfels* besonders ausgeprägt (Abb. 28 und 29). Eine eingehende Besprechung dieser Befunde erfolgt im Abschnitt 4.5.

5. Desgleichen war unter den *adipösen Diabetikern* und denen vom *Cushing-Typ* eine erhöhte Patientenzahl mit zuckerkranken *Eltern* festzustellen (s. Kapitel 4.6).

6. Wie noch im 2. Teil der Arbeit näher zu zeigen sein wird (Abschnitt 9.2 u. Abb. 70), haben sich für die Patienten mit zuckerkranken Eltern Besonderheiten des Erkrankungsbeginnes feststellen lassen. Die Erkrankung tritt bei diesen wesentlich häufiger *langsam* und *schleichend* in Erscheinung. Die Diagnose wird oft erst *zufällig* gestellt. Akute, manifestationsauslösende Einwirkungen *fehlen* zumeist. Öfter tritt die Krankheit im Zusammenhang mit den physiologischen *hormonellen* Umstellungen und Impulsen wie Wachstum, Pubertät, Klimakterium, auf.

Besonders diese letztgenannten Beobachtungen lassen die durchschnittlich *stärkere Durchschlagskraft der Diabetesanlage bei Kindern von Zuckerkranken* deutlich werden. Die Krankheit kommt demzufolge häufiger als bei anderen Patienten *spontan* zum Durchbruch, ohne daß es eines wesentlichen manifestationsfördernden Anstoßes bedarf.

4.211 Besprechung der Ergebnisse

Bei einer zusammenfassenden Auswertung der in diesem Abschnitt niedergelegten Ergebnisse der Familienforschung soll zunächst geprüft werden, welche Schlußfolgerungen in bezug auf den *Erbgang der Diabetesanlage* möglich sind. Es wurde bereits darauf hingewiesen, daß zu dieser Frage bisher von verschiedenen Autoren unterschiedliche Standpunkte vertreten wurden und eine Übereinstimmung noch nicht erzielt werden konnte. *Recessiver* Erbgang ist bisher von der Mehrzahl der Forscher, die sich mit diesem Problem beschäftigten, unter ihnen besonders HANHART [36a—e], WHITE und PINCUS [134], STEINBERG und WILDER [115b], angenommen worden. Andererseits wurde verschiedentlich die Ansicht vertreten, daß eine *dominante* Vererbung der Diabetesanlage wahrscheinlich sei, so von WEITZ [133], v. VERSCHUER [131], PENROSE und WATSON [89], LEVIT und PESSIKOVA [70], v. KRIES [62]. Auch ein *intermediärer* Erbgang ist von HARRIS [37a und b] und neuerdings von GRUNNET [31a und b] vermutet worden. Danach soll das mutierte Gen in einfacher Dosis bei älteren Menschen zu einem leichten Diabetes führen können (Heterozygotie), während es in doppelter Dosis den schweren Diabetes des Jugendalters auslöst (Homozygotie). Die vielfach bestehenden, und mit der Annahme eines für alle Fälle von Diabetes mellitus einheitlichen Erbganges unvereinbar erscheinenden Widersprüche haben dazu geführt, daß mehrere Forscher, wie LEMSER [67], HANHART [36e], v. VERSCHUER [131], PANNHORST [85c] u. a. es für wahrscheinlich halten, daß sich die Zuckerkrankheit in manchen Sippen recessiv, in anderen dagegen dominant vererbt. Dies würde eine *Heterogenie* der Diabetesanlage zur Voraussetzung haben müssen.

Zu der Frage, ob es nur eine einheitliche Erbanlage zum Diabetes gibt oder mehrere verschiedenartige, liefern die in diesem Abschnitt vorgelegten Befunde keine Aufschlüsse. An Hand der Untersuchungen der nachfolgenden Kapitel wird zu diesem Problem noch eingehend Stellung zu nehmen sein. Das Ergebnis sei hier vorweggenommen: Für das Bestehen einer Heterogenie des Diabetes mellitus fanden sich *keine* eindeutigen Beweise. Vielmehr ist es wesentlich wahrscheinlicher, daß es nur *ein einziges Hauptgen* für die Krankheit gibt. Eine solche Annahme zwingt zu einer Prüfung der Frage, ob sich nicht auch alle Ergebnisse der Familienforschung mit einem *einheitlichen Erbmodus* der Diabetesanlage in Einklang bringen lassen.

Es ist dabei wichtig, sich darüber im klaren zu sein, daß, besonders nach den Ergebnissen der experimentellen Genetik, heute von einer Alternative „dominanter“ oder „recessiver“ Erbgang eigentlich nicht mehr die Rede sein kann (TIMOFÉEFF-RESSOVSKY [123], SCHADE [104]). Vollständige Dominanz und vollkommene Recessivität können nur als Extremfälle angenommen werden, zwischen denen es von „starker Dominanz“ über „schwache Dominanz“ „intermediären“ Erbgang und „schwache Recessivität“ bis zu „starker Recessivität“ alle Übergänge geben kann. Man muß demnach auch in der menschlichen Erbpathologie damit rechnen, auf die verschiedensten Dominanzgradationen zu stoßen. TIMOFÉEFF-RESSOVSKY weist ferner darauf hin, daß der Grad der Dominanz in sehr vielen Fällen sowohl durch äußere Bedingungen, als auch durch die Mitwirkung von „Modifikationsgenen“ mehr oder weniger stark beeinflußt werden kann. Daß dies gerade für den Diabetes mellitus in besonders starkem Maße zutrifft, wird noch in den folgenden Kapiteln im einzelnen zu zeigen sein.

Zunächst sei unter Berücksichtigung dieser Zusammenhänge zusammengefaßt, welche Schlußfolgerungen aus unseren Untersuchungen auf den Erbgang des Hauptgens für den Diabetes möglich sind.

Einzelne *Sippentafeln*, die bisher vielfach, und besonders von HANHART (36a—e] als Kriterien für eine Beurteilung des Erbmodus benutzt wurden, sind zumeist vieldeutig. Infolge der großen Manifestationsvariabilität der Diabetesanlage ist es, wie auch v. VERSCHUER

[131] betont, unmöglich, aus einer Sippentafel allein irgendwelche Rückschlüsse auf den Erbgang zu ziehen. Fast alle Sippentafeln, die als Beleg für einen einfach recessiven Erbgang der Diabetesanlage beigebracht wurden (HANHART), lassen sich ohne weiteres auch durch unregelmäßig dominanten Erbmodus erklären (vgl. v. KRIES [62]). Auf eine Einzelauswertung der uns zur Verfügung stehenden Sippentafeln sei daher verzichtet. Es muß aber doch soviel festgestellt werden, daß sich die Mehrzahl der uns vorliegenden Sippentafeln wesentlich zwangloser mit der Annahme eines unregelmäßig dominanten Erbganges erklären läßt als mit der eines recessiven. Besonders in den Sippen mit zahlreichen Zuckerkranken ist die Wahrscheinlichkeit beträchtlich größer, daß unter der Voraussetzung unregelmäßiger Dominanz manche Vorfahren von Diabetikern wohl Anlageträger waren, aber selbst nicht erkrankten, als wenn man unter der Voraussetzung recessiven Erbganges unterstellen wollte, daß diese gesund gebliebenen Elternteile von Diabetikern jedesmal einen heterozygoten Anlageträger geheiratet haben müßten (vgl. hierzu Abb. 8, 9, 58, 59 und viele andere, hier nicht wiedergegebene).

Ein verläßlicheres Kriterium für die Beurteilung des Erbganges ist in einem Vergleich der *Erkrankungsziffern unter den Geschwistern und Kindern der Probanden* gegeben. Recessive Merkmale wiederholen sich häufiger bei den Geschwistern der Merkmalsträger als bei deren Kindern, während dominante Merkmale bei den Geschwistern und Kindern der Merkmalsträger annähernd gleich häufig angetroffen werden (v. VERSCHUER [131], F. LENZ [68a]). Wie bereits dargelegt wurde, lassen sich die Erkrankungsziffern unter den Kindern diabetischer Probanden nicht verwerten. Die Berechnung „korrigierter Erkrankungsziffern" unter Vornahme einer Alterskorrektur (STEINER [116a—c], HANHART [36c und e] hilft für den Diabetes nicht weiter, sondern führt nur zu Ergebnissen, die, wie wir nach unseren Untersuchungen annehmen müssen, tatsächlich nicht erreicht werden. Es kommt daher nur ein Vergleich der *reellen Erkrankungshäufigkeit unter Geschwistern und Eltern* der Probanden in Frage. Weder in unserem eigenen Material, noch in dem anderer Autoren (HARRIS [37b], v. KRIES [62], LAMY, FRÉZAL und DE GROUCHY [65]) ließ sich eine höhere Erkrankungsziffer für die Probandengeschwister als für die Probandeneltern feststellen. Es fand sich umgekehrt ein höherer Prozentsatz gleichfalls kranker Eltern. Wegen des durchschnittlich niedrigeren Lebensalters der Probandengeschwister muß man zwar damit rechnen, daß sich die Erkrankungsziffer für die Geschwister im Laufe der Zeit noch an die der Eltern annähert, es ist aber sehr unwahrscheinlich, daß sie diese wesentlich wird übertreffen können. Der Vergleich der Erkrankungsziffern für die Geschwister und Eltern der Probanden spricht demnach nicht für recessiven, sondern für *dominanten* Erbgang der Diabetesanlage. Bei *regelmäßiger* Dominanz eines Merkmales muß man erwarten, daß jeder Merkmalsträger auch einen ebenfalls mit dem betreffenden Erbmerkmal behafteten Elternteil hat. Dies trifft für Diabetiker bekanntlich nicht zu. Wenn man für die Diabetesanlage einen dominanten Erbgang annehmen muß, kann es sich demnach nur um *unregelmäßige* Dominanz handeln, die in der menschlichen Erbpathologie weitaus häufiger vorkommt als regelmäßige (TIMOFÉEFF-RESSOVSKY [123]). Die überaus variable Manifestierung des Diabetes wird besonders aus den Beobachtungen an Zwillingen und konjugalen Diabetesfällen deutlich. Es widerspricht nicht der Annahme eines dominanten Erbganges, wenn vielfach nur einzelne Mitglieder einer Familie an Diabetes erkranken. Besonders durch PATZIG [87] ist auf die große Bedeutung „*schwacher Gene*" für die Erbpathologie aufmerksam gemacht worden. Wir wissen seitdem, daß ein Erbleiden nur ganz vereinzelt in einer Familie auftreten und doch dominant erblich sein kann. Man spricht dann von dominantem Erbgang eines schwachen Genes (v. VERSCHUER [131]).

Ein weiteres Kriterium für die Beurteilung des Erbganges der Zuckerkrankheit ist in einem *Vergleich der Erkrankungsziffern für die Kinder der Probandeneltern ohne Diabetes, mit einem zuckerkranken Elternteil* und schließlich *mit Diabetes beider Probandeneltern* gegeben. Ein Vergleich mit den theoretisch zu erwartenden Mendelschen Erkrankungsziffern ist wegen der geringen Penetranz der Diabetesanlage nicht ohne weiteres möglich. Die relativen Erkrankungshäufigkeiten für die Kinder der Probandeneltern ohne Diabetes, bzw. mit Diabetes eines oder beider Partner müssen jedoch in einem unterschiedlichen Zahlenverhältnis zueinander stehen, je nachdem der Erbgang recessiv oder dominant ist. Von einem Vergleich der Erkrankungshäufigkeiten der einzelnen Kollektive untereinander lassen sich also verwertbare Aufschlüsse in bezug auf den Erbgang der Diabetesanlage erwarten, auch wenn den absoluten Erkrankungsziffern nur ein sehr bedingter Wert zuerkannt werden kann. Das Verhältnis der Erkrankungsziffern unter den Kindern der Probandeneltern ohne Diabetes, mit Diabetes eines Partners und Diabetes beider Probandeneltern müßte bei Annahme *recessiven* Erbganges 1:2:4 betragen, bei Annahme *dominanten* Erbganges wäre dagegen ein Verhältnis von 1:1:1,5 zu erwarten. Die tatsächlich gefundenen und in Tab. 11 gegenübergestellten Erkrankungsziffern (27,8:33,2:39,5) ergeben jedoch eine Zahlenrelation von 1:1,2:1,4, die sich weder mit dem für Recessivität, noch dem für Dominanz zu erwartenden Zahlenverhältnis ohne weiteres in Übereinstimmung bringen läßt.

Die nur geringe Differenz der Erkrankungsziffern läßt eine weitgehende Abweichung von dem für *Recessivität* anzunehmenden Zahlenverhältnis von 1:2:4 erkennen, wenn auch der relative Anteil zuckerkranker Kinder aus Ehen zwischen zwei Diabetikern einen nur wenig höheren Prozentsatz über dem aus Ehen mit nur einem zuckerkranken Partner liegt, wie dieser über der Erkrankungsziffer für die Kinder nicht erkrankter Probandeneltern. Die festgestellte Erkrankungshäufigkeit von 27,8% für die Kinder nichtzuckerkranker Probandeneltern überschreitet sogar das bei recessivem Erbgang für DR × DR-Kreuzungen zu erwartende Mendelsche Viertel. Bei dem Umfang des Beobachtungsgutes liegt die anscheinend geringe Differenz dieser Ziffer vom Mendelschen Viertel doch schon sicher außerhalb des Zufallsbereiches. Die von uns festgestellte Erkrankungshäufigkeit (von 27,8%) könnte mit der Annahme recessiven Erbganges nur dann in Einklang gebracht werden, wenn man unterstellen wollte, daß die hier vorliegende Auslese der Elternpaare über ein zuckerkrankes Kind den infolge der geringen Penetranz der Diabetesanlage (unter 50%!) sicher großen Anteil der nichterkrankten homozygoten Anlageträger unter den übrigen Kindern nicht nur ausgeglichen, sondern sogar überkompensiert habe. Dies hat zwar sehr wenig Wahrscheinlichkeit für sich, sichere Aussagen können jedoch hierüber nicht gemacht werden. — Wenn man nicht die absoluten Erkrankungsziffern bewertet, sondern sie nur untereinander in Beziehung setzt, wie dies hier geschieht, stört der Auslesefaktor nicht, da er für alle Kollektive in gleicher Weise gilt. Versucht man, den Auslesefaktor dadurch zu eliminieren, daß man unter Ausschaltung der Probanden selbst die Erkrankungsziffern nur unter deren Geschwistern ermittelt, wie HARRIS [37b] und v. KRIES [62] sowie auch wir in unserer Tab. 20 dies getan haben, ist ein Vergleich mit den Mendelschen Zahlen nicht mehr möglich.

Zu der Annahme *dominanten* Erbganges steht im Widerspruch, daß sich unterschiedliche Erkrankungsziffern für die Kinder nicht erkrankter Probandeneltern einerseits und solcher Eltern mit einem zuckerkranken Partner andererseits feststellen lassen. Man muß annehmen, daß es sich unter der Voraussetzung dominanter Vererbung in beiden Fällen um DR × RR-Verbindungen[1] handelt. Andererseits läßt sich die nur geringe Differenz zwischen den Erkrankungsziffern unter den Kindern aus Ehen mit nur einem zuckerkranken Partner und mit Diabetes beider Eltern wesentlich besser mit der Annahme dominanten Erbganges der Diabetesanlage vereinbaren als mit etwaiger Recessivität. Wie bereits im einzelnen erörtert

[1] D = dominant krank, R = recessiv gesund.

wurde, spricht vieles dafür, daß sich die höhere Erkrankungsziffer für die Kinder aus Ehen mit einem manifest zuckerkranken Partner im Vergleich zu den Kindern klinisch gesunder Probandeneltern durch eine *größere Penetranz der Erbanlage bei einem Teil der Nachkommen erkrankter Anlageträger* erklären läßt. Trifft dies zu, so entfällt ein wesentlicher Einwand gegen die Annahme dominanter Vererbung der Diabetesanlage.

Gegen eine derartige Reduktion der festgestellten Erkrankungsziffern sowie der theoretisch zu erwartenden Erkrankungshäufigkeiten auf von 1 ausgehende Zahlenrelationen zu Vergleichszwecken, wie sie im vorstehenden durchgeführt wurde, können von mathematischer Seite Bedenken erhoben werden. Deshalb wurde noch auf eine andere (mathematisch einwandfreie[1]) Weise ein Vergleich der in unserem Krankengut beobachteten Erkrankungsziffern mit den für recessiven bzw. dominanten Erbgang jeweils zu erwartenden Erkrankungshäufigkeiten vorgenommen (Tab. 13).

Im Prinzip wurden die von uns tatsächlich festgestellten Erkrankungshäufigkeiten für die Probandengeschwisterschaften jeweils aus Ehen ohne Diabetes der Eltern, mit einem bzw. zwei zuckerkranken Elternteilen (Sp. 4, Tab. 13) verglichen mit den Erkrankungsziffern, die bei 100%iger Penetranz der Anlage unter diesen Geschwisterschaften bei Annahme recessiver bzw. dominanter Vererbung zu erwarten wären (Sp. 3, Tab. 13). Errechnet man für die verschiedenen Geschwisterschaften (unterteilt nach Diabetesauftreten unter den Eltern) den prozentualen Anteil der festgestellten Erkrankungsfälle (Sp. 4) an der Anzahl der bei recessivem bzw. dominantem Erbgang unter der Voraussetzung 100%iger Penetranz zu erwartenden Erkrankungsfälle, so erhält man Zahlenwerte (Sp. 6), die als Ausdruck für die *Manifestierungsrate* unter Voraussetzung der jeweiligen Erbhypothese gelten können. Es läßt sich erkennen, daß bei Zugrundelegung *recessiven* Erbganges die Manifestierungsraten für die Kinder gesund gebliebener bzw. kranker Eltern außerordentlich stark differieren müßten. Die festgestellte Erkrankungshäufigkeit für die Kinder nicht erkrankter Eltern liegt signifikant über dem Erwartungswert. Bei Annahme *dominanten* Erbganges errechnen sich Manifestierungsziffern, die weit weniger streuen. Wie schon mehrfach erörtert, ist unter dieser Voraussetzung aber die Manifestierungsrate für die Kinder aus Ehen mit einem kranken Elternteil gesichert größer (66,6%) als für die Kinder gesund gebliebener Eltern (55,7%). Die Manifestierungsrate für die Kinder aus Diabetikerehen unterscheidet sich (bei Annahme von Dominanz) (mit 52,7%) nicht signifikant von der für die Kinder gesund gebliebener Probandeneltern (55,7%), eine signifikante Differenz besteht aber gegenüber der Ziffer für die Kinder aus Ehen mit einem diabetischen Partner (66,6%), allerdings berühren sich die Streuungsbereiche gerade noch. Es ist verwunderlich, daß die Manifestierungsrate für die Kinder aus Diabetikerehen geringer ist als für diejenigen mit einem diabetischen Elternteil. In Anbetracht der kleinen Patientenzahl dieser Gruppe ist jedoch bei der Bewertung dieser Befunde Zurückhaltung geboten.

Zusammengefaßt läßt sich feststellen, daß auch die Ergebnisse dieser Berechnungen das Vorliegen eines *recessiven Erbganges* für den Diabetes sehr *unwahrscheinlich* machen, während sie mit der Annahme *unregelmäßig dominanter Vererbung* wesentlich *besser in Einklang* gebracht werden können.

Rechnet man mit dem Vorliegen eines unregelmäßig dominanten Erbganges für den Diabetes, so können die Berechnungen der (Sp. 6 in) Tab. 13 zugleich als Maß für die durchschnittliche *Durchschlagskraft der Anlage* gewertet werden. Die hier festgestellten Werte liegen nun allerdings etwas *höher*, als nach den Ergebnissen zahlreicher anderer Beobachtungen (s. Abschnitt 4.210) als *Durchschnittswert* für eine *nicht ausgelesene Gesamtheit von Anlageträgern* anzunehmen Berechtigung besteht. Dies dürfte sich dadurch erklären, daß

[1] Für Hinweise, Anregung und Berechnungen danke ich Herrn Dipl.-Math. PAUL, Greifswald.

Tabelle 13

Vergleich der tatsächlich festgestellten Erkrankungsfälle mit den bei recessivem bzw. dominantem Erbgang zu erwartenden Erkrankungsziffern
(Die Ziffern der Spalte 6 können als Maß für die Penetranz gelten)

	Diabetesvorkommen unter Probandeneltern	Berechnungen unter Annahme *recessiven* Erbganges			*dominanten* Erbganges		
		Eltern *nicht* krank	*Ein* Elternteil Diabetes	*Beide* Eltern Diabetes	Eltern *nicht* krank	*Ein* Elternteil Diabetes	*Beide* Eltern Diabetes
1.	Gesamtzahl der Kinder (Probanden und sämtliche Probandengeschwister)	30325	3749	172	30325	3749	172
2.	Zu erwartende Erkrankungshäufigkeit (bei 100%iger Penetranz)	25%	50%	100%	50%	50%	75%
3.	Demnach zu erwartende Erkrankungsfälle (bei 100%iger Penetranz)	7581	1875	172	15163	1875	129
4.	Tatsächlich festgestellte Erkrankungsfälle (Probanden und kranke Probandengeschwister)	8442	1248	68	8442	1248	68
5.	Prozentualer Anteil der festgestellten Erkrankungsfälle (Sp. 4) an der Gesamtzahl der Kinder (Sp. 1)	27,8%	33,2%	39,5%	27,8%	33,2%	39,5%
6.	Prozentualer Anteil der festgestellten Erkrankungsfälle (Sp. 4) an den bei 100%iger Penetranz zu erwartenden Erkrankungsziffern (Sp. 3)	111,3%	66,6%	39,5%	55,7%	66,6%	52,7%
7.	Obere und untere Sicherheitsgrenzen der prozentualen Anteile der festgestellten Erkrankungsfälle (Sp. 4) an den Erwartungsziffern (Sp. 3)	—	66,6 + 2,8%	39,5 + 10,1%	55,7 + 1,1%	66,6 + 2,8%	52,7 + 11,2%
	(Sicherheitswahrscheinlichkeit 99%)		66,6 — 2,9%	39,5 — 9,5%	55,7 — 1,1%	66,6 — 2,9%	52,7 — 11,6%

die hier zugrunde gelegten Geschwisterschaften gesammelt wurden durch eine *Auslese über ein erkranktes Geschwister* (Probanden).

Ein weiteres wichtiges Kriterium für die Aufklärung des Erbganges eines Erbleidens ist die *Häufigkeit von Verwandtenehen unter den Probandeneltern.* Läßt sich für die Träger eines bestimmten Erbmerkmales eine vermehrte elterliche Konsanguinität nachweisen, spricht dies stark für *recessiven Erbgang,* denn nur für recessive Erbleiden ist eine Blutsverwandtschaft der Eltern von Bedeutung. Bei Blutsverwandten besteht eine erhöhte Wahrscheinlichkeit, daß sie (heterozygote) Träger der gleichen Erbanlage sind und unter ihren Kindern homozygote Merkmalsträger auftreten.

HANHART hat in der Schweiz [36d] und in Nordamerika [36c] eine ganze Anzahl von Sippentafeln gesammelt, die Verwandtenehen enthalten, aus denen Diabetiker hervorgegangen sind. Auf diese Beobachtungen gründet HANHART zu einem wesentlichen Teil seine Annahme eines recessiven Erbganges der Zuckerkrankheit. — An Hand unseres Gesamtkrankengutes war es uns leider nicht möglich, zu der Frage eindeutig Stellung zu nehmen, ob sich unter den Eltern unserer Patienten in überdurchschnittlicher Häufigkeit Verwandtenehen finden. In einem kleineren Teilkollektiv (von 856 Diabetikern) war festzustellen, daß dies mit großer Wahrscheinlichkeit nicht der Fall ist. — Die sorgfältigen Untersuchungen von I. v. KRIES [62] haben ebenfalls eine vermehrte elterliche Konsanguinität für 1305 Diabetiker aus verschiedenen deutschen Landschaften nicht bestätigen können. Es muß daraus geschlossen werden, daß sich zumindest in weiten Gebieten Deutschlands Verwandtenheiraten unter den Eltern Zuckerkranker nicht häufiger feststellen lassen als unter der übrigen Bevölkerung. Wenn HANHART für eine Anzahl von Diabetikern aus schweizer Talschaften und aus Osteuropa emigrierter Juden Nordamerikas eine häufige elterliche Konsanguinität fand, so erklärt sich dies wahrscheinlich allein dadurch, daß in diesen Bevölkerungskreisen auch sonst Inzucht sehr verbreitet ist. Präzise Zahlenangaben über die Häufigkeit von Verwandtenehen unter den Eltern der von ihm untersuchten Diabetiker und der Population, der diese zugehören, sind von HANHART nicht vorgelegt worden. Demnach ist bisher der *Beweis noch nicht erbracht worden, daß Verwandtenehen unter den Eltern von Zuckerkranken überdurchschnittlich häufig* sind. Damit entfällt ein wesentliches Argument für die Annahme recessiver Vererbung des Diabetes.

Interessante Aufschlüsse lieferte weiter die von mir erstmals unternommene Überprüfung der Frage, *bei wievielen Diabetikern weitere Fälle von Zuckerkrankheit in den Familien beider Elternteile* beobachtet worden waren. Für eine derartige Untersuchung stehen selbstverständlich nur die Sippen derjenigen Probanden zur Verfügung, die mindestens zwei weitere zuckerkranke Verwandte haben. In unserem Krankengut sind dies 856 Fälle. Würde die Annahme *recessiven* Erbganges der Diabetesanlage zutreffen, könnte man erwarten, daß sich die zuckerkranken Verwandten der Probanden etwa zu gleichen Teilen auf die Familien *beider* Eltern verteilen. Dies ist jedoch, wie die Ergebnisse der Tab. 8 und 9 zeigen, *nicht* der Fall. Selbst wenn man alle Fehlermöglichkeiten ausschaltet, wie es in der Zusammenstellung der Tab. 9 geschehen ist, stellt sich doch heraus, daß die Mehrzahl der Patienten weitere diabetische Verwandte nur in der Familie des einen Elternteiles aufzuweisen hat. Dies spricht *nicht* für recessiven Erbgang der Diabetesanlage. Auch der aus Tab. 9 ersichtliche, ein wenig höhere Anteil der von beiden Seiten her nachweisbar belasteten Patienten mit ebenfalls zuckerkranken Eltern innerhalb des „bereinigten“ Materials kann kaum als Stütze für etwaige Recessivität angesehen werden. Die Differenz zum übrigen Krankengut liegt nicht außerhalb des Zufallsbereiches. Außerdem wäre es vorstellbar, daß auch bei Annahme unregelmäßig dominanter Vererbung homozygote Anlageträger mit größerer Wahrscheinlichkeit manifest erkranken als heterozygote. Nach den Ergebnissen der experimentellen Genetik kann durchaus mit der Möglichkeit gerechnet werden, daß sich die dominante Homozygote von der Heterozygote unterscheidet (TIMOFÉEFF-RESSOVSKY [123]). Man spricht dann von „*unvollkommener Dominanz*“.

Auch das *Vorkommen von Diabeteserkrankungen unter Halbgeschwistern* ist für die Beurteilung des Erbganges von Bedeutung, besonders, wenn ein Elternteil gleichfalls zuckerkrank ist. Bei *recessivem* Erbgang der Diabetesanlage müßte man erwarten, daß *kein* Halbgeschwister eines Diabetikers gleichfalls zuckerkrank wird, gleichgültig, ob der gemeinsame Elternteil der Diabetiker oder Stoffwechselgesunde ist. Falls auch von den Halbgeschwistern eines Diabetikers jemand zuckerkrank wird, ist dies nur dann mit der Annahme recessiven Erbganges vereinbar, wenn man unterstellen will, daß der gemeinsame Elternteil beide Male einen (wenigstens) heterozygoten Anlageträger für Diabetes geheiratet hätte. Aus der Zusammenstellung der von uns beobachteten Halbgeschwisterschaften mit einem zuckerkranken Elternteil (Tab. 12) geht nun aber hervor, daß in der überwiegenden Mehrzahl der Fälle die Halbgeschwister der Probanden nur dann frei von Diabetes geblieben waren, wenn der Nichtdiabetiker der gemeinsame Elternteil war. Wurden Diabeteserkrankungen dagegen auch unter den Halbgeschwistern beobachtet, war stets der Diabetiker der gemeinsame Elternteil. In keinem dieser Fälle fanden sich unter den Verwandten der verschiedenen selbst gesunden Ehepartner dieser zuckerkranken gemeinsamen Elternteile Diabetiker, was dafür sprechen könnte, daß es sich bei ihnen doch um heterozygote Anlageträger handelte.

Auch unsere Beobachtungen an den Halbgeschwistern unserer Probanden bestärken in hohem Grade die Annahme eines *unregelmäßig dominanten Erbganges* der Diabetesanlage, mit der sie sich zwangslos vereinbaren lassen. Mit der Annahme recessiven Erbganges wären sie jedoch nur unter Voraussetzungen in Einklang zu bringen, die ein außerordentlich geringes Maß an Wahrscheinlichkeit besitzen.

Die Sippen, in denen *Diabeteserkrankungen unter direkten Nachkommen in mehreren aufeinanderfolgenden Generationen* aufgetreten sind, scheinen auf den ersten Blick die Annahme eines dominanten Erbganges am augenfälligsten zu bestätigen. Dies trifft jedoch nicht zu, wenn sich diese Fälle auch am zwanglosesten durch eine dominante Vererbung der Diabetesanlage erklären lassen. Im ganzen gesehen kommen Familien mit Zuckerkranken in mehreren aufeinanderfolgenden Generationen jedoch relativ selten vor. Würde es zutreffen, daß die Vererbung des Diabetes recessiv erfolgt, müßte in der Gesamtbevölkerung mit einer so großen Zahl heterozygoter Anlageträger gerechnet werden, daß die Möglichkeit nicht von der Hand zu weisen wäre, die zuckerkranken Familienmitglieder hätten jeweils für Diabetes heterozygote Anlageträger geheiratet. In unserem Beobachtungsgut konnte ich jedoch keine Hinweise finden, die als Stütze für eine solche Annahme hätten dienen können. Unter den Verwandten der selbst gesunden Ehepartner der zuckerkranken Glieder von Diabetikergenerationsfolgen fanden sich Diabetiker nicht in vermehrter, sondern eher in unterdurchschnittlicher Häufigkeit. Auch einige Einzelbeobachtungen (Abb. 9, 11 und 13) sprechen sehr wenig dafür, daß erst die Heirat zwischen für Diabetes homozygoten mit heterozygoten Anlageträgern das Auftreten der Zuckerkrankheit in der folgenden Generation ermöglicht haben könnte. Das Vorkommen von Diabeteserkrankungen in mehreren aufeinanderfolgenden Generationen läßt sich demnach am zwanglosesten mit der Annahme dominanter Vererbung der Diabetesanlage erklären, wenn auch ein schlüssiger Beweis für eine solche Annahme hieraus nicht abgeleitet werden kann.

Überprüfen wir abschließend die Ergebnisse der Familienforschung auf die Schlußfolgerungen, die sie in bezug auf den Erbgang des Diabetes ermöglichen, so läßt sich folgendes feststellen: Völlig eindeutige Beweise haben sich weder für das Vorliegen eines recessiven, noch für das eines dominanten Erbganges erbringen lassen. Die Summe der in diesem Kapitel niedergelegten Einzelbeobachtungen läßt jedoch stärkste Zweifel an der Richtigkeit der bisher weitverbreiteten Annahme einfach recessiver Vererbung des Diabetes aufkommen. Regelmäßige Dominanz — als das andere Extrem — scheidet von vornherein aus, weil bei weitem nicht jeder Diabetiker auch einen zuckerkranken Elternteil hat. Fast alle Ergebnisse der Familienforschung sind dagegen, ohne Zwang mit der Annahme eines *unregelmäßig dominanten* Erbganges in Einklang zu bringen. Wo dies in einzelnen Fällen nicht ohne weiteres möglich ist, wie z. B. bei der Feststellung, daß die Erkrankungshäufigkeit für die Geschwister der Diabetiker mit einem gleichfalls zuckerkranken Elternteil größer ist als für diejenigen ohne Diabetes der Eltern, lassen sich scheinbare Widersprüche durch Unterschiede in der Penetranz der Erbanlage aufklären.

Auch aus den Ergebnissen dieses Kapitels ließen sich Hinweise darauf gewinnen, daß die *Durchschlagskraft oder Penetranz* der Erbanlage für die Zuckerkrankheit in einzelnen Familien *unterschiedlich groß* sein kann. Weiteres wesentliche Belegmaterial findet sich in den folgenden Kapiteln.

Im vorhergehenden wurde auf den *erhöhten Anteil der Frauen an den Patienten mit nachgewiesener Heredofamiliarität* hingewiesen. Er fand sich für die Diabetiker mit *mehreren zuckerkranken Verwandten* besonders hoch und war auch für die Probanden mit zuckerkranken Eltern statistisch gesichert. In einem nicht ausgelesenen Diabetikerkrankengut ist die Anzahl der Frauen allgemein höher als die der Männer (John [50b], Schliack [107c]). Aus dieser Tatsache kann geschlossen werden, daß die *Erkrankungsgefährdung der Frau durchschnittlich größer* ist als die des Mannes. Wenn sich nun ein erhöhter Frauenanteil an den Patienten mit nachgewiesener Heredofamiliarität hat feststellen lassen, so muß darin ein Hinweis auf eine *stärkere Durchschlagskraft der Erbanlage in den Sippen* gesehen werden, in denen bereits *weitere Familienmitglieder zuckerkrank* geworden sind. In der Beobachtung, daß vor allem auch unter den Probanden mit zuckerkranken *Eltern* die Anzahl weiblicher Patienten sicher erhöht ist, kann eine wesentliche Stütze für die Annahme gesehen werden, daß *für die Nachkommen von Zuckerkranken im Durchschnitt mit einer größeren Durchschlagskraft der Erbanlage* gerechnet werden muß als bei den Kindern nicht erkrankter Anlageträger.

Die Feststellung, daß sich *nur bei einem relativ geringen Anteil aller Zuckerkranker* (in unserem Krankengut 27,9%) *in der Verwandtschaft weitere Fälle von Diabetes* nachweisen lassen, läßt sich auf den ersten Blick schwer mit der Annahme eines unregelmäßig dominanten Erbganges der Diabetesanlage vereinbaren. Einige Autoren glaubten auch, bei fehlender Familiarität auf exogene Entstehung eines Diabetes schließen zu können (Pavel [88], Möllerström [80], Vell [127]). Dies ist bis auf wenige Ausnahmefälle sicher nicht zulässig (vgl. auch Kapitel 6). Grafe [28] weist mit Recht darauf hin, daß der Anteil der Diabetiker mit nachgewiesener Heredofamiliarität um so höher wird, je sorgfältiger die Familienanamnesen aufgenommen werden. Wir haben es ferner häufig erlebt, daß die Patienten selbst in ihrer weiteren Verwandtschaft noch Fälle von Zuckerkrankheit ausfindig machten, wenn sie zu entsprechender Nachforschung angeregt wurden.

Wenn die Annahme eines unregelmäßig dominanten Erbganges für die Diabetesanlage zutrifft, bedarf die trotzdem relativ geringe Heredofamiliarität einer Erklärung. Einmal kann sie resultieren aus der in den meisten Familien nur sehr *geringen Durchschlagskraft* der Anlage. Offenbar handelt es sich, wenn keine besonderen manifestationsfördernden Einwirkungen hinzutreten, um ein außerordentlich „*schwaches*“ *Gen.* Dies scheint in der Mehrzahl der Fälle tatsächlich zuzutreffen. Wie im 2. Teil dieser Arbeit noch gezeigt wird (Kapitel 6), führen bei fehlender Heredofamiliarität häufig erst drastische exogene oder endogene Belastungen des Stoffwechselgleichgewichtes zum Ausbruch der Erkrankung. Bleiben solche „Stresswirkungen“ aus oder treffen sie auf *ein leistungsfähiges Regulationssystem,* kann die Erbanlage zeitlebens *latent* bleiben. Der Erbfaktor bestimmt demnach nicht allein das Auftreten der manifesten Erkrankung.

Die Beobachtung, daß die Diabetesanlage in manchen Familien offenbar eine *größere Durchschlagskraft* besitzt, und die Manifestation der Erkrankung an sich, sowie sogar der Zeitpunkt ihres Auftretens zum wesentlichen Teil von ihr allein bestimmt wird, wirft die Frage auf, ob es sich hierbei um vererbbare Sippeneigentümlichkeiten und vielleicht sogar um *Heterogenie* handelt. Hierfür haben sich bisher keine eindeutigen Hinweise ergeben. Dagegen gibt es Familien, in denen in einer oder zwei Generationen mehrere Geschwister erkranken, ohne daß zuvor in der Sippe Fälle von Diabetes vorgekommen sind (s. Abb. 18). Es gibt auch Familien, die zahlreiche Erkrankungen in einer Generation aufweisen, während in den nachfolgenden Generationen nur noch ganz vereinzelte Diabetesfälle zu verzeichnen sind. Derartige Beobachtungen sprechen dafür, daß die *Penetranz der Diabetesanlage von Generation zu Generation wechseln* kann. Sie kann *stärker* werden — dies scheint häufiger vorzukommen —, sie kann anscheinend auch *schwächer* werden. Aus der experimentellen Genetik sind sogenannte „labile Allele" bekannt, die relativ häufig weiter mutieren, und zwar meist zum normalen Ausgangsallel zurück (TIMOFÉEFF-RESSOVSKY [123]). Mit großer Wahrscheinlichkeit handelt es sich bei dem Hauptgen für die Zuckerkrankheit um ein *„labiles" Gen*, wennschon noch nicht endgültig erwiesen ist, ob es sich bei den vorgenannten Beobachtungen nicht lediglich um eine von anderen Faktoren bestimmte *inkonstante Manifestierung* handeln könnte.

Theoretisch wäre als Ursache für die vielfach nicht nachzuweisende Heredofamiliarität noch in Erwägung zu ziehen, ob im Vergleich zu anderen Erbleiden eine verhältnismäßig große Zahl von Diabeteserkrankungen auf bei diesen Individuen erstmals eingetretene *neue Mutationen* zurückgeführt werden muß. Für eine solche Vermutung liegen jedoch z. Z. keine sicheren Anhaltspunkte vor.

4.3 Zwillingsbeobachtungen

4.31 Einführung

Im folgenden sei über die innerhalb unseres Krankengutes beobachteten Zwillingspaare kurz berichtet. Wenn auch wesentliche neue Gesichtspunkte durch sie nicht zu gewinnen sind, scheint es doch angebracht, die uns zugefallenen Beobachtungen zusammengefaßt bekannt zu geben, da die bisher publizierten Fälle insgesamt noch immer wenig zahlreich sind. Erst aus einer umfangreichen Serie, vor allem eineiiger Zwillinge, sind wertvolle Aufschlüsse zu erwarten. Eine Zusammenstellung über die bis 1939 bekannt gewordenen ausführlich belegten und verwertbaren Zwillingsserien findet sich bei HANHART [36b]. In ihr sind auch die Fälle von THEN BERGH [121], LEMSER [67], UMBER [124] und PANNHORST [85a] mit enthalten.

Im ganzen sind 36 eineiige Zwillingspaare aufgeführt. 23 Paare waren beide manifest zuckerkrank (*„absolute Konkordanz"*), 7 zeigten sich zum Zeitpunkt der Untersuchung *„völlig diskordant"*, d. h. der gesunde Paarling hatte auch nach Glucosebelastung eine normale Blutzuckerkurve. Bei 6 Paaren fand sich *„teilweise Konkordanz"*, d. h. der klinisch gesund erscheinende Zwilling hatte eine pathologische Blutzuckerkurve nach Belastung mit Traubenzucker, woraus auf einen vorerst noch latenten Diabetes geschlossen wurde.

Wie ich schon früher ausführte (Abschnitt 4.1), hat sich inzwischen herausgestellt, daß es nicht möglich ist, mit Hilfe der Traubenzuckerbelastung eine etwa noch latente Diabetesanlage mit Sicherheit zu erkennen. Unsere Zwillingspaare habe ich demnach lediglich danach einrubriziert, ob ein sicherer manifester Diabetes bei beiden Paarlingen vorlag, oder nur bei dem einen von ihnen. Die Rubrik „teilweise Konkordanz" wurde fallen gelassen. Traubenzuckerbelastungen konnten im übrigen nur bei wenigen der klinisch gesunden Zwillinge durchgeführt werden. Selbst wenn sich bei ihnen eine „verdächtige" Blutzuckerkurve fand, wurden diese Probanden doch als „nicht zuckerkrank" gewertet. Die in den Tab. 14—16 vorgelegten Einzelbefunde wurden der besseren Vergleichbarkeit wegen in gleicher Weise wie bei HANHART [36b] zusammengestellt. Die 1934 durch PANNHORST [85a] aus unserer Klinik mitgeteilten Zwillingsbeobachtungen sind in meinen Aufstellungen nicht mit enthalten. Zu den Ergebnissen im einzelnen:

4.32 *Eineiige Zwillinge*

In Tab. 14a sind zunächst 4 eineiige Zwillingspaare zusammengestellt, die alle in gleicher Weise, also „*konkordant*" zuckerkrank waren. Bei 3 Paaren von ihnen handelt es sich um einen Krankheitsbeginn im Kindes- bzw. Pubertätsalter. Es fällt auf, wie außerordentlich nahe die Manifestationstermine für die einzelnen Paare zusammenliegen. Auch bei 12 Zwillingspaaren von den 23 durch HANHART [36b] zusammengestellten wurde das gleiche Erkrankungslebensalter angegeben. Der Grad der Stoffwechselstörung zeigte ebenfalls bei allen Paaren eine weitgehende Übereinstimmung. Besonders bei dem Zwillingspaar Nr. 1, das wir zur gleichen Zeit in unserer Behandlung hatten, war es geradezu frappierend zu sehen, wie weit bei beiden Brüdern nicht nur der Insulinbedarf einander entsprach, sondern auch die Reaktionsweise der Blutzuckerregulation größte Ähnlichkeit aufwies. Zur Illustration seien die Abb. 20a und b beigefügt, die von diesen Zwillingen Blutzuckerkurven (bei noch nicht abgeschlossener Stoffwechseleinstellung) darstellen.

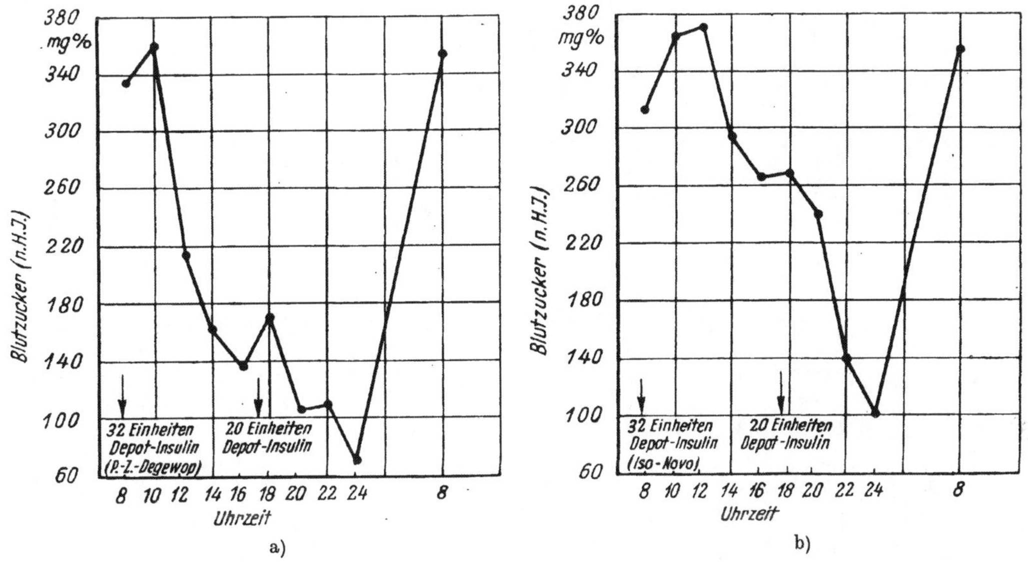

Abb. 20. Blutzuckertageskurven von eineiigen Zwillingen

a) Pat.Nr. 12088, 17. 1. 1955, 15 Jahre alt, Diabetes seit dem 5. Lebensjahr
b) Pat.Nr. 12087, 24. 1. 1955, 15 Jahre alt, Diabetes seit dem 3. Lebensjahr, männlich

Die Tab. 14b enthält schließlich 3 weitere eineiige Zwillingspaare, von denen bis zum Zeitpunkt der letzten Nachfrage der eine Paarling noch frei von Symptomen der Zuckerkrankheit war. Da es sich zu dieser Zeit um noch relativ junge Menschen handelte, ist es nicht unmöglich, daß später auch der zweite Zwilling diabetisch wird. Der Wert dieser Fälle wird auch dadurch beeinträchtigt, daß eine einwandfreie Erblichkeitsdiagnose nicht herbeigeführt werden konnte. Es ist also nicht absolut sicher, daß es sich tatsächlich um erbgleiche Zwillinge handelt.

Tabelle 14a
Eineiige Zwillinge mit Konkordanz

Lfd. Nr.	Alter	Geschlecht	Erbliche Belastung mit Diabetes	Vorkrankheiten		Evtl. Graviditäten		Manifest.-Lebensalter		Schwere des Diabetes		Verlauf des Diabetes		Todesalter		Pat. Nr.		Bemerkungen
				I	II	I	II	I	II	I	II	I	II	I	II	I	II	
1	17	♂	∅	–	–	–	–	2	4	schwer	schwer	1 Koma, geringe Entwicklungshemmung	nur sehr geringe Entwicklungshemmung	–	–	12087	12088	Beobachtung außerhalb der Serie von 10000 Fällen
2	24	♂	∅	Otitis med. li Kinderkrankh.	Otitis med. bds. Masern	–	–	9	11	schwer	schwer	Dystrophie, Entwicklungshemmung	Sinusitis max., Myopie, Entwicklungshemmung, Retinitis	–	–	8983	9105	
3	19	♀	∅	Kinderkrankh., Kleines Tbc-Frühinfiltrat	Kinderkrankh., Offene Lungen-Tbc	–	–	17	17	schwer	schwer	1 Koma, Neuritis	weiter Tbc	–	–	11160	–	
4	50	♀	∅	Myopie, Hypertonie	Myopie, Hypertonie	1 Part., 2 Aborte	1	49	49	mittelschwer	mittelschwer	Cushingtyp, Apoplexie †	Cushingtyp ?	63	?	5040	–	

Tabelle 14b
Eineiige Zwillinge mit Diskordanz

Lfd. Nr.	Alter	Geschlecht	Erbliche Belastung mit Diabetes	Vorkrankheiten		Evtl. Graviditäten		Manifest.-Lebensalter		Schwere des Diabetes		Verlauf des Diabetes		Todesalter		Pat. Nr.		Bemerkungen
				I	II	I	II	I	II	I	II	I	II	I	II	I	II	
1	21	♀	∅	Masern, Strabismus, „zart“, Diabet. nach Menarche	Widerstandsfähiger als Schwester, Dysmenorrhoe	–	–	15	–	schwer	–	Dystrophie, geringe Entwicklungshemmung	–	–	–	10914	–	
2	26	♀	Bruder der Großmutter väterlicherseits Diabetes	Coxitis, vor Diabetes Gelbsucht	?	–	–	17	–	mittelschwer	–	Basophile Züge 1 Gravidität (Sectio)	–	–	–	8083	–	II nicht untersucht. Nicht ganz sicher, ob eineiig
3	33	♀	Schwester der Mutter Diabetes	Appendectomie, Diabetes nach Gravidität aufgetreten	?	2 Part. 1 Abort	?	30	–	leicht	–	Cushingtyp, Hyperthyreose, Psycholabil	–	–	–	6161	–	II nicht untersucht. Nicht ganz sicher, ob eineiig

4.33 Zweieiige Zwillinge

Tab. 15 bringt eine Übersicht über 5 zweieiige Zwillingspaare unserer Beobachtung, von denen beide Paarlinge zuckerkrank wurden. Hanhart [36b] konnte 1939 aus dem gesamten Schrifttum nur 5 „konkordante“ zweieiige Zwillingspaare zusammenstellen. Während sich unter diesen Paaren nur eines mit einem Erkrankungsalter unter 40 Jahren fand, handelt es sich bei unseren Fällen dreimal um eine Manifestation in jugendlichem Alter. Das Lebensalter des Erkrankungsbeginns zeigt in fast gleicher Weise wie bei den eineiigen Zwillingen eine weitgehende Übereinstimmung. Dieselbe Beobachtung ist auch bei den von Hanhart [36b] gesammelten Paaren zu machen. Diese zunächst überraschende Feststellung wird verständlich, wenn man bedenkt, daß das Manifestationsalter auch unter Geschwistern vielfach sehr nahe beieinander liegt (vgl. Tab. 21 und Abb. 31).

Sämtliche „diskordanten“ zweieiigen Zwillingspaare, die wir unter unseren 10000 Diabetikern in Behandlung bekamen, sind schließlich in Tab. 16 zusammengefaßt, wobei nur die wichtigsten Daten wiedergegeben sind.

Aus statistischen Gründen habe ich auch diejenigen Zwillinge mit aufgeführt, von denen ein Paarling bereits vor Vollendung des ersten Lebensjahres verstarb, ohne daß Zeichen von Diabetes zur Beobachtung kamen. Diese 7 Fälle, zu denen noch 5 weitere gerechnet werden müssen, von denen ein Paarling entweder im Kleinkindesalter starb, oder über dessen Schicksal nichts in Erfahrung zu bringen war, können bei einer Auswertung selbstverständlich nicht mit berücksichtigt werden. Es bleiben immerhin noch 35 verwertbare Fälle.

Tabelle 15

Zweieiige Zwillinge mit *Konkordanz*

Lfd. Nr.	Alter	Geschlecht		Erbliche Belastung mit Diabetes	Vorkrankheiten		Evtl. Graviditäten		Manifest.-Lebensalter		Schwere des Diabetes		Verlauf des Diabetes		Todesalter		Pat. Nr.		Bemerkungen
		I	II		I	II	I	II	I	II	I	II	I	II	I	II	I	II	
1	15	♀	♀	∅	Masern, Pneumonie, Appendectomie	Masern	—	—	14	14	schwer	schwer	Tod im Koma infolge Insulinmangel	1 Koma, Tod im Koma bei Pneumonie	18	15	6924	6925	
2	22	♂	♂	∅	—	—	—	—	15	15	schwer	schwer	Chronisches Durchfallsyndrom † Lungen-Tbc	Chronisches Durchfallsyndrom † Meningitis	28	27	6735	6734	
3	22	♂	♀	4 Geschwister, 5 Neffen und Nichten, evtl. auch Vater	?	?	—	?	22	22	schwer	schwer	Tod im Koma bald nach Manifestation (Vorinsulinära!)	Tod im Koma bald nach Manifestation (Vorinsulinära!)	22	22	bei 7972		Beobachtung aus der Sippe eines unserer Patienten
4	54	♀	♀	3 Geschwister, evtl. auch Mutter	—	?	9	1	48	53	leicht	leicht	Adipositas, Rubeose † Apoplexie	?	72	?	3567	—	
5	58	♀	♂	∅	Schwere Grippe, Muskelrheuma, Thrombose	Vor Diabetes Polyphagie	2	—	55	49	mittelschwer	leicht	Ekzeme, Adipositas (Reithosentyp)	?	—	—	11015	—	

Tabelle 16

Zweieiige Zwillinge mit Diskordanz

Lfd. Nr.	*Paarling I*		*Paarling II*			Bemerkungen	Pat. Nr.
	Geschlecht	Manifest.-Lebensalter	Geschlecht	Frei von Diabetes bis zum Alter von	Todesalter		
1	♀	2	♀	8			7849
2	♀	7	♀	12			7132
3	♂	8	♂	9			7914
4	♀	8	♂	12			11151
5	♀	8	♀	20			10997
6	♀	10	♂	13			7593
7	♀	13	♂	17			11926
8	♂	21	♂		17 (gefallen)		9808
9	♂	24	♀		† als Säugling		8201
10	♀	26	♀	35			5374
11	♂	27	♀		1/2		9947
12	♀	30	♀	37			40244
13	♀	31	♂		17 (gefallen)		11626
14	♂	32	♂	43			8127
15	♀	33	♀	42			7961
16	♀	35	♀		?		7614
17	♂	35	♂		19		11774
18	♀	35	?	?			4119
19	♂	37	♀	42			10960
20	♀	37	♀		† bei Geburt		11872
21	♀	39	♀		1		10515
22	♂	40	♀	45			10592
23	♀	40	?	?			8688
24	♂	40	♀	49			4091
25	♀	42	♀		40 (Geisteskrankheit)		3779
26	♀	42	♀	44			10085
27	♂	43	♂	57			7378
28	♂	44	♂	61			9764
29	♂	44	♂	56			5141
30	♂	44	♂	46			5109
31	♀	45	♀		† mit 14 Tagen		3829
32	♂	47	♀		† gleich nach Entbindung		11231
33	♀	48	♀		1		11274
34	♂	48	♂	62			4639
35	♂	49	♀		1		10541
36	♀	49	♀		4 (Tumor)		3733
37	♂	49	♂		46 (Tbc)		7329
38	♀	51	♀		bei Geburt		8278
39	♀	53	♂		18 (gefallen)		11324
40	♂	55	♂		25 Tage		9976
41	♀	56	♂	59			11205
42	♂	58	♂		24 (Unfall)		5001
43	♀	59	♀	62			4084
44	♂	62	♂		31		7493
45	♂	~50	♂	~60		betr. Vater des Probanden	6482
46	♀	48	♀		84	betr. Muttergeschwister der Probandin	9704
47	♂	~45	♂		20	betr. Vater des Probanden	9992
48	♂	12	♂	15		Drillinge! (3 Brüder)	11536

Als letzte Beobachtung der Tab. 16 sind unter Nr. 48 erbungleiche *Drillingsbrüder* aufgeführt, von denen einer unser Patient ist und noch in unserer Kontrolle steht. Bei Abschluß der Arbeit waren die Drillinge erst 15 Jahre alt.

Es wäre sehr interessant, die Nachkommenschaft diskordanter Zwillinge weiter zu beobachten. Man sollte erwarten, daß sich besonders in der Deszendenz der selbst nicht erkrankten eineiigen Zwillingsgeschwister von Diabetikern mit erhöhter Wahrscheinlichkeit ebenfalls Fälle von Diabetes finden lassen. Veröffentlichungen über derartige Beobachtungen sind mir bisher nicht zur Kenntnis gekommen. In unserem eigenen Material verfügen wir nur über ein vermutlich zweieiiges Zwillingspaar (Nr. 45 der Tab. 16), dessen nicht am Diabetes erkrankter Paarling einen in jugendlichem Alter zuckerkrank gewordenen Sohn hatte. Leider gestattet dieser Fall keine eindeutigen Rückschlüsse, weil der nicht erkrankte Zwilling in eine mit Diabetes belastete Familie eingeheiratet hat, wie dies in Abb. 21 dargestellt ist.

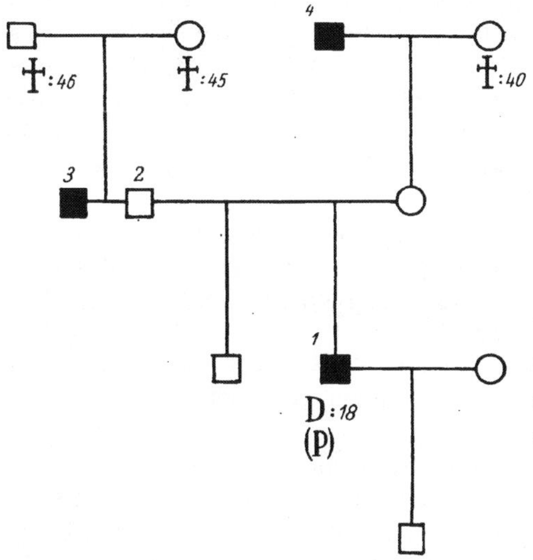

1 **(P)** Pat. Nr. 6482
2 u. 3 Diskordante (wahrscheinlich zweieiige) Zwillinge
2 Hatte Gallensteine
3 Diabetes leicht

Abb. 21. Diabeteserkrankung unter den Kindern eines gesund gebliebenen für Diabetes *diskordanten Zwillings*. Diabetesbelastung für den Probanden (1) aber auch durch den Großvater mütterlicherseits (4)!

4.34 Besprechung der Ergebnisse

Die aus den Ergebnissen der Zwillingsforschung beim Diabetes mellitus zu ziehenden Schlußfolgerungen sind relativ begrenzt: Die Beobachtung *konkordant zuckerkranker eineiiger Zwillinge* hat einen der wichtigsten Beweise für die *Erbbedingtheit des Diabetes an sich* geliefert. Die Tatsache, daß eineiige Zwillingspaare beschrieben worden sind, deren einer Paarling noch mehrere Jahre nach Diabeteserkrankung des anderen klinisch gesund befunden wurde, hat jedoch nicht zur Beseitigung der lange bestehenden Zweifel beigetragen, ob die Zuckerkrankheit *immer* auf einer Erbanlage beruhe. Die diskordanten eineiigen Zwillinge stellen aber fraglos einen nicht zu übersehenden Hinweis darauf dar, daß die *Penetranz* und die *Expressivität* der Diabetesanlage *nicht nur von Erbfaktoren* bestimmt werden. Es ist zwar durchaus wahrscheinlich, daß der eine oder andere zum Zeitpunkt der Publikation noch nicht zuckerkranke Zwilling in späteren Jahren doch noch diabetisch wird; man muß aber mit der Möglichkeit rechnen, daß der Diabetes in anderen Fällen bei dem einen Zwilling zeitlebens nicht zutage tritt. Derartige Beobachtungen sind bisher allerdings noch nicht veröffentlicht worden.

Ihre Kenntnis wäre von größtem Interesse. Es ist nach der klinischen Erfahrung ohne weiteres vorstellbar, daß die Diabetesanlage bei dem einen eineiigen Zwilling ständig in der Latenz bleibt, wenn der andere Paarling erst in späterem Lebensalter erkrankt. Es wäre aber außerordentlich wichtig zu erfahren, ob es eineiige Zwillingspaare gibt, von denen der eine Paarling im Kindes- oder Jugendalter zuckerkrank wurde, der andere aber bis ins Alter frei von dem Leiden bleibt. Nach unseren Beobachtungen an Zwillingen und Geschwistern halte ich es für nicht sehr wahrscheinlich, daß es derartige Fälle geben könnte.

Es kann heute als gesichert gelten, daß *beide* eineiigen Zwillinge Träger der Erbanlage für den Diabetes sein müssen, wenn einer von ihnen an einem echten Diabetes mellitus erkrankt ist, vorausgesetzt, es handelt sich nicht um eine rein extrainsuläre Zuckerkrankheit. Um einen solchen Fall könnte es sich bei dem von STÖRRING und LEMSER [118] mitgeteilten erbgleichen Zwillingspaar handeln, dessen einer Paarling an einer Akromegalie mit nachfolgendem insulinbedürftigen Diabetes erkrankte, während der andere noch $4^1/_2$ Jahre später, zum Zeitpunkt der Publikation, gesund war. Die Autoren nehmen einen Hypophysentumor als Ursache der Akromegalie an und sind der Meinung, daß es sich um einen reinen Überfunktionsdiabetes bei dem einen Zwilling handelt, der nicht auf der Grundlage einer Diabeteserbanlage entstanden sei. Dies ist wohl denkbar, jedoch wäre es sehr interessant zu erfahren, ob der bei Veröffentlichung der STÖRRING-LEMSERschen Arbeit erst 27jährige nicht erkrankte Zwilling auch weiterhin gesund geblieben ist.

Die bisherigen und eigenen Zwillingsbeobachtungen liefern eindeutig *Belege für die maßgebliche Bedeutung, die auch der Erbanlage als solcher für die Manifestation und den Schweregrad des Diabetes zukommt.* Dies läßt sich aus den häufig nahe beieinanderliegenden *Erkrankungsdaten* eineiiger Zwillinge erkennen, sowie aus dem in den meisten Fällen gleichartigen *Schweregrad* der Erkrankung. Ein besonders eindrucksvolles Beispiel hierfür liefert unser erbgleiches Zwillingspaar Nr. 1, das ein weitgehend übereinstimmendes Stoffwechselverhalten zeigt.

LEMSER [67] glaubte aus dem diskordanten Verhalten eineiiger Zwillinge auf *Heterogenie*, d. h. verschiedenartige Gene, schließen zu können. Man muß wohl HANHART [36b] beipflichten, der diesen Schluß zumindest auf Grund der Ergebnisse der Zwillingsforschung für zu weitgehend ansieht. Diese Frage läßt sich an Hand der Familienforschung besser beurteilen.

Die Beobachtungen an *erbungleichen Zwillingen* müssen denen an Diabetiker*geschwistern* angereiht werden. Die aus den in Tab. 15 zusammengestellten konkordanten zweieiigen Zwillingspaaren unseres Materials erkennbare auffällige Übereinstimmung in bezug auf Krankheitsbeginn und Schweregrad der Stoffwechselstörung berechtigt zu keinen weittragenden Schlußfolgerungen. Gleichartiges findet sich nicht selten auch unter zuckerkranken Geschwistern.

4.4 Konjugaler Diabetes

4.41 Einführung

Die Ehen zwischen zwei Zuckerkranken stellen für die Erbpathologie des Diabetes selbstverständlich besonders wichtige Studienobjekte dar. Es ist schon mehrfach darüber berichtet worden (STEINER [116a], PANNHORST [85b], HANHART [36e], v. KRIES [62] u. a.), daß ein großer Teil der aus derartigen Diabetikerehen hervorgegangenen Kinder *frei* von Diabetes gefunden wird. Die Ergebnisse der Zwillingsforschung haben uns bereits gezeigt, daß selbst unter der Voraussetzung von Homogenie für den Diabetes nicht mit der theoretisch zu erwartenden Erkrankung von 75% (bei Dominanz) bzw. 100% (bei Recessivität) der Kinder solcher konjugalen Elternpaare gerechnet werden kann. Darauf hat auch schon PANNHORST [85b] (1936) hingewiesen. Wie wir gesehen haben, ist die *Manifestation der Zuckerkrankheit nicht allein von Erbfaktoren abhängig*, und es ist möglich, daß die Anlage lange Zeit, wenn nicht zeitlebens in der Latenz bleibt.

Immerhin hat HANHART [36c] unter Zugrundelegung von Beobachtungen an 35 Fällen von konjugalem Diabetes, die er in Amerika gesammelt hat, nach Vornahme einer Alterskorrektur für die Kinder aus diesen Diabetikerehen eine „korrigierte Erkrankungsziffer" von 94% errechnet. Nach den reellen Zahlen waren allerdings nur 39 von den 114 über 40jährigen Kindern dieser Diabetikerehepaare als zuckerkrank befunden. Dies entspricht lediglich einem Prozentsatz von 34%. Bereits bei der Besprechung der Erkrankungshäufigkeit unter den Geschwistern von Diabetikern (Abschnitt 4.203) wurde an der Methode der Errechnung von „korrigierten Erkrankungsziffern" (nach dem Vorgehen von ASCHNER und ENGELMANN [2]) Kritik geübt und der Standpunkt vertreten, daß auf diese Weise ermittelten Berechnungsergebnissen Beweiskraft nicht zuerkannt werden kann. Hierauf wird später noch weiter einzugehen sein.

Die offenbar geringe und von vielfältigen Faktoren beeinflußbare Penetranz der Diabetesanlage macht es nahezu unmöglich, selbst durch die Fälle von konjugalem Diabetes weiteren Aufschluß über den *Erbmodus* der Erkrankung zu gewinnen. Immerhin verspricht eine nähere Untersuchung des konjugalen Diabetes einige Hinweise auf den *Grad der Durchschlagskraft der Anlage.*

4.42 Übersicht über das Krankengut

Aus unserem Krankengut konnte ich insgesamt 114 Diabetikerehen zusammenstellen. Es ist dies die umfangreichste Beobachtungsserie, die bisher vorgelegt werden konnte. STEINER [116b] hatte (1936) über 9 Fälle von konjugalem Diabetes berichtet, PANNHORST [85b] (1936) über 14, HANHART [36e] aus seinem schweizerischen Beobachtungsgut über 32 und aus seinem amerikanischen [36c] über 35 Ehepaare mit Diabetes beider Partner (1950).

Aufschlußreich sind selbstverständlich vor allem diejenigen Diabetikerehen, aus denen eine größere Anzahl von Kindern hervorgegangen ist, die ihrerseits bereits das Alter der größten Manifestationshäufigkeit erreicht haben. Bei der Durcharbeitung unserer Fälle habe ich unter diesem Gesichtspunkt eine Unterteilung vorgenommen.

Ich habe zunächst zusammengefaßt diejenigen Ehen zwischen zwei Diabetikern, an denen ein von uns behandelter *Patient* oder ein zuckerkrankes *Geschwister* unserer Patienten beteiligt war. Unter diesen fanden sich 6 Ehepaare, die so spät geheiratet hatten, daß Nachkommenschaft nicht mehr erwartet werden konnte, sowie 2 weitere, die so jung waren, daß ihnen noch Kinder geboren werden könnten. Einschließlich dieser kaum verwertbaren Fälle besteht diese größte Gruppe aus 75 Diabetikerehen.

Bei einer zweiten Gruppe handelt es sich um 31 zu beiden Teilen zuckerkranke Ehepaare, die unter den *Eltern* unserer Patienten anzutreffen waren.

Schließlich fanden sich 8 Diabetikerehen unter den *Großeltern* unserer Patienten.

Die letzten beiden Gruppen stellen insofern ein ausgelesenes Material dar, als sie uns durch einen ebenfalls zuckerkranken Nachkommen zur Kenntnis gekommen sind. Allein hierdurch ist die Zahl der zuckerkranken Kinder relativ hoch. Andererseits handelt es sich gerade bei diesen beiden Gruppen um konjugale Diabetesfälle mit bereits in höherem Alter stehenden Nachkommen. Die Einbeziehung dieser Ehen in das Gesamtmaterial stellt also eine gewisse Alterskorrektur dar. Dies wird auch durch die Zusammenstellung der Tab. 17 deutlich. Die Anzahl zuckerkranker Kinder ist verständlicherweise bei den Diabetikerehepaaren aus der Generation unserer Patienten gering (6,8%). Relativ am höchsten ist sie bei den zu beiden Teilen zuckerkranken Elternpaaren unserer Patienten (40,9%). Der aus dem Gesamtmaterial ermittelte Anteil von Diabetikern unter den aus Diabetikerehen hervorgegangenen Kindern stimmt mit 21,0% annähernd überein mit dem Prozentsatz von Zuckerkranken unter den Kindern der konjugalen Großelternpaare unserer Patienten (22,2%). In dieser (wenn auch zahlenmäßig sehr kleinen) Gruppe ist kaum noch mit dem Auftreten weiterer Diabetesfälle zu rechnen.

Tabelle 17

Konjugaler Diabetes. Übersichtstabelle

Patientengruppe	Patienten-zahl	Gesamtzahl der Kinder aus diesen Ehen[1]	Davon Diabetiker	Anteil der Diabetiker an der Gesamtkinderzahl	Kinder über 40 Jahre	Anteil der Diabetiker an den Kindern über 40 Jahre	Gesamtzahl der Enkel	Davon Diabetiker
Konjugaler Diabetes unter unseren Patienten bzw. deren Geschwistern	75	163	11	6,8%	33	33,4%	83	0
Konjugaler Diabetes unter den Eltern unserer Patienten	31	115	47	40,9%	98	48,0%	78	1
Konjugaler Diabetes unter den Großeltern unserer Patienten	8	>45	10	22,2%	>45	22,2%	?	10
Summen	114	323	68	21,0%				11
Nur Diabetikerehen mit Kindern über 40 Jahre	51	216	58	26,8%	176	33,0%		

[1] Ausgenommen Kinder, die im Säuglings- oder Kleinkindalter starben.

4.43 Erkrankungshäufigkeit der Kinder

Dem Vorgehen von HANHART [36c] entsprechend, habe ich die Zahl der aus Diabetikerehen hervorgegangenen zuckerkranken Kinder in Beziehung gesetzt ausschließlich zu den Geschwistern, die *mindestens ein Alter von 40 Jahren* erreicht hatten. Auf diese Weise werden die Kinder ausgeschaltet, die in jüngerem Alter verstorben sind, oder die bei Abschluß der Untersuchung noch nicht das Alter von 40 Jahren erreicht hatten. Es ließen sich aus unserem Material 51 zuckerkranke Ehepaare zusammenstellen, die 176 Kinder über 40 Jahre hatten (einschließlich der schon in früherem Alter zuckerkrank gewordenen). Von diesen 176 Kindern waren 58 (= 33%) diabetisch.

Diese Zahl entspricht fast genau der von HANHART [36c] an seinem in Amerika gesammelten Material ermittelten. Er fand 34% Diabetiker unter den über 40jährigen Kindern aus 35 Diabetikerehen. In seinem schweizerischen Beobachtungsgut waren dagegen nur 16 Diabetiker unter 110 über 40jährigen Kindern (= 14,5%) festzustellen.

Sicher hat HANHART recht, wenn er annimmt, daß auch von den bei Abschluß der Untersuchung noch nicht erkrankten über 40jährigen Kindern zuckerkranker Eltern noch eine Anzahl zu einem späteren Zeitpunkt diabetisch werden wird. HANHART hat diese Zahl auf rechnerischem Wege zu ermitteln gesucht, indem er nach der Methode von ASCHNER und ENGELMANN [2] eine Alterskorrektur vornahm. Auf diese Weise errechnete er eine voraussichtliche Erkrankungshäufigkeit von 94% unter den Kindern aus den von ihm gesammelten Diabetikerehen — ein Wert, der um 60% über dem aus den reellen Zahlen ermittelten liegt. Abgesehen von der Frage, ob die angewandte statistische Methode sich im vorliegenden Falle für die Errechnung einer „korrigierten Erkrankungsziffer" eignet, stellt sich m. E. hier das bereits im Abschnitt 4.203 diskutierte grundsätzliche Problem, ob die zu erwartende Erkrankungsquote eines bestimmten Personenkreises an Diabetes überhaupt im voraus berechenbar ist. Ich möchte das bezweifeln und glaube, daß sich aus einem Vergleich zwischen den von HANHART angestellten Berechnungen und dem von uns vorgelegten Material Belege hierfür beibringen lassen.

Die große Zahl der manifestationsfördernden und -hemmenden Faktoren wird bei den Kindern von Zuckerkranken durch ein weiteres Unsicherheitsmoment vermehrt. Wie wir bei der Besprechung der Zusammenhänge zwischen Manifestationslebensalter und Heredofamiliarität (vgl. Abschnitt 4.53) sowie bei der Erörterung des Problems der Anteposition (Abschnitt 4.55) sehen werden, tritt die Erkrankung bei den Kindern von Diabetikern in einem Teil der Fälle schon in früheren Lebensabschnitten auf als bei den Eltern (s. Abb. 32). Auch aus der Zusammenstellung der Tab. 18 ist ersichtlich, daß die Kinder aus Diabetikerehen in der Mehrzahl der Fälle in jüngeren Jahren erkrankten als die Eltern.

An Hand eines Einzelbeispieles ist dies ferner bei der in Abb. 22 dargestellten Familie erkennbar. Hier erkrankten 3 Töchter im Pubertätsalter am Diabetes, während die Eltern erst im Involutionsalter zuckerkrank geworden waren.

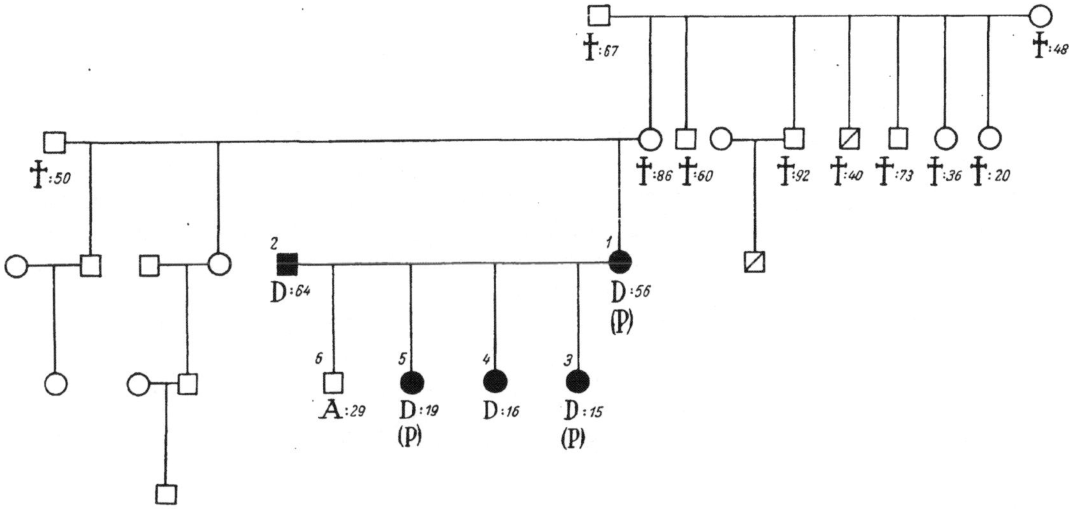

1 (P) Pat. Nr. 10615, Diabetes leicht (16 E Insulin tgl.), 1 Frühgeburt M VIII, 1 Abort M. III
2 Diabetes leicht, kein Insulin
3 (P) Pat. Nr. 9400, Diabetes schwer (66 E Insulin tgl.)
5 (P) Pat. Nr. 9399, Diabetes mittelschwer, bei Ersteinstellung 32 E Insulin tgl.
6 Im Alter von 29 Jahren im Krieg vermißt

Abb. 22. Jugendlicher Diabetes bei 3 einer Diabetikerehe entstammenden Töchtern
Vorrücken des Erkrankungsbeginns

Es ist demnach *nicht angängig, die Erkrankungswahrscheinlichkeit der Kinder von Diabetikern unter Zugrundelegung des Erkrankungsalters der Eltern* oder selbst eines auslesefreien Diabetikerkrankengutes *zu berechnen*. Geschieht dies trotzdem, sind zu hohe Berechnungsergebnisse zu erwarten. Die Erkrankungsziffern unter den Kindern der zuckerkranken Eltern und Großeltern unserer Probanden machen es sehr wenig wahrscheinlich, daß die von Hanhart [36c] errechnete „korrigierte Erkrankungsziffer" von 94% jemals erreicht werden könnte, selbst wenn alle Kinder aus diesen Ehen dementsprechend alt werden würden. Der mit 48% am höchsten liegende Anteil Zuckerkranker unter den über 40jährigen Kindern aus Diabetikerehen innerhalb der Eltern unserer Probanden ist, wie erwähnt, wesentlich durch die positive Auslese über ein zuckerkrankes Kind mitbestimmt. Dieser hohe Wert ist nicht nur durch das höhere Durchschnittslebensalter der Kinder bedingt. Unter den Kindern aus Diabetikerehen in der Generation der Großeltern unserer Probanden findet sich keineswegs ein noch höherer Prozentsatz Zuckerkranker, sondern mit 22,2% im Gegenteil ein niedrigerer.

Zusammenfassend ist festzustellen, daß eines oder mehrere zuckerkranke Kinder aus 43 Diabetikerehen unserer Gesamtserie mit 114 Fällen von konjugalem Diabetes hervorgegangen sind. Von den 71 Ehepaaren ohne zuckerkranke Kinder müssen 8 wegen zu hohem bzw. zu niedrigem Lebensalters außer Betracht bleiben. Unter den restlichen 63 Paaren finden sich 5, die zwar gesunde Kinder, aber ein oder mehrere zuckerkranke Enkel hatten. Über die Anzahl der Enkel unserer Diabetikerehepaare mit und ohne Diabetes finden sich in Tab. 17 nähere Angaben.

Von den praktisch bedeutsamsten 51 Ehepaaren mit *Kindern über 40 Jahren* sind die wichtigsten Daten in Tabelle 18 zusammengestellt.

4.44 Eventuelles Auftreten von Letalfaktoren

Bei der Besprechung der Probleme, die mit dem Auftreten der Zuckerkrankheit in mehreren aufeinanderfolgenden Generationen zusammenhängen (vgl. Abschnitt 4.208), wurde die Frage aufgeworfen, ob nicht vielleicht das Auftreten von *Letalfaktoren* dafür verantwortlich gemacht werden muß, daß bisher kaum Beobachtungen über Diabeteserkrankungen in mehr als drei aufeinanderfolgenden Generationen vorliegen. Ich habe mich bemüht, weiteres Material zur Klärung der Frage, ob Letalfaktoren in der Erbpathologie des Diabetes eine Rolle spielen könnten, aus unseren Fällen mit konjugalem Diabetes zu gewinnen. Man sollte erwarten, daß es am ehesten durch die Verbindung zweier manifest Kranker zur Zeugung von Merkmalsträgern kommen könnte, die nicht lebensfähig sind. Es besteht die Frage, ob die geringe Zahl von Diabetikern unter den Kindern von zuckerkranken Eltern durch das Wirksamwerden von Letalfaktoren eine Erklärung finden könnte.

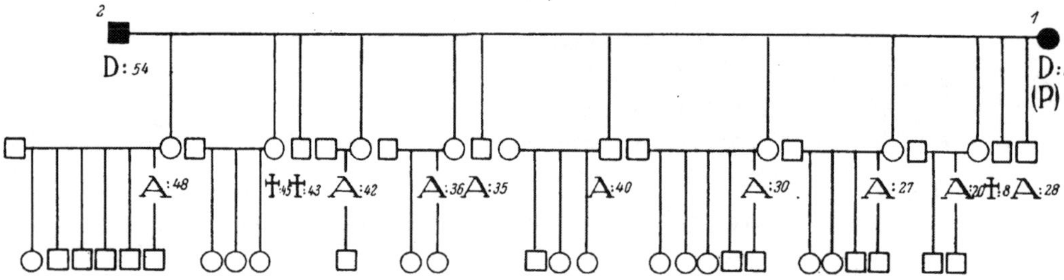

1 **(P)** Pat. Nr. 12272. Keine Fehl- oder Totgeburten gehabt

Abb. 23. Konjugaler Diabetes
Bisher kein Diabetes unter den zahlreichen Nachkommen

Ein Blick auf die Tab. 18 zeigt uns zunächst, daß es eine ganze Anzahl von Ehen zwischen in späteren Jahren zuckerkrank gewordenen Eltern mit einer größeren Anzahl von *gesunden Kindern* gibt. Ehepaare mit mehr als 10 klinisch gesunden Kindern sind unter ihnen. Die Abb. 23 liefert ein Beispiel hierfür. Ein später zuckerkrank gewordenes Ehepaar hat 12 gesunde Kinder; Fehl- oder Totgeburten sind nicht eingetreten. Es sind uns auch zwei Ehepaare bekannt, deren beide Partner bereits vor der Eheschließung an einem schweren insulinbedürftigen Diabetes erkrankt waren und dennoch gesunde Kinder bekamen, die auch (vorerst bis zur Pubertätsphase) frei von Zuckerkrankheit blieben. In dem einen Fall war es, außer zwei Normalgeburten, zur Totgeburt von Zwillingen gekommen.

Hiermit wird die Frage angeschnitten, ob *Fehl- und Totgeburten* bei Diabetikerehepaaren häufiger auftreten als bei zuckerkranken Frauen, die mit gesunden Männern verheiratet sind.

Tabelle 18: Einzeldaten von 51 Diabetikerehen mit Kindern über 40 Jahre

Gruppe	Lfd. Nr.	Kinder Gesamtzahl	Davon über 40 Jahre	Davon Diabetiker	Erkrankungsalter der Eltern Vater	Erkrankungsalter der Eltern Mutter	Erkrankungsalter der Kinder	Pat. Nr.
Probanden-generation	1	9	3	—	54	59	—	3475
	2	1	1	—	55	63	—	3539
	3	4	4	—	69	60	—	5344
	4	2	2	1	59	53	53	9666
	5	2	2	—	60	57	—	9890
	6	6	2	—	68	59	—	9891
	7	8	6	—	39	60	—	10036
	8	3	2	—	66	55	—	11123
	9	2	1	—	53	63	—	11771
	10	12	5	—	54	66	—	12272
	11	3	2	—	73	60	—	40385
	12	4	3	—	65	?	—	10099
Generation der Probandeneltern	13	4	4	1	71	50	30	3361
	14	1	1	1	64	48	52	3484
	15	5	3	1	61	43	18	4434
	16	1	1	1	55	67	40	4589
	17	3	3	1	?	?	33	4611
	18	2	1	1	> 65	> 61	23	4680
	19	4	4	2	?	?	55	4739
	20	2	2	2	58	68	35, 37	5010
	21	11	7	1	~ 60	~ 60	48	5075
	22	4	4	2	?	?	36	5782
	23	3	3	3	?	?	57	5898
	24	5	5	2	?	58	30, 35	6911
	25	2	2	1	76	48	45	7401
	26	6	3	1	65	60	27	7711
	27	3	3	2	72	49	41, 64	9119
	28	3	3	1	65	75	49	9646
	29	4	3	1	64	58	36	9763
	30	3	3	1	70	60	45	10378
	31	2	2	1	67	64	42	10459
	32	5	4	3	59	70	11, 36, 38	10547
	33	4	3	1	66	55	29	10844
	34	2	1	1	?	?	10	10873
	35	3	3	2	67	55	25, 38	11216
	36	4	3	2	60	45	44, 53	11273
	37	4	4	2	46	64	56, 68	11494
	38	6	6	4	48	61	54, 59, 64	11815
	39	4	4	2	50	65	23, 55	40020
	40	3	3	1	47	60	52	40070
	41	1	1	1	?	?	26	40201
	42	9	7	1	70	50	31	50036
	43	2	2	1	62	24	20	50506
Generation der Probanden-großeltern	44	?	?	—	alt	alt	—	4605
	45	?	?	—	alt	alt	—	6719
	46	10	10	—	?	?	—	7762
	47	6	6	4	67	54	jung — 47	9869
	48	5	5	—	65	70	—	11258
	49	18	18	3	56	60	45—49	11673
	50	?	?	—	alt	alt	—	40231
	51	6	6	3	60	70	30—55	50138
Summen		216	176	58				

Leider stehen uns nur bei einem Teil unserer Fälle mit konjugalem Diabetes verwertbare Angaben hierzu zur Verfügung. Von 32 Ehepaaren liegen zuverlässige Auskünfte darüber vor, ob anormale Geburten aufgetreten sind oder nicht. Es ist möglich, daß bei einem Teil der übrigen Fälle Fehlgeburten nicht vorgekommen sind. Sofern dies in den Krankengeschichten jedoch nicht ausdrücklich vermerkt war, wurden sie als fraglich gewertet. Nicht mit berücksichtigt wurden selbstverständlich auch die Ehepaare, die erst jenseits des fortpflanzungsfähigen Alters geheiratet hatten.

Bei 15 von den verwertbaren 32 Diabetikerehepaaren waren pathologische Schwangerschaften mit Sicherheit nicht zu verzeichnen. In 17 Ehen waren dagegen Fehl- oder Totgeburten erfolgt. 2 Frauen hatten sowohl je eine Fehl- als auch eine Totgeburt durchgemacht, 3 weitere gaben je eine Totgeburt an. 5 Patientinnen hatten je eine, 7 mehrfache Fehlgeburten gehabt. Tab. 19 bringt hierzu eine genauere Zusammenstellung. Sämtliche Schwangerschaften waren in diesen Fällen vor Diabetesmanifestation der Eltern eingetreten. Außer den in Tab. 19 aufgeführten Paaren blieben 13 weitere Ehen *kinderlos*, wobei nur diejenigen gerechnet wurden, deren Partner in fortpflanzungsfähigem Alter geheiratet hatten.

Im Vergleich hierzu fanden wir in unserem *Gesamtkrankengut* 751 Frauen, die vor Diabetesmanifestation Fehl-, Früh- oder Totgeburten durchgemacht hatten oder denen Kinder unmittelbar nach der Entbindung gestorben waren. Geburten übergewichtiger Kinder sind hierbei nicht mitgezählt. Dagegen waren bei 1863 Diabetikerinnen anormale Geburten nicht aufgetreten. Verwertet wurden nur Patientinnen, die nach dem 20. Lebensjahr zuckerkrank geworden waren und von denen verläßliche Angaben zu dieser Frage vorlagen. Es

Tabelle 19

Pathologische Schwangerschaften bei konjugalem Diabetes

Lfd. Nr.	Erkrankungsalter des Vaters	Erkrankungsalter der Mutter	Gesamtzahl der Schwangerschaften	Kinder ohne Diabetes	Davon über 40 Jahre alt	*Zuckerkranke* Kinder	Klein verstorbene Kinder	Geburtsgewicht	*Tot*geburten	Anzahl der *Fehl*geburten	Schwangerschaftsmonat der Fehlgeburt	Pat. Nr.
1	32	29	1						1			3371
2	69	60	6	4	4		1		1			5344
3	45	59	3	2					1 Zwillinge			11085
4	?	54	4	2					1	1	II	4559
5	41	60	4	2				~5 kg	1	1	III	11094
6	54	59	13	13	3		4			1		3475
7	~55	56	2	1						1		4872
8	42	56	2	1				3,4 kg		1	III	8001
9	~45	39	3	2				4 kg		1	III	10233
10	~30	38	2			1				1		11541
11	64	56	6	1		3		~3 kg		2	III VIII	10615
12	53	63	4	2	1					2		11771
13	61	69	2							2	III IV	40384
14	39	60	11	8	6					3		11036
15	39	51	9	3			1			4	I—II	10816
16	66	55	11	3	2					8 5 Aborte 3 Frühgeburten		11123
17	?	59	24	5			1			18		4026

waren demnach in unserem Gesamtkrankengut bei 28,8% der geschlechtsreifen Frauen vor Diabetesmanifestation anormale Geburten aufgetreten.

Die sehr kleine Zahl von Frauen mit konjugalem Diabetes, die pathologische Schwangerschaften durchgemacht hatten (17 von 32 = 53%), verbietet die Aufstellung eines detaillierten statistischen Vergleiches. Die Häufigkeit anormaler Schwangerschaften in Diabetikerehen liegt mit 53% im Vergleich zu 28,8% bei den übrigen zuckerkranken Frauen aber doch trotz der kleinen Patientenzahl um soviel höher, daß die zweifache mittlere Abweichung überschritten wird. Es lassen sich aus diesen Zahlen *keine sicheren Beweise dafür ableiten, daß pathologische Schwangerschaften bei Frauen mit konjugalem Diabetes häufiger* festzustellen seien als bei Diabetikerinnen, die nicht zuckerkranke Ehemänner hatten.

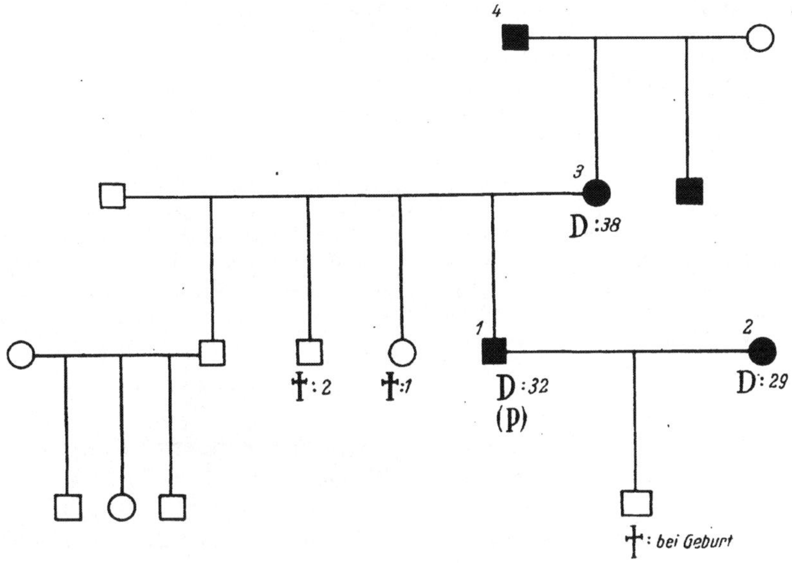

1 (P) Pat. Nr. 3371

Abb. 24. Aus *Diabetikerehe* mit relativ *frühzeitigem Erkrankungsbeginn* beider Partner (1 u. 2) ging (vor Diabetesmanifestation) lediglich eine Totgeburt hervor. Starke Diabetesbelastung des Probanden (1) durch Mutter (3) und Großvater (4)

Wenn man die bereits mehrfach erwähnte, vielfach beobachtete *Anteposition des Erkrankungsalters* von Generation zu Generation nicht als Zufallsbeobachtung, sondern als *biologisches Phänomen* werten will, könnte man sich vorstellen, daß bei Verbindungen zwischen Personen, die schon in jugendlichem Alter zuckerkrank wurden, etwaige Kinder sehr frühzeitig erkranken oder gar überhaupt nicht lebensfähig sein müßten. Derartige Vermutungen haben sich bisher nicht durch klinische Beobachtungen stützen lassen. Die beiden oben erwähnten, vor der Eheschließung erkrankten jugendlichen Diabetikerehepaare beweisen zumindest, daß auch in solchen Fällen die Geburt gesunder Kinder möglich ist. Die in dem einen Falle mit Totgeburt beendigte Schwangerschaft besagt wenig, da dies nicht selten auch bei Diabetikerinnen, die mit einem nichtzuckerkranken Mann verheiratet sind, zur Beobachtung kommt. Es ist eine andere und z. Z. noch völlig offene Frage, ob und eventuell inwieweit genetische Faktoren bei den häufig *anormalen Schwangerschaftsverläufen der Diabetikerinnen* und der *Embryophathia diabetica* mit im Spiele sind.

Auch unter unseren übrigen relativ früh, wenn auch erst nach der Verheiratung erkrankten Diabetikerehepaaren fanden sich keine Anhaltspunkte dafür, daß deren Kinder in größerer Zahl oder frühzeitiger zuckerkrank würden als die erst später erkrankten Paare. Die Geburtenzahl, sowie die Häufigkeit pathologischer Schwangerschaften zeigten ebenfalls keine sicheren Unterschiedlichkeiten.

In unserem Krankengut finden sich 12 Diabetikerehepaare, deren *beide Partner vor dem 40. Lebensjahr zuckerkrank* wurden. 8 Ehepaare hatten 1 bis 3 Kinder, die bei Abschluß der Untersuchungen alle noch nicht älter als 40 Jahre waren. Nur aus zwei Ehen war bisher je ein zuckerkrankes Kind hervorgegangen, die mit 11 bzw. 14 Jahren erkrankten. Nur in einem Fall wird neben einer Normalgeburt von einem Abort berichtet. Aus einer Ehe ging einzig eine Totgeburt hervor. Lediglich in diesem Fall könnte man daran denken, daß lebensfähige Nachkommen durch das Wirksamwerden von *Letalfaktoren* verhindert worden seien. Die in Abb. 24 dargestellte Familientafel zeigt, daß auch die Mutter und der Großvater mütterlicherseits zuckerkrank gewesen waren. — Es stellt sich hier die Frage, ob die Diabetesanlage zu einem Letalfaktor geworden sein könnte, nachdem sie in drei aufeinanderfolgenden Generationen zu einem anteponierenden Diabetes geführt hat. Wie wir andererseits sahen (s. Abb. 11, 12, 13), gibt es Familien, in denen Diabetiker trotz zuckerkranken Eltern- und Großelternteiles mit einer vermutlich nicht belasteten Frau gesunde Kinder bekommen. Es ist theoretisch kaum vorstellbar, daß die eventuelle Letalwirkung einer Diabetesanlage durch das Zusamentreffen mit einer anderen Diabetesanlage ohne eigenen Letaleffekt im Rahmen einer Diabetikerehe entscheidend verstärkt werden könnte. Prinzipiell sind immerhin Beeinflussungen der Penetranz von Letalfaktoren durch das genotypische Milieu bekannt (Hadorn [35]). In dem erwähnten Fall (Abb. 24) können sich Totgeburten und Kinderlosigkeit jedoch ohne weiteres durch die gleichen Ursachen erklären, die auch sonst bei Frauen in der prädiabetischen Phase zu pathologischen Schwangerschaften führen, ohne daß der Diabetes und die erbliche Belastung des Ehemannes eine Rolle hierbei zu spielen brauchen.

Unter unseren Diabetikerehepaaren fanden sich ferner 12, deren einer Partner vor dem 40. Lebensjahr zuckerkrank wurde, der andere dagegen erst später. Auch die Nachkommen dieser Paare zeigten im Vergleich zu den übrigen Fällen von konjugalem Diabetes keine Auffälligkeiten. 2 Kinder (aus verschiedenen Ehen) erkrankten im Alter von 20 bzw. 25 Jahren an Diabetes. In 3 Fällen waren neben mehreren Normalgeburten auch 1, 3 bzw. 4 Aborte registriert.

4.45 Vergleich der Erkrankungshäufigkeit unter den Kindern mit einem bzw. zwei diabetischen Elternteilen

Schließlich soll noch untersucht werden, inwieweit der konjugale Diabetes zur Klärung der Frage des *Erbganges* der Zuckerkrankheit beitragen kann. Sowohl bei der Annahme recessiver, als auch dominanter Vererbung wäre theoretisch die Erkrankung fast aller Kinder zu erwarten, wenn beide Eltern zuckerkrank sind. Daß dies nicht der Fall ist, beweist lediglich, daß die Erbanlage zeitlebens latent bleiben kann, Aufschlüsse in dieser Richtung kann nur ein Vergleich zwischen der Anzahl zuckerkranker Kinder aus Verbindungen von einem gesunden mit einem zuckerkranken Elternteil einerseits, sowie von zwei diabetischen Eltern andererseits ergeben. Im Falle *einfach recessiven* Erbganges, d. h. bei Homozygotie der klinisch Erkrankten, muß man erwarten, daß die Zahl kranker Kinder, die Ehen zwischen zwei Diabetikern entstammen, beträchtlich größer ist als diejenige aus Verbindungen mit nur einem zuckerkranken Partner.

Zu einem derartigen Vergleich zieht man am besten die *Geschwisterschaften der Probanden* mit einem bzw. zwei zuckerkranken Elternteilen heran, weil die Zahl diabetischer Kinder der kranken Patienten selbst wegen des niedrigen Alters noch zu gering ist.

In Tab. 10 findet sich zunächst eine Gegenüberstellung der Häufigkeit solcher *Patienten* mit einem oder mehreren ebenfalls zuckerkranken Geschwistern, unterteilt nach ihrer Abstammung von gesunden, zu einem oder beiden Teilen diabetischen Eltern. Es ist zwar zu erkennen, daß die Zahl der von zwei diabetischen Elternteilen abstammenden Probanden mit mehreren weiteren zuckerkranken Geschwistern im Verhältnis etwas höher liegt, als die derjenigen Patienten mit nur einem diabetischen Elternteil. Statistisch signifikant ist die Differenz jedoch nicht.

Man kann derselben Frage auch in der Weise nachgehen, daß man den Anteil der zuckerkranken *Probandengeschwister* an der Gesamtzahl sämtlicher, auch der gesunden Geschwister in entsprechender Unterteilung prüft, wie dies HARRIS [37b] und v. KRIES [62] getan haben. Ihr Material an konjugalen Diabetesfällen war jedoch so klein, daß statistische Vergleiche kaum möglich waren. — In Tab. 20 habe ich in gleicher Weise wie HARRIS [37b] und v. KRIES [62] die Anzahl der *zuckerkranken Geschwister* der Probanden gegenübergestellt, je nachdem nur ein oder beide Elternteile ebenfalls diabetisch waren. — Der in unserem Material festgestellte Prozentsatz weiterer Diabetiker unter den Probandengeschwistern bei Diabetes eines Elternteiles stimmt mit 11,7% genau mit der von HARRIS mitgeteilten Ziffer überein. v. KRIES hatte dagegen unter 503 Geschwistern von 160 gleichartigen Probanden nur 45 (= 8,9%) Diabetiker gefunden. Zum Vergleich ist in Tab. 20 die Anzahl zuckerkranker Geschwister solcher Probanden ohne Diabetes der Eltern hinzugefügt.

Tabelle 20

Häufigkeit diabetischer Probandengeschwister ohne und mit zuckerkranken Eltern

	Zahl der Probanden	Gesamtzahl der Geschwister der Probanden	Zuckerkranke Geschwister der Probanden	Prozentualer Anteil der Diabetiker an den Probandengeschwistern
Beide Eltern *nicht* zuckerkrank	7694	22631	748	3,3%
Ein Elternteil zuckerkrank	916	2833	332	11,7%[1]
Beide Eltern zuckerkrank	43	129	25	19,4%[2]
Insgesamt	8653	25593	1105	4,3%

[1] Differenz zum Prozentsatz der Diabetiker an den Probandengeschwistern ohne Diabetes der Eltern signifikant.
[2] Differenz zum Prozentsatz der Diabetiker an den Probandengeschwistern mit nur einem zuckerkranken Elternteil *nicht* signifikant.

Es ergibt sich, daß die Häufigkeit weiterer diabetischer Geschwister bei den Probanden mit nur einem zuckerkranken Elternteil mit 11,7% deutlich höher ist als bei denen ohne Diabetes der Eltern (3,3%). Die Anzahl weiterer zuckerkranker Geschwister der Probanden mit Diabetes beider Eltern ist zwar mit 19,4% relativ höher als bei denen mit nur einem zuckerkranken Elternteil (11,7%); diese Differenz liegt jedoch nicht außerhalb des Zufallsbereiches.

Ein Vergleich mit den theoretisch zu erwartenden *Mendelschen Erkrankungsziffern* wird erst möglich, wenn man schließlich eine noch andere Betrachtungsweise wählt und, wie dies in Tab. 11 geschehen ist, die Erkrankungshäufigkeit unter sämtlichen *Kindern* solcher Ehepaare mit Diabetes eines bzw. beider Partner überprüft. Da sich die Erkrankungsziffern der Kinder der Probanden nicht verwerten lassen, stützt sich die Tab. 11 auf die Kinder der Probandeneltern, wobei die Probanden selbst in die Erkrankungsziffern mit einbezogen sind. Es ist zwar zu berücksichtigen, daß diese Zahlen durch eine Auslese über die zuckerkranken Probanden gewonnen wurden, dies gilt jedoch für alle Gruppen in gleichem Maße. Es muß angenommen werden, daß die so gefundenen Erkrankungsziffern absolut höher liegen als bei einem auslesefreien Material; ein Vergleich der Werte untereinander erscheint aber statthaft, da der Auslesefaktor für die einzelnen Kollektive gleich groß ist. — Auf diese Weise wurde für die Kinder aus Ehen mit Diabetes beider Partner eine Erkrankungshäufigkeit von 39,5% ermittelt gegenüber 33,2% für die Kinder mit nur einem zuckerkranken Elternteil.

Abschließend seien noch zwei Familientafeln aus der Gruppe von konjugalem Diabetes unter den Probandengroßeltern gegenübergestellt (Abb. 25 und 26). Sie mögen die *Penetranzunterschiede* bei den Nachkommen verschiedener Diabetikerehepaare veranschaulichen.

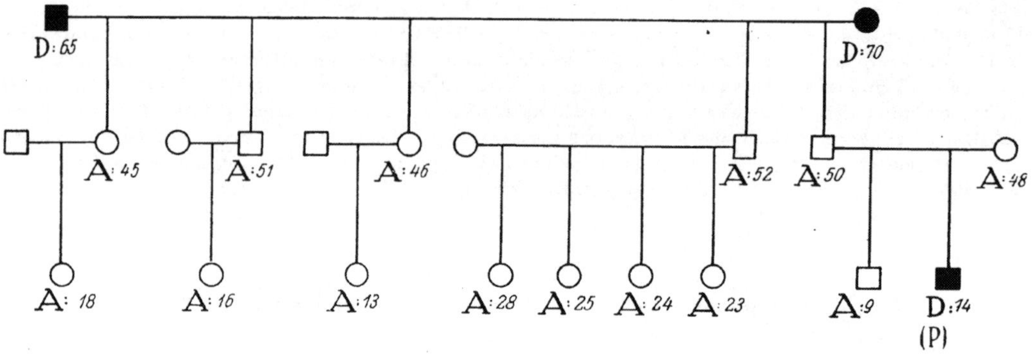

(P) Pat. Nr. 11258

Abb. 25. Diabetikerehe mit anscheinend geringer Penetranz der Anlage
Unter den Enkeln aber Auftreten eines jugendlichen Diabetes

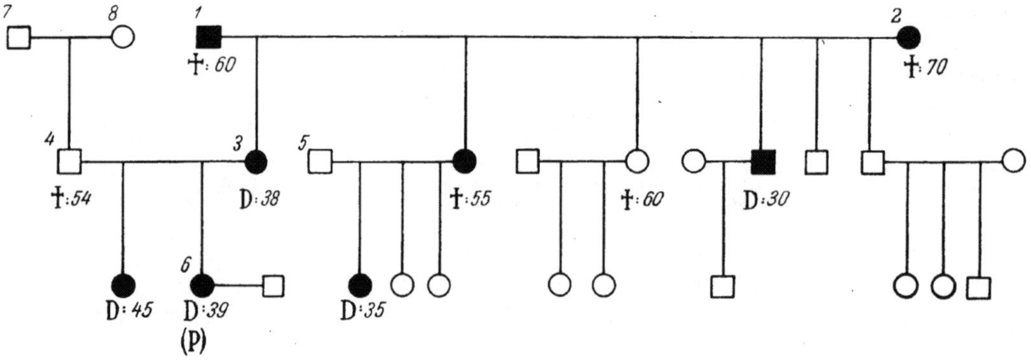

3 Hatte 7 Totgeburten
4 Keine Geschwister
6 (P) Pat. Nr. **50138**, keine Kinder
7 u. **8** Sehr alt geworden

Abb. 26. Starke Penetranz der Anlage bei den Nachkommen einer Diabetikerehe
Vorverlegung des Erkrankungsbeginns
Kein Anhalt für etwaige Diabetesbelastung von **4** und **5**

4.46 Besprechung der Ergebnisse

Bei der Auswertung unseres Beobachtungsgutes an Fällen von konjugalem Diabetes sei zunächst erörtert, welche Schlußfolgerungen in bezug auf die Frage des *Erbganges* der Diabetesanlage zulässig sind.

Eine Beurteilung dieser Frage wird durch die offenbar *geringe Penetranz der Anlage* stark erschwert. Wir fanden unter den Kindern unserer Diabetikerehepaare auch in keiner Untergruppe mehr als 50% Diabetiker. Den höchsten Prozentsatz mit 48% stellten wir unter den über 40jährigen Kindern zuckerkranker Probandeneltern fest. Als echt kann dieser Wert aber nicht einmal angesehen werden, da er durch eine Auslese über ein zuckerkrankes Kind zustande gekommen ist und daher überhöht sein muß. Der Anteil der Diabetiker unter den über 40jährigen Kindern unserer sämtlichen Diabetikerehepaare betrug nur 33%. HANHART [36c] kam bei seinem in Amerika gesammelten Material mit 34% nahezu zu dem gleichen Resultat. Die theoretisch zu erwartenden Erkrankungsziffern müßten sowohl bei Annahme recessiven, als auch dominanten Erbganges bei vollständiger Penetranz beträchtlich höher liegen. Unter der Voraussetzung einfach *recessiver* Vererbung wäre zu erwarten, daß *sämtliche* Kinder zweier zuckerkranker Eltern erkranken. Nimmt man *dominanten* Erbgang an, müßte mit 75% diabetischer Kinder gerechnet werden, wenn es sich um DR × DR-Verbindungen handelt. Beide Werte werden jedoch durch sämtliches bisher vorgelegte Material bei weitem nicht erreicht. Die durch HANHART [36c] an seinem amerikanischen Beobachtungsgut vorgenommene *Alterskorrektur* ergab zwar eine „korrigierte Erkrankungsziffer" von 94%, es wurde aber bereits erörtert, daß derartige Berechnungen zu keinen zuverlässigen Ergebnissen führen können. Die Annäherung der von HANHART errechneten „korrigierten Erkrankungsziffer" an den theoretisch zu erwartenden Wert von 100% kann daher auch nicht als Beweis für recessive Vererbung des Diabetes angesehen werden. Die tatsächlich festgestellten wesentlich niedriger liegenden Zahlen sprechen dagegen eher für dominanten Erbgang.

Es ist jedoch nur mit großem Vorbehalt möglich, aus den reellen Erkrankungsziffern der Kinder zuckerkranker Eltern an sich Rückschlüsse auf den Erbgang des Leidens zu ziehen. Die Unsicherheitsfaktoren sind zu groß, die in der fraglichen Zahl später noch erkrankender weiterer Kinder, sowie der gleichfalls unbekannten Stärke der Durchschlagskraft der Anlage gegeben sind. Mehr Aufschluß ist von einem *Vergleich der Erkrankungsziffern unter den Kindern mit nur einem diabetischen Elternteil einerseits und mit zu beiden Teilen zuckerkranken Eltern andererseits* zu erwarten. Bisher war ein solcher Vergleich wegen des zu kleinen zur Verfügung stehenden Zahlenmaterials kaum möglich. Unter Einbeziehung unseres relativ großen Krankengutes liegt jetzt ein verwertbares Material vor.

Bei Annahme *recessiver* Vererbung muß es sich um RR × DR-Verbindungen handeln, wenn ein Merkmalsträger ein ebenfalls krankes Kind hat, d. h. der kranke (homozygote) Elternteil hat einen verdeckten (heterozygoten) Anlageträger geheiratet, der klinisch gesund ist. Der zu erwartende Prozentsatz kranker Kinder aus solchen Ehen zwischen einem kranken und einem gesunden Anlageträger liegt bei 50%. Sind beide Eltern krank, muß mit 100% kranker Kinder gerechnet werden. Es ist also zu erwarten, daß bei recessivem Erbgang das Verhältnis erkrankter Kinder aus Ehen mit nur einem kranken Partner zu denen aus Ehen zwischen zwei Kranken 1:2 beträgt, vorausgesetzt, es handelt sich im ersteren Falle um RR × DR-Verbindungen.

Bei Annahme *dominanten* Erbganges sind aus Ehen zwischen einem Kranken und einem Gesunden (DR × RR-Verbindungen[1]) 50% kranke Kinder zu erwarten. Sind beide Eltern krank (DR × DR-Verbindungen), ist mit 75% kranker Kinder zu rechnen. Das Verhältnis kranker Kinder aus Ehen mit nur einem Merkmalsträger zu denen mit zwei kranken Eltern wird bei dominantem Erbgang demnach 2:3 betragen müssen.

Wie aus Tab. 11 hervorgeht, sind 33,2% der Kinder unserer Probandenelternpaare mit nur einem zuckerkranken Partner ebenfalls Diabetiker. Im Vergleich dazu sind aus Ehen zwischen zwei Diabetikern 39,5% Kinder zuckerkrank. Es ist offensichtlich, daß das Verhältnis kranker Kinder mit nur einem gleichfalls kranken Elternteil zu denen mit zwei kranken Elternteilen der Relation 2:3 näher kommt, als der von 1:2. Daraus muß gefolgert werden, daß der Vergleich der Erkrankungsziffern unter den Kindern aus Ehen mit nur einem diabetischen Elternteil einerseits gegenüber Verbindungen zwischen zwei Diabetikern andererseits *nicht für recessiven, sondern mehr für dominanten Erbgang* der Diabetesanlage spricht.

---

[1] D = dominant krank, R = recessiv gesund.

Die bei weitem hinter den theoretisch erwarteten Werten zurückbleibenden Erkrankungsziffern unter den aus Diabetikerehen stammenden Kindern lassen die Frage aufkommen, ob hierfür eine *Heterogenie* der Diabetesanlage verantwortlich gemacht werden muß. HANHART [36e] hält dies zumindest in einzelnen Fällen für möglich. Wenn es jedoch wenigstens zwei verschiedene Gene für den Diabetes mit vielleicht sogar verschiedenem Erbgang gäbe, sollte man erwarten, daß es auch diesen entsprechende unterschiedliche klinische Diabetesformen geben müßte. Hierfür haben sich bisher aber trotz aller Unterteilungsversuche *keine* Anhaltspunkte finden lassen. Auch wir konnten feststellen, daß die bekannten, verschiedenartigen äußeren Erscheinungsbilder des Diabetes durchaus in derselben Familie nebeneinander vorkommen können. HANHART [36e] weist mit Recht darauf hin, daß die Frage einer eventuellen Heterogenie der Diabetesanlage am besten an Hand einer größeren Anzahl *konjugaler Diabetesfälle mit engerer Konsanguinität* zu klären wäre. In solchen Ehen kann mit großer Sicherheit Homogenie angenommen werden. Leider sind Diabetikerehen unter nahen Blutsverwandten außerordentlich selten. Wir selbst verfügen über keine derartige Beobachtung. HANHART [36e] konnte 6 blutsverwandte Diabetikerehepaare finden. Es läßt sich feststellen, daß auch von den diesen Ehen entstammenden Kindern bis zum Zeitpunkt der Publikation nicht alle zuckerkrank geworden waren. Für eine *Heterogenie* der Diabetesanlage liegen demnach bisher *keine stichhaltigen Beweisgründe* vor. Sie ist im Gegenteil sehr unwahrscheinlich.

Als Erklärung für die niedrigen Erkrankungsziffern der Kinder zweier zuckerkranker Eltern ist schließlich eine nur *geringe Penetranz* der Erbanlage in Betracht zu ziehen. Wenn man eine Heterogenie der Diabetesanlage ablehnt, ist hierin sogar die einzige Erklärungsmöglichkeit zu sehen. Schon die Ergebnisse der Familienforschung haben gezeigt, daß die Durchschlagskraft der Diabetesanlage im allgemeinen gering ist, wenn sie auch in verschiedenen Familien *verschieden stark* sein kann. Diese gelegentlich geradezu extremen Unterschiede der Penetranz werden bei Fällen mit konjugalem Diabetes besonders deutlich, weil hierbei die theoretisch zu erwartenden Erkrankungsziffern nicht zweifelhaft sind. Ein Vergleich der in den Abb. 22, 26, 23 und 25 dargestellten Familientafeln veranschaulicht dies. Es wird später noch näher auf die verschiedenartigen endogenen und exogenen Faktoren einzugehen sein, durch welche die Manifestation der Zuckerkrankheit beeinflußt werden kann. Es muß jedoch eingestanden werden, daß uns bis heute noch wesentliche endogene Faktoren unbekannt sind.

Auf Grund der nunmehr bekannten Beobachtungsserien von konjugalem Diabetes kann, wenn auch mit allem Vorbehalt im Hinblick auf die möglichen Penetranzunterschiede, jetzt doch eine grobe *quantitative Schätzung der Durchschlagskraft* der Diabetesanlage erfolgen. Unter der Voraussetzung eines unregelmäßig dominanten Erbganges, der nach unseren Untersuchungen die größte Wahrscheinlichkeit für sich hat, ist, wie zuvor begründet wurde, theoretisch mit einer Erkrankungsziffer von 75% für die Kinder eines zu beiden Teilen zuckerkranken Ehepaares zu rechnen. In Übereinstimmung mit HANHART [36c und e] fanden wir jedoch nur 33% der über 40jährigen Kinder aus Diabetikerehen gleichfalls erkrankt. Wenn man auch damit rechnen muß, daß noch einige weitere Kinder aus diesen Ehen zu einem späteren Zeitpunkt Diabetiker werden könnten, so ist doch kaum anzunehmen, daß die endgültige reelle Erkrankungsziffer wesentlich über 40% ansteigen wird. Die Durchschlagskraft der Erbanlage würde für Kinder aus Diabetikerehen demnach durchschnittlich etwa 50% betragen. Es ist vermutlich nicht ohne weiteres statthaft, diesen Wert für die Penetranz der Diabetesanlage zu verallgemeinern. Es besteht Grund zu der Annahme, daß für die *Kinder aus Diabetikerehen die Durchschlagskraft eher größer ist* als für Kinder mit nur einem oder gar keinem manifest zuckerkranken Elternteil. So kann doch wohl vermutet werden, daß *homozygote Anlageträger größere Chancen haben, manifest zu erkranken,* auch wenn sie im klinischen Erscheinungsbild keine Unterschiedlichkeiten aufweisen. Die Penetranz der Diabetesanlage dürfte daher im ganzen gesehen eher einen noch niedrigeren Wert als 50% aufweisen (vgl. Kapitel 4.210, ,,Penetranz und Penetranzunterschiede").

Der Verdacht, daß durch das Wirksamwerden von *Letalfaktoren* eine teilweise natürliche Ausmerzung kranken Nachwuchses von Diabetikerehepaaren erfolgen könne, ließ sich nicht sicher bestätigen. Zwar konnten wir das Vorkommen *pathologischer Schwangerschaften* in Diabetikerehen häufiger beobachten als bei zuckerkranken Frauen, die mit stoffwechselgesunden Männern verheiratet sind; das Krankengut ist aber noch zu klein, um nachweisen zu können, daß diese Differenz außerhalb des Zufallsbereiches liegt.

4.5 Erkrankungsalter und Heredität

4.51 Erkrankungsalter der Probanden mit nachgewiesener Heredofamiliarität

Eine gesonderte Untersuchung soll der Frage gewidmet werden, ob sich Einflüsse der Erbanlage auf das *Lebensalter der Diabetesmanifestation* nachweisen lassen. Es ist u. a. zu überprüfen, ob bei zuckerkranken Kindern in vermehrtem Maße Heredofamiliarität nachweisbar ist, wie dies CAMMIDGE [17] beobachtete, und ob andererseits bei Altersdiabetikern eine erbliche Belastung überdurchschnittlich häufig vermißt wird, wie HANHART [36e] meint.

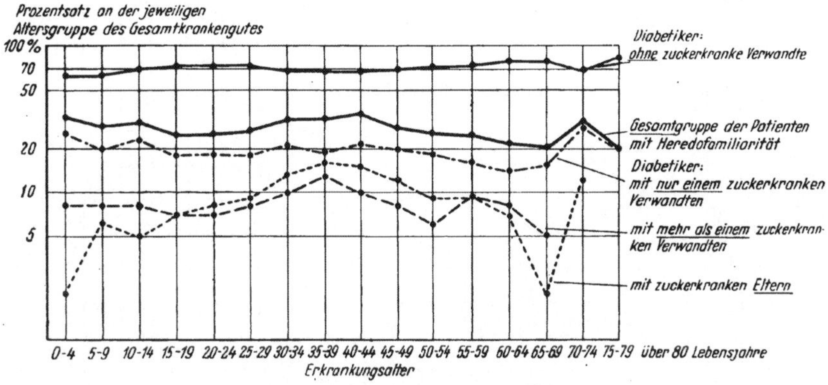

Abb. 27. Anteil der Patienten mit und ohne Heredofamiliarität an den nach dem *Erkrankungsalter* gebildeten Gruppen des Gesamtkrankengutes

Prüft man den Anteil der Patienten mit nachgewiesener Heredofamiliarität an den einzelnen Altersgruppen des Gesamtkrankengutes, so läßt sich, wie in Abb. 27 dargestellt ist, folgendes feststellen: Faßt man *alle Patienten mit Heredofamiliarität* zusammen, finden sich für die einzelnen Altersgruppen des Erkrankungsalters annähernd gleich hohe Prozentsätze. Zwar läßt sich erkennen, daß unter den im 4. und in der ersten Hälfte des 5. Lebensjahrzehntes erkrankten Diabetikern die Probanden mit Heredofamiliarität etwas zahlreicher vertreten sind, während ihr Anteil in den höheren Altersklassen geringer wird. Diese Abweichungen liegen jedoch noch nicht außerhalb des Zufallsbereiches. Bei einer Aufschlüsselung der Gesamtgruppe der Patienten mit Heredofamiliarität stellt sich dann heraus, daß diese in der Gesamtgruppe nur angedeutet erkennbaren Differenzen für einige Teilkollektive die Signifikanzgrenze überschreiten. Dies betrifft einmal diejenigen *Diabetiker mit mehr als einem weiteren zuckerkranken Verwandten.* Ihr Anteil ist unter den zwischen 35 und 39 Jahren erkrankten Patienten des Gesamtkrankengutes in signifikanter Weise erhöht. Zum anderen und in noch stärkerer Ausprägung lassen sich für die Patienten mit zuckerkranken *Eltern* Unterschiede ermitteln. Sie zeigen einen gesichert überdurchschnittlich hohen Anteil an den Patientengruppen, die im Alter von 35 bis 44 Jahren erkrankt sind. Die Zahl der Diabetiker mit zuckerkranken Eltern ist im 4. und 5. Lebensjahrzehnt doch so stark vermehrt, daß vorwiegend hierdurch die in diesen Altersklassen nur gering ausgeprägten Differenzen für die Gesamtgruppe der Patienten mit Heredofamiliarität bedingt sind. Unter den in früheren und späteren Jahrzehnten erkrankten Patienten liegt der Anteil der Diabetiker mit zuckerkranken Eltern relativ niedrig. In den ersten beiden Lebensjahrzehnten ist die Differenz sogar signifikant. Diese Beobachtung dürfte sich doch wohl nur dadurch erklären, daß zuckerkranke Kinder auch relativ junge Eltern haben, die selbst vielfach das Alter der größten Erkrankungswahrscheinlichkeit noch nicht erreichten.

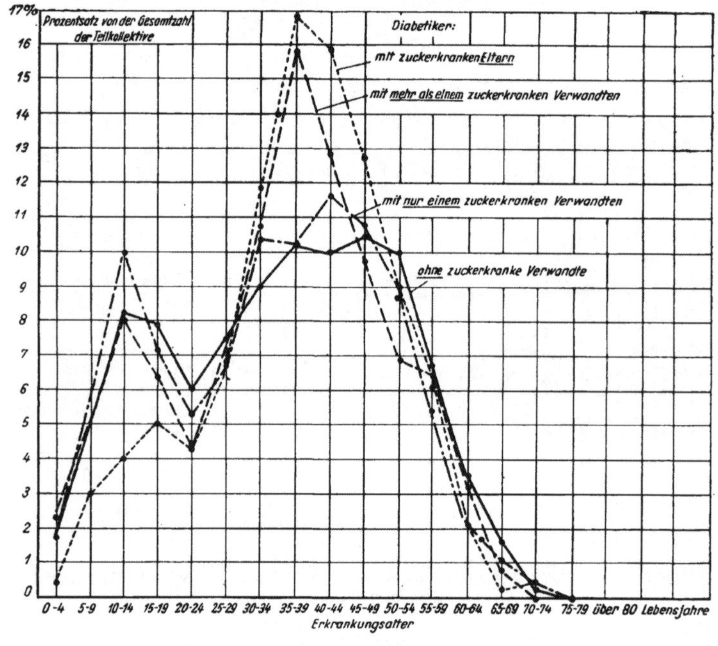

Abb. 28. Prozentuale Erkrankungshäufigkeiten der Diabetiker mit und ohne Heredofamiliarität in den einzelnen Altersklassen

Unter den Patienten mit weiteren diabetischen Verwandten heben sich noch diejenigen mit zuckerkranken *Großeltern* in bezug auf die Häufigkeitsverteilung des Erkrankungsalters heraus. Der größte Teil von diesen Probanden ist in kindlichem und jugendlichem Alter erkrankt. Da sich dasselbe für die Patienten mit weiteren Diabetikern unter den *Geschwistern der Großeltern* feststellen läßt, liegt der Verdacht nahe, daß diese Unterschiede mit der besseren Diagnostik in neuerer Zeit in Zusammenhang gebracht werden müssen. In der Generation der Großeltern unserer älteren Probanden ist sicher mancher Diabetes der Erkennung entgangen. — Auf eine Wiedergabe der Zahlen im einzelnen kann verzichtet werden. Einen Eindruck vermittelt die Abb. 35.

Abb. 28 gibt die auch in Abb. 27 dargestellten Erkrankungshäufigkeiten in anderer Betrachtungsweise wieder. Es sind hier jeweils die prozentualen Erkrankungsziffern für die einzelnen Altersgruppen von der Patientengesamtzahl der Kollektive ohne bzw. mit zuckerkranken Verwandten errechnet und aufgetragen. Auf diese Weise lassen sich die absoluten Manifestationsgipfel besser erkennen.

Als *Ergebnis* dieser Untersuchungen kann festgehalten werden, daß der *Manifestationsgipfel für die Patienten mit weiteren diabetischen Verwandten um etwa ein Lebensjahrzehnt vorverlegt ist.* Dies wird bei den Patienten, die mehr als einen weiteren diabetischen Familienangehörigen bzw. einen zuckerkranken Elternteil haben, besonders deutlich. Unter den *jugendlichen Diabetikern* finden sich solche mit nachgewiesener Heredofamiliarität aber *nicht in überdurchschnittlicher Häufigkeit.* Eine summarische Gegenüberstellung ergibt, daß unter unseren in den ersten beiden Lebensjahrzehnten erkrankten 2332 Patienten 666 = 28,6% weitere diabetische Verwandte hatten. Dem entsprechen 27,8% Heredofamiliarität im Gesamtkrankengut. Die Differenz liegt innerhalb des Zufallsbereiches.

4.52 Erkrankungsalter mit und ohne Heredofamiliarität bei beiden Geschlechtern

Die bisherigen Untersuchungen wurden an Hand der Patientengesamtzahlen der einzelnen Kollektive vorgenommen. Ich habe weiterhin geprüft, ob sich für zuckerkranke *Männer* und *Frauen* mit nachgewiesener Heredofamiliarität gesonderte Abweichungen feststellen lassen.

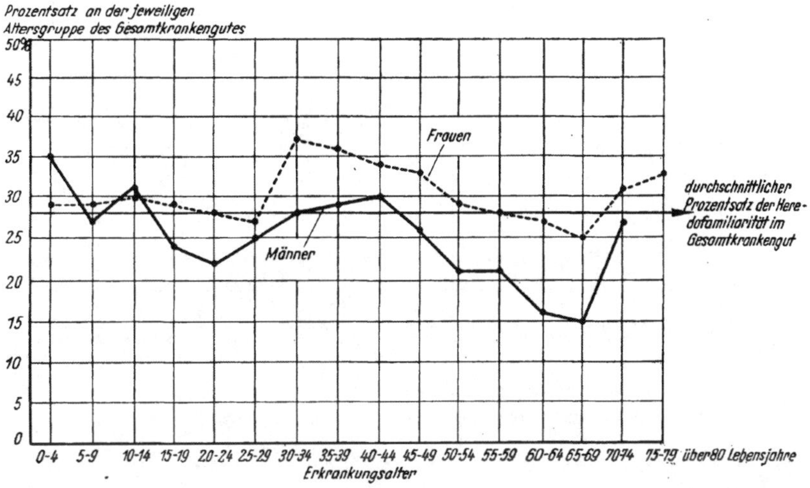

Abb. 29. Anteil der Männer und Frauen mit Heredofamiliarität an den nach dem Erkrankungsalter gebildeten Gruppen aller Patienten ihres Geschlechtes

Wenn man das *Erkrankungsalter* der Patienten mit weiteren diabetischen Verwandten *für die beiden Geschlechter getrennt untersucht,* lassen sich einige Besonderheiten herausfinden: Innerhalb der einzelnen Altersgruppen des Gesamtkrankengutes ist der Anteil der Männer und Frauen mit weiteren diabetischen Verwandten keineswegs in allen Jahrgängen gleichmäßig groß. Aus Abb. 29 läßt sich erkennen, daß die für beide Geschlechter zusammen gefundenen und in Abb. 27 und 28 dargestellte Vorverlegung des Manifestationsgipfels für Männer und Frauen in unterschiedlicher Weise ausgeprägt ist. Bei den Männern sind die Differenzen geringer als bei den Frauen. Der Manifestationsgipfel im 4. und 5. Lebensjahrzehnt ist bei den Frauen mit nachgewiesener Heredofamiliarität deutlicher als bei den männlichen Patienten. Diese Abweichungen vom mittleren Anteil der Männer bzw. Frauen am Gesamtkrankengut erreichen bzw. überschreiten die Grenzen der Signifikanz allerdings nur in den Maximalpunkten. Auffälliger, und für fast alle Altersgruppen statistisch gesichert ist es, daß vom 4. Lebensjahrzehnt an der Anteil der Frauen mit nachgewiesener Heredofamiliarität an der Gesamtzahl der im gleichen Alter erkrankten weiblichen Patienten *höher* liegt *als der der Männer* mit weiteren diabetischen Verwandten an den entsprechenden Altersgruppen aller männlichen Patienten. Der Anteil der Männer mit Heredofamiliarität an den Gesamtzahlen der männlichen Diabetiker ist für die höheren Altersgruppen sogar deutlich niedriger als dem durchschnittlichen Prozentsatz der Patienten mit nachgewiesener Heredofamiliarität im Gesamtkrankengut (27,8%) entspricht. Daß die Manifestationsgipfel für beide Geschlechter in etwas unterschiedliche Altersgruppen fallen, ist auch im Gesamtkrankengut zu beobachten. Dies läßt sich aus der zum Vergleich angeführten Abb. 30 erkennen (vgl. hierzu auch Abschnitt 6.03).

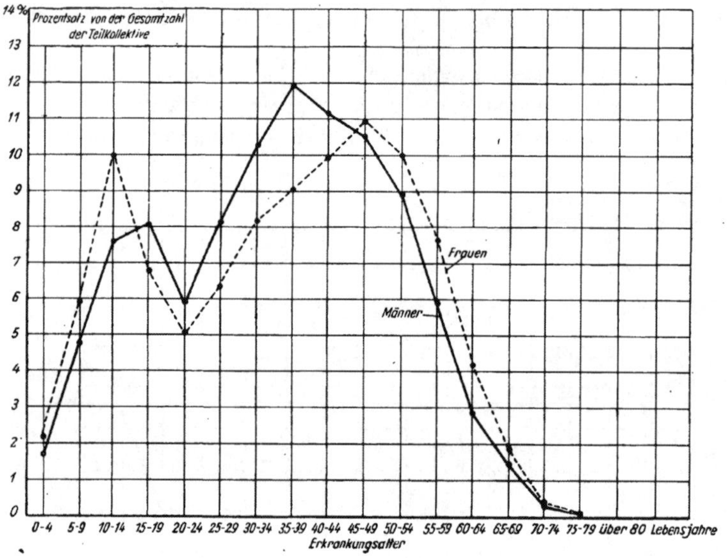

Abb. 30. Prozentuale Erkrankungshäufigkeiten in den einzelnen Altersklassen für Männer und Frauen unseres Gesamtkrankengutes

4.53 Vergleich des Erkrankungsalters unter Verwandten

Inwieweit die *Erbanlage Einfluß auf den Erkrankungstermin* hat, läßt sich aus einem Vergleich des Manifestationsalters bei näher *blutsverwandten* Diabetikern erkennen. Durch G. Steiniger [117] wurden 1939 an dem bis dahin vorliegenden Garzer Krankengut Vergleiche zwischen dem Erkrankungsalter bei zuckerkranken Geschwistern und bei Eltern und Kindern angestellt. Sie fand eine enge positive Korrelation in bezug auf das Manifestationsalter bei zuckerkranken Geschwistern, wogegen eine Korrelation im Erkrankungsalter von Eltern und Kindern nahezu völlig fehlte. An unserem jetzt vorliegenden, wesentlich größeren Krankengut habe ich diese Zusammenhänge nochmals überprüft.

4.531 Erkrankungsalter von Geschwistern

Für eine Beurteilung des Erkrankungsalters unter *Geschwistern* interessieren zunächst die Verhältnisse bei *eineiigen Zwillingen*. Wie Tab. 14a ausweist, sind unsere 4 konkordanten eineiigen Zwillingspaare alle nahezu im gleichen Lebensjahr erkrankt. Eine so weitgehende

Übereinstimmung ist allerdings nicht bei sämtlichen bekannt gewordenen Fällen beobachtet worden (s. bei HANHART [36b]). Die Gesamtzahl der publizierten Zwillingspaare ist außerdem sehr klein.

Für die Prüfung der Erkrankungstermine bei zuckerkranken *Geschwistern* stehen uns zunächst 478 Paare mit verwertbaren Angaben zur Verfügung. Die Beziehungen des Manifestationsalters zwischen den einzelnen Paaren sind in die Korrelationstabelle der Tab. 21 eingetragen. In Abb. 31 sind die Geschwisterpaare nach der Differenz ihres Erkrankungsalters zusammengestellt. Es läßt sich eine deutliche (statistisch gesicherte) *positive Beziehung zwischen dem Erkrankungsalter zweier zuckerkranker Geschwister erkennen*. In mehr als der Hälfte der Fälle (286 Paare) erkrankten beide Geschwister innerhalb eines Lebensjahrzehntes. Aus der Berechnung der Korrelationskoeffizienten für die einzelnen Altersklassen (s. Tab. 21) ist zu entnehmen, daß bei Erkrankung in jüngerem Lebensalter und weniger ausgeprägt auch bei Altersmanifestation ein straffererer zeitlicher Zusammenhang zwischen den Erkrankungsterminen von Geschwistern besteht als in den mittleren Altersgruppen (die Differenzen erreichen jedoch die Signifikanzgrenze nicht ganz). Der Einfluß *exogener Faktoren* auf die

Tabelle 21

Beziehungen zwischen dem Erkrankungsalter zuckerkranker Geschwister. Verwertet sind nur die Probanden mit *einem* zuckerkranken Geschwister

	Lebensjahre	Erkrankungsalter der Geschwister									Summe
		1–10	10–20	20–30	30–40	40–50	50–60	60–70	70–80	80–90	
Erkrankungsalter der Probanden	1–10	13	9								22
	10–20	15	24	6	6						51
	20–30	5	13	16	9	4	3			1	51
	30–40	4	10	25	30	35	8	4			116
	40–50	2	5	8	27	39	31	8	1		121
	50–60	1	2	6	11	25	31	7			83
	60–70		2	3		5	9	9	2		30
	70–80						1	1	1		3
	80–90							1			1
	Summe	40	65	64	83	108	83	30	4	1	478

Zusatz zur Legende der Tabelle 21

Erkrankungsalter in Lebensjahren	Korrelationskoeffizient
1–10	0,40
10–20	0,34
20–30	0,18
30–40	0,13
40–50	0,13
50–60	0,24
60–70	0,25
70–80	0,28

Die Differenzen zwischen den Korrelationskoeffizienten der verschiedenen Altersklassen sind nicht signifikant.[1]

[1] Die Berechnungen wurden von Herrn Dipl.-Math. PAUL, Greifswald, durchgeführt.

Manifestation des Diabetes kommt bei Anlageträgern in *mittlerem Alter* offenbar im Verhältnis zu endogenen Faktoren mehr zur Geltung.

Außer diesen Geschwisterpaaren liegen uns noch 171 Geschwisterschaften mit *mehr als 2 zuckerkranken Geschwistern* vor. Auch bei diesen fiel das Erkrankungsalter in der überwiegenden Zahl der Fälle in den gleichen Lebensabschnitt. Häufig erkrankten wenigstens zwei oder drei von mehreren zuckerkranken Geschwistern innerhalb eines Lebensjahrzehntes. In Tab. 22 findet sich eine genauere Zusammenstellung dieser Geschwisterschaften.

Daß der *Erkrankungstermin vielfach ausschließlich durch Erbfaktoren bestimmt* wird, ist am deutlichsten aus den Familien ersichtlich, in denen mehrere Geschwister in *kindlichem* oder *jugendlichem* Alter zuckerkrank wurden, ohne daß Anhaltspunkte für etwaige gleichartige manifestationsfördernde endogene oder exogene Faktoren vorliegen. Es sei hier an die fast im gleichen Lebensjahr erkrankten eineiigen Zwillinge (Tab. 14a, Fälle 1—3) erinnert. In Tab. 21 sind 61 Geschwisterpaare verzeichnet, von denen beide Partner innerhalb der ersten beiden Lebensjahrzehnte diabetisch wurden. Von den in Tab. 22 aufgeführten Geschwisterschaften mit mehr als zwei zuckerkranken Geschwistern sind ebenfalls einige sämtlich in jugendlichem Alter erkrankt, und zwar 5mal 3 Geschwister und 2mal 4 Geschwister. Ein derartiges Einzelbeispiel wird durch die Abb. 6 dargestellt. Ein weiteres sei nachstehend hinzugefügt:

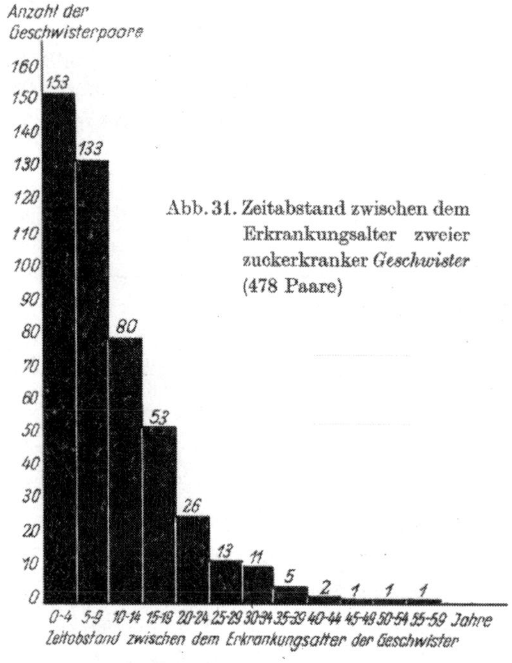

Abb. 31. Zeitabstand zwischen dem Erkrankungsalter zweier zuckerkranker *Geschwister* (478 Paare)

Ein selbst mit 27 Jahren zuckerkrank gewordener Vater (Pat. Nr. 5205) hat mit einer stoffwechselgesunden und mit Diabetes nicht nachweisbar belasteten Frau drei Kinder. Davon erkrankt ein Mädchen mit 9 Jahren am Diabetes, ein Junge bereits im Alter von 9 Monaten (Pat. Nr. 5221). Manifestationsfördernde Momente waren bei beiden nicht erkennbar.

Tabelle 22

Erkrankungsalter bei drei und mehr zuckerkranken Geschwistern

Gesamtzahl der diabet. Geschwister	*Erkrankungsalter*: bei *allen* Geschwistern in *einem* Lebensjahrzehnt	bei *zwei* Geschwistern in einem Lebensjahrzehnt, bei weiteren in benachbarten Jahrzehnten	bei *zwei* Geschwistern in einem Lebensjahrzehnt, bei weiteren in ganz anderen Jahrzehnten	bei *zwei* Geschwistern in einem Lebensjahrzehnt, bei weiteren fragliches Erkrankungsalter	bei *drei* Geschwistern in einem Lebensjahrzehnt, bei weiteren in anderen Jahrzehnten	bei *vier* Geschwistern in einem Lebensjahrzehnt, bei weiteren in anderen Jahrzehnten	bei *allen* Geschwistern in *verschiedenen* Jahrzehnten	*Demnach* Erkrankungsalter in *einem* Lebensjahrzehnt bei 2 Geschwistern	3	4	5	6	Gesamtzahl der Geschwisterschaften
3	45	30	24	8			14	62	45				121
4	7	2	5	2	18			9	18	7			34
5	5			2	3	1		2	3	1	5		11
6	1					3	1			3		1	5
Summen	58	32	29	12	21	4	15	73	66	11	5	1	171

4.532 Erkrankungsalter von Eltern und Kindern

Die Beziehungen zwischen dem Erkrankungsalter von diabetischen *Eltern und Kindern* konnten an 381 Paaren mit verwertbaren Angaben geprüft werden. Ebenso wie bei den Geschwisterpaaren wurden in Tab. 23 das Manifestationslebensalter jeweils von Elter und Kind in Beziehung zueinander gebracht und in Abb. 32 die Zeitdifferenz zwischen dem Erkrankungsalter der einzelnen Paare aufgetragen. Es läßt sich erkennen, daß eine *positive Korrelation zwischen dem Erkrankungsalter von Eltern und Kindern im Gegensatz zu dem von*

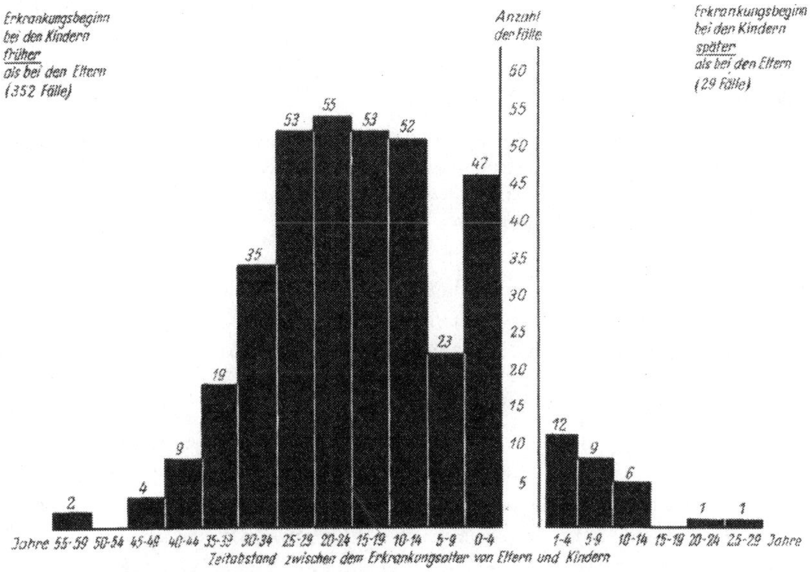

Abb. 32. Zeitabstand zwischen dem Erkrankungsalter zuckerkranker *Eltern* und *Kinder*
Verwertet wurden nur Eltern mit *einem* zuckerkranken Kind (381 Fälle)

Tabelle 23

Beziehungen zwischen dem Erkrankungsalter zuckerkranker Eltern und Kinder. Verwertet wurden nur Eltern mit *einem* zuckerkranken Kind

	Lebensjahre	Erkrankungsalter der Kinder 1–10	10–20	20–30	30–40	40–50	50–60	60–70	70–80	80–90	Summe
Erkrankungsalter der Eltern	1–10										
	10–20	2	3								5
	20–30	4	10	3	2	1					20
	30–40	6	17	14	10	5	1	1			54
	40–50	5	17	13	31	24	8				98
	50–60	2	7	15	25	27	16	1			93
	60–70	1	2	11	26	38	8	2	1		89
	70–80			1	6	6	3	4			20
	80–90					1	1				2
	Summe	20	56	57	100	102	37	8	1		381

Geschwistern nicht besteht. Das Lebensalter der Diabetesmanifestation der Kinder ist aber nicht ohne jede Abhängigkeit von dem der Eltern. In weitaus der Mehrzahl der Fälle (352) erkrankten die Kinder frühzeitiger als die Eltern. Nur 29 Kinder bekamen den Diabetes in einem höheren Lebensalter als die Eltern. Auch bei diesen Paaren war die Differenz der Erkrankungsalter bis auf 2 Ausnahmefälle nur gering (s. Abb. 32). Bei näherer Betrachtung der Abb. 32 fällt auf, daß in der Mehrzahl der Fälle die *Kinder ein bis zwei Jahrzehnte früher als die Eltern erkrankten.* Zur Prüfung der Frage, ob es sich hierbei um echte oder zufällige Differenzen handelt, wurde für jedes einzelne dieser 381 Kind-Elter-Paare die Differenz berechnet zwischen dem Erkrankungsalter des Elternteiles und dem des Kindes und aus diesen Differenzen durch arithmetische Mittelbildung die mittlere Differenz des Erkrankungsalters bestimmt.[1] Auf diese Weise ergab sich ein Wert von *17,7 Jahren als mittlere Differenz des Erkrankungsalters von Eltern und Kindern.*

Der auf der Grundlage der STUDENTschen t-Verteilung ermittelte Streuungsbereich (Konfidenzintervall) dieses Mittelwertes ist (bei einer angenommenen Sicherheitswahrscheinlichkeit von 99%) gegeben durch 17,7 ± 1,8 Jahre. Das heißt, die mittlere Differenz des Erkrankungsalters, die man aus einer sehr großen Anzahl von Familien mit diabetischen Eltern und Kindern (und nicht nur aus 381 Paaren) erhalten würde, liegt (mit einer statistischen Sicherheit von 99%) zwischen 17,7 − 1,8 und 17,7 + 1,8 Jahren.

Aus der Berechnung dieses Streuungsbereiches läßt sich schließen, daß die in unserem Krankengut beobachtete durchschnittlich *frühzeitigere Erkrankung der Kinder im Vergleich zu ihren Eltern nicht zufallsbedingt* ist. Der errechnete Wert von 17,7 Jahren für die mittlere Differenz des Erkrankungsalters von Eltern und Kindern weicht in hochsignifikanter Weise von 0 (= keine Differenz zwischen dem Erkrankungsalter von Eltern und Kindern) ab. Die Größe des Streuungsbereiches der mittleren Differenz des Erkrankungsalters zeigt (unter Beachtung ihrer Difinition) ferner, daß die (durch die mittlere Differenz des Erkrankungsalters ausgedrückte) frühzeitigere Erkrankung der Kinder im Vergleich zu ihren Eltern (um durchschnittlich 17,7 Jahre) keine spezifische Eigenschaft der untersuchten Stichprobe von 381 Familien ist, sondern daß es sich hierbei um eine *Erscheinung von allgemeiner Gesetzmäßigkeit* handelt. Dies wird auch bestätigt durch unsere Beobachtungen an den im folgenden Abschnitt 4.533 näher untersuchten 57 Familien mit Diabetesvorkommen in drei aufeinanderfolgenden Generationen. Die mittleren Erkrankungsaltersdifferenzen zwischen den einzelnen Generationen liegen mit 17,6 ± 5,4 Jahren (Großeltern — Eltern) bzw. 16,2 ± 4,3 Jahren (Eltern — Kinder) in völliger Übereinstimmung mit dem hier festgestellten Wert von 17,7 Jahren.

Mit diesen Feststellungen ist die Frage nach dem Charakter der zugrunde liegenden Gesetzmäßigkeiten noch nicht ausreichend geklärt. Insbesondere ist in Erwägung zu ziehen, ob die von anderen Autoren (F. LENZ [68a], STEINBERG und WILDER [115a und c]) geäußerte Annahme zutreffen könnte, daß die auch von ihnen beobachtete durchschnittlich frühzeitigere Erkrankung von Kindern im Vergleich zu ihren Eltern allein durch einseitige Auslese über relativ früh erkrankte Probanden (Kinder) erklärbar wäre. Hierzu ist zunächst zu bemerken, daß unser Probandenkollektiv mit Diabetesvorkommen unter den Eltern sich nicht durch eine relativ große Anzahl von Patienten mit frühzeitigem Erkrankungsbeginn auszeichnet (vgl. Abschnitt 4.51, sowie Abb. 27 und 28). Zur Klärung dieser Frage wurde darüber hinaus eine differenzierte Überprüfung der Erkrankungsaltersdifferenzen für verschiedene Teilkollektive der in Tab. 23 zusammengestellten 381 Elter-Kind-Paare vorgenommen.

Zunächst wurden zwei Kollektive nach dem *Erkrankungsalter der Probanden* (Kinder) gebildet, für welche die mittleren Differenzen des Erkrankungsalters (in gleicher Weise wie

[1] Die folgenden Berechnungen besorgte dankenswerterweise Herr Dipl.-Math. PAUL, Greifswald.

für das Gesamtkollektiv) getrennt berechnet wurden. Die beiden Teilkollektive setzten sich zusammen:

a) aus denjenigen Paaren, in denen das Erkrankungsalter der Probanden (Kinder) *unter 40 Jahren* lag (228 Familien),

b) aus den Paaren, in denen der Proband (Kind) zum Zeitpunkt der Erkrankung *mindestens 40 Jahre alt* (oder älter) war (153 Familien).

Die Berechnung der mittleren Differenz des Erkrankungsalters ergibt für beide Kollektive unterschiedliche Werte, und zwar für die Gruppe a) mit frühem Erkrankungsbeginn der Probanden eine mittlere Erkrankungsaltersdifferenz von 22,4 ± 2,1 Jahren, und für die Gruppe b) mit spätem Erkrankungsbeginn der Probanden eine mittlere Erkrankungsaltersdifferenz von nur 10,6 ± 2,6 Jahren. Aus diesen Ergebnissen ist zu schließen, daß tatsächlich innerhalb unseres Krankengutes statistisch signifikante Unterschiede in bezug auf die durchschnittlichen Differenzen des Erkrankungsalters von Eltern und Kindern in Abhängigkeit vom Erkrankungsalter der Kinder (= Probanden) bestehen. Bei *frühzeitig erkrankten Probanden* findet sich eine durchschnittlich *größere Differenz zum Erkrankungsalter der Eltern als bei später erkrankten.* Dieser Befund läßt die Möglichkeit offen, daß die relativ große mittlere Differenz zwischen dem Erkrankungsalter von Eltern und Kindern für das Gesamtkollektiv von 17,7 Jahren durch Auslesefaktoren mit beeinflußt worden sein könnte. Andererseits aber kann festgestellt werden, daß auch für die Gruppe b) mit spätem Manifestationstermin der Probanden eine durchschnittlich frühzeitigere Erkrankung der Kinder im Vergleich zu ihren Eltern die Regel darstellt und nicht zufallsbedingt ist. Die mittlere Differenz des Erkrankungsalters weicht mit 10,6 ± 2,6 Jahren immerhin auch noch in hochsignifikanter Weise von 0 ab. Auch diese spät erkrankten Probanden bekamen demnach ihren Diabetes immer noch um durchschnittlich *mindestens* 8 Jahre (10,6—2,6 Jahre) früher als ihre Eltern (unter Zugrundelegung einer Irrtumswahrscheinlichkeit von 1%).

Tabelle 24

Erkrankungsalter bei zuckerkranken Eltern mit mehreren diabetischen Kindern

Gesamtzahl der diabet. Kinder	*Erkrankungsalter*										Gesamtzahl der Elter-Kinder-Paare
	bei Elter und Kindern *innerhalb* 1 Lebensjahrzehntes	bei allen Kindern mehr als *1 Lebensjahrzehnt früher* als bei Elter	bei allen Kindern mehr als *2 Lebensjahrzehnte früher* als bei Elter	bei allen Kindern mehr als *3 Lebensjahrzehnte früher* als bei Elter	bei 1 oder mehreren Kindern mehr als *1 Lebensjahrzehnt früher*, bei anderen im *gleichen* Jahrzehnt wie Elter	bei 1 oder mehreren Kindern mehr als *1 Lebensjahrzehnt früher* als bei Elter, bei anderen *fraglich*	bei allen Kindern mehr als *1 Lebensjahrzehnt später* als bei Elter	bei 1 oder mehreren Kindern mehr als *1 Lebensjahrzehnt später*, bei anderen im *gleichen* Jahrzehnt wie Elter	bei 1 oder mehreren Kindern mehr als *1 Lebensjahrzehnt später* als bei Elter, bei anderen *fraglich*	bei 1 oder mehreren Kindern mehr als *1 Lebensjahrzehnt früher*, bei anderen mehr als 1 Jahrzehnt *später* als bei Elter	
2	25	33	19	8	23	8	1	4	1	2	124
3	10	5	3	4	14		2	1			39
4	6	1	1		2	1				1	12
5	1		1		1	1				1	5
6		1									1
Summen	42	40	24	12	40	10	3	5	1	4	181
Gruppen-Summen	42		76				3				

Weitere Differenzierungen ergaben keine signifikanten Unterschiede. Für beide *Geschlechter* z. B. liegen die mittleren Erkrankungsaltersdifferenzen zwischen Eltern und Kindern innerhalb des Zufallsbereiches: für die Paare mit männlichen Probanden (Kind) ergab sich ein Wert von $17{,}3 \pm 2{,}8$ Jahren und für diejenigen mit weiblichen Probanden ein Wert von $18{,}2 \pm 3{,}4$ Jahren.

Die Differenz zwischen der größeren Anzahl von Patienten (s. Abb. 32), die nur bis zu 4 Jahren früher als der Elternteil ihren Diabetes bekamen und der kleineren Zahl, die 5 bis 9 Jahre früher erkrankten, ist statistisch nicht signifikant. Es ist jedoch nicht ausgeschlossen, daß es sich trotzdem um einen echten Unterschied handelt. Es wäre schon denkbar, daß es neben dem Gros der Fälle, die eine Vorverlegung des Erkrankungsbeginnes bei den Kindern um 1 bis 3 Jahrzehnte zeigen, noch einen zweiten kleineren Gipfel gibt, der sich durch solche Paare bildete, die annähernd im gleichen Lebensabschnitt erkrankten.

In Tab. 24 findet sich schließlich eine Zusammenstellung solcher zuckerkranker Eltern mit *mehreren* gleichfalls diabetischen Kindern in bezug auf ihr Erkrankungsalter. Auch unter diesen Familien gibt es nur sehr wenige, in denen Kinder in einem höheren Lebensalter erkrankten als die Eltern. Bei einer kleineren Anzahl von Fällen erfolgte die Erkrankung bei Eltern und Kindern im gleichen Lebensabschnitt. Bei einer Mehrzahl läßt sich aber auch in diesen Familien die Feststellung treffen, daß die Kinder in jüngerem Lebensalter erkrankten als die Eltern. — Für das *Erkrankungsalter der Kinder zuckerkranker Eltern* gilt untereinander das gleiche wie für zuckerkranke Geschwister ohne Diabetes der Eltern. *Kongruenz* des Erkrankungsalters findet sich häufiger als Divergenz. Eine weitergehende Übereinstimmung der Erkrankungstermine unter den Kindern von Diabetikern im Gegensatz zu denen ohne Diabetes läßt sich nicht nachweisen.

4.533 Erkrankungsalter von Großeltern, Eltern und Kindern

Einer weiteren Untersuchung wurde das Manifestationslebensalter unterzogen in denjenigen Familien, in denen die Zuckerkrankheit in *drei aufeinanderfolgenden Generationen* auftrat. Von 57 Generationsfolgen lagen verwertbare Angaben vor. Sie wurden in das Diagramm der Abb. 33 eingetragen. Verbindet man die für das Erkrankungsalter der jeweils zusammengehörenden Kinder, Eltern und Großeltern zutreffenden Punkte auf den entsprechenden drei Ordinaten, so ergibt sich eine weitgehende Übereinstimmung im Verlauf der gezogenen Verbindungslinien. Es bildet sich ein Linienbündel, das in seiner Grundtendenz geradlinig von der Ordinate der Großeltern über die der Eltern zu der der Kinder verläuft, wobei nicht wenige seiner Komponenten annähernd parallel gerichtet sind. Dabei ist leicht erkennbar, daß das Erkrankungsalter der Großeltern durchschnittlich höher liegt als das der Eltern, und dies wieder höher als das der Kinder. Nur wenige Einzelfälle weichen von diesem Regelverhalten ab. In 5 Fällen erkrankten die Eltern früher als die Kinder, in 6 Fällen die Großeltern in jüngerem Lebensalter als die Eltern.

Auch hier kann man, analog dem Vorgehen im vorangegangenen Abschnitt 4.532, für jede der 57 Familien die Differenzen der Erkrankungsalter, die in den 3 aufeinanderfolgenden Generationen beobachtet wurden, also die Differenzen: Erkrankungsalter der Großeltern minus Erkrankungsalter der Eltern, Erkrankungsalter der Eltern minus Erkrankungsalter der Kinder, Erkrankungsalter der Großeltern minus Erkrankungsalter der Kinder, bestimmen und aus ihnen durch Mittelwertsbildung jeweils die mittlere Erkrankungsaltersdifferenz zwischen den einzelnen Generationen errechnen[1]. Dabei ergeben sich folgende Werte:

	Mittlere Erkrankungsaltersdifferenz		Streuungsbereich
zwischen	(1) Großeltern u. Eltern	17,6 Jahre	$17{,}6 \pm 5{,}4$ Jahre
	(2) Eltern u. Kindern	16,2 Jahre	$16{,}2 \pm 4{,}3$ Jahre
	(3) Großeltern u. Kindern	33,8 Jahre	$33{,}8 \pm 6{,}1$ Jahre

[1] Die hier angeführten Berechnungen wurden freundlicherweise von Herrn Dipl.-Math. Paul, Greifswald, ausgeführt.

In bezug auf die Bedeutung der Streuungsbereiche kann auf die im vorstehenden Abschnitt 4.532 gegebene Definition verwiesen werden. Sie sind größer infolge der relativ kleinen Zahl der untersuchten (57) Familien.

Aus diesen Berechnungen läßt sich schließen, daß das in Abb. 33 grafisch dargestellte *Vorrücken des Erkrankungsalters von Generation zu Generation* innerhalb derselben Familie tatsächlich mit Sicherheit *keine zufällige Erscheinung* darstellt. In diesem Sinne spricht auch

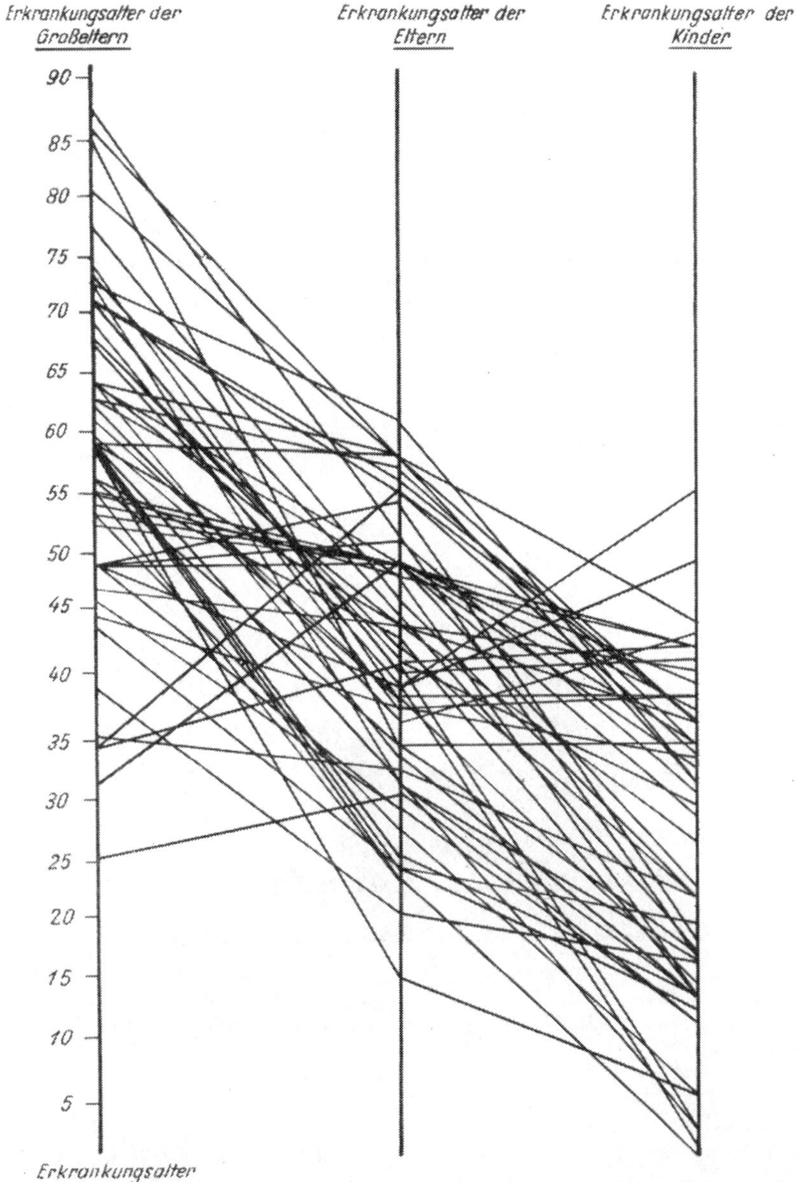

Abb. 33. Erkrankungsalter in Familien mit Diabetesvorkommen in *drei aufeinander folgenden Generationen* (57 Fälle) Die für das Erkrankungsalter der jeweils zusammengehörigen Patienten zutreffenden Punkte auf den Ordinaten sind miteinander verbunden (Vgl. hierzu Abb. 35!)

die frappierende völlige Übereinstimmung der Mittelwerte der Gruppen (1) (17,6 ± 5,4 Jahre) und (2) (16,2 ± 4,3 Jahre) mit der mittleren Erkrankungsaltersdifferenz der im vorstehenden Abschnitt 4.532 untersuchten 381 Elter-Kind-Paare, für die sich ein Wert von 17,7 ± 1,8 Jahre ergab.

Ein schrittweises Vorrücken des Erkrankungsalters von Generation zu Generation konnten wir auch in den sehr seltenen Sippen beobachten, in denen in verschiedenen Seitenlinien mehrere Familienangehörige in aufeinanderfolgenden Generationen an Diabetes erkrankten (vgl. Abb. 13 und 9).

4.534 Erkrankungsalter von Großeltern und Enkeln

Zum Vergleich mit diesen Befunden sei noch ein Blick auf die Erkrankungstermine von *Großeltern und Enkeln* geworfen in den Fällen, in denen der zwischen beiden stehende Elternteil frei von Diabetes geblieben war.

Es wurde bereits darauf hingewiesen, daß es wohl nicht erlaubt ist, aus dem durchschnittlich niedrig liegenden Manifestationslebensalter der Probanden mit zuckerkranken Großeltern an sich zu weitgehende Rückschlüsse zu ziehen, da Auslesefaktoren die Zusammensetzung dieser Patientengruppe mitbestimmt haben könnten. Ein *Vergleich* des Erkrankungsalters bei zuckerkranken Großeltern und Enkeln scheint in diesem Zusamenhang an Hand des zur Verfügung stehenden Krankengutes jedoch vertretbar.

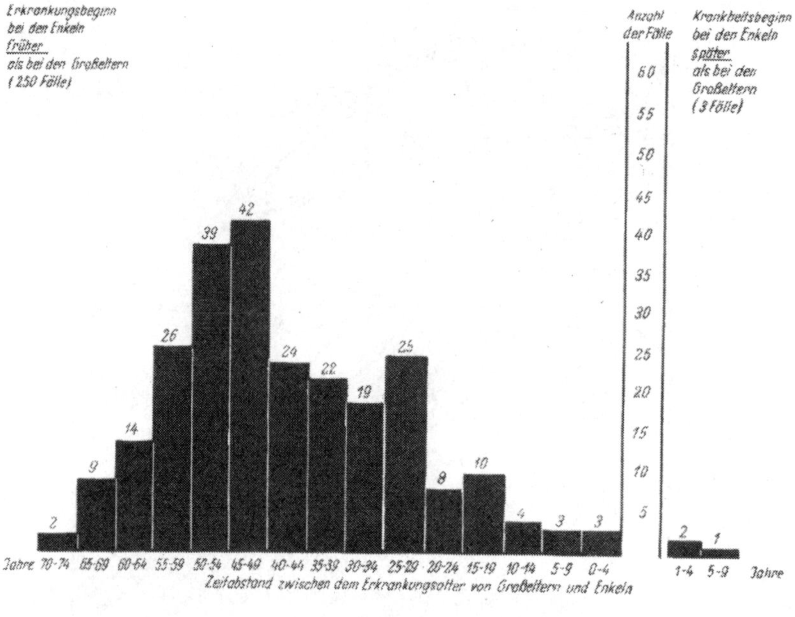

Abb. 34. Zeitabstand zwischen dem Erkrankungsalter zuckerkranker *Großeltern* und *Enkel* (253 Fälle)

Für einen solchen Vergleich konnten 253 Fälle mit verwertbaren Angaben herangezogen werden. Die Ergebnisse sind in der Tab. 25 und den Abb. 34 und 35 dargestellt. Es ist ersichtlich, daß in der Mehrzahl der Fälle die Enkel in wesentlich früheren Lebensabschnitten erkrankten als die Großeltern. Zumeist betrug die Differenz 4 bis 5 Jahrzehnte. Nur 3mal trat der Diabetes bei dem Enkel in höherem Lebensalter auf als bei dem Großelternteil. Vergleicht man diese Befunde mit den Verhältnissen bei zu beiden Teilen zuckerkranken

Eltern und Kindern einerseits (s. Abb. 32) und Diabetesvorkommen bei Großeltern-Eltern-Kind-Folgen andererseits (s. Abb. 33), so läßt sich folgendes feststellen:

Die Differenz im Erkrankungsalter bei zuckerkranken Großeltern und Enkeln ist durchschnittlich *größer als bei gleichfalls zuckerkranken Eltern und Kindern.* Sie entspricht etwa

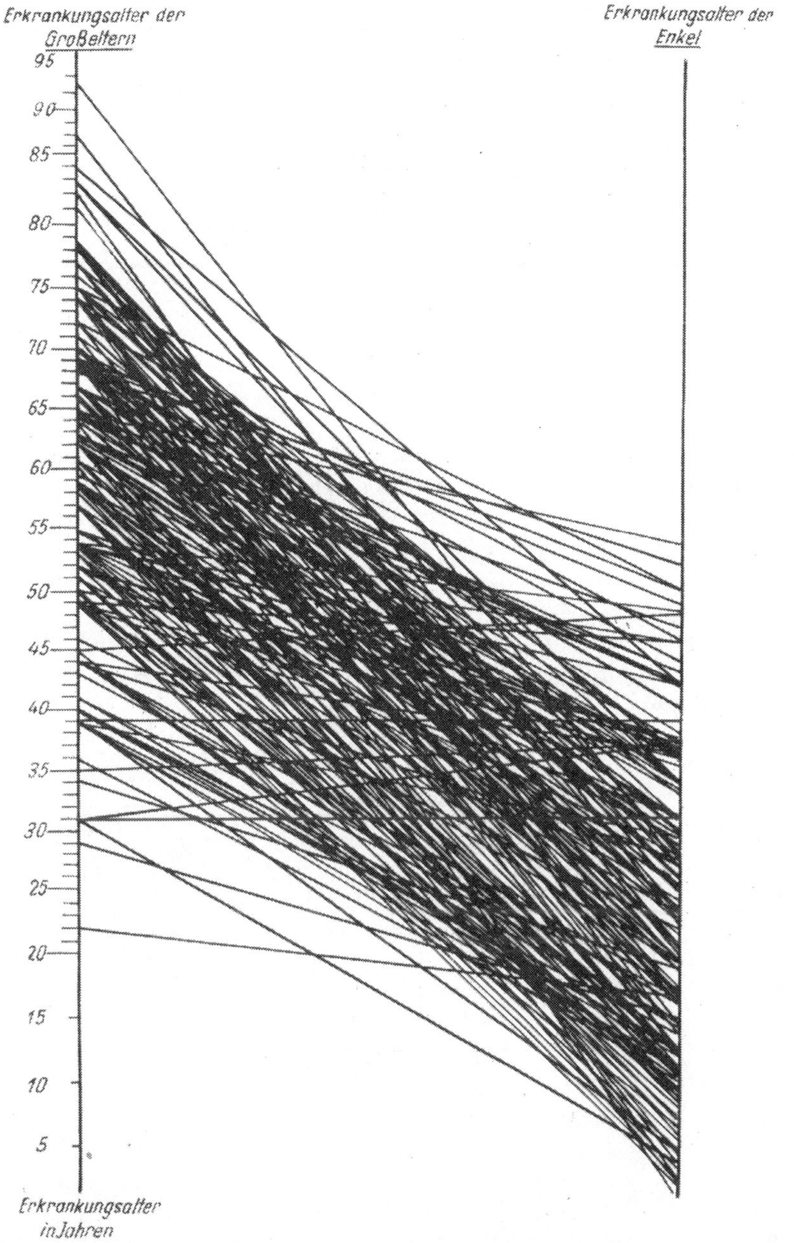

Abb. 35. Erkrankungsalter von zuckerkranken *Großeltern* und *Enkel* (253 Fälle)
Die für das Erkrankungsalter der jeweils zusammengehörigen Patienten zutreffenden Punkte auf den Ordinaten sind miteinander verbunden (Vgl. hierzu Abb. 33!)

Tabelle 25

Beziehungen zwischen dem Erkrankungsalter zuckerkranker Großeltern und Enkel

Erkrankungsalter der Großeltern — Lebensjahre	Erkrankungsalter der Enkel 1—10	10—20	20—30	30—40	40—50	50—60	60—70	70—80	80—90	Summe
1—10										
10—20										
20—30		2								2
30—40	3	4		4						11
40—50	9	14	3	1	1					28
50—60	24	23	18	10	3					78
60—70	16	34	12	10	5	3				80
70—80	8	22	8	6	3	1				48
80—90		2	2	1	1					6
Summe	60	101	43	32	13	4				253

derjenigen, die aus Abb. 33 ersichtlich ist, wobei noch der zwischen Großelter und Enkel stehende Elternteil zuckerkrank war. Die *Höhe der Differenz im Erkrankungsalter bei zuckerkranken Großeltern und Enkeln* scheint *also dadurch nicht beeinflußt zu werden, ob der die Erbanlage übertragende Elternteil selbst erkrankt oder nicht.* Wir konnten auch Familien beobachten, in denen unter den Enkeln eines in höheren Jahren zuckerkrank gewordenen Großelternteiles *mehr als ein kindlicher Diabetes auftrat.* Abb. 36 stellt ein Beispiel dafür dar. Derartige Beobachtungen sprechen dagegen, daß es sich bei der durch ein großes Material belegten häufigen frühzeitigen Erkrankung der Enkel von Diabetikern lediglich um ein statistisches Trugbild handeln könnte.

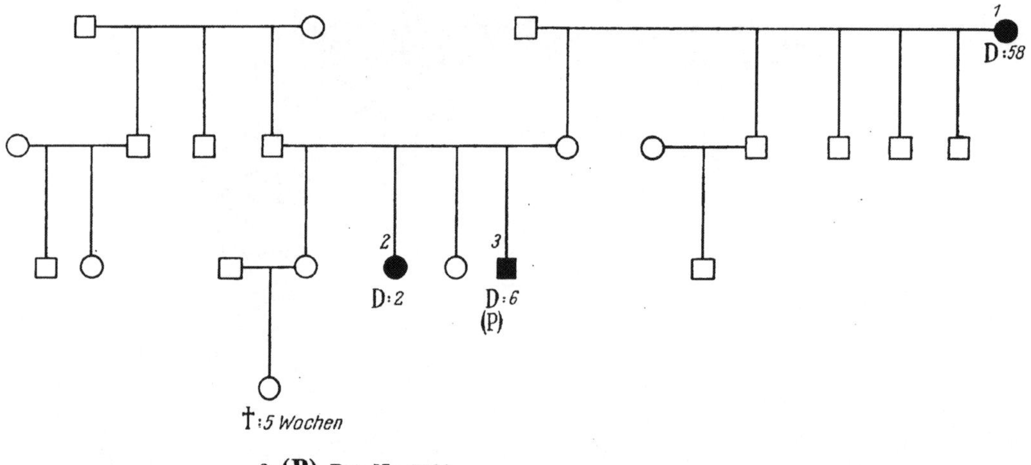

3 (P) Pat. Nr. 7566

Abb. 36. Mehrfaches Auftreten eines kindlichen Diabetes (2 u. 3) unter den Enkeln einer spät erkrankten Diabetikerin (1).

4.54 Erkrankungsalter von Probanden mit nachweisbarer diabetischer Belastung von beiden Elternteilen her

Auf Grund einer Reihe von Einzelbeobachtungen hatte ich eine Zeitlang den Eindruck, daß diejenigen Patienten in der Regel außergewöhnlich *frühzeitig* erkranken, die nicht nur in der Familie eines Elternteiles, sondern in den Familien *beider* Eltern zuckerkranke Verwandte aufzuweisen haben.

Die Abb. 37 und 38 stellen derartige Beobachtungen dar. In dem einen Fall (Abb. 37) handelt es sich um ein zuckerkrankes Kind, dessen Großmutter väterlicherseits und außerdem eine Urgroßmutter mütterlicherseits

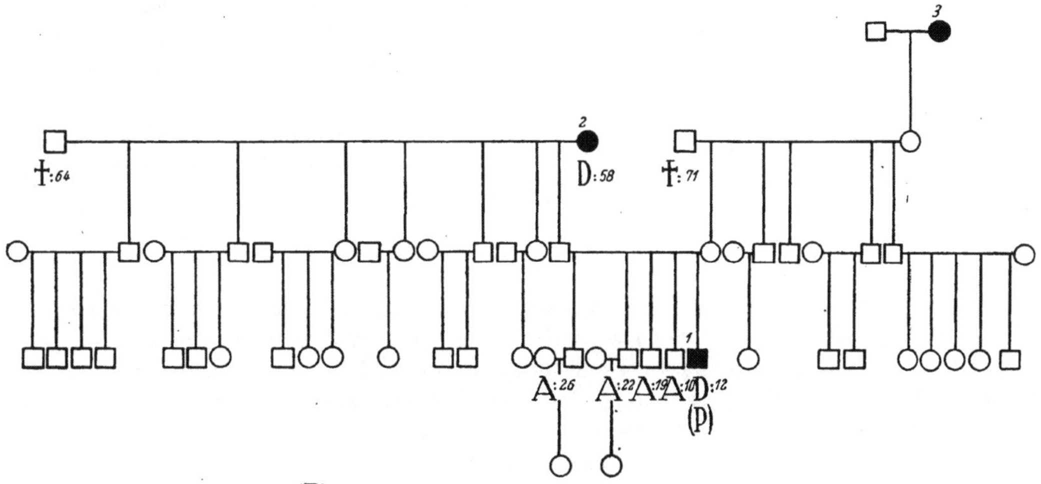

Abb. 37. Auftreten einer kindlichen Zuckerkrankheit (1) bei Diabetesvorkommen unter den Vorfahren beider Eltern (Großmutter väterlicherseits [2], Urgroßmutter mütterlicherseits [3])

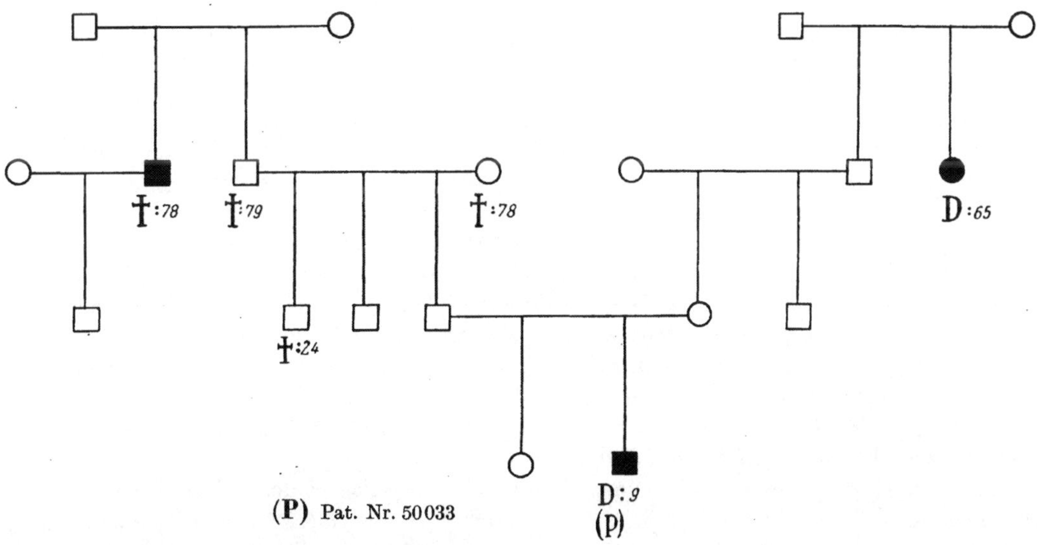

Abb. 38. Auftreten einer kindlichen Zuckerkrankheit bei Vorkommen von Altersdiabetes in der Seitenverwandtschaft beider Eltern (Geschwister der beiderseitigen Großväter)

zuckerkrank gewesen waren. In dem anderen Fall (Abb. 38) hatte ein Diabetes nicht bei direkten Vorfahren, sondern Geschwistern der Großeltern bestanden, und der Proband war bereits im Alter von 9 Jahren erkrankt.

Wenn sich die Allgemeingültigkeit solcher Beobachtungen hätte bestätigen lassen, wäre dies von großer Bedeutung gewesen. Es hätte Berechtigung zu der Annahme bestanden, daß sich für Diabetes homozygote Merkmalsträger von heterozygoten durch ein durchschnittlich niedrigeres Erkrankungsalter unterscheiden. Für solche Diabetiker, die in den Familien beider Eltern zuckerkranke Verwandte haben, kann man ja mit Wahrscheinlichkeit annehmen, daß sie für die Diabetesanlage homozygot sind.

Eine genaue Nachprüfung des Erkrankungsalters aller uns zur Verfügung stehenden (156) Probanden mit zuckerkranken Verwandten in den Familien beider Eltern, einschließlich der Patienten mit Diabetes beider Eltern selbst, hat jedoch ergeben, daß sich mein zuvor erwähnter Eindruck *nicht* verallgemeinern läßt. Die Häufigkeitsverteilung in bezug auf das Erkrankungsalter dieser nachweisbar von beiden Eltern her belasteten Probanden unterscheidet sich nur unwesentlich und in nicht signifikanter Weise von derjenigen für das Gesamtkrankengut. Auf eine Wiedergabe der Einzeldaten kann daher verzichtet werden.

4.55 Besprechung der Ergebnisse

Als wichtigstes Ergebnis der in diesem Abschnitt vorgelegten Befunde kann die Erkenntnis gelten, daß der *Zeitpunkt der Diabetesmanifestation von Erbfaktoren zumindest mitbestimmt wird.* Hierfür liefern auch unsere Beobachtungen an konkordanten eineiigen Zwillingen Beweise. Die *häufige Übereinstimmung des Erkrankungsbeginnes auch bei zweieiigen Zwillingen und unter Geschwistern* (s. Tab. 15 und Abb. 31) unterbaut diese Aussage mit einem ansehnlichen Zahlenmaterial. Besonders augenfällig wird der Einfluß der Erbanlage, wenn zwei oder gar noch mehr Geschwister in frühkindlichem Alter an einem schweren Diabetes erkranken, ohne daß wesentliche sonstige manifestationsauslösende Faktoren erkennbar waren (Abb. 6). Im Jugend- und Greisenalter korrespondiert der Erkrankungstermin häufiger und straffer als in den mittleren Altersgruppen (s. Abschnitt 4.531).

Die Beobachtungen an diabetischen Zwillingen und Geschwistern zeigen aber auch, daß *außer der Erbanlage noch andere Faktoren auf den Erkrankungszeitpunkt Einfluß haben.* Beträchtliche zeitliche Differenzen in bezug auf den Erkrankungsbeginn kommen auch unter Geschwistern vor. Sie finden sich häufiger, wenn die Erkrankung in die Mitte des Lebens fällt. Die Ergebnisse der Zwillingsforschung und der Beobachtungen bei konjugalem Diabetes machen es sehr wahrscheinlich, daß die Erbanlage bei einem Geschwister auch *zeitlebens in der Latenz bleiben* kann, während ein anderes erkrankt. Auf die endogenen und exogenen Faktoren, die eine manifestationsfördernde oder -hemmende Rolle spielen können, wird in den Kapiteln 6 und 7 noch im einzelnen einzugehen sein.

An dieser Stelle sei bereits auf die besondere *manifestationsfördernde Bedeutung endokriner Faktoren* hingewiesen, die auch durch Befunde dieses Kapitels unterstrichen wird. Sie läßt sich erkennen aus den bereits seit langem bekannten *Manifestationsgipfeln* zur Zeit der *Pubertät* und des *Klimakteriums* (vgl. auch Abb. 3 und 30), sowie aus der allgemein *häufigeren Erkrankung von Frauen.* Auch der aus Abb. 14 und 15 ersichtliche *erhöhte Anteil der Frauen unter den Patienten mit nachgewiesener Heredofamiliarität* beweist die *größere Erkrankungsgefährdung weiblicher Anlageträger.*

Die Vorverlegung des Klimakteriums-Manifestationsgipfels bei den Diabetikerinnen mit nachweisbarer Heredofamiliarität (s. Abb. 29) spricht dagegen für eine *stärkere Durchschlagskraft der Erbanlage in den Sippen, in denen bereits weitere Familienmitglieder zuckerkrank* geworden sind. Diese Annahme wird weiter gestützt durch die Beobachtung, daß bei den

Patienten mit *mehreren* zuckerkranken Verwandten der *Klimakteriums-Manifestationsgipfel deutlicher ausgeprägt* ist als bei den Patienten *ohne* nachgewiesene Heredofamiliarität und auch bei denjenigen mit *nur einem* weiteren diabetischen Familienangehörigen, sowie, daß er etwas in jüngere Altersklassen *vorverlegt* ist. Dies trifft auch besonders für die Patienten mit gleichfalls zuckerkranken Eltern zu (Abb. 27 und 28).

Die beschriebenen Unterschiede für das Erkrankungsalter der Patienten mit weiteren diabetischen Verwandten betreffen jedoch fast nur den Klimakteriums-Manifestationsgipfel. Unter den zuckerkranken *Kindern* und *Jugendlichen* fand sich nachgewiesene Heredofamiliarität *nicht* in vermehrter Häufigkeit.

Für eine Beurteilung der Frage, ob *für die Nachkommen von Zuckerkranken mit einer größeren Durchschlagskraft der Erbanlage* gerechnet werden muß, sind nicht nur die soeben besprochenen summarischen Beobachtungen am Gesamtkrankengut von Bedeutung, sondern ebenso die in diesem Kapitel mitgeteilten Befunde in bezug auf die *Erkrankungstermine für die Kinder und Enkel* von Diabetikern. Auch an Hand unseres Materials war eine *Vorverlegung* des Krankheitsbeginnes für die weitaus überwiegende Mehrzahl der erkrankten Nachkommen von Diabetikern nachzuweisen. Die Kinder waren zumeist 1 bis 3 Jahrzehnte früher erkrankt als die Eltern. Trat die Zuckerkrankheit in 3 aufeinanderfolgenden Generationen auf, so ererkrankten die Enkel wiederum durchschnittlich 2 Jahrzehnte früher als ihre Eltern. Auch wenn kein Elternteil manifest zuckerkrank geworden war, betrug die Differenz zwischen dem Erkrankungsalter von Großeltern und Enkeln in den meisten Fällen 4 bis 5 Jahrzehnte.

Eine solche „*Anteposition*" oder „*Anticipation*" des Erkrankungstermins ist schon mehrfach beschrieben worden (Steiner [116b und c], Steiniger [117], Woodyatt und Spetz [138], Steinberg und Wilder [115a und c], Wirth [136] und Hanhart [36e] u. a.). An der statistischen Echtheit der Befunde ist nicht zu zweifeln. Es erhebt sich jedoch die Frage, ob damit bereits bewiesen ist, daß es sich hierbei um eine Erscheinung handelt, deren Ursache im biologischen Bereich gesucht werden muß. Namhafte Autoren bezweifeln dies. So meint F. Lenz [68a], daß hier eine statistische Täuschung bei einseitiger Auslese vorliege. Auch Steinberg und Wilder [115a und c] sind der Ansicht, daß es sich bei der Anticipation des Diabetes nicht um ein biologisches, sondern um ein *statistisches Phänomen* handele. Sie stellten zwar fest, daß ein Vorrücken des Erkrankungstermins um etwa 20 Jahre die Regel sei, Ausnahmen jedoch vorkämen. Eine strenge Gesetzmäßigkeit könne demnach nicht vorliegen.

Unsere Untersuchungsergebnisse, bei denen es sich um die bei weitem umfangreichsten handelt, die bisher vorgelegt wurden, stimmen im wesentlichen mit denen von Steinberg und Wilder [115c] (200 Fälle) sowie Wirth und Hanhart [36e] (229 Fälle) überein. Die Fälle von „Retroposition", d. h. späterer Erkrankung der Kinder im Vergleich zu den Eltern, sind in unserem Material allerdings noch seltener.

Ebenso wie Hanhart [36e] und G. Steiniger [117] möchte ich bezweifeln, daß die nunmehr an einem großen Krankengut nachgewiesene sehr häufige frühere Erkrankung von Kindern zuckerkranker Eltern *ausschließlich* ein statistisches Phänomen darstellen soll. Es muß zwar zugegeben werden, daß, wie F. Lenz [68a] annimmt, Auslesefaktoren für die Zusammensetzung des Krankengutes mit eine gewisse Rolle spielen können. Dies wurde bereits bei der Erörterung des auffallend niedrigen durchschnittlichen Erkrankungsalters der Patienten mit diabetischen Großeltern erwähnt. F. Lenz [68a] meint, daß in den Beobachtungsserien mit Diabetesvorkommen in zwei aufeinanderfolgenden Generationen die Eltern einer Auslese nach spätem Erkrankungsbeginn, die Kinder dagegen einer Auslese nach frühzeitiger Manifestation unterworfen seien. Dies trifft, wenn überhaupt, sicher nur zu einem Teil für unser Krankengut zu. Im Gegensatz zu den Probanden mit zuckerkranken Großeltern finden sich unter unseren Patienten mit diabetischen Eltern nicht wenige (18,3%), die nach dem 50. Lebensjahr erkrankten (im Vergleich zu 3,9% unter den Probanden mit diabetischen Großeltern, bzw. 22,9% ohne weitere zuckerkranke Verwandte). Die geringere Anzahl der nach dem 50. Lebensjahr erkrankten Probanden mit zuckerkranken Eltern unterscheidet sich in knapp signifikanter Weise von derjenigen für die Patienten ohne weitere diabetische Verwandte. Es fällt schwer zu glauben, daß selbst diese relativ geringe Differenz allein durch einseitige Auslese der Probanden bedingt sein soll. Aus Abb. 28 läßt sich erkennen, daß die Anzahl der Patienten mit zuckerkranken Eltern für die Kollektive mit frühzeitigerem Erkrankungsbeginn keineswegs weiterhin stetig ansteigt. Im Gegenteil ist festzustellen, daß der Anteil der in jugendlichem Alter erkrankten Probanden mit zuckerkranken Eltern im Verhältnis zu dem für die Patienten ohne weitere diabetische Verwandte gesichert niedriger liegt. Die Häufigkeitsverteilung in bezug auf das Erkrankungsalter der Patienten mit zuckerkranken Eltern unterscheidet sich von derjenigen für die Kranken ohne weitere diabetische Verwandte vorwiegend durch die stärkere Ausprägung des Manifestationsgipfels in der Zeit des Präklimakteriums (4. bis 5. Lebensjahrzehnt). Dieser Kurvenverlauf ist durch Auslesefaktoren nicht zu erklären. Man kommt nicht umhin, ihn als Ausdruck *biologischer* Besonderheiten anzuerkennen. Wie bereits besprochen, möchte ich eine durchschnittlich größere Erkrankungsbereitschaft der Anlageträger mit mehreren bereits manifest erkrankten Familienangehörigen in der Zeit des Präklimakteriums als Ursache annehmen. — Ferner ist aus der Zusammenstellung der Tab. 23 zu entnehmen, daß in unserem Material einerseits eine Reihe von relativ frühzeitig erkrankten Eltern enthalten ist, deren Kinder in noch jüngerem Alter ihren Diabetes bekamen, dagegen ebenso wie bei den später erkrankten Eltern nur wenige, deren Kinder in höherem Lebensalter erkrankten als die Eltern. Andererseits konnten wir feststellen, daß auch bei den relativ spät erkrankten Probanden die Manifestation immer noch durchschnittlich 10 Jahre früher erfolgte als bei ihren Eltern.

Mag der Wert von Beobachtungsreihen mit zuckerkranken Eltern und Kindern auch durch Auslesefaktoren geschmälert werden, so könnten diese doch nicht die eindeutigen Befunde bei Zuckerkranken in *drei aufeinanderfolgenden Generationen* beeinträchtigen. In den von uns beobachteten Fällen war bis auf wenige Ausnahmen ein fast regelmäßiges Vorrücken des Erkrankungsalters von Generation zu Generation festzustellen (s. Abb. 33). Auch wenn *in derselben Sippe mehrere Generationsfolgen* mit Diabeteserkrankungen in verschiedenen Zweigen vorkommen, ist in der Regel eine Anteposition des Erkrankungsalters festzustellen (s. Abb. 13 und 9). Besonders die Beobachtungen an diesen Generationsfolgen überzeugen davon, daß es sich bei der Anticipation nicht nur um ein statistisches Phänomen handeln kann.

Mehr als das Vorrücken des Erkrankungsalters bei den Kindern zuckerkranker Eltern steht die um noch einige Jahrzehnte frühzeitigere Erkrankung von *Enkeln zuckerkranker Großeltern* unter dem Verdacht, durch statistische Auslesefaktoren beeinflußt zu sein. Zu einem Teil könnte dies zutreffen. Wenn wir aber feststellen konnten, daß von 253 Großelter-Enkel-Paaren nur 3 Enkel in höherem Lebensalter erkrankten als der Großelternteil, kann man kaum glauben, daß die fast durchweg frühzeitigere Erkrankung der Enkel nur ein statistisches Trugbild sein soll. Auch die gelegentliche Erkrankung *mehrerer* Enkel eines Altersdiabetikers an einer frühkindlichen Zuckerkrankheit (s. Abb. 36) spricht in diesem Sinne. Aus Abb. 35 läßt sich ferner erkennen, daß auch die in späteren Lebensabschnitten zuckerkrank gewordenen Enkel bis auf wenige Ausnahmen noch immer in jüngerem Alter als ihre Großeltern erkrankten.

Bei einem Vergleich der Abb. 35 mit der Abb. 33 fällt die weitgehende Übereinstimmung der Linienscharen auf, gleichgültig, ob außer dem Großelter auch ein Elternteil der Probanden zuckerkrank war oder nicht. Es ist vorerst kaum möglich, aus dieser interessanten Beobachtung Schlußfolgerungen zu ziehen. Zumindest kann sie nicht als Gegenbeweis gegen die Wirksamkeit statistischer Auslesefaktoren herangezogen werden; denn durch diese könnten beide Kollektive in gleicher Weise beeinflußt sein. Wenn man aber auf Grund der sonstigen Befunde zu der Ansicht gelangt, daß es sich bei der Anticipation doch um eine biologische Erscheinung handelt, lassen sich die

Beobachtungen in bezug auf das Erkrankungsalter zuckerkranker Großeltern und Enkel mit und ohne manifeste Erkrankung der dazwischenliegenden Elternteile nur mit der Annahme eines *unregelmäßig dominanten Erbganges* der Diabetesanlage vereinbaren.

Die von F. LENZ [68a] vor mehr als 20 Jahren ausgesprochene Vermutung, daß es sich bei den Angehörigen der Elterngeneration um eine einseitige Auslese solcher Personen handele, deren Diabetes in späterem Lebensalter aufgetreten sei, da die früher erkrankten nicht oder nur in geringem Maße vermehrungsfähig wären, kann heute nicht mehr aufrechterhalten werden und steht im Widerspruch zu unseren hier niedergelegten Untersuchungsergebnissen und zu unserer allgemeinen gegenwärtigen ärztlichen Erfahrung. Wenn nach Ablauf einiger weiterer Jahrzehnte eine genügend große Anzahl in jugendlichem Alter erkrankter Diabetiker ihrerseits erwachsene Kinder haben werden, wird allerdings erst eine einwandfreie Beurteilung dieses Problems möglich sein.

STEINBERG und WILDER [115a und c] sehen die Anticipation hauptsächlich deswegen als ein statistisches Phänomen an, weil sie ebenso wie wir Ausnahmefälle beobachteten, eine strenge Gesetzmäßigkeit also nicht feststellen konnten. In Anbetracht der außerordentlich variablen Manifestierung des Diabetes können strenge Gesetzmäßigkeiten in bezug auf den Erkrankungstermin jedoch von vornherein nicht erwartet werden.

Es ist schließlich in Erwägung zu ziehen, inwieweit *exogene Einflüsse* die frühzeitigere Erkrankung der Kinder und Enkelkinder von Diabetikern beeinflußt haben könnten. Die in den letzten Jahrzehnten im Vergleich zu früher *verbesserte Diagnostik* dürfte nur von untergeordneter Bedeutung sein. Immerhin ist es vorstellbar, daß bei einigen Angehörigen der älteren Generation die Erkrankung tatsächlich schon eine gewisse Zeit vor dem durch uns registrierten Termin bestanden hat, ohne erkannt worden zu sein, während die Diagnose bei den Angehörigen der jüngeren Generationen früher gestellt wurde. Ferner ist an Auswirkungen der im letzten halben Jahrhundert veränderten allgemeinen Lebensbedingungen zu denken, an diabetesfördernde *Zivilisationseinflüsse* (die im Kapitel 6 eingehend besprochen werden) und denen die Angehörigen der jüngeren Generationen in stärkerem Maße ausgesetzt waren als die der älteren. Es läßt sich nicht exakt abschätzen, eine wie große Bedeutung diesen exogenen Faktoren für die Vorverlegung des Erkrankungsbeginnes bei den Kindern von Diabetikern zukommt. Aus den Einzelkrankengeschichten unserer Patienten lassen sich keine Anhaltspunkte dafür finden, daß sie von wesentlichem oder gar maßgebendem Einfluß waren. Ich glaube mich zu der Annahme berechtigt, daß auch ihnen nur eine untergeordnete Rolle zukommt.

Wenn man demnach zu der Ansicht kommt, daß in der sehr häufigen frühzeitigeren Erkrankung der Kinder zuckerkranker Eltern nicht nur eine statistische, sondern *auch eine biologische Erscheinung* gesehen werden muß, stellt sich die Frage nach einer *Erklärungsmöglichkeit* für dieses Phänomen. Auf der Suche hiernach stößt man auf theoretische Schwierigkeiten, auf die auch die Zurückhaltung mitzubeziehen ist, welche bisher einer Anerkennung der Anticipation beim Diabetes als biologischer Erscheinung gegenüber vorgeherrscht hat. Immerhin ist das Phänomen der Anticipation an sich in der Erbpathologie nicht unbekannt. Es wurde bereits von CH. DARWIN [19] beschrieben. Später wurde auch für eine Reihe menschlicher Erbleiden, wie bestimmte Augen-, Nerven- und Geisteskrankheiten, eine zunehmend frühzeitigere Erkrankung der jüngeren Generationen festgestellt, und man versuchte auch, diese Erscheinung nach Gesichtspunkten der Genetik zu erklären. *Eine progressive Entartung des Keimplasmas*, die vielfach als Ursache angenommen wurde, ist für den Diabetes kaum vorstellbar, worin sich auch STEINBERG und WILDER [115a und c] sowie HANHART [36e] einig sind. Einen neuartigen Erklärungsversuch auf Grund eigener tierexperimenteller Ergebnisse unternahm GOLDSCHMIDT [26] [1938]: Er nahm an, daß durch die additive Wirkung von *Nebengenen*, sogenannten „*Dominigenen*", Eintritt und Schwere eines Erbleidens beeinflußt werden können. In Parallele zu bestimmten Drosophilaversuchen (mit der vg-Mutante) rechnete GOLDSCHMIDT auch bei menschlichen Erbleiden mit der Möglichkeit, daß die Anwesenheit einer mehr oder weniger großen Anzahl solcher Dominigene, die für sich allein keine derartige Wirkung zeigen, bei heterozygoten Anlageträgern eines sonst recessiv vererbten Merkmals in entsprechender Abstufung zu mehr oder weniger frühzeitiger und schwerer manifester Erkrankung Veranlassung geben kann, während das Merkmal in einfacher Dosis (heterozygote Form) ohne Gegenwart von Dominigenen wirkungslos bleibt, in doppelter Dosis (homozygoter Form) aber letal oder subletal ist. Es bleibt allerdings die Frage, auf welche Weise es zur *Ansammlung* solcher *manifestationsfördernder Nebengene* unter den Nachkommen von Merkmalsträgern kommen kann. GOLDSCHMIDT sieht einen möglichen Ausgangspunkt in dem zufälligen Homozygotwerden von Nebengenpaaren, wozu bei genügender allgemeiner Verbreitung derartiger Nebengene in der Gesamtbevölkerung keine geringe Wahrscheinlichkeit besteht.

G. STEINIGER [117], die (1939) in unserem Institut auf Grund des bis dahin vorliegenden Krankengutes die Frage der Anteposition beim Diabetes untersuchte, hat die Anwendbarkeit der GOLDSCHMIDTschen Gedankengänge auf den Diabetes eingehend diskutiert. Sie kommt zu dem Schluß, daß die Vorstellungen von GOLDSCHMIDT auch auf den Diabetes anwendbar seien. Auch ich bin dieser Ansicht.

Daß es *Modifikationsfaktoren* geben muß, welche die Penetranz und Expressivität einer Zuckerkrankheit beeinflussen können, wird besonders auch aus unseren in dem Kapitel 4.6 „Konstitution und Diabetesvererbung" mitgeteilten Befunden deutlich. Zu einem wesentlichen Teil sind sie im Erbgut verankert, und es spricht vieles dafür, daß sie vom Hauptgen unabhängigen Nebengenen zugeordnet sind.

In Übereinstimmung mit G. STEINIGER [117] bin ich der Meinung, daß, entsprechend dem Vorgange von GOLDSCHMIDT [26], die folgende Vorstellung viel Wahrscheinlichkeit für sich hat: Außer der in einem Hauptgen lokalisierten Erbanlage spielen *Modifikationsgene* für den Erkrankungstermin und die Ausprägung des Leidens eine mitbestimmende Rolle. Bei Anhäufung manifestationsfördernder Modifikationsgene (und sonstiger -faktoren) ist mit einem frühzeitigeren Ausbruch der Erkrankung bei Trägern der Diabetesanlage zu rechnen. Infolge einer *Selektion manifestationsfördernder Faktoren* kann es in aufeinanderfolgenden Generationen zu einer zunehmenden Vorverlegung des Erkrankungstermins kommen. Hierbei handelt es sich keineswegs um Vorgänge, die mit gesetzmäßiger Regelmäßigkeit zu erwarten sind. Da die Vererbung der Modifikationsgene vermutlich unabhängig vom Hauptgen erfolgt, kann es auch vorkommen, daß ein mehr oder weniger großer Teil von ihnen in einer späteren Generation wieder vom Hauptgen getrennt wird, so daß Anlageträger im gleichen Lebensabschnitt wie ihre Eltern, später als diese, oder unter günstigen äußeren Bedingungen auch gar nicht erkranken. Auf diese Weise könnten auch die Fälle von Retroposition beim Diabetes ihre Erklärung finden.

Daß die Vorverlegung des Erkrankungsbeginnes bei den Enkeln zuckerkranker Großeltern durchschnittlich etwa die gleiche Zeitspanne beträgt, unabhängig davon, ob der dazwischenliegende Elternteil manifest erkrankt war, oder nicht, könnte sich auf diese Weise erklären, daß die Selektion der Erbfaktoren in beiden Fällen zwar in gleicher Weise erfolgt, der Ausbruch der Erkrankung bei den Probandeneltern in dem einen Fall jedoch durch günstige äußere Umstände verhütet wurde.

Bei einer Überprüfung des Erkrankungsalters derjenigen Patienten, die mit Wahrscheinlichkeit *von beiden Eltern her mit der Diabetesanlage belastet* sind, ergab sich, daß signifikante Unterschiede in der Häufigkeitsverteilung auf die einzelnen Altersklassen gegenüber dem Gesamtkrankengut nicht festzustellen sind. Es lassen sich somit keine statistischen Beweise für die Vermutung beibringen, daß homozygote Diabetiker etwa sich von heterozygoten durch einen im allgemeinen frühzeitigeren Erkrankungsbeginn unterscheiden.

4.6 Konstitution und Diabetesvererbung

4.61 Einführung

Den Klinikern ist es von jeher aufgefallen, daß es Unterschiedlichkeiten im Erscheinungsbild des Diabetes mellitus gibt. Man hat dem „*Alters*“diabetes den „*kindlichen*“ Diabetes gegenübergestellt und hat versucht, eine Einteilung nach verschiedenen *Schweregraden* vorzunehmen (STÖTTER und SCHÜTTE [119]). Die häufige Beobachtung gegensätzlicher *Konstitutionstypen*, einerseits *magerer*, andererseits *fetter* Diabetiker, hatte 1877 den französischen Kliniker LANCEREAUX [66] zu der berühmt gewordenen Abgrenzung des „*diabète maigre*“ vom „*diabète gras*“ geführt. Diese Zweiteilung ist später durch Unterscheidung eines „*asthenischen Unterdruckdiabetes*“ der Jugendlichen mit schlechter Prognose und eines „*sthenischen Überdruckdiabetes*“ der älteren Leute mit günstigerer Prognose in modifizierter Form wieder aufgegriffen worden, wobei der *Blutdruck* als Hauptkriterium benutzt wurde (R. SCHMIDT [109]). Von FALTA [24] wurde die *Insulinempfindlichkeit* als Einteilungsprinzip benutzt, wobei sich Parallelen zwischen dem insulinempfindlichen asthenischen Unterdruckdiabetes bzw. dem „diabète maigre“ einerseits und dem sthenischen Überdruckdiabetes bzw. dem „diabète gras“ andererseits finden. Zahlreiche klinische Einzelbeobachtungen, wie das Auftreten eines Diabetes bei *Akromegalie* (BORCHARDT [14] u. a.) oder bei *M. Cushing* und schließlich die berühmten experimentellen Befunde von HOUSSAY [48a] haben die bedeutsame Rolle des *Hypophysenvorderlappens* für die Pathogenese des Diabetes erkennen lassen, nachdem seit v. MERING und MINKOWSKI [78] lange Zeit allein das Pankreas als das für die Diabetesentstehung entscheidende Organ angesehen worden war.

So konnte BARTELHEIMER [7] schließlich dem *Unterfunktionsdiabetes* den *Überfunktionsdiabetes* gegenüberstellen. Hierbei kommt es zum Auftreten des Diabetes nicht durch primäre Inselinsuffizienz wie beim Unterfunktionsdiabetes, sondern erst durch sekundäres Pankreasversagen infolge *Überwiegens der hormonalen Inselantagonisten.* BARTELHEIMER hält es dabei für möglich, daß auch ein erbgesundes Pankreas eine Zuckerkrankheit nicht ausschließt und endlich von den übermächtigen diabetogenen Kräften überwunden werden kann. Er verweist hierzu auf die Hypophysenadenome, die über die Akromegalie bzw. den M. Cushing in einem hohen Prozentsatz der Fälle einen Diabetes im Gefolge haben. Die Bemühungen um Unterscheidung verschiedener klinischer Diabetesformen haben neuen Auftrieb erhalten durch die unterschiedliche Wirkungsweise der neuen oralen Antidiabetica bei Patienten mit „Überfunktionsdiabetes“ einerseits und Insulinmangeldiabetes andererseits.

Im Zusammenhang mit der Herausarbeitung verschiedener klinischer Diabetesformen ist auch die Frage aufgetaucht, ob diese pathogenetisch recht differenten Typen noch durch eine einheitliche und spezifische Erbanlage bedingt sein können, oder ob sich Hinweise dafür finden lassen, daß den unterschiedlichen klinischen Erscheinungsbildern auch *getrennte genetische Entsprechungen* zugrunde liegen. Die Mehrzahl der Autoren rechnet mit HANHART [36e] nach wie vor mit einer *einheitlichen, spezifischen Erbanlage* für den Diabetes. Es finden sich jedoch auch andersartige Vorstellungen. So vertritt der französische Endokrinologe J. VAGUE [126] den Standpunkt, daß die Erbanlage zum Diabetes durch zwei Gruppen von Genen repräsentiert wird, von denen die eine die Leistungsfähigkeit des Inselorgans bestimmt und die andere diejenige der kontrainsulären Kräfte.

Die Diskussion über diese Frage scheint mir noch nicht abgeschlossen und ich habe unser Krankengut auf etwaige Anhaltspunkte hin, von denen aus einer Klärung näher zu kommen wäre, durchgesehen.

4.62 Vorkommen verschiedener klinischer Diabetesformen in derselben Sippe

Zunächst interessiert die Frage, ob in derselben Familie ausschließlich bestimmte *klinische Diabetesformen* vorkommen. Hierzu konnten wir folgendes feststellen:

Auf der einen Seite gibt es Familien, in denen lediglich Fälle von schwerem *Insulinmangeldiabetes* in jugendlichem Alter aufgetreten sind.

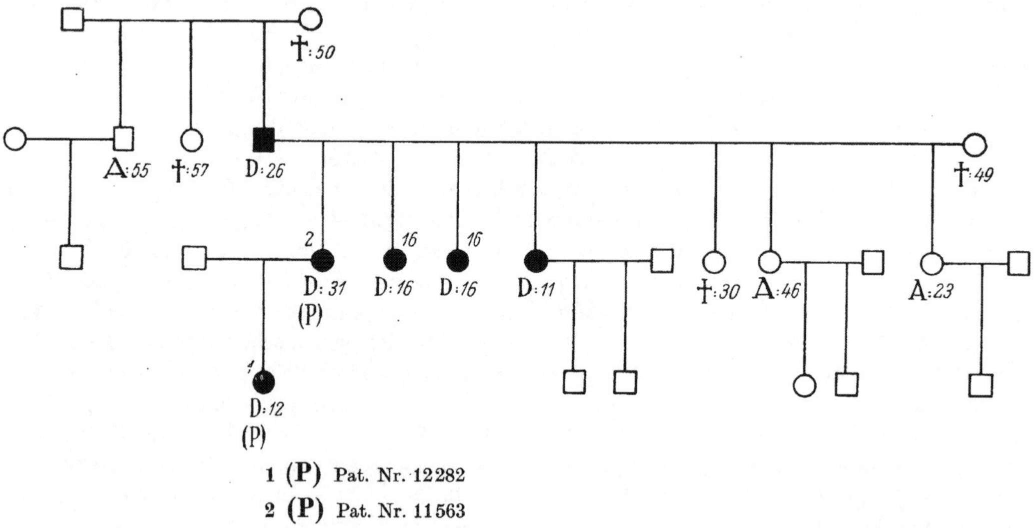

Abb. 39. Frühzeitige Diabetesmanifestation bei sämtlichen Erkrankten einer Sippe in drei Generationen

Abb. 6 liefert hierfür ein Beispiel. Bei sämtlichen 4 Kindern eines nichtzuckerkranken und nichtblutsverwandten Ehepaares, unter dessen Verwandten auch sonst keine Zuckerkranken zu finden waren, trat bis zum Alter von 12 Jahren ein schwerer kindlicher Diabetes auf. Hierbei handelt es sich um Kinder desselben Elternpaares. Abb. 39 zeigt, daß reine Formen von Insulinmangeldiabetes auch in 3 aufeinanderfolgenden Generationen auftreten können. Schließlich liefert uns Abb. 40 ein Beispiel dafür, daß in einer Familie auch dann ausschließlich Fälle von jugendlichem Diabetes zur Beobachtung kommen können, wenn es sich bei den Merkmalsträgern nicht nur um Geschwister oder direkte Nachkommen handelt.

Entsprechendes findet man für den *Altersdiabetes*. Abb. 41 diene als Beispiel für sein alleiniges Vorkommen bei nahen Verwandten. Aus Abb. 42 ist ersichtlich, daß es bei der Probandin zu keiner Anteposition des Manifestationslebensalters gekommen ist (wie sonst häufig), trotzdem sie mit Wahrscheinlichkeit von beiden Elternteilen her erblich belastet ist.

Der Diabetes des Kindesalters und der Altersdiabetes unterscheiden sich nicht nur formal durch das Lebensalter, in dem die Erkrankung zur Manifestation kommt. Sie weisen auch eine deutlich verschiedenartige klinische Prägung auf. Es läßt sich aber beobachten, daß in manchen Diabetikerfamilien auch das *Manifestationslebensalter* an sich eine erstaunliche Konstanz bei verschiedenen Merkmalsträgern, vor allem unter Geschwistern, aufweist. Besonders deutlich ist dies in der durch Abb. 43 dargestellten Familie der Fall.

Der Manifestationsgipfel zur Zeit des *Klimakteriums* ist bekannt und wurde bereits erwähnt. Nicht selten tritt die Erkrankung bei mehreren Mitgliedern einer Familie in dieser Phase hormoneller Umstellung auf.

Bei den in Abb. 44 aufgezeichneten 6 Diabetikern derselben Familie, von denen 5 Frauen sind, handelt es sich sämtlich um eine Klimakteriumsmanifestation, lediglich in einem Fall um eine Post-Klimakteriums-Manifestation.

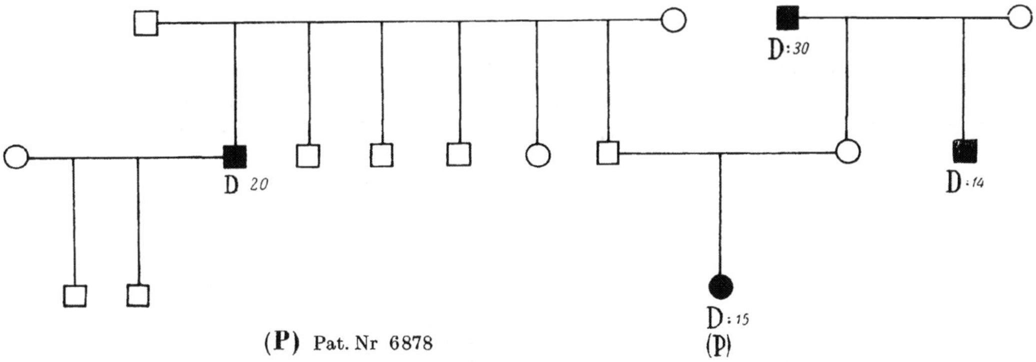

Abb. 40. Mehrfaches Auftreten von jugendlichem Diabetes auch in den Seitenlinien einer Sippe

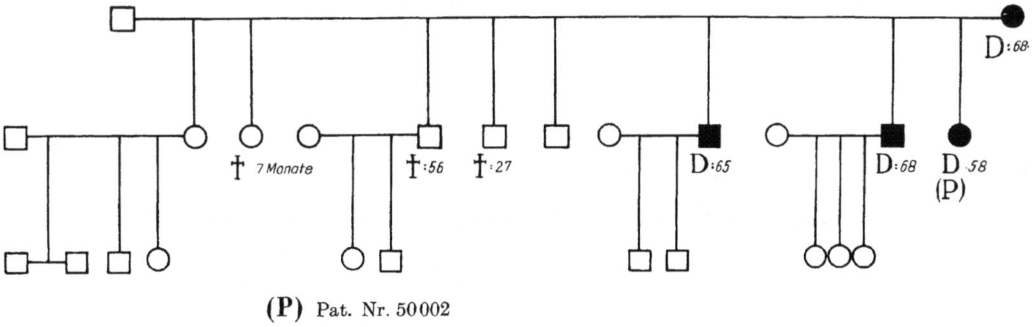

Abb. 41. Ausschließliches Vorkommen von Altersdiabetes in einer Familie

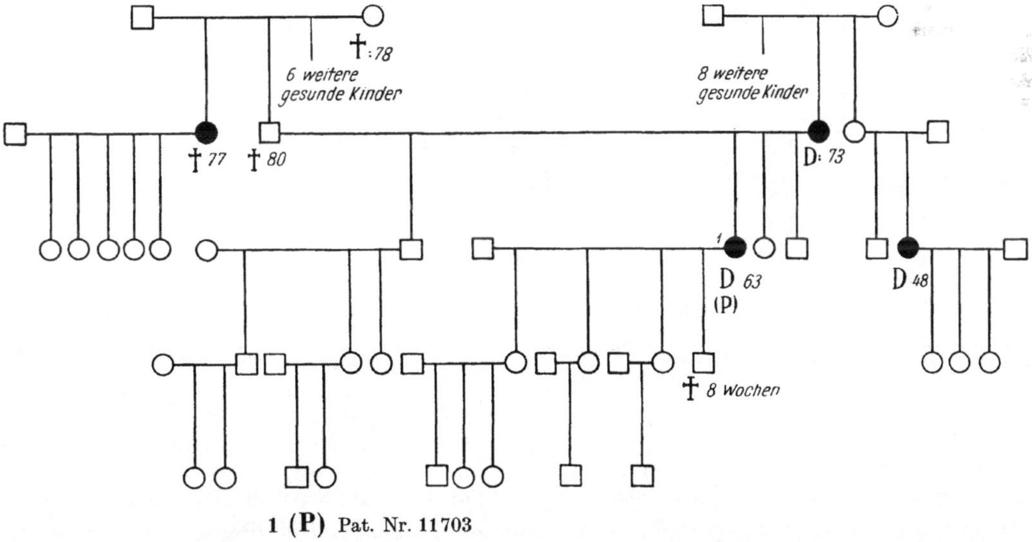

Abb. 42. Späte Erkrankung mehrerer Diabetiker einer Sippe.
Keine Anteposition des Erkrankungsalters bei 1 trotz wahrscheinlicher Diabetesbelastung durch beide Eltern

Eine zuverlässige Beurteilung des *endokrinen bzw. Konstitutionstypus* verschiedener Diabetiker derselben Familie ist in den meisten Fällen nur dann möglich, wenn man sie selbst hat untersuchen können. Bei der Zusammensetzung unseres Krankengutes aus einem großen Einzugsgebiet konnten nur in wenigen Fällen (s. Abschnitt 4.202) mehrere Angehörige einer Diabetikerfamilie bei uns gesehen werden. Zum größten Teil war eine Beurteilung des Konstitutionstyps blutsverwandter Diabetiker nur nach den Angaben der von uns befragten Patienten möglich.

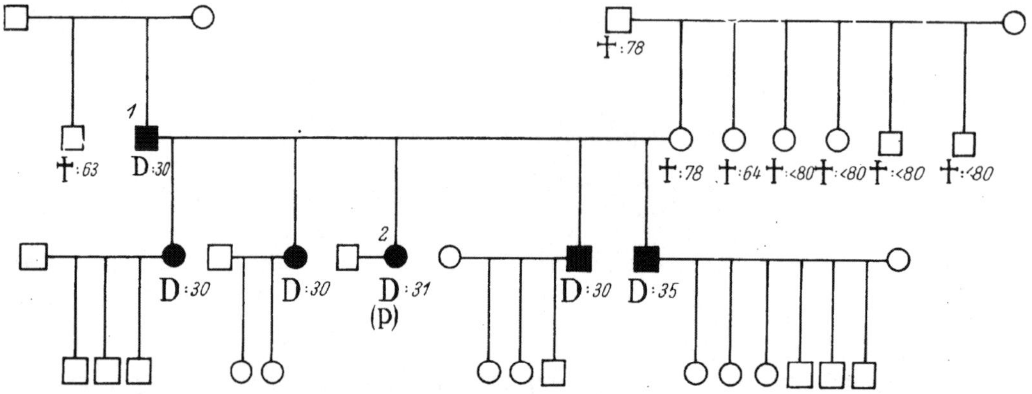

2 (P) Pat. Nr. 11226

Abb. 43. Diabetesmanifestation in der gleichen Lebensphase bei Vater (1) sowie allen 5 Kindern

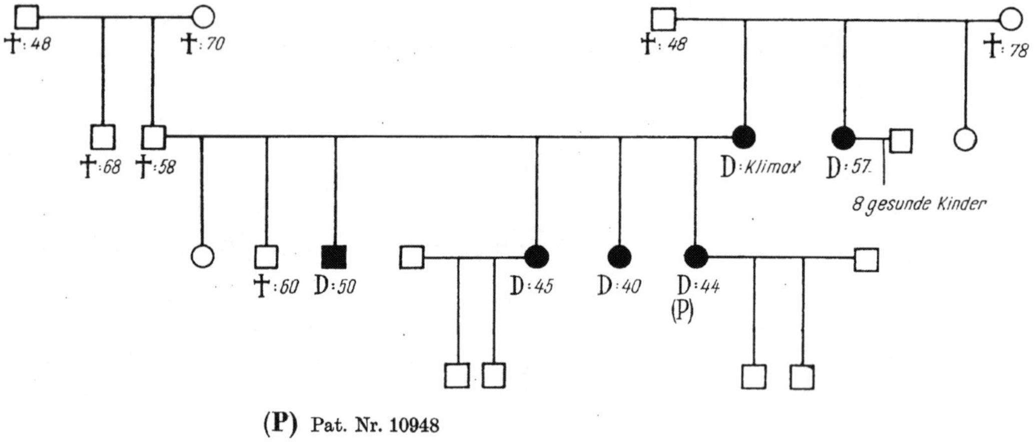

(P) Pat. Nr. 10948

Abb. 44. Klimakteriumsmanifestation bei nahezu allen zuckerkranken Mitgliedern einer Familie

Trotz dieser Schwierigkeiten gelang es mir doch, von einigen Familien verwertbare Unterlagen zu bekommen. Es war festzustellen, daß es Diabetikerfamilien gibt, deren zuckerkranke Angehörige alle einen *gleichartigen* oder zumindest ähnlichen *Konstitutionstyp* aufweisen, selbst wenn die Manifestation des Diabetes in sehr verschiedenem Lebensalter erfolgte. Nicht selten fanden sich entsprechende konstitutionelle Besonderheiten auch bei solchen Familienmitgliedern, bei denen von einem manifesten Diabetes nichts bekannt geworden war.

Die 3 Diabetiker der in Abb. 45 dargestellten Familie waren alle vom *mageren, hochwüchsigen Typ*. Ihr Diabetes war unbedingt insulinbedürftig. Alle 3 hatten als Patienten in unserer Beobachtung gestanden. Die Abb. 46a und b stellen aus dieser Familie den zuckerkranken Vater und seinen Sohn dar. Dagegen zeigen die Abb. 47 und 48 Familien, in denen bei allen zuckerkranken Mitgliedern eine *Fettsucht* bestand und in denen auch unter den übrigen Angehörigen Fettleibigkeit verbreitet war.

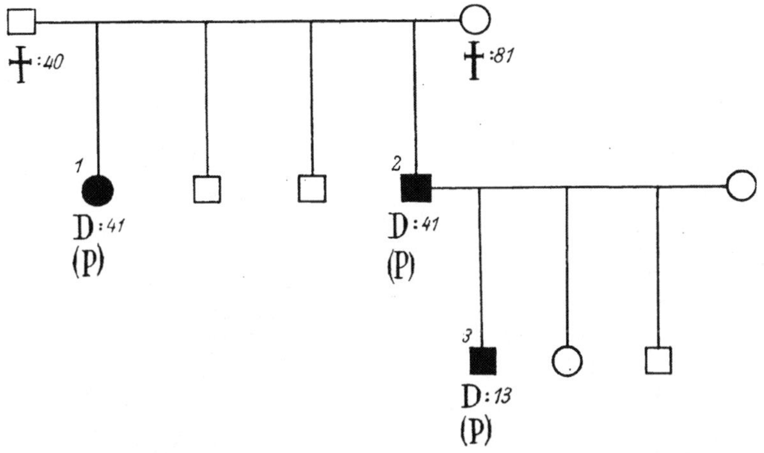

1 (P) Pat. Nr. 8305. 168 cm groß, Höchstgewicht 77,5 kg (zwischen 25. u. 40. Lebensjahr), mit Diabetesmanifestation abgenommen, mit 48 Jahren (1946) 44 kg, Dystrophie, polyglanduläre Insuffizienz, mit 55 Jahren (1954) wieder 61 kg. Diabetes von Anfang an insulinbedürftig (40—60 E/die)

2 (P) Pat. Nr. 8488 (vgl. Abb. 46a). 172 cm groß, schnell gewachsen, Höchstgewicht 90 kg (zwischen 34. u. 39. Lebensjahr), nach Diabetesmanifestation 65—70 kg. Diabetes von Anfang an insulinbedürftig (30—50 E/die)

3 (P) Pat. Nr. 8872 (vgl. Abb. 46b). Pubertätsdiabetes mit hohem Insulinbedarf (50—70 E/die), mit 22 Jahren 169 cm groß, Höchstgewicht 65 kg mit 21 Jahren

Abb. 45. Reiner Insulinmangeldiabetes bei drei eng blutsverwandten Zuckerkranken

Auf die *Zusammenhänge zwischen Fettleibigkeit und Diabetes* ist vielfach hingewiesen worden (H. J. John [50a], Joslin [53] u. a.). Sie erschöpfen sich offensichtlich nicht in der diabetesfördernden Rolle der *Überernährung* und Mastfettsucht. Die nicht seltene Beobachtung, daß sich in manchen Familien sowohl Zuckerkrankheit als auch Fettsucht gehäuft finden, machen auch *endogene Zusammenhänge* sehr wahrscheinlich. Ebstein [23] hatte sogar angenommen, daß Fettsucht, Diabetes und Gicht eine auf gemeinsamer Erbanlage beruhende Krankheitseinheit darstellen, die je nach Umwelt und Milieu abwechselnd oder miteinander in Erscheinung treten. Völlige Klarheit über das Bestehen und die Form einer Korrelation zwischen diesen vererbbaren Stoffwechselanomalien ist jedoch bisher noch nicht erreicht worden (s. Hanhart [36b]). Zur Aufklärung der Zusammenhänge ist die Mitteilung entsprechender Familientafeln von Bedeutung.

In Abb. 49 ist eine weitere Familie dargestellt, in der Fettsucht und Diabetes vorkommen. Bei den Eltern und mehreren Geschwistern der Probandin besteht eine ausgeprägte Fettsucht, ohne daß ein Diabetes festgestellt wurde. Zwei weitere Familienmitglieder wurden in späterem Lebensalter Diabetiker. Bei der Probandin trat mit 28 Jahren ein Diabetes auf, jedoch kein Insulinmangeldiabetes wie meist in diesem Alter, sondern ein typischer Überfunktionsdiabetes. Nach einem Abort begann mit 17 Jahren ein starker Fettansatz vorwiegend am Stamm. Im Alter von 19 Jahren erreichte die Patientin mit 122 kg ihr Höchstgewicht (bei 168 cm Körpergröße). Eine Gewichtsabnahme setzte erst mit Diabetesmanifestation ein. Als sie mit 29 Jahren zu uns kam, zeigte sie das typische Bild des basophilen Hyperpituitarismus mit starker Stammfettsucht, Vollmondgesicht, Gesichtsrubeose, weißen Striae, Acrocyanose. Sie wog 83 kg. Der Insulinbedarf war für das Alter der Patientin niedrig und lag um 20 E/die.

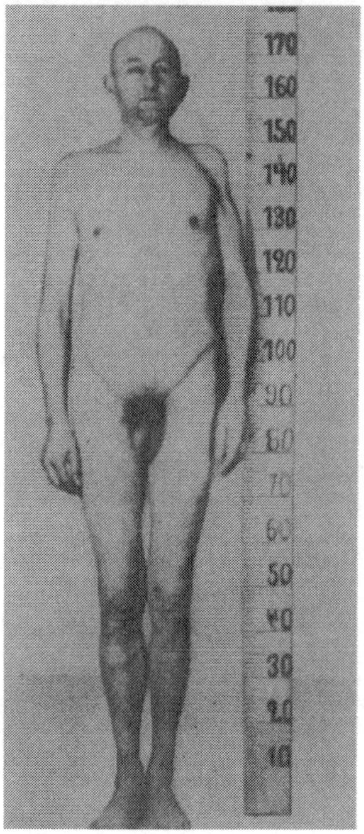
a)

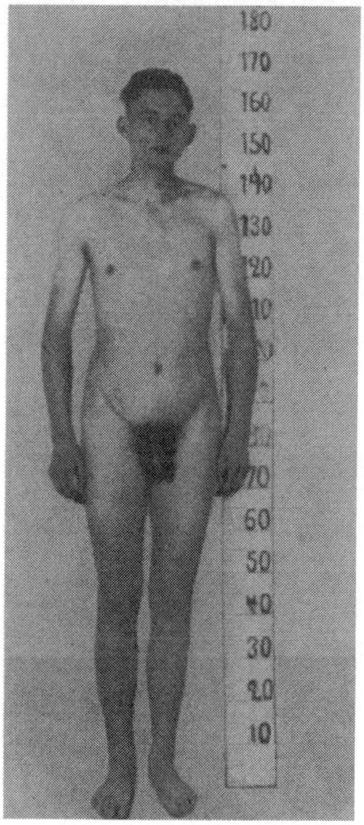
b)

Abb. 46. Gleichartiger Konstitutionstyp bei zuckerkrankem Vater und Sohn
a) Pat. Nr. 8488 (s. Abb. 45, Nr. 2) Vater von b) im Alter von 44 Jahren
b) Pat. Nr. 8872 (s. Abb. 45, Nr. 3), Sohn von a) im Alter von 19 Jahren
Weitere Einzelheiten s. Legende zu Abb. 45

Trotz relativ frühzeitiger Diabetesmanifestation ist es bei dieser Patientin, in deren Familie sowohl Diabetes als auch Fettsucht verbreitet waren, zu einem klassischen *Überfunktionsdiabetes* gekommen, nachdem zuvor eine extreme jugendliche Fettsucht vom Cushingtyp aufgetreten war. Ähnliche Zusammenhänge zeigt der Stammbaum der Abb. 50. Allem Anschein nach war die Anlage zu Diabetes und Stammfettsucht nur in der Familie des Probandenvaters verbreitet.

Es gibt aber auch Familien, in denen die Neigung zu Fettleibigkeit ganz augenfällig ist, während Fälle von Diabetes, abgesehen von dem Probanden, nicht bekannt geworden sind. Hierfür stellt Abb. 51 ein Beispiel dar.

Für eine Beurteilung der Zusammenhänge zwischen den Erbanlagen zur Zuckerkrankheit und zu bestimmten Konstitutionstypen bzw. endokrinen Dysfunktionen wäre die Kenntnis solcher Stammbäume von Bedeutung, in denen *verschiedenartige Diabetes- und Konstitutionstypen* nebeneinander vorkommen. Ich habe unter unserem Material nur sehr wenige derartige Familien finden können.

Ein solches Beispiel zeigt die Abb. 52. Von 4 zuckerkranken Geschwistern gehören 3 dem *mageren Typ* an und weisen einen vorwiegenden Insulinmangeldiabetes auf, während eines (wenigstens vor Diabetesmanifestation) *dick* war und wahrscheinlich, zumindest in der Initialphase, vorwiegend extrainsuläre Faktoren den Diabetestyp bestimmten. Unter den nichtzuckerkranken Familienmitgliedern finden sich einige Pykniker.

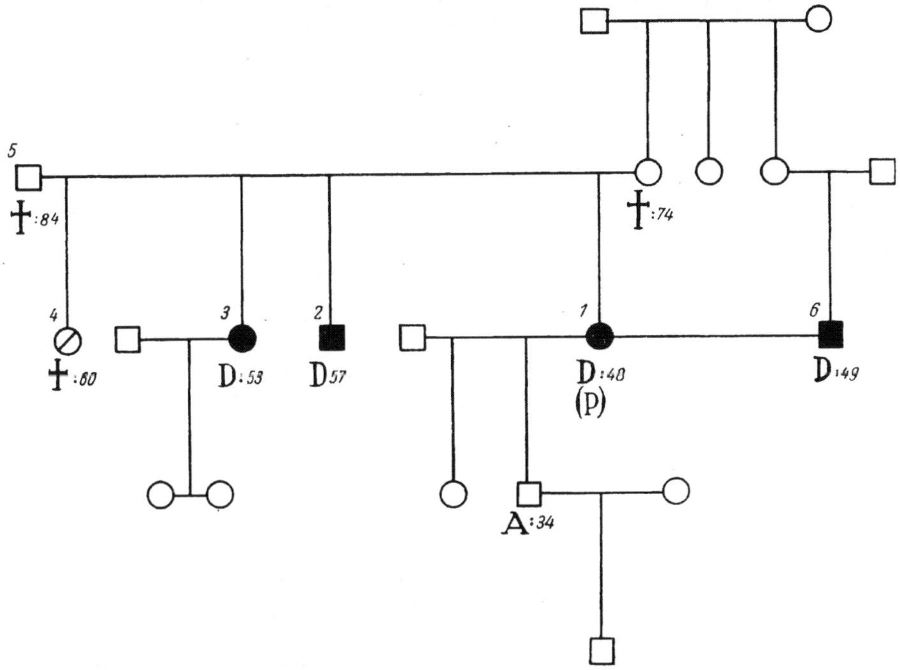

1 (P) Pat. Nr. 7606. 154 cm groß, Höchstgewicht über 100 kg, mit 60 Jahren 96,8 kg, starke Stammfettsucht, Striae, Hypertonus: Cushingtyp. Diabetes meist diätetisch beherrschbar, reiner Überfunktions-Diabetes
2 Sehr dick, Stammfettsucht, Diabetes nicht insulinbedürftig
3 Sehr dick, Stammfettsucht
4 Verdacht auf Diabetes, dick
5 Todesursache: Apoplexie. Einige Geschwister gesund
6 Sehr dick, Stammfettsucht, Diabetes leicht. Ehe mit **1** (Vetternehe I. Grades) kinderlos
Alle erwachsenen Familienmitglieder fettleibig

Abb. 47. Verbreitung von Fettsucht und Diabetes in einer Sippe

In einer anderen Familie, Abb. 53, weisen Mutter und Sohn unterschiedliche Erscheinungsbilder auf. Beide konnten wir untersuchen. Bei dem Sohn besteht ein jugendlicher Insulinmangeldiabetes bei hypophysärem *Hochwuchs* und geringen akromegalen Zügen. Bei einem Bruder der Mutter hatte ebenfalls ein jugendlicher Diabetes bestanden. Im Gegensatz dazu war bei der Mutter des Patienten erst im Alter ein relativ leichter Diabetes aufgetreten (täglicher Insulinbedarf um 20 E). Im Alter von 30 Jahren hatte bei der Frau ein *basophiler Schub* mit einer Gewichtszunahme bis zu 93 kg (bei 158 cm Körpergröße) eingesetzt. Mit dem Ausbruch des Diabetes veränderte sich dann die Konstitutionsform wesentlich: sie magerte stark ab, wog mit 62 Jahren 56 kg und ließ Züge einer *Altersakromegalie* erkennen (s. Abb. 54).

Es ist demnach bei der Mutter zu einem *Syndromwandel* vom Überfunktions- zum Unterfunktionsdiabetes gekommen, wie er von MOHNIKE [79a] ausführlich als „*Metamorphose*" beschrieben worden ist. Ursache ist das Abklingen der Überfunktion der Inselantagonisten im Hormonzusammenspiel. — Nachdem dieser Syndromwandel bei der Frau vollzogen ist, bestehen zwischen den 3 Diabetikern dieser Familie keine prinzipiellen Differenzen mehr, weder was die Diabetesform, noch was den Konstitutionstyp betrifft.

Unterschiedliche Konstitutionsformen trifft man (unabhängig vom Diabetesauftreten) nicht selten in einer Familie an.

Aus Abb. 55 wird deutlich, wie aus der Ehe eines großen, schlanken Mannes und einer kleinen, dicken Frau teils magere, teils korpulente Nachkommen hervorgingen. Bei einer der kleinen, adipösen Töchter trat im Klimakterium ein leichter Überfunktionsdiabetes auf. Sonst waren in der Familie Diabetesfälle nicht bekannt geworden.

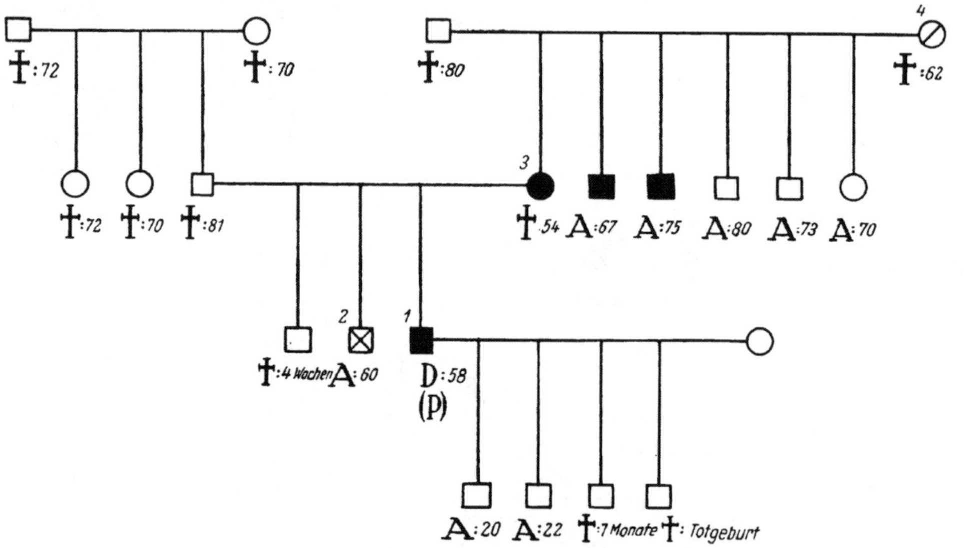

1 **(P)** Pat. Nr. 7361. 169,5 cm groß, bis zum 20. Lebensjahr schlank, nach dem 25. Lebensjahr dick geworden, Höchstgewicht ca. 120 kg. Mit 63 Jahren 98,5 kg, Stammfettsucht, Striae, Rubeose, Hypertonus: Cushingtyp. Reiner Überfunktionsdiabetes, diätetisch beherrschbar

2 Ebenso wie **1** sehr dick

3 Sehr dick, Struma

4 Ebenso wie alle zuckerkranken Familienmitglieder sehr dick, wog über 2 Zentner, vor dem Tode stark abgemagert – Diabetes?

Abb. 48. Kombination von Diabetes und Fettsucht bei allen Zuckerkranken einer Sippe

Sippen, in denen *sowohl verschiedenartige Diabetesformen, als auch deutlich unterschiedliche Konstitutionstypen* bei mehreren Familienmitgliedern zu beobachten gewesen wären, habe ich unter unserem Material *nicht* finden können. Es erscheint mir aber nicht unmöglich, daß es dergleichen geben könnte.

Besonders von Hanhart [36e] ist darauf hingewiesen worden, daß in vielen Diabetikerfamilien sowohl Früh- als auch Spätformen des Leidens vorkommen. Er sieht diese Beobachtung als einen Beweis für die genetische Einheitlichkeit der unterschiedlichen klinischen Diabetesformen an. Auch in unserem Krankengut konnte vielfach die Feststellung getroffen werden, daß in derselben Sippe sowohl Fälle frühzeitiger, als auch später Diabetesmanifestation vorkommen können. Eine genaue Durchsicht der uns zur Verfügung stehenden Sippentafeln ergab jedoch, daß dies bei Familienmitgliedern *derselben Generation außerordentlich selten* der Fall ist. In dem Abschnitt 4.5 wurde bereits im einzelnen belegt, daß der Diabetes bei mehreren zuckerkranken Geschwistern zumeist in derselben Lebensphase in Erscheinung tritt (vgl. Tab. 21 und 22). Unter den in Tab. 21 zusammengestellten Geschwisterpaaren fanden sich nur 13, deren einer Teil vor dem 25. Lebensjahr, der andere dagegen erst

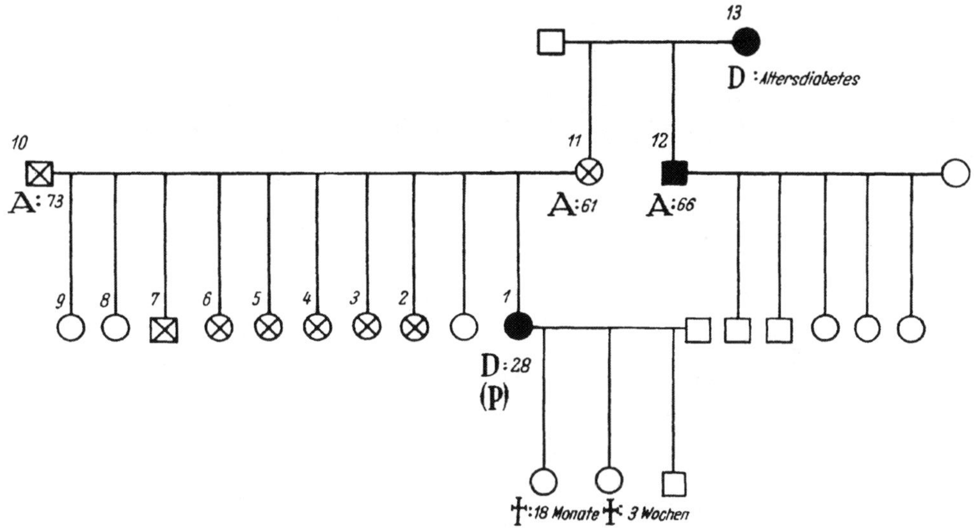

1 **(P)** Pat. Nr. 8403. 168 cm groß, Höchstgewicht 122 kg mit 19 Jahren! Dick geworden nach Abort mit 17 Jahren. Nach Diabetesmanifestation (mit 29 Jahren) 83 kg, Stammfettsucht, Vollmondgesicht, Rubeose, Striae: Cushingtyp. Reiner Überfunktionsdiabetes mit niedrigem Insulinbedarf (um 20 E/die)

2–7 Korpulent

8 u. **9** Klein gestorben

10 u. **11** Wogen beide über 2 Zentner

12 Leichter, insulinbedürftiger Diabetes

13 Im Alter von 93 Jahren verstorben

Abb. 49. Gemeinsames Auftreten von Diabetes und Fettsucht in derselben Sippe
Trotz frühzeitiger Erkrankung der Probandin (1) typischer Überfunktionsdiabetes

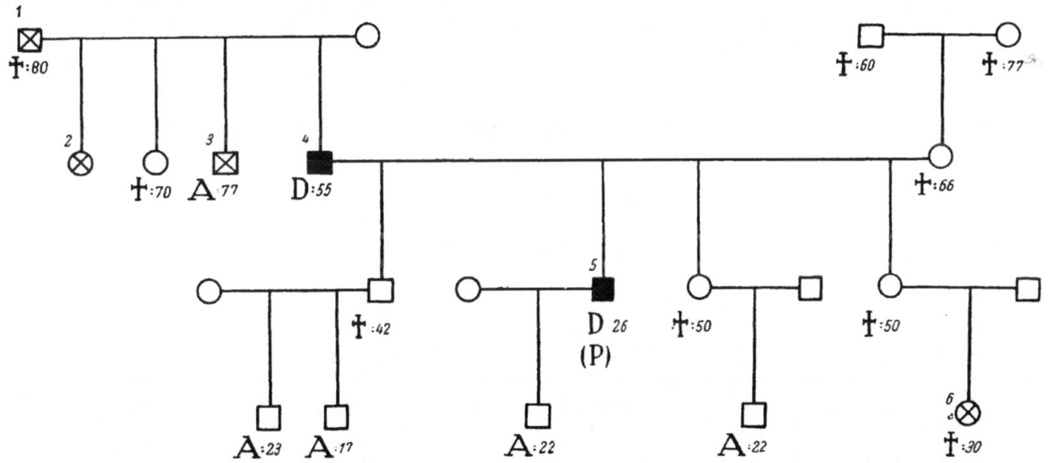

1 Stammfettsucht, Verdacht auf Diabetes

2 u. **3** Stammfettsucht

4 Gastwirt, dick, an Apoplexie verstorben

5 **(P)** Pat. Nr. 7080. 169 cm groß, Höchstgewicht 92 kg. Diabetes leicht. nicht insulinbedürftig, Cushingtyp

6 Fettsucht, Myxoedem

Abb. 50. Zusammentreffen von Diabetes und Stammfettsucht in einer Sippe

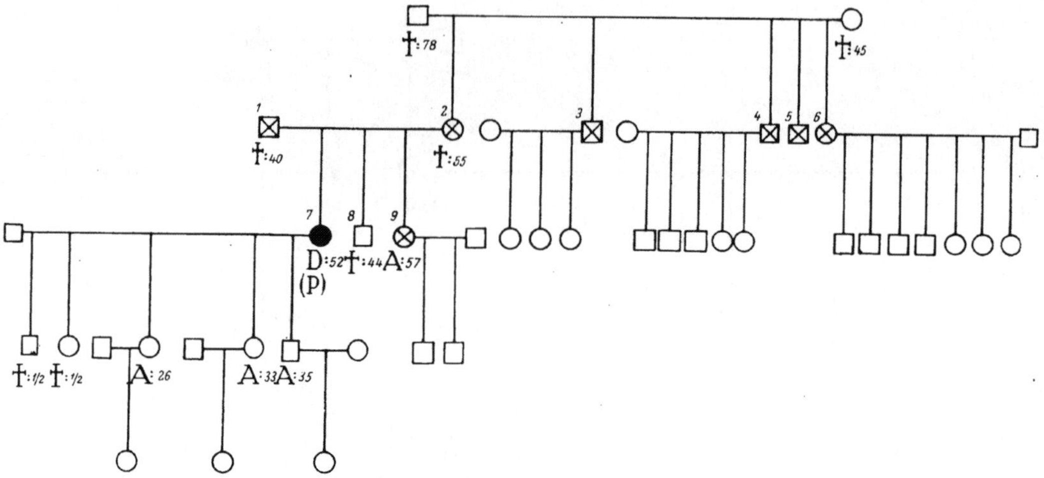

1 Sehr dick, Potator, plötzlicher Herztod
2, 3, 4, 5, 6 sämtlich sehr dick, alle nach Apoplexie gestorben
7 **(P)** Pat. Nr. 9584. 166 cm, Höchstgewicht 112 kg, Fettpolster gleichmäßig verteilt. Insulinbedarf um 25 E/die
8 Im Krieg gefallen
Alle bekannten erwachsenen Familienangehörigen fettleibig, gleichmäßiger Fettverteilungstyp

Abb. 51. Familie mit Fettsucht nahezu aller Mitglieder
Nur ein Überfunktionsdiabetes

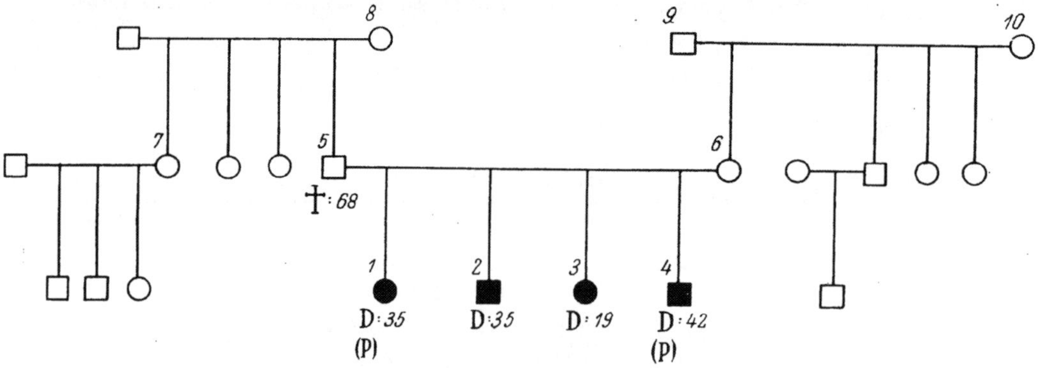

1 **(P)** Pat. Nr. 8689. 165 cm groß, Höchstgewicht 72 kg, mit 36 Jahren 58 kg, mit 48 Jahren 49 kg (1947), Asthenikerin, Insulinbedarf um 40 E/die
2 Vor Diabetes 100 kg gewogen. Diabetes erst leicht, nach Koma (beim Militär) insulinbedürftig (20—25 E/die)
3 Mit 21 Jahren im Koma gestorben
4 **(P)** Pat. Nr. 8608. 172 cm groß, Höchstgewicht 78 kg, mit 52 Jahren 58 kg, mit 58 Jahren 49 kg (1947), mit 62 Jahren 68 kg (1952), Astheniker, Hyperthyreose. Insulinbedarf zwischen 25 E (1947) und 60 E (1952) pro die
5 Klein, dick, gestorben nach Apoplex
7 Todesursache: Apoplex
8 u. 10 Jung verstorben
9 Im Krieg gefallen

Abb. 52. Unterschiedliche Konstitutionsformen bei vier zuckerkranken Geschwistern

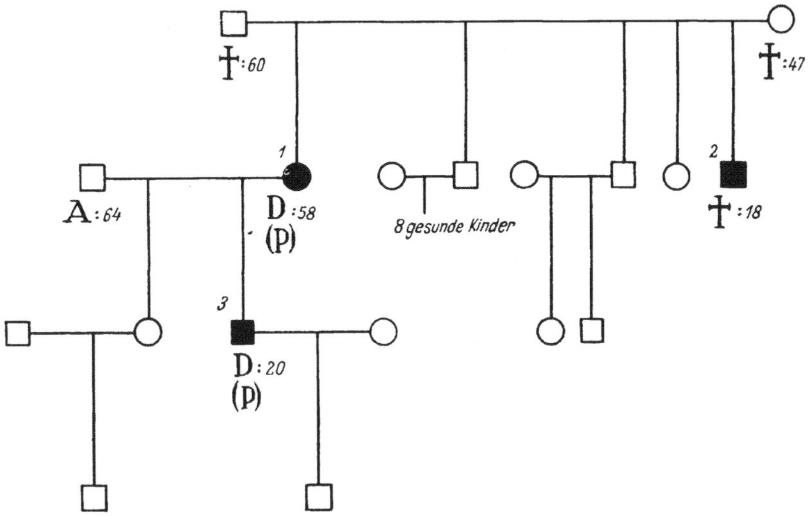

1 **(P)** Pat. Nr. 7767. 158 cm groß, mit 30 Jahren starke Gewichtszunahme, Höchstgewicht 92,5 kg. Starke Gewichtsabnahme mit Diabetesmanifestation. Mit 62 Jahren 56 kg, Bild polyglandulärer Insuffizienz, geringgradige Altersakromegalie (vgl. Abb. 54). Leichter Insulinmangeldiabetes, Insulinbedarf 18 E/die

2 Mit 18 Jahren an Diabetes und Tuberkulose verstorben

3 **(P)** Pat. Nr. 7403. 185 cm groß, 66 kg, hager, Diabetes schwer, Insulinbedarf 50–80 E/die

Abb. 53. Unterschiedlichkeiten im Konstitutions- und Diabetestyp bei verschiedenen Diabetikern einer Sippe

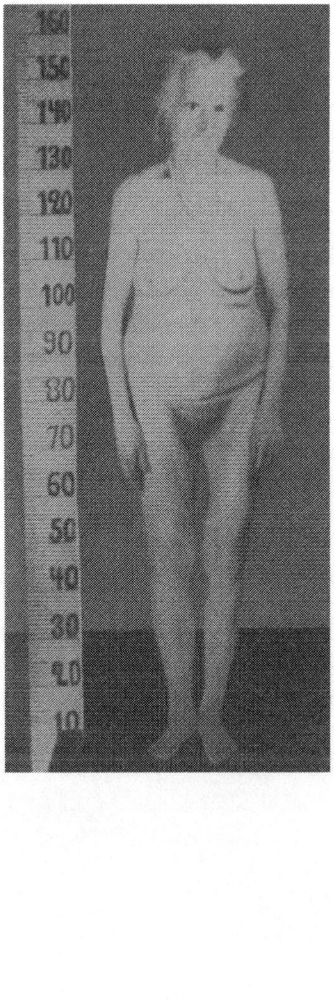

Abb. 54. Pat. Nr. 7767 (s. Abb. 53, Nr. 1). 62 Jahre alt Diabetesmanifestation mit 58 Jahren, dabei sehr stark abgemagert, war vorher adipös (Höchstgewicht 92,5 kg). Basophiler Schub mit 30 Jahren, jetzt polyglanduläre Insuffizienz mit Altersakromegalie („Metamorphose"). Leichter Insulinmangeldiabetes. Bruder und Sohn: schwerer jugendlicher Diabetes

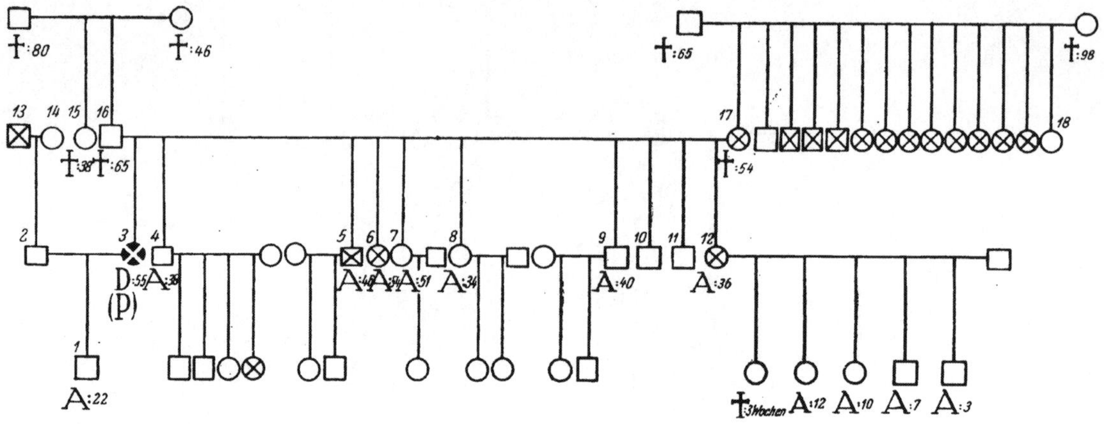

1 183 cm groß, schlank
2 174 cm groß, schlank
3 **(P)** Pat. Nr. 12294, Diabetes leicht, nicht insulinbedürftig, klein, dick (149 cm, 89 kg)
5, 6, 12 Klein, dick
4, 7, 8, 9, 10, 11 Groß, schlank
13 193 cm groß, jung schlank, später über $2^1/_2$ Ztr. schwer
14 schlank, nicht groß
15 Groß, kräftig, nicht fett
16 Groß, schlank
17 Klein, dick, ebenso wie alle Geschwister bis auf einen schlanken Bruder
18 Klein gestorben

Abb. 55. Unterschiedliche Konstitutionsformen der Kinder eines ebenso typenverschiedenen Ehepaares (16 u. 17), darunter nur ein leichter Überfunktionsdiabetes (3)

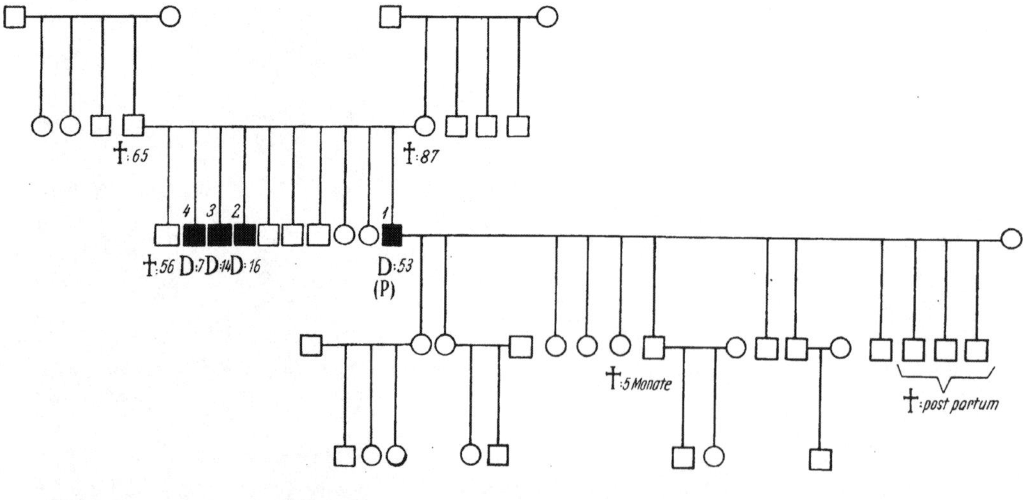

1 **(P)** Pat. Nr. 8501 (s. Abb. 57)

Abb. 56. Auftreten von typischem Insulinmangeldiabetes bei vier Geschwistern, wenn auch bei 1 erst mit 53 Jahren, während bei 2, 3 und 4 schon im Kindes- bzw. Jugendalter (vgl. Abb. 57)

nach dem 45. diabetisch wurde. In diesen Fällen kann man annehmen, daß bei dem einen Geschwister ein jugendlicher Insulinmangeldiabetes, bei dem anderen dagegen ein Altersdiabetes besteht. Aus Tab. 22 geht gleichfalls hervor, daß auch bei mehr als zwei zuckerkranken Geschwistern das Diabetesmanifestationslebensalter viel häufiger gleichartig als unterschiedlich ist.

Dem entspricht die Beobachtung, daß zuckerkranke Geschwister nur sehr *selten einem gegensätzlichen Konstitutionstyp* zugehören. Bei näherer Betrachtung derjenigen *Geschwister mit großen Differenzen im Erkrankungsalter* kann man überdies in einigen Fällen feststellen, daß trotzdem bei ihnen eine *gleichartige* oder wenigstens ähnliche klinische *Diabetesform* besteht.

So erkrankten z. B. aus der in Abb. 56 dargestellten Familie 3 Brüder im Kindesalter an einem schweren Diabetes und kamen (in der Vorinsulinära) im Koma um. Ein weiterer Bruder (unser Patient) wurde dagegen erst mit 53 Jahren zuckerkrank. Es handelt sich aber auch bei ihm um einen reinen Insulinmangeldiabetes ohne wesentliche extrainsuläre Zeichen (s. Abb. 57). Er war von leptosomer Konstitution (58 kg bei 170 cm Körpergröße, Höchstgewicht 65 kg). Der tägliche Insulinbedarf betrug im Laufe einiger Jahre 30—60 E.

Stößt man auf *unterschiedliche Erkrankungslebensalter* bei Diabetikern derselben Sippe, so kann man meist folgendes feststellen:

1. Die in verschiedenen Lebensabschnitten erkrankten Diabetiker stehen vorzugsweise in nachstehenden *Verwandtschaftsbeziehungen*:

   a) Elter — Kind,

   b) Großelter — Enkel,

   c) Elterngeschwister — Geschwisterkind,

   d) Großelterngeschwister — Geschwisterenkel,

   e) noch weiter entfernte Verwandtschaftsgrade.

   Es handelt sich demnach um Angehörige *verschiedener Generationen.*

2. Die *jüngere Generation* stellt fast immer die Diabetiker mit dem *früheren Erkrankungstermin.*

Die Feststellung, daß mehrere zuckerkranke *Geschwister* zumeist in dem *gleichen Lebensabschnitt* erkranken, während ein Diabetes bei Kindern und Enkeln von Diabetikern im Gegensatz hierzu häufig *frühzeitiger* als bei diesen zur Manifestation kommt, wurde bereits im Abschnitt 4.5 eingehend besprochen. Es ist für die hier angestellten Untersuchungen ohne Belang, ob es sich bei dieser Beobachtung um ein statistisches oder ein biologisches Phänomen handelt. Die Tatsache allein, daß sowohl Spät-, als auch Frühformen der Erkrankung in derselben Sippe vorkommen können, beweist die grundsätzliche *genetische Einheitlichkeit* beider klinischer Erscheinungsbilder.

Eine frühzeitigere Diabetesmanifestation in den jüngeren Generationen kann man nicht selten auch dann feststellen, wenn nicht direkte Vorfahren der Probanden zuckerkrank waren, sondern Geschwister von ihnen (s. Abb. 58).

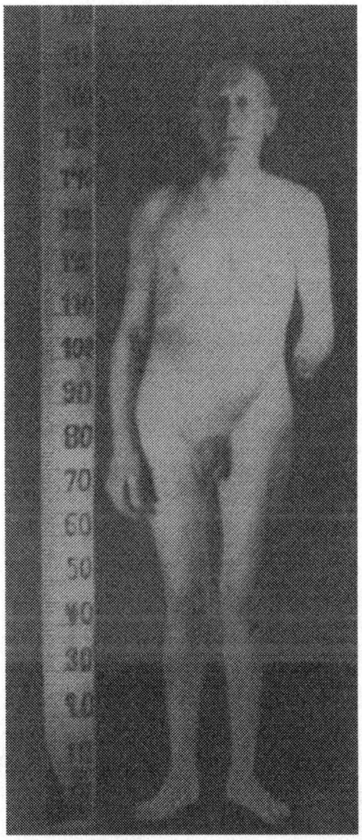

Abb. 57. Pat. Nr. 8501 (s. Abb. 56, Nr. 1). 55 Jahre alt Diabetesmanifestation mit 53 Jahren, Insulinmangeldiabetes
3 Geschwister als Kinder an Diabetes erkrankt und verstorben

Bemerkenswert ist auch die in Abb. 59 dargestellte Beobachtung, daß in einer Familie von einem relativ spät erkrankten Diabetiker nicht nur dessen eigener Enkel, sondern auch der seines selbst gesund gebliebenen Bruders bereits in kindlichem Alter zuckerkrank wurden. Wir verfügen über mehrere derartige Beobachtungen.

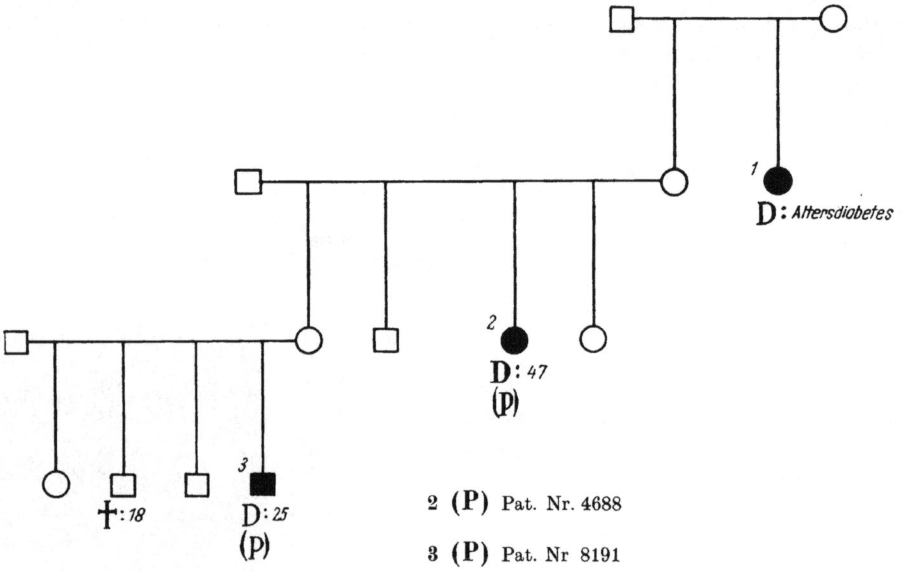

Abb. 58. Vorrücken des Erkrankungsbeginns von Generation zu Generation, auch wenn der Diabetes nicht bei direkten Nachkommen auftrat

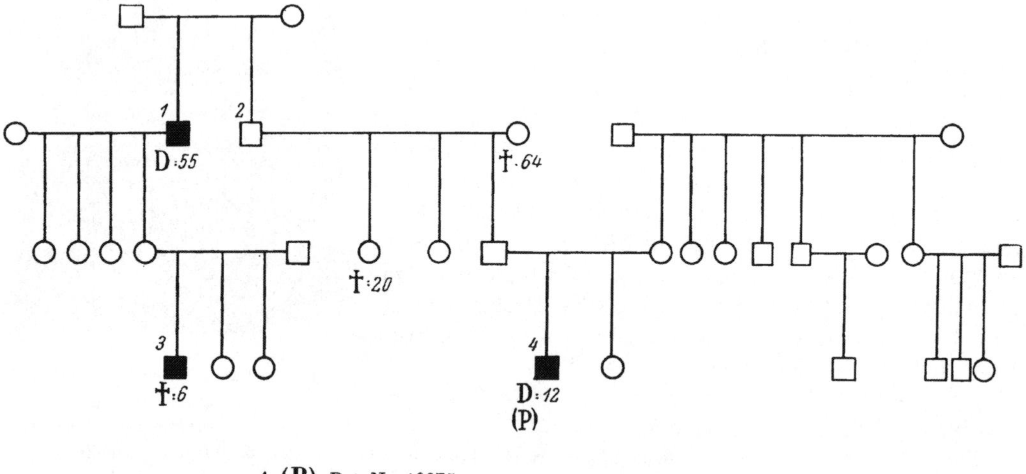

4 (P) Pat. Nr. 10075

Abb. 59. Auftreten zweier Fälle von kindlichem Diabetes (3 u. 4) in einer Sippe; je einer unter den Enkeln eines Diabetikers (1) und dessen gesund gebliebenen Bruders (2)

4.63 Endokriner Typ der einzelnen Diabetiker und Heredofamiliarität

Für eine weitere Beurteilung der Frage, ob sich bei den verschiedenen klinischen Diabetesformen etwa ein unterschiedlicher Erbmodus finden läßt, erschien mir eine nähere Untersuchung der Zusammenhänge zwischen Heredofamiliarität und endokrinen Stigmata der *einzelnen Diabetiker* von Bedeutung.

Es ist im Einzelfall oft nicht leicht, einen Patienten einer bestimmten Diabeteskategorie zuzuordnen. Dies liegt einmal daran, daß es *einfache* und untrügliche Kriterien zur Differenzierung der verschiedenen Formen nicht gibt. Dies ist allein aus der Vielzahl der bisher unternommenen Einteilungsversuche ersichtlich. Weder das Manifestationslebensalter, noch der Insulinbedarf, die Insulinempfindlichkeit, der Blutdruck oder der Konstitutionstyp jeder für sich allein ermöglichen eine zuverlässige Abgrenzung. Erst die Berücksichtigung aller dieser Einzelfaktoren kann sichere Hinweise geben. Die Herausarbeitung des *Überfunktionsdiabetes* in seinen verschiedenen Spielarten durch Bartelheimer [7] hat die pathogenetisch bedeutungsvolle Rolle der Hormondrüsen, und zwar besonders der Inselantagonisten in den Mittelpunkt des Interesses gerückt. Bartelheimer hat im einzelnen auf die Möglichkeiten hingewiesen, ihre für die Ausbildung eines Diabetes maßgebliche Funktion zu erkennen. Wichtigste Hinweise liefern hierfür eine Reihe von „endokrinen Stigmata", Besonderheiten im klinischen Erscheinungsbild, in der Wuchs- und Körperbauform, auf die noch näher einzugehen sein wird. Dabei ist allerdings zu beachten, und darauf weist Bartelheimer ausdrücklich hin, daß das Ausmaß einzelner klinischer Symptome dem der Stoffwechsel-Regulationsstörung durchaus nicht parallel zu gehen braucht. Trotzdem ist eine sorgfältige Beobachtung dieser klinischen Hinweiszeichen, auch in weniger deutlich ausgeprägter Form, von großem Nutzen. Sie ermöglichen vielfach im Einzelfall die Erkennung eines Überfunktionsdiabetes. Wenn in einer recht großen Zahl von Fällen eine Zuordnung zu dem einen oder anderen Diabetestyp trotz Heranziehung aller zur Verfügung stehenden Unterscheidungsmerkmale nicht möglich ist, so liegt dies daran, daß bei diesen Kranken der Diabetes nicht die ausschließliche Folge eines alleinigen Pankreasversagens *oder* einer Überfunktion der Inselantagonisten ist. In der großen Mehrzahl der Fälle ist der Diabetes vielmehr bedingt durch ein Versagen des normalen *Zusammenspiels* der vielfältigen hormonalen und zentral nervösen Stoffwechselregulatoren, zu denen sowohl das Inselorgan als auch seine Gegenspieler zählen. Diese auf klinische Beobachtung gegründete Erkenntnis hat Katsch [55f] zu der Konzeption des Diabetes als *Regulationskrankheit* geführt. Wenn auch in vielen Fällen die Mitbeteiligung extrainsulärer Faktoren an der Entstehung des Diabetes deutlich erkennbar ist, so ist doch die Zahl der Patienten, bei denen von einem *reinen* Überfunktionsdiabetes gesprochen werden kann, relativ klein.

Bei den von mir bearbeiteten 10000 Diabetikern habe ich sorgfältig auf das etwaige Vorliegen endokriner Stigmata geachtet. Die von mir selbst beobachteten 2721 Patienten wurden selbstverständlich nach einheitlichen Richtlinien bewertet. Von etwa 3000 weiteren Patienten standen mir Ganzphotographien in unbekleidetem Zustand zur Verfügung, die ich in Ergänzung zu den von anderen Untersuchern stammenden schriftlichen Befunden nach den gleichen Maßstäben wie bei den von mir selbst gesehenen Patienten verwerten konnte. Von den restlichen Diabetikern wurden aus den Krankenblättern nur eindeutige und unmißverständliche Befundangaben berücksichtigt. Auf diese Weise glaube ich, trotz der durch mehrere Ärzte erfolgten Untersuchung des gesamten Krankenmaterials doch eine weitgehende Einheitlichkeit der Beurteilung erreicht zu haben.

Registriert wurden die im folgenden aufgeführten Erscheinungsbilder:[1]

---

[1] Das Schema wurde vor Beginn der Erhebungen im Jahre 1949 aufgestellt.

A. *Hypophysär bedingte Zustandsbilder*

1. Vollausgeprägte Akromegalie
2. Akromegale Züge, Zeichen geringgradiger Überfunktion der eosinophilen Zellen des Hypophysenvorderlappens
Hierzu wurden Patienten gerechnet, deren Hände, Füße, Nase, Ohren im Verhältnis zum übrigen Körper eindeutig zu groß waren, die vergröberte Gesichtszüge mit betontem Kinn aufwiesen und bei denen sich evtl. auch noch weitere von der Akromegalie her bekannte Symptome in leichter Ausprägung fanden. Es handelte sich fast stets um Diabetiker vom mageren, hochwüchsigen Typ
3. Vollausgeprägter M. Cushing
4. Cushingoid, Zeichen geringgradiger Überfunktion der basophilen Zellen des Hypophysenvorderlappens (Hierbei bleibe unberücksichtigt, inwieweit zur Ausbildung des „Cushingtyps" die Nebennierenrinde mit im Spiele ist.)
Zu dieser Gruppe wurden die (meist kleinwüchsigen) Patienten mit Stammfettsucht bei schlanken Extremitäten, Nackenfettpolster, rotem Vollmondgesicht und Striae gezählt
5. Morgagni-Syndrom, bestehend aus Obesitas, Virilismus und Hyperostosis frontalis interna
6. Dystrophia adiposo-genitalis
7. Simmondssche Kachexie
8. Hypophysäre Magersucht geringeren Grades
9. Hypophysärer Hochwuchs
Miteinbezogen wurden in diese Gruppe diejenigen zuckerkranken Kinder und Jugendlichen, die mindestens 10 cm größer waren als ihrem Altersdurchschnitt entsprach
10. Hypophysärer Zwergwuchs
Hierzu wurden nicht die stoffwechselbedingten Entwicklungshemmungen jugendlicher Diabetiker gerechnet

B. *Nebennierensyndrome*

1. M. Addison einschließlich nicht voll ausgebildeter Fälle von Nebenniereninsuffizienz
2. Interrenalismus bei männlichen Individuen:
a) Viriler Typ (Hypersexualismus, Hypertrichose, Hyperpigmentierung)
b) Femininer Typ (Intersexuelle Züge)
c) Formes frustes
3. Interrenalismus bei weiblichen Individuen:
a) Viriler Typ (Hirsutismus)
b) Femininer Typ (Hypersexualismus)
c) Formes frustes

C. *Sexuelle Störungen*

1. Infantilismus
Miteinbezogen wurden auch diejenigen jugendlichen Diabetiker, bei denen es infolge unzureichender Stoffwechselkompensation zu einer Retardierung der genitalen Entwicklung kam
2. Hypogenitale Züge (Zeichen von Keimdrüseninsuffizienz mit Hypoplasie der sekundären Geschlechtsmerkmale)
3. Eunuchoidismus
4. Kryptorchismus
5. Pubertas praecox
6. Virile Züge bei Frauen (soweit nicht unter B 3a mit erfaßt)
7. Feminine Züge bei Männern (soweit nicht unter B 2b mit erfaßt)

D. *Schilddrüsen-Funktionsstörungen*

1. M. Basedow (Vollbild)
2. Thyreotoxikose
3. Leichte Hyperthyreosen ohne wesentliche toxische Symptome („B-Typ")
4. Sogenannter „fetter" Basedow (Thyreotoxikose bei Fettleibigkeit)
5. Kretinismus
6. Myxödem
7. Leichtere Formen von Hyperthyreose
8. Bindegewebsstrumen (ohne inkretorische Störungen)

E. *Fettsucht*

1. Vorwiegende Mastfettsucht
2. Fettsucht mit erblicher Anlage (ohne bestimmten Typus)
3. Klimakteriumsfettsucht
4. „Cerebrale" Fettsucht (mit gleichmäßiger Fettverteilung)
5. Hypophysäre Fettsuchtsformen (soweit nicht unter A 3—6 erfaßt)
6. Sonstige Fettsuchtsformen

F. *Pluriglanduläre Insuffizienz*

Hierunter wurden solche Diabetiker gerechnet, bei denen sich Zeichen einer Dekompensation mehrerer oder aller Hormondrüsen fanden. Zum größten Teil handelt es sich um Patienten im Involutionsalter

Waren bei einem Patienten *mehrere* endokrine Stigmata festzustellen, so wurde dies durch ein besonderes Kennzeichen vermerkt. Registriert wurde zunächst nur das klinisch am meisten hervorstechende Syndrom. Etwaige weitere Störungen konnten aus technischen Gründen nur dann mit erfaßt werden, wenn die Patienten mehrmals bei uns aufgenommen wurden. War es bei demselben Diabetiker im Laufe seines Lebens zu einem grundlegenden *Syndromwandel*, zu einer „*Metamorphose*" (Mohnike [79a]) z. B. vom Hyper- zum Hypopituitarismus gekommen, so wurde dies ebenfalls vermerkt, wobei das zur Zeit der Behandlung bestehende Zustandsbild registriert wurde. Für die nähere Untersuchung der Zusammenhänge zwischen endokrinem Syndrom und Heredofamiliarität wurde von jedem Patienten das Krankenblatt seiner letztmaligen Behandlung zugrunde gelegt. Jeder Diabetiker ist infolgedessen nur einem einzigen Erscheinungsbild zugeordnet, und zwar demjenigen, das auf diesem seinem letzten Krankenblatt registriert ist. Es ist jedoch jeweils vermerkt, bei wievielen Patienten gleichzeitig andere endokrine Stigmata bestanden haben.

Tab. 26 gibt eine Übersicht über die auf diese Weise erhobenen Befunde. Bei der Beurteilung der Ergebnisse ist zu berücksichtigen, daß in 37% der Fälle wegen unzureichender Anhaltspunkte eine Klassifizierung nicht vorgenommen werden konnte (fragliche Fälle). Ferner war es (wie bereits erwähnt) aus technischen Gründen für 654 Patienten, bei denen mehrere endokrine Stigmata nebeneinander festzustellen waren, lediglich möglich, das im Vordergrund stehende Syndrom zu registrieren. Schließlich ist in Betracht zu ziehen, daß in unserem Material ein größerer Prozentsatz *jugendlicher* und *männlicher* Diabetiker enthalten ist, als dies bei einem auslesefreien Krankengut der Fall sein würde. Verallgemeinerungen sind auf Grund der angegebenen Zahlen also nicht erlaubt. Es ist anzunehmen, daß die Zahl der dem *Cushingtyp* genäherten Patienten, die in unserem Material bereits mit 22,1% der verwertbaren Fälle bei weitem an der Spitze liegen, in einem nicht ausgelesenen Diabetikerkrankengut noch größer wäre. Dagegen würde wahrscheinlich die Zahl der *Schilddrüsenüberfunktionen* geringer sein. Auf Einzelheiten der Kombination verschiedener endokriner Stigmata bei demselben Patienten oder die sonst hierbei interessierenden klinischen Befunde kann an dieser Stelle nicht näher eingegangen werden.

Eine nähere Analyse der zahlenmäßigen Zusammensetzung zwischen endokrinen Typen und Heredofamiliarität ergab nun einige interessante Aufschlüsse. Eine solche Untersuchung wurde angeregt durch die häufige klinische Beobachtung, daß Patienten vom Cushingtyp mit leichtem Überfunktionsdiabetes unverhältnismäßig häufig in ihrer Verwandtschaft weitere Fälle von Zuckerkrankheit aufzuweisen haben.

Tab. 27 gibt zunächst eine summarische Übersicht über die endokrin stigmatisierten Patienten mit nachgewiesener Heredofamiliarität. Es ist ersichtlich, daß der Anteil der *Diabetiker mit endokrinen Hinweiszeichen an der Patientengruppe mit nachgewiesener Heredofamiliarität mit 44,4% in signifikanter Weise größer* ist als der Prozentsatz der endokrin stigmatisierten Patienten am Gesamtkrankengut (40,9%). Bei einer ins einzelne gehenden Aufschlüsselung ergeben sich jedoch bemerkenswerte Unterschiedlichkeiten. Auf der einen Seite ist festzustellen, daß der Anteil der Patienten mit endokrinen Stigmata verschieden hoch ist, je nachdem, in welchem *Verwandtschaftsverhältnis* die weiteren diabetischen Familienmitglieder zu den Probanden der gebildeten Untergruppen stehen. Auf der anderen Seite findet sich ein erhöhter Prozentsatz von Heredofamiliarität *nicht bei allen endokrinen Störungen.*

Tabelle 26

Übersicht über die Häufigkeit endokriner Stigmata im Gesamtkrankengut

Endokrine Syndrome	*Gesamt*zahl der Patienten, bei denen das Merkmal festzustellen war	Prozentsatz der verwertbaren Fälle	Anzahl der Patienten, bei denen das Merkmal gleichzeitig mit anderen bestand	Anzahl der Patienten, die vor Behandlung Syndromwandel durchmachten	Anzahl der Patienten, bei denen das Merkmal später durch andere verdrängt wurde bzw. ganz verschwand (einschließlich fragliche Fälle)
Akromegalie	13	= 0,2%	4	2	0
Akromegaloid	479	= 7,6%	90	36	42
M. Cushing	13	= 0,2%	2	0	0
Cushingoid	1381	= 22,1%	276	71	49
Morgagni-Syndrom	30	= 0,5%	4	1	0
Dystrophia adiposo-genitalis	73	= 1,2%	9	1	12
Simmonds-Kachexie	25	= 0,4%	7	0	1
Hypophys. Magersucht	51	= 0,8%	7	8	3
Hypophys. Hochwuchs	209	= 3,3%	15	0	51[1]
Hypophys. Zwergwuchs	71	= 1,1%	9	1	4
Addisonismus	10	= 0,2%	1	0	0
Interrenalismus					
Männer:					
viriler Typ	224	= 3,6%	51	4	5
femininer Typ	41	= 0,7%	4	0	2
Formes frustes	39	= 0,6%	5	0	2
Frauen:					
viriler Typ	76	= 1,2%	38	2	4
femininer Typ	9	= 0,1%	1	0	0
Formes frustes	17	= 0,3%	4	0	1
Infantilismus	310	= 5,0%	36	1	46[2]
Hypogenitale Züge	146	= 2,3%	31	0	20
Eunuchoidismus	76	= 1,2%	26	0	4
Kryptorchismus	32	= 0,5%	1	0	12
Pubertas praecox	23	= 0,4%	5	0	6
Feminine Züge (bei Männern)	35	= 0,6%	6	0	4
Virile Züge (bei Frauen)	88	= 1,4%	39	0	4
M. Basedow	25	= 0,4%	5	0	2
Thyreotoxikose	339	= 5,4%	95	1	30
B-Typ	538	= 8,6%	112	7	64
Fetter Basedow	9	= 0,1%	2	0	0
Kretinismus	2	= 0,03%	0	0	0
Myxödem	1	= 0,02%	1	0	0
Hypothyreose	17	= 0,3%	8	0	0
Bindegewebsstruma	60	= 1,0%	16	0	4

[1] Während der Wachstumsphase übergroße diabetische Kinder und Jugendliche, bei denen nach Abschluß des Längenwachstums ein Hochwuchs nicht mehr bestand.

[2] Diabetische Kinder mit Entwicklungsretardierung, die sich später noch zum Ausgleich bringen ließ.

Fortsetzung

Endokrine Syndrome	*Gesamt*zahl der Patienten, bei denen das Merkmal festzustellen war	Prozentsatz der verwertbaren Fälle	Anzahl der Patienten, bei denen das Merkmal gleichzeitig mit anderen bestand	Anzahl der Patienten, die vor Behandlung Syndromwandel durchmachten	Anzahl der Patienten, bei denen das Merkmal später durch andere verdrängt wurde bzw. ganz verschwand (einschließlich fragliche Fälle)
Mastfettsucht	13	= 0,2%	1	0	1
Fettsucht mit erblicher Anlage	19	= 0,3%	3	0	0
Klimakteriumsfettsucht	13	= 0,2%	1	0	3
Cerebrale Fettsucht	34	= 0,5%	6	0	1
Hypophys. Fettsucht (sonstige)	20	= 0,3%	5	0	1
Sonstige Fettsuchtsformen	10	= 0,2%	1	0	1
Pluriglanduläre Insuffizienz	218	= 3,5%	24	15	26
Gesamtzahl der Patienten *mit* endokrinen Stigmata	4086	= 65,3%	654	150	405
Patienten *ohne* endokrine Stigmata	2170	= 34,7%		32	
Verwertbare Fälle insgesamt	6256	= 100%			
Fragliche Fälle	3744			47	
Patientengesamtzahl	10000			229	

Wie aus Tab. 27 hervorgeht, ist der Anteil der Patienten mit endokrinen Stigmata unter denjenigen Diabetikern, *die mindestens zwei weitere zuckerkranke Familienangehörige* haben, mit 46,1% noch etwas höher als unter den Patienten, die nur einen weiteren diabetischen Verwandten besitzen (43,7%). Noch mehr endokrin Stigmatisierte (50,3%) finden sich unter den Patienten, von denen mindestens ein *Elternteil* auch zuckerkrank gewesen war. Unter den Patienten, die außer einem Elternteil noch weitere diabetische Verwandte aufzuweisen haben, ist kein nennenswert höherer Prozentsatz (50,4%) festzustellen.

Die außerordentlich große Zahl endokrin auffälliger Patienten unter den Diabetikern, die von wenigstens einem zuckerkranken *Eltern*teil abstammen, differiert in signifikanter Weise nicht nur von der entsprechenden Ziffer des Gesamtkrankengutes, sondern auch der Gesamtzahl der Patienten mit nachgewiesener Heredofamiliarität.

Im Gegensatz hierzu finden sich überraschenderweise unter den Patienten, die weitere diabetische *Geschwister* haben, keineswegs mehr endokrin Stigmatisierte als im Gesamtkollektiv. Ihr Anteil (33,6%) liegt sogar signifikant *niedriger*, als ihrer Häufigkeit im Gesamtkrankengut (40,9%) nach zu erwarten wäre. Die Frage liegt auf der Hand, ob sich der geringe

Tabelle 27

Häufigkeit endokriner Stigmata bei Diabetikern mit nachgewiesener Heredofamiliarität

	Gesamt-patienten-zahl	*Davon* Diabetiker mit endokrinen Stigmata	Anteil der Diabetiker mit endokrinen Stigmata an der entsprechenden Gruppe des Gesamtkrankengutes
Gesamtkrankengut	10000	4086	40,9%
Alle Patienten mit weiteren diabetischen Verwandten	2785	1238	44,4%[1]
Patienten mit *einem* weiteren diabetischen Verwandten	1929	843	43,7%
Patienten mit *mehr als einem* diabetischen Verwandten	856	395	46,1%[1]
Patienten mit mindestens einem diabetischen *Elternteil*	994	500	50,3%[1] und [2]
Patienten mit einem diabetischen *Elternteil und weiteren* diabetischen Verwandten	430	217	50,4%[1]
Patienten mit mindestens einem diabetischen *Geschwister*	684	230	33,6%[1]

[1] Differenz zum Prozentsatz aller Diabetiker mit endokrinen Stigmata am Gesamtkrankengut signifikant.
[2] Differenz zur entsprechenden Gruppe der Patienten mit weiteren diabetischen Verwandten signifikant.

Prozentsatz endokriner Hinweiszeichen unter den Patienten mit weiteren diabetischen Geschwistern im Gegensatz zu denen mit zuckerkranken Eltern etwa durch ein im Durchschnitt jüngeres Lebensalter der erstgenannten Gruppe erklären könnte. Dies ist jedoch nicht der Fall.

Die Häufigkeit extrainsulärer hormoneller Dysregulationen unter den Patienten, die weitere diabetische Familienangehörige *anderer Verwandtschaftsgrade*, als sie in Tab. 27 aufgeführt sind, besitzen, liegt innerhalb des Zufallsbereiches. Es kann daher darauf verzichtet werden, hierzu detaillierte Zahlenangaben mitzuteilen. Als Ergebnis dieser Aufschlüsselung läßt sich aber folgendes sagen: Wenn sich innerhalb der Gesamtgruppe der Diabetiker mit nachgewiesener Heredofamiliarität ein erhöhter Prozentsatz von Patienten mit endokrinen Stigmata findet, so kommt dies fast ausschließlich durch die *große Zahl solcher endokrin Auffälliger unter den Diabetikern zustande, die von wenigstens einem ebenfalls zuckerkranken Elternteil* abstammen.

Eine weitere Analyse verfolgte das Ziel herauszubekommen, ob die *verschiedenen endokrinen Typenbilder* Unterschiedlichkeiten in bezug auf die im Vorstehenden dargelegten Besonderheiten der Heredofamiliarität erkennen lassen. Zunächst wurden die in Tab. 26 aufgeführten Einzelsyndrome zu inhaltlich verwandten Syndromgruppen, nach Möglichkeit in Zuordnung zu der ursächlich verantwortlichen Hormondrüse, zusammengefaßt. Die Ergebnisse sind in Tab. 28 aufgeführt. Es ist ersichtlich, daß sich innerhalb der Patientengruppe mit *pluriglandulärer Insuffizienz* im Verhältnis nicht mehr Diabetiker mit nachgewiesener Heredofamiliarität finden als im Gesamtkrankengut, sondern eher etwas *weniger*. In allen übrigen Gruppen finden sich relativ *mehr* Patienten mit weiteren diabetischen Verwandten als der Erwartung entspricht. Solche Patienten, die von mindestens einem zuckerkranken *Eltern*teil abstammen, sind besonders zahlreich unter den Diabetikern mit *Fettsucht* und *hypophysären*

Tabelle 28

Übersicht über die Häufigkeit nachgewiesener Heredofamiliarität bei verschiedenen endokrinen Störungen

	Gesamt-krankengut	*Alle* Diabetiker mit endokrinen Stigmata	*Hypophysär* bedingte Zustandsbilder	*Nebennieren*-syndrome *und sexuelle* Störungen (*ohne* Infantilismus)	*Schilddrüsen*-störungen	*Fettsucht*	*Pluriglanduläre Insuffizienz*
Gesamtzahl der Gruppe	10000	4086	2065	676	809	98	185
Patienten mit weiteren diabetischen Verwandten	2785	1238	620	212	255	36	46
Prozentsatz der Patienten mit weiteren diabetischen Verwandten an der Gruppe	27,9%	**30,3%**[1]	30,0%	31,3%	31,6%	36,7%	24,9%
Patienten mit mindestens einem diabetischen *Elternteil*	994	500	277	81	93	20	17
Prozentsatz der Patienten mit mindestens einem diabetischen Elternteil an der Gruppe	9,9%	**12,2%**[1]	**13,4%**[1]	12,0%	11,5%	**20,4%**[1]	9,2%
Patienten mit mindestens einem diabetischen *Geschwister*	684	230	109	40	50	10	9
Prozentsatz der Patienten mit mindestens einem diabetischen Geschwister an der Gruppe	6,8%	5,6%	5,3%	5,9%	6,2%	10,2%	4,9%

[1] Differenz zur entsprechenden Gruppe des Gesamtkrankengutes signifikant.

Zustandsbildern. Der geringe Prozentsatz von Kranken mit weiteren diabetischen *Geschwistern* ist *allen* Gruppen gemeinsam, ausgenommen die Fettsüchtigen. Ihr Anteil ist in Anbetracht der kleinen Patientenzahl jedoch nicht signifikant.

Wenn man die Verhältnisse bei den verschiedenen endokrinen Zustandsbildern im einzelnen untersucht, ergeben sich nur in einem Fall neue Gesichtspunkte: Eine Gegenüberstellung der Diabetiker vom *Cushingtyp* mit denjenigen vom *Akromegalietyp* (s. Tab. 29) deckt bemerkenswerte Differenzen auf. Während sich unter den Patienten vom Cushingtyp Heredofamiliarität sicher *häufiger* findet als der Erwartung entspricht, ist dies bei den Akromegaloiden keineswegs der Fall. Im Gegenteil ist der Prozentsatz von Patienten mit weiteren diabetischen Verwandten unter ihnen eher (wenn auch nicht signifikant) niedriger als dem Gesamtkrankengut entspricht.

Es läßt sich also doch feststellen, daß die summarisch nachzuweisende relative Häufigkeit von *Heredofamiliarität* bei endokrin stigmatisierten Diabetikern *nicht bei allen Typenbildern in gleicher Frequenz* anzutreffen ist. Einige Syndrome lassen sie vollständig *vermissen*, wie z. B. der *Akromegalietyp* und die *pluriglanduläre Insuffizienz*. Dagegen ist die Zahl der

Tabelle 29

Heredofamiliarität bei Diabetikern vom Cushing- und Akromegalietyp

	Gesamt-krankengut	Cushingtyp	Akromegalie-typ
Gesamtpatientenzahl	10000	1381[1]	479[1]
Patienten mit weiteren diabetischen Verwandten	2785	444	114
Prozentsatz der Patienten mit weiteren diabetischen Verwandten an der Gruppe	27,9%	**32,1%**[2]	23,8%
Patienten mit *mehr als einem* diabetischen Verwandten	856	165	37
Prozentsatz der Patienten mit mehr als einem diabetischen Verwandten an der Gruppe	8,6%	**11,9%**[2]	7,7%
Patienten mit mindestens einem diabetischen *Elternteil*	994	229	40
Prozentsatz der Patienten mit mindestens einem diabetischen Elternteil an der Gruppe	9,9%	**16,6%**[2]	8,3%
Patienten mit einem diabetischen Elternteil *und weiteren* diabetischen Verwandten	430	106	19
Prozentsatz der Patienten mit einem diabetischen Elternteil und weiteren diabetischen Verwandten an der Gruppe	4,3%	**7,7%**[2]	4,0%
Patienten mit mindestens einem diabetischen *Geschwister*	684	77	24
Prozentsatz der Patienten mit mindestens einem diabetischen Geschwister an der Gruppe	6,8%	5,6%	5,0%
Patienten mit mindestens einem diabetischen *Elterngeschwister*	532	81	18
Prozentsatz der Patienten mit mindestens einem diabetischen Elterngeschwister an der Gruppe	5,3%	5,9%	3,8%

[1] Gesamtzahl aller Patienten, bei denen das Syndrom festzustellen war.
[2] Differenz zur entsprechenden Gruppe des Gesamtkrankengutes signifikant.

Patienten mit weiteren diabetischen Verwandten unter den *Fettsüchtigen* und den Diabetikern vom *Cushingtyp* beträchtlich *größer* als der Erwartung entspricht. Besonders groß ist unter ihnen der Anteil der Patienten, von denen ein *Elternteil* und eventuell noch weitere Familienangehörige ebenfalls zuckerkrank waren. Damit konnte der zuvor erwähnte klinische Eindruck bestätigt und statistisch gesichert werden.

4.64 Konstitutionstyp der einzelnen Diabetiker und Heredofamiliarität

Die Zuordnung der einzelnen Diabetiker zu einem bestimmten *endokrinen Typ* ist nicht leicht und unterliegt fraglos subjektiven Einflüssen durch Untersucher und Bearbeiter. Über die Bewertung der einzelnen endokrinen Stigmata und ihre Zuordnung zu speziellen inkretorischen Störungen herrscht auch noch nicht in jedem Falle Einmütigkeit. Dies liegt zu einem Teil mit darin begründet, daß vielfach keineswegs nur eine Fehlleistung einer einzelnen Hormondrüse vorliegt, sondern bestehende endokrine Hinweiszeichen durch eine Dysfunktion *mehrerer* Komponenten des hormonellen Regulatoriums bedingt sind. Es könnte infolgedessen der Verdacht aufkommen, daß die Zuordnung der einzelnen Diabetiker unseres Krankengutes zu den verschiedenen endokrinen Syndromen auf dem Wege einer vereinfachenden oder willkürlichen Schematisierung erfolgt sei.

Mit Rücksicht auf diese tatsächlich bestehenden Schwierigkeiten und Gefahren habe ich bei der Verarbeitung unseres Krankengutes nicht nur versucht, etwa vorhandene *endokrine Stigmatisierungen* zu erfassen; außerdem habe ich jeden Patienten nach Möglichkeit einem bestimmten *Konstitutionstyp* zugeordnet. Da bei dieser Klassifizierung subjektive Beurteilungsdifferenzen weitestgehend vermieden werden sollten, wurde darauf verzichtet, die bekannte Einteilung der Konstitutionstypen von Kretschmer oder noch differenziertere Einteilungssysteme zugrunde zu legen. Es wurde vielmehr nur eine ganz grobe Unterteilung in „fettleibig", „mager" und „konstitutionell unauffällig" vorgenommen. Zusätzlich wurde registriert, ob gegebenenfalls im Laufe des Lebens (also eventuell auch schon vor Manifestation des Diabetes) auffällige *Wandlungen* der Konstitutionsform eingetreten sind. So wurde es z B. gesondert erfaßt, wenn Patienten z. Z. der Behandlung bei uns konstitutionell unauffällig oder mager waren, vor Ausbruch des Diabetes aber eine Adipositas bestanden hatte.

Auf diese Weise konnte für unser umfangreiches Krankengut eine zwar wenig differenzierte, aber von subjektiven Beurteilungsfehlern so weit, als bei einer so großen Patientenzahl überhaupt möglich, freien Unterteilung nach der Konstitutionsform erreicht werden. Soweit mir eine Zuordnung nicht auf Grund eigener Untersuchung der Patienten oder Beurteilung vorliegender Ganzphotographien möglich war, fanden sich in fast allen übrigen Krankenblättern verwertbare Angaben der Untersucher zum Konstitutionstyp der Probanden. Darüber hinaus standen von jedem Patienten objektive Kriterien in Form der Körpermaße von Größe und Gewicht zur Verfügung.

Eine genauere Untersuchung auch der *Beziehungen zwischen den Konstitutionstypen und der Häufigkeit nachgewiesener Heredofamiliarität* erschien mir notwendig, nachdem sich ergeben hatte, daß ausschließlich in den *Familien der Diabetiker, bei denen mit Adipositas einhergehende endokrine Syndrome* bestanden, in überdurchschnittlicher Häufigkeit weitere Diabeteserkrankungen vorgekommen waren. Eine solche weitere Zusammenstellung kann demnach bei Berücksichtigung der zuvor geschilderten methodischen Schwierigkeiten zur Kontrolle der Ergebnisse des voranstehenden Abschnittes herangezogen werden. Eine solche Kontrolle ist um so wünschenswerter, als die relativ große Zahl der Diabetiker, die infolge unzureichender Anhaltspunkte in bezug auf endokrine Stigmata nicht bewertet werden konnten (3744 Patienten = 37,4% fraglicher Fälle), einen nicht zu übersehenden Unsicherheitsfaktor bei der Beurteilung der vorgelegten Untersuchungsergebnisse darstellt. Demgegenüber waren es nur 921 (= 9,2%) Patienten, bei denen eine Zuordnung zu einem Konstitutionstyp nicht möglich war.

In Tab. 30 sind die wichtigsten Befunde der Untersuchungen über die Häufigkeit nachweisbarer Heredofamiliarität bei den einzelnen Konstitutionstypen zusammengestellt. Zunächst ist ersichtlich, daß innerhalb unseres Gesamtkrankengutes 34,4% aller Patienten konstitutionell *unauffällig* waren. 3391 (= 33,9%) Diabetiker wurden (während ihrer erstmaligen Behandlung bei uns) als *mager* bezeichnet. Von diesen waren 701 Patienten früher offenbar unauffällig gewesen, 250 sogar fettleibig. Dagegen fanden sich nur 1596 (= 15,9%) Diabetiker, die bei Eintritt in unsere Behandlung als *fettleibig* befunden wurden. Außerdem konnte aber bei 900 weiteren Patienten erfragt werden, daß sie in früherer Zeit adipös gewesen, später aber abgemagert waren.

Die auffallend große Zahl *magerer* Diabetiker im Vergleich zu der an allgemeiner klinischer Erfahrung gemessen relativ kleinen Anzahl von Adipösen, dürfte ihre Ursache in folgenden Besonderheiten haben: Einmal ist der Anteil jugendlicher und männlicher Patienten an unserem Krankengut größer als in einer nicht ausgelesenen Diabetikerpopulation (s. Kapitel 3). Fettleibig sind aber vorzugsweise ältere zuckerkranke Frauen. Zum anderen liegen in der Berichtszeit die Mangeljahre während und nach dem zweiten Weltkrieg, in denen ein

Tabelle 30

Häufigkeit nachgewiesener Heredofamiliarität bei Diabetikern mit verschiedenen Konstitutionstypen

Konstitutionstyp	*Anzahl der Patienten*												Insgesamt
	ohne weitere diabetische Verwandte		mit *einem* weiteren diabetischen Verwandten		mit *mehr als einem* weiteren diabetischen Verwandten		mit mindestens einem diabetischen *Elternteil*		mit mindestens einem diabetischen *Geschwister*		mit weiteren *diabetischen Verwandten insgesamt*		
	Absolute Zahl	= %[1]	Absolute Zahl	= %[1]	Absolute Zahl	= %[1]	Absolute Zahl	= %[1]	Absolute Zahl	= %[1]	Absolute Zahl	= %[1]	
Unauffällig	2448	71,1	641	18,6	257	7,5	296	8,6	221	6,4	898	26,0	3442
Mager	1775	72,8	418	17,1	163	6,7	154	**6,3**[2]	134	5,5	581	24,2	2440
Jetzt abgemagert, früher unauffällig	514	73,2	125	17,8	42	6,0	52	7,4	46	6,6	167	23,8	701
Alle mageren Patienten	2289	72,9	543	17,3	205	6,5	206	**6,6**[2]	180	5,7	748	23,8	3141
Fettleibig	1021	**64,1**[2]	345	21,6	160	10,0	258	**16,2**[2]	117	7,3	505	**31,6**[2]	1596
Jetzt unauffällig, früher fettleibig	408	**62,8**[2]	143	22,0	75	**11,5**[2]	104	**16,0**[2]	58	8,9	218	**33,6**[2]	650
Jetzt mager, früher fettleibig	165	66,0	46	18,4	24	9,6	31	12,4	18	7,2	70	28,0	250
Alle jemals fettleibigen Patienten	1594	**64,1**[1]	534	21,4	259	**10,4**[2]	393	**15,8**[2]	193	7,7	793	**31,8**[2]	2496
Nicht verwertbar													921
Insgesamt	6867	68,7	1929	19,3	856	8,6	994	9,9	684	6,8	2785	27,9	10000

[1] Prozentualer Anteil an der Patientengesamtzahl der nach dem Konstitutionstyp gebildeten Einzelkollektive.

[2] Differenz zur Gruppe der Patienten mit unauffälligem Konstitutionstyp innerhalb des nach der Heredofamiliarität gebildeten Teilkollektivs signifikant.

großer Teil der Diabetiker in Deutschland infolge der Nahrungs- und Insulinknappheit stark abmagerte.

Die Überprüfung der Häufigkeit nachgewiesener Heredofamiliarität bei den Diabetikern verschiedener Konstitution erbrachte folgendes Ergebnis: Im Vergleich zu den Patienten mit unauffälliger Konstitution fanden sich nur *geringfügige Unterschiede* in bezug auf die Heredofamiliarität für die *mageren* Diabetiker. Die Häufigkeit weiterer zuckerkranker Verwandter war bei ihnen eher etwas *geringer* als bei den unauffälligen Patienten. Ein gleichfalls zuckerkranker Elternteil wurde sogar in statistisch gesicherter Weise bei mageren Diabetikern seltener beobachtet.

Dagegen war unter den *fettleibigen* Patienten der Anteil derjenigen mit weiteren diabetischen Verwandten deutlich *erhöht*. Die Zahl der Probanden mit *nur einem* weiteren zuckerkranken Familienangehörigen war unter den adipösen Diabetikern zwar noch nicht signifikant erhöht; der höhere Anteil der Fettleibigen unter den Probanden mit *mehreren* weiteren diabetischen Verwandten liegt aber außerhalb des Zufallsbereiches. Relativ am größten ist ihre Anzahl unter den Patienten mit wenigstens einem zuckerkranken *Elternteil*. Für die Patienten mit weiteren diabetischen *Geschwistern* wurden jedoch in allen Gruppen nur geringfügige Abweichungen festgestellt, welche die Signifikanzgrenze nicht überschritten.

Für die kleine Gruppe von 250 Patienten, die zwar zum Zeitpunkt der Untersuchung *mager, früher aber fettleibig* gewesen waren, ließen sich im Prinzip die gleichen Differenzen wie für die nur mäßig oder gar nicht abgemagerten Adipösen nachweisen, sie erreichten jedoch nicht dieselbe Höhe. Der Prozentsatz der Heredofamiliarität bei diesen stark abgemagerten Adipösen unterscheidet sich auf jeden Fall aber deutlich von demjenigen bei den mageren Probanden, die früher nicht fettleibig gewesen waren.

Abschließend kann festgestellt werden, daß von den *fettleibigen* Diabetikern und auch denjenigen, die vor Diabetesmanifestation einmal adipös gewesen waren, ein überdurchschnittlich *hoher Prozentsatz weitere zuckerkranke Verwandte* aufzuweisen hat, verhältnismäßig häufig auch zuckerkranke *Eltern*. Diese Befunde stimmen demnach mit denjenigen überein, die für die Diabetiker vom *Cushingtyp* und anderen mit *Fettsucht* einhergehenden endokrinen Syndromen erhoben werden konnten.

4.65 Besprechung der Ergebnisse

Die in diesem Abschnitt niedergelegten Untersuchungen über die Zusammenhänge zwischen konstitutionellem und endokrinem Typ und Diabetesvererbung haben zunächst folgendes ergeben: Es findet sich zwar häufig, daß in *derselben Sippe* ausschließlich *Diabeteserkrankungen gleicher klinischer Prägung auftreten*, es kommt aber auch vor, daß nebeneinander, oder öfter noch nacheinander in derselben Familie *verschiedenartige Diabetesformen* zur Beobachtung kommen. Unter *Geschwistern* lassen sich nur *selten unterschiedliche klinische Diabetestypen* feststellen. Meist erkranken Geschwister etwa im gleichen Lebensabschnitt und das klinische Bild ihres Diabetes zeigt nur geringe Abweichungen voneinander. Wesentlich häufiger kommt es vor, daß bei Mitgliedern derselben Sippe, die *verschiedenen Generationen* angehören, Diabeteserkrankungen *unterschiedlicher* Ausprägung beobachtet werden. Dabei läßt sich feststellen, daß bis auf wenige Ausnahmen die Zuckerkrankheit bei den Angehörigen der jüngeren Generationen stets in früheren Lebensphasen in Erscheinung tritt. Dies ist nicht nur der Fall, wenn es sich um direkte Nachkommen handelt, sondern auch bei Geschwisterkindern und -enkeln. Genaue zahlenmäßige Angaben über unsere Beobachtungen in bezug auf das Erkrankungsalter bei zuckerkranken Geschwistern und Familienangehörigen der unmittelbaren Aszendenz sind in dem Abschnitt 4.5 niedergelegt und besprochen. Ebenso wie andere

Autoren (HANHART [36e] u. a.) sind jedenfalls auch uns Familien zur Kenntnis gekommen, in denen *sowohl Fälle von Altersdiabetes als auch solche mit Krankheitsbeginn im Kindesalter* auftraten. Dagegen habe ich nur ganz vereinzelt Sippen ausfindig machen können, in denen einerseits bei manchen Familienmitgliedern ein reiner *Insulinmangeldiabetes,* bei anderen dagegen ein *Überfunktionsdiabetes* bestand. Auch diese wenigen Beobachtungen besitzen kaum Aussagekraft, da es sich bei den Familienmitgliedern mit vermutlichem Überfunktionsdiabetes nicht um Krankheitsfälle ganz typischer Ausprägung handelt (vgl. Abb. 53 und 54).

Auf Grund der hier vorgelegten Untersuchungen und der bisherigen Literaturberichte kann es somit als gesichert angesehen werden, daß der *Diabetes sowohl der alten Menschen als auch der des Kindesalters auf einer einheitlichen Erbanlage* beruhen. Für den reinen *Überfunktionsdiabetes* einerseits und den *Insulinmangeldiabetes* andererseits kann nach unseren Beobachtungen an Diabetikersippen nicht ohne weiteres das gleiche gelten. Anderweitige Untersuchungsergebnisse sind m. W. noch nicht publiziert worden. Es haben sich aber auch keine eindeutigen Befunde ergeben, die zu der Annahme zwingen könnten, daß für den Insulinmangel- und den Überfunktionsdiabetes getrennte Anlagen bestehen, also eine *Heterogenie* vorliegt. Auf dieses Problem wird noch zurückzukommen sein.

Auf der Suche nach Möglichkeiten, weitere Aufschlüsse über etwaige Besonderheiten der genetischen Grundlagen des Überfunktionsdiabetes zu erlangen, habe ich weiterhin Untersuchungen über die Häufigkeit und die Einzelaufteilung der Heredofamiliarität bei den verschiedenen endokrinen und Konstitutionstypen unseres Krankengutes vorgenommen.

Dabei hat sich ergeben, daß diejenigen Diabetiker in statistisch gesicherter Weise *häufiger weitere zuckerkranke Verwandte* aufzuweisen haben, welche im Laufe ihres Lebens einmal *fettleibig* waren, gleichgültig, ob sie nach Manifestation des Diabetes abgemagert waren oder nicht. Unter den adipösen Diabetikern finden sich besonders zahlreich solche Patienten, in deren Familien bereits *mehrere weitere Diabeteserkrankungen* vorgekommen sind und besonders häufig solche, die auch einen zuckerkranken *Elternteil* hatten. Umgekehrt läßt sich selbstverständlich auch feststellen, daß unter den Diabetikern mit mehreren weiteren zuckerkranken Verwandten der Anteil der Fettleibigen überdurchschnittlich groß ist. Dies gilt jedoch *nicht* für die Patienten mit weiteren zuckerkranken *Geschwistern.*

Bei einer näheren Analyse der Diabetiker mit *endokrinen Stigmata* war in Entsprechung zu diesen Ergebnissen ein statistisch gesichert höherer Prozentsatz von Heredofamiliarität nur unter den Patienten festzustellen, bei denen solche endokrinen Syndrome bestanden, die mit *Fettsucht* einhergingen. Dies trifft für die Diabetiker vom *Cushingtyp* und Patienten mit allen *sonstigen Fettsuchtsformen* zu. Auch für diese Patientengruppen war ein besonders hoher Anteil solcher Probanden mit *mehreren weiteren diabetischen Verwandten,* sowie mit gleichfalls zuckerkranken *Eltern* zu ermitteln, dagegen ein nur geringer Prozentsatz von Diabetikern mit zuckerkranken *Geschwistern.* Die Patienten mit anderen endokrinen Störungen hatten zwar durchschnittlich auch etwas häufiger weitere diabetische Verwandte, diese Differenzen lagen jedoch nicht sicher außerhalb des Zufallsbereiches. Ein abweichendes Verhalten war für die Diabetiker vom *Akromegalietyp* und diejenigen mit *pluriglandulärer Insuffizienz* festzustellen. Diese Patienten hatten eher ein wenig seltener weitere zuckerkranke Verwandte, als dem Durchschnitt des Gesamtkrankengutes entspricht.

Diese Beobachtungen werfen zunächst ein interessantes Licht auf die *Zusammenhänge zwischen Fettsucht und Diabetes.* Es besteht zwar kein Zweifel darüber, daß allein langdauernde *Überernährung,* die zur *Mastfettsucht* führt, die Auslösung eines Diabetes provozieren kann. Hierauf hat besonders JOSLIN [53] immer wieder hingewiesen (vgl. auch Abschnitt 6.081). Andererseits muß man aber auch mit einer *erblichen Disposition zur Fettsucht* rechnen (HANHART [36b], MAYER [75a] u. a.). Ob und gegebenenfalls in welcher Weise ein *Synergismus zwischen den Erbanlagen zur Fettsucht und zum Diabetes* besteht, ist noch immer umstritten.

Daß überhaupt eine *positive Korrelation* zwischen beiden Anlagen besteht, kann heute als gesichert gelten und wird auch aus unseren Untersuchungen deutlich. Die alte EBSTEINsche Auffassung [23] von einer gemeinsamen Erbanlage für Diabetes, Fettsucht und Gicht ist freilich längst verlassen. Auch Beobachtungen unseres Krankengutes beweisen eindeutig die *Unabhängigkeit* beider Anlagen (vgl. z. B. Abb. 52). Aus unseren in diesem Kapitel vorgelegten Befunden muß weiter geschlossen werden, daß durch das Zusammentreffen beider Erbanlagen der Ausbruch der Zuckerkrankheit begünstigt wird. Hierzu kommt es zu einem wesentlichen Teil durch die *besondere endokrine Konstellation*, die bei den Adipösen anzutreffen ist und in einer *relativen Überfunktion der Inselantagonisten* besteht. Ist der Fettleibige Träger der Diabetesanlage, kommt es bei ihm mit größerer Wahrscheinlichkeit zur Erschöpfung des Inselorganes und zur Manifestation der Zuckerkrankheit. Man kann auch sagen, daß die *Durchschlagskraft* der Diabetesanlage beim Adipösen *größer* ist. Aus der experimentellen Genetik ist es bekannt, daß die Manifestierung eines Merkmales häufig nicht nur durch ein *Hauptgen* allein beeinflußt wird, sondern daß vielfach auch andere „Neben-" oder „Modifikationsgene" den Zeitpunkt der Manifestation und die Ausprägung des Merkmals mitbestimmen (TIMOFÉEFF-RESSOVSKY [123]). Dies trifft insbesondere für Merkmale mit inkonstanter Manifestierung zu. Das Auftreten der *Zuckerkrankheit* zeigt eine außerordentlich *große Variabilität.* Eine Beeinflussung durch sehr verschiedenartige endogene und exogene Faktoren ist möglich, worauf im Kapitel 6 noch weiter einzugehen sein wird. Die Beobachtungen an diabetischen Zwillingen und Geschwistern (s. Abschnitte 4.3 und 4.5) haben den Beweis erbracht, daß der Erkrankungstermin auch von *Erbfaktoren* sehr wesentlich mitbestimmt wird. In diesem Abschnitt konnte gezeigt werden, daß bei zuckerkranken Geschwistern zumeist auch der gleiche klinische Diabetestyp anzutreffen ist. Es kann demnach als gesichert gelten, daß auch im Erbgut „*Prägungsfaktoren*" enthalten sind, die den Erkrankungsbeginn und das Erscheinungsbild der Zuckerkrankheit wesentlich mitbeeinflussen. Es ist anzunehmen, daß sie in der Mehrzahl nicht an das Hauptgen des Diabetes gekoppelt, sondern in anderen Genen enthalten sind, die man als *Modifikationsgene* ansehen kann. Durch sie werden die bereits früher besprochenen *Penetranzunterschiede* zum größten Teil verursacht. Die zur Fettsucht führenden Erbanlagen müssen diesen Prägungsfaktoren der Zuckerkrankheit zugerechnet werden. Es sind bisher die einzigen Erbfaktoren, deren Einflußnahme auf das Auftreten und die Ausprägung des Diabetes nachgewiesen werden konnten. Es erscheint mir nicht unmöglich, daß sich eine entsprechende Einwirkung auch anderer Erbanlagen in Zukunft noch wird aufdecken lassen.

Die Ergebnisse unserer Untersuchungen über die Korrelation zwischen endokrinen Syndromen und nachgewiesener Heredofamiliarität lassen den Weg erkennen, der über das Hauptgen hinaus vom Erbgut zu diabetesmanifestationsbegünstigenden Konstellationen führt. Es sind vorwiegend die durch eine *Überfunktion des Hypophysen-Nebennierenrinden-Systems* bedingten Zustandsbilder, für die eine erhöhte Erkrankungswahrscheinlichkeit erkennbar ist. Das klinische Erscheinungsbild dieser Kranken entspricht naturgemäß dem Typ des *Steroid- oder Überfunktionsdiabetes.* Für die sehr wesentliche Rolle, die den zu diesem Syndrom führenden Erbfaktoren für die *Verstärkung der Durchschlagskraft* der Diabetesanlage im Vergleich zu eventuellen anderen (noch nicht näher bekannten) Faktoren zukommt, spricht die im Abschnitt 4.5 angeführte Beobachtung, daß sich unter den Diabetikern mit gleichfalls zuckerkranken Eltern oder mehreren diabetischen Verwandten zwar eine Vorverlegung des Manifestationsgipfels in das Präklimakterium findet, aber keine Erhöhung der Zahl jugendlicher Krankheitsformen (vgl. Abb. 27, 28 und 29). Die Erbfaktoren, die zur Fettsucht und insbesondere zum Bilde des Cushingtyps führen, *erhöhen zwar die Erkrankungswahrscheinlichkeit* für den Diabetes *an sich* und können eine relativ *frühzeitige Erkrankung* begünstigen, dies geschieht offenbar aber zumeist erst, wenn in der Reifungsphase das klinische Syndrom ausgebildet ist auf dem Wege über das endokrine Regulatorium. *Die Entstehung des jugendlichen Insulinmangeldiabetes wird durch sie kaum beeinflußt.*

Für die Existenz entsprechender Modifikationsgene, welche die Ausbildung eines *Insulinmangeldiabetes* schon im Kindesalter fördern könnten, habe ich bei meinen Untersuchungen *keine* Anhaltspunkte gefunden. Es ist bekannt, daß im Kindesalter nicht selten ein Diabetes während der Streckungsphase unter dem Einfluß des *Wachstumshormons* aus dem Hypophysenvorderlappen zur Manifestation kommt (s. bei LÜBKEN [73] und Abschnitt 6.034). Dasselbe Hormon führt beim Erwachsenen, wenn es nach Abschluß der Wachstumsphase im Übermaß produziert wird, zum *Akromegalietyp.* Auch im Erwachsenenalter werden Diabeteserkrankungen im Zusammenhang mit akromegalen Schüben beobachtet in Entsprechung zu der nicht seltenen Ausbildung eines Diabetes bei vollausgeprägter Akromegalie. Bei den Diabetikern unseres Krankengutes, die dem klinischen Bilde nach dem *Akromegalietyp* zugeordnet wurden, konnten wir aber ganz im Gegensatz zu den Patienten vom Cushingtyp *Heredofamiliarität nicht in vermehrtem Maße* nachweisen (Tab. 29). Auch für die im Kindesalter zuckerkrank gewordenen Patienten fand sich, wie berichtet, kein erhöhter Prozentsatz mit Heredofamiliarität. Es muß also angenommen werden, daß zwischen den Erbfaktoren, die zur Überproduktion des somatotropen Hormons führen, wenn überhaupt, *keine so enge Korrelation zur Diabetesanlage* besteht, wie bei denjenigen, die die Überproduktion von Corticotropin im Gefolge haben.

Die Feststellung, daß Diabetiker vom Cushingtyp und mit Adipositas relativ oft gleichfalls zuckerkranke Eltern, aber *in nur durchschnittlicher Häufigkeit diabetische Geschwister* haben, stützt die Annahme eines *unregelmäßig dominanten Erbganges* der Zuckerkrankheit.

Abschließend kann festgestellt werden, daß unsere Untersuchungen keine Anhaltspunkte dafür ergeben haben, daß die klinisch unterschiedlichen Formen des Insulinmangeldiabetes einerseits und des Überfunktionsdiabetes andererseits auf verschiedenen Erbanlagen beruhen. Ebenso wie KATSCH [55c], PANNHORST [85d], HANHART [36e] u. a. bin ich der Meinung, daß es für den Diabetes nur *eine einzige, spezifische Erbanlage* gibt, die in einem Hauptgen lokalisiert ist. Es konnten aber Belege für die Annahme beigebracht werden, daß für die Ausbildung der verschiedenartigen Erkrankungsformen *weitere Erbfaktoren* mitverantwortlich gemacht werden müssen, die wenigstens zu einem Teil vom Hauptgen unabhängig sind und ihren Sitz in *anderen Genen* haben.

4.7 Zusammenfassung der Ergebnisse des Kapitels 4

An Hand der Kranken- und Familiengeschichten von 10000 stationär beobachteten Diabetikern wurde versucht, zu einer Reihe von noch umstrittenen Problemen der Genetik des Diabetes mellitus Stellung zu nehmen.

Als Vorbedingung für die Erkrankung an Diabetes mellitus muß die *Änderung eines spezifischen Gens* angesehen werden. Ausnahmen sind sehr selten und beschränken sich wahrscheinlich auf Fälle weitgehender Pankreaszerstörung und auf Hypophysentumoren (vgl. auch Kapitel 6). Es konnten keine Anhaltspunkte dafür gefunden werden, daß den unterschiedlichen klinischen Diabetesformen mehrere Erbanlagen zugrunde liegen würden. Ebenso wie andere Autoren konnten wir häufig sowohl Fälle von jugendlichem als auch von Altersdiabetes in derselben Sippe feststellen. Das gleichzeitige Vorkommen typischer Bilder von Insulinmangeldiabetes einerseits und von Überfunktionsdiabetes andererseits in derselben Familie war jedoch selten eindeutig nachweisbar. Wenn besonders unter Geschwistern, aber auch sonst in derselben Sippe, meist gleichartige klinische Diabetesformen angetroffen werden, erklärt sich dies durch die Anreicherung gleichgerichteter zusätzlicher, vom Hauptgen weitgehend unabhängiger Prägungsfaktoren in dem Erbgut der Familie. Für die vielfach diskutierte Möglichkeit einer *Heterogenie* der Diabetesanlage ließen sich auch im übrigen stichhaltige Beleggründe *nicht* beibringen. Vielmehr sprechen unsere Beobachtungen dafür, daß die einheitliche Erbanlage zum Diabetes mellitus in einem *einzigen Hauptgen* lokalisiert ist.

In bezug auf den *Erbgang* des Diabetes haben unsere Untersuchungen ergeben, daß die bisher weit verbreitete Annahme einer ganz überwiegend *einfach recessiven* Vererbung *nicht* aufrechtzuerhalten ist. Gegen eine solche Annahme sprechen folgende Beobachtungen:

1. Diabetiker haben nicht häufiger gleichfalls zuckerkranke Geschwister als Eltern (in unserem Krankengut 9,5% gegenüber 9,9%). Die Verwertbarkeit „korrigierter" Erkrankungsziffern für den Diabetes wird bezweifelt (s. Abschnitt 4.203).
2. Die reelle Erkrankungsziffer für die Kinder nicht erkrankter Probandeneltern beträgt 27,8%. Dieser Wert liegt sogar (in statistisch signifikanter Weise) über der bei recessivem Erbgang unter der Voraussetzung vollständiger Manifestierung zu erwartenden Erkrankungshäufigkeit von 25%. Da die Penetranz der Diabetesanlage bei weitem nicht 100% beträgt, übersteigt die tatsächlich festgestellte Erkrankungsziffer für die Kinder diabetesfreier Probandeneltern den bei recessiver Vererbung zu erwartenden Wert ganz erheblich, wahrscheinlich um mehr als das Doppelte (s. Tab. 11).
3. Für die Kinder aus Ehen mit Diabetes beider Eltern wurde eine Erkrankungshäufigkeit von 39,5% festgestellt. Diese Zahl erreicht bei weitem nicht den theoretischen Erwartungswert von 100%, mit dem bei recessiver Vererbung unter Voraussetzung vollständiger Manifestierung zu rechnen wäre. Sie ist auch nicht doppelt so groß wie für die Kinder aus Ehen mit nur einem zuckerkranken Elternteil (39,5:33,2%) (s. Tab. 11).
4. Das Zahlenverhältnis der Erkrankungsziffern für die Kinder von Probandeneltern ohne Diabetes mit einem bzw. zwei zuckerkranken Partnern beträgt zueinander für unser Material 1:1,2:1,4 (27,8:33,2:39,5%). Diese Relation ist ganz unähnlich dem bei recessivem Erbgang zu erwartenden Zahlenverhältnis von 1:2:4. Sie entspricht zwar auch nicht der bei Dominanz zu erwartenden Relation von 1:1:1,5, kommt ihr aber doch näher.
5. Ein Vergleich der tatsächlich festgestellten Erkrankungshäufigkeiten mit den bei 100%-iger Penetranz für beide Erbhypothesen zu erwartenden Erkrankungsziffern führt zur Berechnung von Manifestierungsraten, die unter Zugrundelegung recessiven Erbganges gänzlich irreale Werte ergeben, während die unter Voraussetzung dominanten Erbganges erhaltenen Ergebnisse mit den wirklichen Verhältnissen in besserer Übereinstimmung stehen (s. Tab. 13).
6. Verwandtenehen lassen sich (wenigstens in Deutschland) unter den Eltern von Diabetikern nicht in größerer Häufigkeit als unter der Gesamtbevölkerung nachweisen (I. v. Kries [62]).
7. Hat ein Diabetiker mehrere ebenfalls zuckerkranke Verwandte, so gehören diese in der Mehrzahl der Fälle nur der Familie des einen Elternteiles an (s. Abschnitt 4.205).
8. Unter den Halbgeschwistern von Diabetikern mit einem zuckerkranken Elternteil fanden sich in eigenen Beobachtungen nur dann Diabeteserkrankungen, wenn der gemeinsame Elternteil der Diabetiker war (s. Abschnitt 4.207).
9. Diabeteserkrankungen können auch in mehreren aufeinanderfolgenden Generationen auftreten, ohne daß in beachtlicher Häufigkeit eine diabetische Belastung der einzelnen Zuckerkranken durch beide Elternteile nachweisbar wäre (s. Abschnitt 4.208).

10. Patienten mit erfahrungsgemäß erhöhter Erkrankungsgefährdung, wie Fettleibige, Patienten vom Cushingtyp sowie Frauen, haben in überdurchschnittlicher Häufigkeit zuckerkranke Eltern, während die Erkrankungsziffern für die Geschwister keine Abweichungen zeigen (s. Tab. 28 u. 30).

11. Zahlreiche einzelne Sippentafeln lassen sich mit der Annahme recessiver Vererbung des Diabetes nur unter Voraussetzungen vereinbaren, die ein hohes Maß an Unwahrscheinlichkeit besitzen.

Die vorgenannten Befunde lassen sich mit der Annahme eines *unregelmäßig dominanten* Erbganges des Diabetes mellitus wesentlich besser in Einklang bringen. Fest steht zum wenigsten, daß eine *Zuckerkrankheit bereits bei heterozygoten Trägern der Diabetesanlage zur Manifestation kommen kann.* Diese Möglichkeit wird auch von HANHART [36e], dem nachdrücklichsten Verfechter der These von der vorwiegend einfach recessiven Vererbung des Diabetes eingeräumt. Darüber hinaus erlangt durch die Summe unserer Beobachtungen die Annahme einen hohen Wahrscheinlichkeitsgrad, daß eine unregelmäßig dominante Vererbung des Diabetes die Regel darstellt. Völlig eindeutige Beweise hierfür können z. Z. allerdings noch nicht beigebracht werden. Die Aufklärung des Erbganges der Zuckerkrankheit wird erschwert durch Unterschiede und sehr wahrscheinlich auch Änderungen ihrer Penetranz. So besteht auch Berechtigung, die zunächst mit dominantem Erbgang nicht vereinbar erscheinende Feststellung höherer Erkrankungsziffern für die Geschwister von Diabetikern mit einem gleichfalls zuckerkranken Elternteil im Vergleich zu denjenigen ohne Diabetes der Eltern durch größere Penetranz der Erbanlage bei den Kindern klinisch kranker Anlageträger zu erklären.

Für das Bestehen eines *intermediären* Erbganges, etwa in der Form, daß jugendliche Diabetiker homozygot, ältere dagegen nur heterozygot seien (HARRIS [37b] und GRUNNET [31]), konnten ebensowenig Anhaltspunkte gefunden werden wie für das Vorkommen einer Heterogenie für den Diabetes. Eine scharfe Trennung zwischen unterschiedlichen Diabetesformen erwies sich sowohl vom klinischen als auch genetischen Standpunkt aus als unmöglich. Man findet verschiedene Erscheinungsformen nicht nur bei mehreren Angehörigen derselben Familie, sondern auch nacheinander bei demselben Individuum. Die von HARRIS und GRUNNET beschriebenen Differenzen in bezug auf die Heredofamiliarität bei Patienten mit schwerem jugendlichen Diabetes einerseits und leichtem Altersdiabetes andererseits haben sich an unserem wesentlich umfangreicheren Krankengut nicht bestätigen lassen. Es erscheint jedoch nicht ausgeschlossen, daß, entsprechend zahlreichen Beobachtungen der experimentellen Genetik, Heterozygotie zwar genügt, die Krankheit zur Ausbildung kommen zu lassen, homozygote Anlageträger sich aber doch wenigstens durch eine in der Regel frühzeitigere und schwerere Erkrankung von heterozygoten unterscheiden können. Sichere Belege dafür, daß ein solches Verhalten auch für den Diabetes zuträfe, konnten aber nicht beigebracht werden. Sollte dies noch möglich sein, müßte der Erbgang für die Zuckerkrankheit als nicht nur „unregelmäßig", sondern auch „unvollkommen" dominant bezeichnet werden.

Sicher hängt es nicht allein von der Erbanlage ab, ob und wann der Diabetes zum Ausbruch kommt; sie übt aber einen wesentlich mitbestimmenden Einfluß aus. Dies wird besonders durch die Beobachtung deutlich, daß die Erkrankung bei Zwillingen und Geschwistern meist in der gleichen Lebensphase zur Manifestation kommt. Die Beobachtungen an Zwillingen und Kindern aus Diabetikerehen beweisen andererseits, daß die Anlage zur Zuckerkrankheit *zeitlebens in der Latenz bleiben* kann.

Es ließen sich Hinweise darauf finden, daß die *Durchschlagskraft* der Diabetesanlage in verschiedenen Familien unterschiedlich groß sein kann. Für eine durchschnittlich stärkere

Penetranz der Erbanlage bei den Kindern kranker Anlageträger im Vergleich zu nicht erkrankten sprechen folgende Beobachtungen:

1. Für Diabetiker mit einem zuckerkranken Elternteil fanden wir nicht nur eine vergleichsweise erhöhte Anzahl zuckerkranker Geschwister, sondern auch anderer diabetischer Verwandter, woraus auf eine starke Durchschlagskraft der Anlage in diesen Familien geschlossen werden kann (s. Tab. 6, 7 und 10).

2. Ebenso wie schon andere Autoren stellten wir eine in der Regel frühzeitigere Erkrankung der Nachkommen von Diabetikern fest. Es wird im einzelnen begründet, daß sich dieses unter der Bezeichnung „Anticipation" bekannte Phänomen nicht nur durch statistische Auslesefaktoren erklären läßt, sondern auch eine biologische Grundlage haben muß (s. Abschnitt 4.53).

3. Auch für das Kollektiv aller Diabetiker mit zuckerkranken Eltern war eine Vorverlegung des Klimakteriums-Manifestationsgipfels im Vergleich zu den Patienten ohne Diabetes der Eltern zu ermitteln (s. Abb. 28).

4. Unter den weiblichen Patienten, den Adipösen und den Diabetikern vom Cushingtyp fanden wir eine relativ vermehrte Anzahl von Probanden mit gleichfalls zuckerkranken Eltern. Die höhere Durchschlagskraft der Anlage wirkt sich demnach am meisten bei den Anlageträgern mit der bekanntermaßen größten Erkrankungsgefährdung aus.

5. Bei Diabetikern mit zuckerkranken Eltern tritt die Erkrankung häufiger als bei anderen schleichend, spontan und ohne Auslösung durch manifestationsfördernde Insulte in Erscheinung (s. Abschnitt 9.2).

Als Erklärung für die höhere Penetranz der Erbanlage bei den Nachkommen klinisch kranker Anlageträger kommen erstens Veränderungen des Hauptgens selbst in Frage. Eine solche Annahme ist zwar theoretisch schwer vorstellbar; aus der experimentellen Genetik sind aber (wennschon sehr seltene) Beobachtungen weiter mutierender „labiler" Allele bekannt geworden. Es ist daher durchaus denkbar, daß die festgestellten Penetranzänderungen auf einer entsprechenden *„Labilität" des Diabetesgens* beruhen. Sichere Beweise für eine solche Vermutung konnten jedoch nicht erbracht werden. Auch der durch Einzelfälle gerechtfertigte Verdacht, daß die Diabetesanlage durch weitere Entartung zu einem *Letalfaktor* werden könnte, läßt sich z. Z. noch nicht ausreichend erhärten. — Abgesehen von diesem noch offenen Problem kann es aber als genügend gesichert gelten, daß für die beobachteten Penetranzunterschiede und -änderungen die Mitwirkung von *Nebengenen* zumindest mitverantwortlich sein kann. Eine positive Selektion von manifestationsfördernden zusätzlichen Erbanlagen („Modifikationsgenen") kann zu einer von Generation zu Generation zunehmenden Penetranz führen, ihre Abspaltung vom Hauptgen dagegen würde ein Schwächerwerden der Durchschlagskraft im Gefolge haben.

Von den *manifestationsfördernden*, aber vom Hauptgen unabhängigen zusätzlichen *Erbfaktoren* sind bisher nur diejenigen bekannt, die zur Fettsucht und zu gewissen endokrinen Regulationsstörungen führen, vor allem solchen, die mit Überfunktion des Hypophysen-Nebennierenrinden-Systems einhergehen.

Nach Abklärung des Erbganges der Zuckerkrankheit konnten erstmals grobe Schätzungen der ungefähren Höhe der durchschnittlichen Penetranz der Diabetesanlage vorgenommen werden. Unter der Voraussetzung unregelmäßig dominanter Vererbung kann man damit rechnen, daß für einen Träger der Erbanlage zum Diabetes die *Erkrankungswahrscheinlichkeit zwischen 10 und 50% liegt*, vielleicht sogar noch etwas niedriger. Es handelt sich also bei der Erbanlage zur Zuckerkrankheit um ein sehr *„schwaches" Gen*. Hierauf dürfte der relativ geringe Anteil der Diabetiker mit nachgewiesener Heredofamiliarität (in unserem Krankengut 27,9%) beruhen. Es wird jedoch zur Diskussion gestellt, ob die hohe Zahl von Zuckerkranken ohne weitere Diabetesfälle in der Verwandtschaft vielleicht durch eine ungewöhnlich große Häufigkeit von *neuen Mutationen* mit ihre Erklärung finden könnte.

Mit der Annahme eines unregelmäßig dominanten Erbganges für den Diabetes müssen die unter der Voraussetzung recessiver Vererbung und auf Grund der neuen Ermittlungen über die Diabeteshäufigkeit erfolgten Schätzungen der *Verbreitung des Diabetesgens in der Gesamtbevölkerung* fallen gelassen werden. Ohne genaue Kenntnis der Manifestationsziffer können bei unregelmäßig dominantem Erbgang sichere Angaben über die Häufigkeit einer Anlage nicht gemacht werden. Würde man eine Durchschlagskraft der Diabetesanlage von durchschnittlich etwa 10% als zutreffend annehmen, müßte bei einer heutigen Diabetesfrequenz von etwa 1,5% mit 15% (heterozygoten) Trägern der Diabetesanlage in der Gesamtbevölkerung gerechnet werden. Da die in letzter Zeit angestiegene Diabetesfrequenz sich zum wesentlichen Teil durch zunehmende Manifestationsziffern erklärt, kann angenommen werden, daß die Häufigkeit der Anlageträger geringer ist, sie dürfte 10% kaum übersteigen.

5. BEZIEHUNGEN ZWISCHEN DIABETES MELLITUS UND RENALIS

5.1 Einführung

Genetische Zusammenhänge zwischen Diabetes mellitus und renalis sind vielfach vermutet worden (Literatur bei ROBBERS [98]). Für das Bestehen solcher Zusammenhänge spricht das mehrfach beobachtete *Vorkommen beider Glykosurieformen* in *ein und derselben Sippe*. In gleichem Sinne wurden die Einzelfälle gedeutet, bei denen ein *Übergang* von der einen Form in die andere beschrieben wurde. Als Argument gegen die Annahme genetischer Zusammenhänge zwischen Diabetes mellitus und renalis wurde der für beide Glykosurieformen nach bisheriger Ansicht unterschiedliche *Erbgang* angeführt. Während für den Diabetes mellitus zumeist recessive Vererbung angenommen wurde, gilt für den renalen Diabetes dominanter Erbgang als gesichert (HANHART [36b], ROBBERS [98]). Unter diesen Bedingungen ist genetische Verwandtschaft zwischen beiden Syndromen nicht vorstellbar. HANHART [36b], der immerhin mit vereinzeltem Vorkommen dominant erblicher Fälle von Diabetes mellitus rechnet, hält genetische Beziehungen zwischen renalem Diabetes und solchen dominant erblichen Fällen von Diabetes mellitus für möglich. Derartiger Schwierigkeiten ist man enthoben, wenn man auch für den Diabetes mellitus dominanten Erbgang als Regel annimmt, wozu nach unseren Untersuchungen Berechtigung besteht.

Nach den bisher vorliegenden Literaturberichten kann die Frage nach dem Bestehen genetischer Zusammenhänge zwischen Diabetes mellitus und renalis nicht eindeutig beantwortet werden. Im folgenden sind aus unserem Krankengut die Beobachtungen zusammengestellt, die zur Klärung dieser Frage beizutragen geeignet erscheinen. Auf die ebenfalls noch nicht endgültig aufgeklärte Pathogenese der renalen Glykosurie kann hier nicht eingegangen werden.

5.2 Erbgang des Diabetes renalis

Für den renalen Diabetes wird übereinstimmend *dominanter Erbgang* angenommen (BRUGSCH und DRESEL [16], HANHART [36b], weitere Literatur bei ROBBERS [98]), nachdem SALOMON [103] (1914) erstmals aus der v. NOORDENschen Klinik eine Sippentafel publizierte, die diesen Schluß zuläßt.

Die Durchsicht der Familiengeschichten unserer Patienten mit renalem Diabetes läßt ebenfalls dominanten Erbgang für dieses Syndrom als das Nächstliegende erscheinen. Die Sippentafel der Abb. 60 möge als Beleg dienen.

In dem hier bearbeiteten Gesamtkrankengut sind 141 Patienten mit renalem Diabetes enthalten. Bei 46 von ihnen (= 32,6%) war *Heredofamiliarität* nachweisbar. Aus dieser Zahl lassen sich Folgerungen jedoch nicht ziehen, da wegen der Beschwerdelosigkeit viele Erkrankungsfälle zweifellos unerkannt bleiben. Trotzdem man annehmen kann, daß unter den Geschwistern von renalen Diabetikern eher auf das Bestehen einer Glykosurie gefahndet wird als unter deren Eltern, wären bei einem Elternteil unserer Patienten Glykosurien 16mal festgetellt worden, bei Geschwistern insgesamt 17mal, wobei 6 Patienten einbegriffen sind, bei denen sich Glykosurien nicht nur unter Geschwistern, sondern außerdem auch in der Aszendenz fanden. Zu berücksichtigen ist ferner, daß sich unter diesen Patienten 4 Geschwisterpaare befinden, die beide in unserer Behandlung waren, hier aber getrennt angeführt sind.

Diese Beobachtungen sprechen ebenfalls für dominanten Erbgang des renalen Diabetes.

Am Rande sei hier vermerkt, daß auch in unserem Krankengut die *Männer mit renalem Diabetes gegenüber den Frauen überwogen* (94:47). Robbers [98] stellte unter seinen 90 Patienten sogar ein Verhältnis von 70:20 fest.

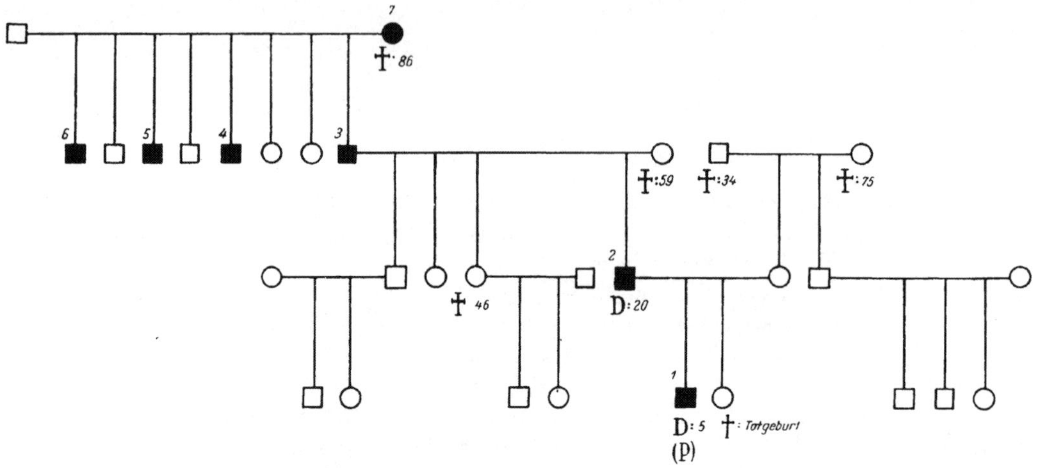

1 **(P)** Pat. Nr. 8080. Diabetes renalis
2 Glykosurie ohne Hyperglykämie, war Soldat
3 während einer Erkrankung vorübergehende Glykosurie
4–6 Angebl. „leichter Altersdiabetes“
7 20 Jahre lang „Zucker“ gehabt

Abb. 60. Renaler Diabetes mit dominantem Erbgang

5.3 Vorkommen von Diabetes renalis und mellitus in derselben Sippe

In der Literatur finden sich mehrere Mitteilungen über das Auftreten sowohl von Diabetes mellitus als auch Diabetes renalis in ein und derselben Sippe (Literaturzusammenstellung bei Robbers [98]). Derartige Beobachtungen sind von großer Bedeutung für die Beurteilung der Frage, ob genetische Zusammenhänge zwischen beiden Syndromen bestehen.

Robbers [98] konnte 1946 etwa 40 Mitteilungen über Nebeneinandervorkommen beider Glykosurieformen in derselben Sippe aus dem Schrifttum zusammenstellen. Von besonderem Interesse sind selbstverständlich diejenigen Familien, in denen beide Erkrankungen unter Verwandten ersten Grades aufgetreten sind. Dies war unter Eltern und Kindern 12mal der Fall (Beobachtungen von Monasterio [82], Johnsson [52], Hatlehol [38a und b], Holst [45], Gottschalk und Springborn [27], unter Geschwistern 6mal (Garrod [25], Hatlehol [38a und b], Holst [45]). Sieht man die (größtenteils älteren) Originalarbeiten durch, muß man feststellen, daß in den meisten Fällen die Diagnose „Diabetes mellitus“ oder „renalis“ nach heutigen Kriterien nicht genügend gesichert erscheint.

Die Durchsicht unseres eigenen Krankengutes hat folgendes ergeben: Wir fanden *keine* Familie, in der mit absoluter Sicherheit *unter Verwandten ersten Grades* auf der einen Seite *Diabetes mellitus*, auf der anderen *Diabetes renalis* festgestellt worden ist.

2 Fälle erscheinen nicht genügend gesichert: In dem einen Fall bestand bei der Mutter ein insulinbedürftiger Diabetes mellitus, der wiederholt von uns kontrolliert wurde (Pat. Nr. 40155), bei einer Tochter wurde außerhalb eine vorübergehende, vermutlich renale Glykosurie festgestellt: Harnzucker um 4%, Blutzucker normal. Die Dextrosebelastung ergab normalen Blutzuckerverlauf (Universitäts-Poliklinik Kiel). 5 Jahre nach Beobachtung der Glykosurie während Gravidität (M. V/VI) keine Glykosurie, normale Dextrosebelastung.

In dem anderen Fall ist die Diagnose „renaler Diabetes" bei dem von uns (1944) beobachteten Patienten (Pat. Nr. 8029) nicht genügend gesichert. Es bestand bei ihm eine geringgradige, von der Kh-Zufuhr unabhängige konstante Glykosurie (bis zu 10 g/die) bei normaler Glykämie, auch nach Dextrosedoppelbelastung. Bei späteren Kontrollen (bis zu 9 Jahren nachher) war außerhalb keine Glykosurie mehr feststellbar. Ein Bruder des Patienten soll im Alter von 3 Jahren am Diabetes mellitus verstorben sein. Beim Vater sei mit 60 Jahren Zucker festgestellt worden, er habe diät gelebt.

Dagegen verfügen wir über 2 Beobachtungen gleichzeitigen Vorkommens von Diabetes mellitus und renalis in derselben Sippe, allerdings unter *entfernteren Verwandten*. In diesen Fällen sind die Diagnosen einwandfrei gesichert, aus beiden Familien konnten Patienten mit beiden Syndromen von uns untersucht werden. Die Sippentafeln sind in Abb. 61 und 62 dargestellt.

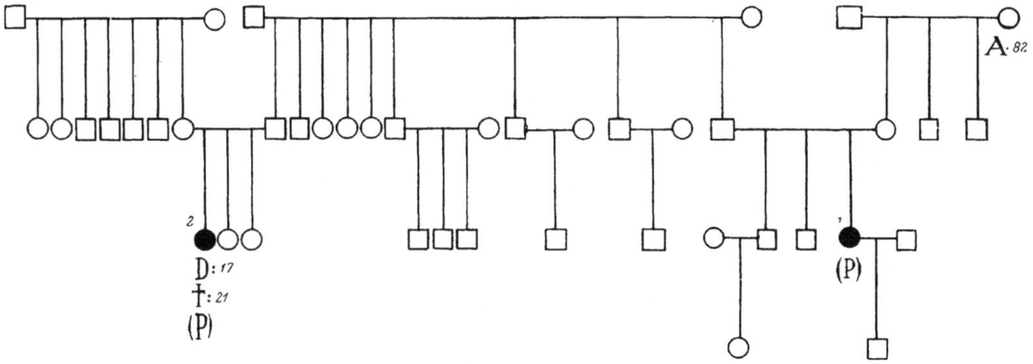

1 **(P)** Pat. Nr. 10583. Diabetes renalis
2 **(P)** Pat. Nr 7077 Insulinbedürftiger Diabetes mellitus. 1946 Karbunkel, Praekoma, Tod infolge Sepsis

Abb. 61. Diabetes mellitus und renalis in derselben Sippe

In 3 weiteren Fällen kann mit Wahrscheinlichkeit angenommen werden, daß beide Erkrankungen unter entfernter verwandten Angehörigen einer Familie vorgekommen sind. Wir konnten jedoch jeweils nur ein Mitglied der Familie untersuchen und sind in bezug auf die anderen Kranken auf Angaben unserer Patienten und auswärtiger Krankenhäuser angewiesen.

Einen relativ hohen Sicherheitsgrad weist noch die in Abb. 63 dargestellte Sippe auf: Bei dem Probanden (Nr. 1) besteht ein sicherer *renaler* Diabetes. Bei dem Großvater mütterlicherseits (Nr. 6) liegt mit großer Wahrscheinlichkeit ein Diabetes *mellitus* vor. Bei der Probandenmutter (Nr. 3) wurde eine intermittierende Glykosurie zweifelhafter Genese beobachtet:

Mit 24 Jahren wurde erstmalig während einer Appendicitis eine Glykosurie festgestellt. Die Appendektomiewunde heilte schlecht. Während der 1. Gravidität (mit 27 Jahren) erneut Glykosurie um $3^1/_2$%, Schlappheit, Hautjucken, kein Durst. Während der 2. Gravidität (mit 30 Jahren) Glykosurie um 7%, Besserung auf Diät. Außerhalb der Schwangerschaften keine Glykosurie. Mit 46 Jahren ambulante Untersuchung im Diabetikerheim Garz. Nachtharn zuckerfrei. Traubenzuckerdoppelbelastung nach Staub-Traugott:

Blutzucker nüchtern: 117 mg%[1]

50 g Dextrose	50 g Dextrose
nach 30 min: 126 mg%	nach 120 min: 171 mg%
„ 60 „ : 169 „	„ 150 „ 133 „
„ 90 „ : 139 „	„ 180 „ : 89 „
	„ 210 „ : 68 „
	„ 240 „ : 85 „

[1] Blutzuckerangaben: Mittelwerte aus Doppelbestimmungen.

210 min nach Versuchsbeginn Schweißausbruch, Übelkeit, Hunger: reaktive Hypoglykämie. Nach Belastung 1,4% Zucker im Urin. Das Auftreten von Harnzucker bei einer Blutzuckerkurve, die 171 mg% nicht überschritten hat, spricht für eine Erniedrigung der Zuckernierenschwelle. Die Schwangerschaftsglykosurien dürften gleichfalls vorwiegend renaler Genese gewesen sein.

Für eine außerdem bestehende Pankreasinsuffizienz sprechen: das Auftreten der Glykosurie während der Appendicitis, die schlechte Wundheilung, die Diätabhängigkeit, nach Traubenzuckerdoppelbelastung der etwas höhere Anstieg des 2. Blutzuckergipfels, die anschließende reaktive Hypoglykämie. Wahrscheinlich handelt es sich bei der Probandenmutter demnach um eine *Mischform* im Sinne eines leichten, zeitweilig latenten Diabetes mellitus mit erniedrigter Zuckernierenschwelle.

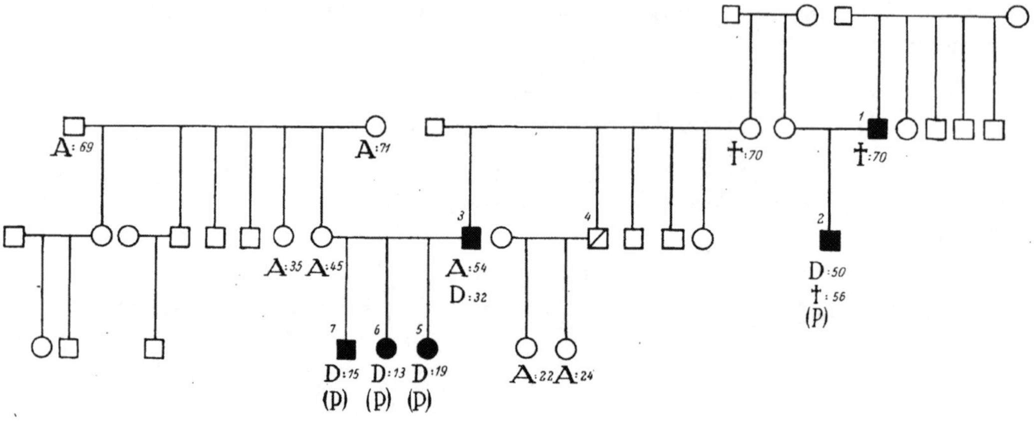

1 „Altersdiabetes", an Herzleiden verstorben

2 **(P)** Pat. Nr. 10594. Insulinbedürftiger Diabetes mellitus

3 Sehr wahrscheinlich renaler Diabetes: außerhalb mehrfach Glykosurie, zeitweilig auch aglykosurisch. Blutzucker normal, auch nach Zuckerbelastung: nach 100 g Traubenzucker maximal 190 mg%

4 Außerhalb einmal Feststellung von Harnzucker

5 **(P)** Pat. Nr. 12462. Diabetes renalis

6 **(P)** Pat. Nr. 12461. Diabetes renalis

7 **(P)** Pat. Nr. 50720. Mischform zwischen Diabetes renalis und Diabetes mellitus (Krankengeschichte im Text)

Abb. 62. Diabetes renalis und mellitus in derselben Sippe

Die Versuchung liegt nahe, in diesem Falle eine generationsweise fortschreitende *Umwandlung* von Diabetes mellitus (Nr. 6, Abb. 63) über eine Mischform (Nr. 3) zu Diabetes renalis (Nr. 1) anzunehmen. Ein solcher Schluß ist aber schon deswegen nicht erlaubt, weil der Proband (Nr. 1) auch von der Großmutter väterlicherseits (Nr. 6) her belastet sein könnte. Diese hatte ebenfalls eine Glykosurie nicht näher bekannter Genese. Die Annahme gleichartiger genetischer Grundlage für beide Syndrome wird durch die Sippe der Abb. 63 unwahrscheinlich gemacht: Bei der mutmaßlichen Belastung des Probanden von beiden Eltern her kann vermutet werden, daß es sich um einen Homozygoten handelt. In diesem Falle wäre schwer verständlich, warum bei ihm das leichtere Syndrom eines renalen Diabetes und nicht ein Diabetes mellitus besteht. Diese Schwierigkeit wäre nur durch die Annahme überbrückbar, daß es sich beim Diabetes renalis um eine Vorstufe des Diabetes mellitus handele. Der renale Diabetes besteht bei dem Probanden in Abb. 63 jetzt unverändert 4 Jahre lang.

Ein näheres Eingehen verdient noch die in Abb. 62 dargestellte Sippe. Hier liegt auf der einen Seite bei den Familienmitgliedern Nr. 2 mit Sicherheit und mit Wahrscheinlichkeit auch bei dessen Vater Nr. 1 ein Diabetes *mellitus* vor. In einem anderen Zweig der Familie haben die Schwestern Nr. 5 und 6 einen reinen Diabetes *renalis*. Die Besonderheit dieser Familie besteht nun darin, daß bei dem Bruder Nr. 7 der Schwestern Nr. 5 und 6 eine *Mischform* zwischen Diabetes renalis und mellitus zur Beobachtung kam. Wir konnten den Patienten in unserem Karlsburger Institut untersuchen, die wichtigsten Daten aus Anamnese und Befunden seien nachstehend mitgeteilt:[1]

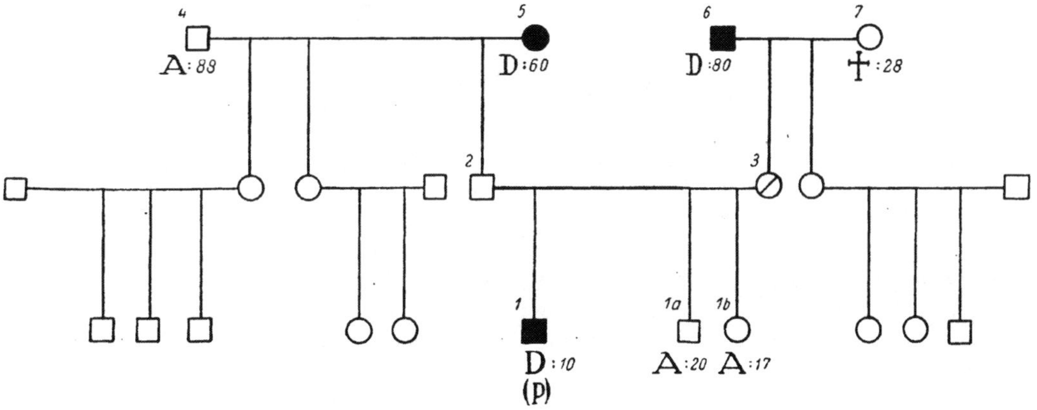

1 (P) Pat. Nr. 12096. Renaler Diabetes, Zuckernierenschwelle um 65 mg%
1a und b: Keine Glykosurie
3 Zeitweilige Glykosurie zweifelhafter Genese (s. Text)
5 Glykosurie fraglicher Genese. Mit Diät behandelt
6 Sehr wahrscheinlich Diabetes mellitus: Glykosurie und Hyperglykämie (nüchtern 192 mg%). Nach Diät Rückgang der Glykosurie von 4,5% auf 1,2%

Abb. 63. Renaler Diabetes und Glykosurien zweifelhafter Genese in derselben Familie

H.-J. K. (Pat. Nr. 50720). Im Alter von 15 Jahren erstmalig Feststellung von Harnzucker gelegentlich Kontrolluntersuchung, die ohne akute Veranlassung wegen familiärer Belastung vorgenommen wurde. Meidung von Süßigkeiten. Bei späteren Kontrollen Glykosurie um 20—50 g/die, Blutzucker immer normal. 2 Jahre später (mit 17 Jahren) nach Grippe Steigerung der Glykosurie, Gewichtsabnahme (7,5 kg), Durst. Krankenhausaufnahme: Blutzucker: 255 mg%, Urin: 61 g Zucker, Aceton +. Auch nach Insulinierung (15 + 10 + 15 E Alt-Insulin) noch Restglykosurie um 70 g/die (Bericht des Krankenhauses). 2 Wochen später wegen ständigen Hungers (Hypoglykämie!) Insulin abgesetzt. Nüchternblutzucker um 90—130 mg%, Glykosurie erhöhte sich auf 200 g/die. 5 Wochen später wieder Insulin: abends 15 E Alt-Insulin.

Nach weiteren 5 Wochen Aufnahme im Diabetikerheim Karlsburg (Pat. Nr. 6441/Karlsburg): Blutzucker (nüchtern): 172 mg%, im Urin am ersten Behandlungstage (bei 8 + 8 + 8 E Alt-Insulin) insgesamt 222 g Glukose ausgeschieden, Aceton: Spur. Am 2. Behandlungstag bei 12 + 14 + 14 + 4 E Alt-Insulin Blutzucker 7 Uhr: 184 mg%, 12 Uhr: 176 mg%, 18 Uhr: 304 mg%, 24 Uhr: 173 mg%, Glykosurie: 191 g/die. Durch Insulinzufuhr

[1] Die Krankengeschichte wurde mir freundlicherweise von Herrn Prof. Dr. Mohnike zur Verfügung gestellt.

Aglykosurie nicht zu erreichen: bei 24 + 18 + 20 + 6 E Alt-Insulin trotz mehrfacher Hypoglykämien Restglykosurie von 27 bis 52 g/die. Zuckernierenschwelle um 95 mg%. Traubenzuckerdoppelbelastung nach STAUB-TRAUGOTT (am vorletzten Behandlungstag):

Blutzucker nüchtern: 116 mg%[1]

50 g Dextrose	50 g Dextrose
nach 15 min : 114 mg%	nach 105 min : 199 mg%
„ 30 „ : 131 „	„ 120 „ : 207 „
„ 60 „ : 191 „	„ 150 „ : 241 „
„ 90 „ : 197 „	„ 180 „ : 226 „
	„ 210 „ : 205 „
	„ 240 „ : 174 „
	„ 270 „ : 117 „

Entlassung mit 30 + 16 E Depot-Insulin bei 28 BE. Dabei annähernd Normoglykämie, manchmal auch Hypoglykämien, Restglykosurie um 36—54 g/die.

Epikrise: Bei dem Patienten hat anfangs mit großer Wahrscheinlichkeit ebenso wie bei seinen beiden Schwestern ein reiner Diabetes *renalis* vorgelegen. 2 Jahre nach erstmaliger Feststellung der Glykosurie sind dann anschließend an einen Infekt die subjektiven Erscheinungen eines Diabetes *mellitus* aufgetreten, die vorher fehlten. Bei einer späteren Untersuchung in unserem Institut fand sich die Zuckernierenschwelle deutlich erniedrigt (um 95 mg%), gleichzeitig bestätigte der pathologische Ausfall der Traubenzuckerdoppelbelastung (Maximalwert im 2. Gipfel 241 mg%) das Vorliegen einer inkretorischen Pankreasinsuffizienz.

Nach der Verlaufsschilderung und den erhobenen Befunden hat sich bei diesem Patienten zu der ursprünglich bestehenden renalen Glykosurie später eine Pankreasinsuffizienz hinzugesellt, *nicht* aber ist es bisher zu einem völligen *Syndromwandel* von Diabetes renalis in Diabetes mellitus gekommen. In der Familie des Patienten (s. Abb. 62) sind sowohl Fälle von reinem Diabetes renalis als auch Diabetes mellitus aufgetreten. Die zunächst sich anbietende Erklärung, daß der Patient Nr. 7, Abb. 62, Träger *beider* (voneinander unabhängiger) Anlagen sei, läßt sich nicht genügend stützen:

In der Aszendenz des Patienten findet sich ebenso wie bei den Schwestern (Nr. 5 und 6) nur renaler Diabetes. Immerhin ist es nicht völlig sicher, ob es sich bei dem Vater der Geschwister (Nr. 3) um einen reinen renalen Diabetes handelt oder ebenfalls um eine Mischform. Wir hatten bisher noch keine Gelegenheit, ihn selbst zu untersuchen. Diese Zweifel werden bestärkt durch die Angabe inkonstanter Glykosurie, Beeinflußbarkeit durch Diät und einiger wenig erhöhter Blutzuckerwerte (maximal 154 mg%, nicht nüchtern). Eine direkte Verbindung zwischen den Diabetesanlagen der Patienten 3—7 auf der einen Seite und denjenigen der Patienten 1 und 2 auf der anderen Seite braucht nicht zu bestehen. Die Diabetes mellitus-Anlage des Patienten Nr. 2 stammt offenbar von seinem Vater (Nr. 1). Ob die Mütter der Patienten Nr. 2 und 3 Träger einer latent gebliebenen Diabetesanlage waren, ist völlig ungewiß. Diese beiden Schwestern bilden ja die einzige Brücke zwischen den beiden Familienzweigen. Eindeutige Schlüsse lassen sich demnach auch aus dieser Sippentafel nicht ziehen.

Zusammenfassend ist festzustellen, daß wir in unserem Krankengut *in keinem Fall unter Verwandten ersten Grades* sowohl einerseits Fälle von *reinem Diabetes mellitus* als auch andererseits von *reinem Diabetes renalis* beobachten konnten. Derartiges haben wir nur bei *entfernter verwandten* Gliedern einer Sippe gefunden. In diesen Fällen sind vermutlich voneinander *unabhängige Erbanlagen getrennt vererbt* worden. In einigen Fällen sahen wir aber unter Verwandten ersten Grades auf der einen Seite *reine Formen* des einen Syndroms und auf der anderen Seite *Mischformen* zwischen beiden Glykosurieformen.

---

[1] Blutzuckerangaben: Mittelwerte aus Doppelbestimmungen.

5.4 Übergang von Diabetes renalis in Diabetes mellitus oder umgekehrt

Für das Bestehen genetischer Zusammenhänge zwischen Diabetes mellitus und renalis würde es sprechen, wenn *das eine Krankheitsbild in das andere übergehen* könnte. Derartige Beobachtungen sind von mehreren Autoren beschrieben worden. ROBBERS [98] hat die bis 1946 erschienenen derartigen Mitteilungen einer Durchsicht und Kritik unterzogen. Er stellt fest, daß von 7 publizierten Fällen nur 2, nämlich die von DEPISCH [21] und BABSON [4], einigermaßen den Anforderungen genügen, die heute an die Diagnose „Diabetes renalis" gestellt werden müssen. Mir scheint jedoch auch in den Fällen von DEPISCH und BABSON das Vorliegen eines echten Diabetes renalis während der ersten Phase nicht ausreichend gesichert zu sein. In der Familie der Patientin von BABSON finden sich auch Fälle von Diabetes mellitus (Onkel und Vetter). Später berichteten GRAFE und HERING [29] über zwei Patienten, von denen bei einem mit Sicherheit, bei dem anderen mit Wahrscheinlichkeit ein renaler Diabetes in einen echten überging. Ein weiterer derartiger Fall wurde von RODRIGUEZ MIÑÓN [100] publiziert. Auch der umgekehrte Vorgang, der *Übergang eines Diabetes mellitus in Diabetes renalis*, wurde von MOHNIKE [79c] für möglich gehalten. Dem von ihm angeführten Beispielfall, der auch in dem hier vorgelegten Krankengut enthalten ist, fehlt es aber an absoluter Beweiskraft, da nur die spätere Phase mit sicherem renalen Diabetes in unserem Institut kontrolliert werden konnte, während die vorausgegangene Phase mit Hyperglykämie außerhalb zur Beobachtung kam. Auch Laboratoriumsirrtümer sind nicht unmöglich.

ROBBERS und RÜMELIN [99] haben 60 Patienten mit sicherem renalen Diabetes über viele Jahre (2 bis 36 Jahre, in 47 Fällen mehr als 7 Jahre) hin verfolgt. In *keinem* Fall war Übergang in Diabetes mellitus festzustellen. Auch JOSLIN [53b] sah in seinem großen Krankengut keinen sicheren Übergang von renalem in echten Diabetes, abgesehen von einem fraglichen Fall.

In unserem *eigenen* Krankengut habe ich *keinen* einzigen Fall finden können, bei dem ein Übergang von Diabetes renalis in Diabetes mellitus oder umgekehrt mit absoluter Sicherheit nachweisbar wäre. In den wenigen Fällen, die zunächst hierauf verdächtig erschienen, erwies es sich bei näherer Überprüfung, daß jeweils die eine Verlaufsphase nicht genügend diagnostisch gesichert ist.

Entweder waren in unserem eigenen Institut (in früheren Jahren) nicht alle heute für notwendig gehaltenen Untersuchungen vorgenommen worden, oder die eine Phase war außerhalb zur Beobachtung gekommen und es ließen sich nicht genügend zuverlässige Befunde beschaffen. In einigen Fällen stellte es sich heraus, daß ein Diabetes *mellitus* während der Notjahre vorübergehend in eine *Latenzphase* mit weitgehender Besserung der Kh-Toleranz getreten war, wodurch ein Syndromwandel vorgetäuscht wurde. In keinem dieser Fälle ist eine (wenn auch vorübergehende) Erniedrigung der Nierenschwelle sicher nachgewiesen.

Der im vorausgegangenen Kapitel 5.3 angeführte Patient Nr. 50720 (H.-J. K.) erfüllt ebenfalls nicht die hier gestellten Anforderungen. Es handelt sich bei ihm nicht um die Umwandlung eines Diabetes renalis in einen Diabetes mellitus, sondern zu einem weiter bestehenden Diabetes renalis sind Symptome eines Diabetes mellitus hinzugetreten.

5.5 Kombination zwischen Diabetes mellitus und renalis

Es bleibt schließlich die Frage zu erörtern, ob bei demselben Patienten Kombinationen von beiden Glykosurieformen vorkommen. Dies ist ganz sicher der Fall. Der soeben zitierte Patient Nr. 50720 (H.-J. K.) ist ein Beispiel hierfür. Auch die zeitweilige *Erniedrigung der Nierenschwelle für Zucker bei der schwangeren Diabetikerin* führt zu einem entsprechenden Erscheinungsbild. Hierbei handelt es sich jedoch nicht um die Kombination zweier selbständiger Krankheitsbilder, sondern um einen Vorgang, der sich während der Gravidität nicht nur bei Diabetikerinnen, sondern auch bei gesunden Frauen abspielen kann. Eine (passagere) Schwangerschaftsglykosurie — infolge stärkerer Senkung der Zuckernierenschwelle — beobachtete WORM [139] bei nichtdiabetischen Frauen in 15%.

Auch abgesehen hiervon finden wir selten *Diabetiker*, bei denen *zeitweilig oder ständig die Nierenschwelle für Glukose abnorm erniedrigt* ist. Derartige Beobachtungen wurden auch von AZERAD, LESTRADET und Mitarbeitern [3] mitgeteilt. Im Gegensatz zu den Patienten mit *Erhöhung* der Nierenschwelle, die zumeist durch eine degenerative Nierenerkrankung verursacht ist, läßt sich für die *Erniedrigung* der Nierenschwelle in diesen Fällen eine komplizierende Erkrankung nicht verantwortlich machen. Als Beispiel sei folgende Krankengeschichte angeführt:

K. M., Pat. Nr. 10435. Mit 20 Jahren (1939) gelegentlich Musterungsuntersuchung Feststellung von Zuckerspuren im Harn. Spätere Kontrollen negativ, wurde eingezogen. 1942 bei Fliegertauglichkeitsuntersuchung wieder Harnzucker. Lazaretteinweisung: Urinzucker (Uz.): um 1%, Blutzucker (Bz.): normal, nur bei Zuckerbelastung erhöhte Kurve (Angaben des Patienten). Diätverordnung. 1943 erneute Lazarettkontrolle: Ergebnisse wie 1942. 1944 Fronteinsatz, 1945 Kriegsgefangenschaft, September 1945 Entlassung „wegen Diabetes". Februar 1946 Durst, Schlappheit. Krankenhauskontrolle: Uz: um 1%, Bz: normal, Belastungskurve erhöht. Weiter Vollkost. 1949 gelegentlich Routineuntersuchung Bz: 180 mg%, Uz: 1—2%. 4 Wochen später (während Besuch einer Beamtenschule) viel Durst, Gewichtsabnahme; Bz.: 260 mg%, Uz.: 3,0%. Einstellung auf Insulin (mittags 10 E), Diät. Bei ambulanten Kontrollen Uz: 2—6%, Bz: 160—300 mg%.

1951—1957 6 stationäre Kontrollen im Diabetikerheim Garz-Karlsburg (Reg. Nr. 11387/Garz u. Pat. Nr. 1351/ Karlsburg[1]): Zweifelsfreier insulinbedürftiger Diabetes mellitus mit Bz.-Werten bis maximal 385 mg%. Insulinbedarf um 40—50 E/die (verteilt auf 2 Depot-Insulin-Injektionen). Bei relativer Überinsulinierung werden zwar Normoglykämie und (auch manifeste) Hypoglykämien erreicht, nicht aber Aglykosurie. Glykosurie nicht unter 20 g/die zu senken, bei hypoglykämiefreier Insulineinstellung um 40—100 g/die. Bestimmungen der Zuckernierenschwelle: 1952: um 95 mg%, 1954: um 118 mg%, 1956: um 131 mg%, 1957: um 140 mg%. 1957: Geringe Proteinurie, keine Augenhintergrundsveränderungen.

5.6 Besprechung der Ergebnisse

Abschließend muß festgestellt werden, daß sich aus der Durchsicht unseres Krankengutes *keine Befunde* ergeben haben, die eine *eindeutige Beantwortung der Frage nach dem Bestehen genetischer Zusammenhänge zwischen Diabetes mellitus und Diabetes renalis ermöglichen* könnten. Bisher galt die Annahme eines unterschiedlichen Erbganges für beide Krankheitsbilder als ein gewichtiges Argument *gegen* die Postulierung genetischer Verwandtschaft. Zwar ist dieses Argument auf Grund unserer Untersuchungsergebnisse über den Erbgang des Diabetes mellitus entkräftet. Wir haben aber in unserem Krankengut *keine* Belege für das Bestehen sehr enger genetischer Beziehungen zwischen Diabetes mellitus und renalis finden können. Im Gegenteil besteht Berechtigung zu dem Schluß, daß *beide Krankheitsbilder sicher nicht durch ein und dasselbe Hauptgen bedingt* sind:

1. Verfügen wir über *keine einzige Beobachtung von Vorkommen reiner Formen von Diabetes mellitus einerseits* und *Diabetes renalis* andererseits *unter Verwandten ersten Grades*. Nur in einer Familie sahen wir unter Geschwistern zwei Fälle von echtem Diabetes renalis und eine *Mischform* zwischen Diabetes renalis und mellitus. In einer Seitenlinie dieser Sippe kam aber auch echter Diabetes mellitus vor (Abb. 62). Einige Mitteilungen in der (älteren) Literatur über Auftreten beider Syndrome unter Verwandten ersten Grades halten der Kritik nicht stand, soweit sie überhaupt genauere Angaben zur Charakterisierung der Glykosurieformen bieten. Das auch von uns beobachtete Vorkommen von Diabetes mellitus einerseits sowie Diabetes renalis andererseits unter *entfernteren Verwandten* (Abb. 61 und 62) kann am zwanglosesten durch die Annahme *zufälligen Zusammen-*

[1] Das Krankenblatt wurde mir von Herrn Prof. MOHNIKE freundlicherweise zur Verfügung gestellt.

treffens zweier voneinander unabhängiger Erbanlagen in derselben Sippe erklärt werden. Zu diesem Schluß kam auch HJÄRNE [42] auf Grund der Beobachtung einer sehr umfangreichen schwedischen Familie mit 199 Angehörigen, von denen unter 141 Untersuchten 46 Glykosurien verschiedener Genese aufwiesen.

2. Konnten wir ebensowenig wie JOSLIN [53b] sowie ROBBERS und RÜMELIN [99] einen sicheren *Übergang von Diabetes renalis in Diabetes mellitus* oder umgekehrt beobachten. In dem Fall des Patienten Nr. 7 der Abb. 62 kam es nicht zu einer vollständigen Umwandlung des einen Syndroms in das andere, sondern zu dem weiter bestehenden renalen Diabetes gesellten sich Symptome der Pankreasinsuffizienz. Es ist nicht sicher ersichtlich, ob bei den ganz wenigen bisher in der Literatur mitgeteilten verbürgten Fällen ein echter Syndromwandel von Diabetes renalis in Diabetes mellitus mit Erhöhung der Zuckernierenschwelle erfolgte, oder ob sich in gleicher Weise wie in unserem soeben erwähnten Fall das eine Syndrom zu dem anderen hinzugesellte. Es ist am naheliegendsten, in diesen Fällen das *Zusammentreffen zweier getrennter Anlagen* bei denselben Individuen anzunehmen, wie es auch ROBBERS [98] und GRAFE [28] tun. Diese Annahme wird gestützt durch das Vorkommen auch von Diabetes mellitus in den Familien der Fälle von BABSON [4] und uns (Abb. 62). Mit einer solchen Hypothese wäre auch die tatsächliche Beobachtung vollständigen Syndromwandels nicht unvereinbar, da es vorstellbar ist, daß die eine Anlage die andere unterdrückt.

Mischformen zwischen Diabetes mellitus und renalis haben wir mehrfach gesehen. Sie sind vermutlich nicht ganz selten anzutreffen, wenn man nach ihnen sucht. Meist handelt es sich um Fälle von Diabetes mellitus mit mehr oder weniger erniedrigter Zuckernierenschwelle. Es wäre sicher nicht richtig, wenn man bei allen derartigen Fällen das Vorliegen beider Erbanlagen annehmen wollte. Das Beispiel der vorübergehenden *Schwangerschaftsglykosurie* beweist, daß eine Erniedrigung der Zuckernierenschwelle allein auf *funktionellem* Wege möglich ist. Dagegen erscheint es kaum vertretbar, das Hinzukommen einer Pankreasinsuffizienz zu einem renalen Diabetes rein funktionell, ohne genetische Basis, zu erklären. In bezug auf eine Erniedrigung der Nierenschwelle für Glukose wird man aber zu der Vorstellung gedrängt, daß dieses Symptom in dem einen Fall (des echten Diabetes renalis) Folge einer *Erbänderung* (Mutante) ist, während es im anderen Fall (Schwangerschaftglykosurie, „renale Komponente" bei Diabetes mellitus) Ausdruck einer *erworbenen* zeitweiligen oder permanenten *Stoffwechselstörung* (Phänokopie) sein kann.

Immerhin kann es noch nicht als endgültig erwiesen angesehen werden, daß überhaupt keine genetischen Beziehungen zwischen Diabetes mellitus und renalis bestehen. Die in Abb. 62 und 63 dargestellten Sippen mahnen in dieser Hinsicht zur Vorsicht. Angesichts der vielfach komplizierten Wechselwirkungen zwischen Genotypus und Phänotypus fällt es schwer, Vermutungen darüber anzustellen, welcher Art die etwaigen, wenn auch *lockeren genetischen Zusammenhänge* zwischen beiden Krankheitsbildern sein könnten. Eine Möglichkeit stelle ich mir in der Weise vor, daß bei Vorliegen des Hauptgens für das eine Syndrom die Gegenwart bestimmter, für das andere Syndrom wichtiger *Nebengene* Übergangs- oder Mischformen zwischen beiden Erscheinungsbildern zur Ausprägung kommen können. Vielleicht läßt sich mehr Licht in dieses schwierige Problem etwaiger genetischer Zusammenhänge zwischen Diabetes mellitus und renalis bringen, wenn wir größere Klarheit in bezug auf die *Pathogenese* beider Krankheitsbilder gewonnen haben werden.

6. MANIFESTATIONSFÖRDERNDE FAKTOREN

6.01 Einführung

Wenn die Erkrankung an Diabetes mellitus auch fast ausnahmslos das Vorhandensein eines spezifischen Defektes der Erbsubstanz zur Voraussetzung hat, so wissen wir doch andererseits, daß *Umweltfaktoren* einen wesentlich mitbestimmenden Einfluß darauf haben, *ob*, und gegebenenfalls zu welchem *Zeitpunkt* die Erkrankung bei einem Anlageträger zur *Manifestation* kommt. Der starke *Anstieg der Erkrankungsziffern* in allen zivilisierten Ländern der Welt während der letzten Jahre ist zum ganz überwiegenden Teil auf die zunehmende Einwirkung *exogener* diabetogener Faktoren auf die Bevölkerung dieser Länder zurückzuführen. Im Vergleich hierzu spielt die infolge wachsender Gegenauslese *steigende Anzahl der Anlageträger* eine untergeordnete Rolle. Sie kann sich erst allmählich und in längeren Zeiträumen auswirken. Da ein Teil der manifestationsfördernden Faktoren in zivilisatorischen Einflüssen besteht, hat man den Diabetes auch als einen *Zivilisationsschaden* bezeichnet. Auf die Zusammenhänge zwischen Zivilisationsschäden und Diabeteserkrankung ist erst kürzlich wieder von KATSCH [55i] aufmerksam gemacht worden. An der manifestationsfördernden Wirksamkeit von Umweltfaktoren als solcher besteht heute kein Zweifel. Unterschiedliche Ansichten gibt es nur in bezug auf das *Ausmaß* ihrer krankheitsauslösenden Bedeutung und ihren *Wirkungsmechanismus*. Eine sichere Klärung auch dieser Fragen ist nicht nur von theoretischem Interesse, sondern auch für eine gerechte Begutachtung Zuckerkranker von praktischer Wichtigkeit. Die Problematik wird illustriert durch den über Jahrzehnte andauernden Streit um den „*traumatischen Diabetes*". Völlige Ablehnung entschädigungspflichtiger exogener krankheitsbestimmender Faktoren durch UMBER [124] u. a. auf der einen Seite, und alleinige Zuerkennung krankheitserregender Bedeutung an ein eventuelles Trauma durch VEIL und STURM [128] auf der anderen Seite stellen die beiden Extreme der divergierenden Anschauungen dar. VELDE [129] hat 1954 eine zusammenfassende und kritische Darstellung der Zusammenhänge zwischen Trauma und Diabetes als Grundlage für Begutachtungszwecke gegeben. Meinungsdifferenzen bestehen schließlich noch in bezug auf die Frage, ob in bestimmten Fällen, z. B. durch partielle Pankreasläsionen, Schädeltraumen u. ä., ein Diabetes auch *ohne Erbanlage* zur Auslösung gebracht werden kann.

Im folgenden soll an Hand des eigenen Krankengutes die Bedeutung der manifestationsfördernden Faktoren für die Ätiologie des Diabetes untersucht werden.

Bei der Sichtung der Anamnesen des hier bearbeiteten Krankengutes von 10000 Diabetikern habe ich in jedem Einzelfalle nach Hinweisen auf etwaige manifestationsfördernde oder -auslösende Faktoren gefahndet. Aus der weitaus überwiegenden Mehrzahl der Krankenakten war zu ersehen, daß auch die früheren Untersucher ebenso wie ich selbst bei der Erhebung der Krankengeschichte sorgfältig nach derartigen Momenten geforscht hatten. Als manifestationsauslösende oder -fördernde Faktoren registriert wurden nur solche Angaben der Patienten, die genügend zuverlässig erschienen. Selbstverständlich wurde auch auf die Einhaltung einer zeitlichen Korrelation zwischen diabetogener Einwirkung und Auftreten der ersten diabetischen Symptome geachtet, sowie auf das Vorhandensein einer gewissen Mindestintensität der Einwirkungsfaktoren. Einzelheiten hierzu sind bei der Besprechung der betreffenden Faktoren angegeben. Erschienen die Angaben der Patienten nicht glaubwürdig genug oder konnte der angegebenen Einwirkung keine nennenswerte manifestationsfördernde Bedeutung bei kritischer Bewertung zuerkannt werden, so wurde in dem betreffenden Falle als Antwort auf die Frage nach manifestationsauslösenden oder -fördernden Faktoren „fraglich" registriert. Dasselbe geschah in den nicht von mir selbst befragten Fällen, bei denen sich in den Krankenblättern keine zuverlässigen Angaben fanden und auch nicht sicher zu ersehen war, ob vom Anamnestikus gezielt in dieser Richtung Ermittlungen angestellt wurden.

Für eine Auswertung mußten aus derartigen Gründen von unserem Gesamtkrankengut von 10000 Diabetikern 1444 Fälle als *„fraglich"* außer Betracht bleiben. Für die restlichen 8556 Patienten lagen verwertbare Angaben über etwaige manifestationsauslösende oder -fördernde Faktoren vor. Tab. 31 gibt eine Übersicht über die Ergebnisse.

Tabelle 31

Manifestationsauslösende bzw. -fördernde Faktoren (Übersichtstabelle)

Manifestationsursache	Patienten-zahl	Prozentualer Anteil an der Gesamtzahl der verwertbaren Fälle	*Darunter* manifest.-auslösender Einfluß besonders deutlich	*Darunter* in Kombination mit anderen Faktoren
Körperliche Traumen	305	= 3,6%	102	39
Psychische Traumen	418	= 4,9%	37	63
Infektionskrankheiten	555	= 6,5%	69	65
Oberbaucherkrankungen	378	= 4,4%	73	57
Überernährung	70	= 0,8%	1	12
Unterernährung	61	= 0,7%	4	10
Wiederauffütterung nach Unterernährung	53	= 0,6%	5	6
Körperliche Überforderung	165	= 1,9%	9	22
Chemische und physikalische Traumen	49	= 0,6%	3	11
Sonstige exogene Manifestationsursachen	77	= 0,9%	13	9
Exogene Manifestationsursachen insgesamt	2131	= 24,9%	316	294
Endokrine Dysregulationen	505	= 5,9%	78	65
Pubertät und Klimakterium	827	= 9,8%	36	76
Manifestation im Jugend- und Greisenalter	1666	= 19,4%	—	35
Keine erkennbare Manifestationsursache	3427	= 40,1%		
Verwertbare Fälle Insgesamt	8556	= 100 %		
Fragliche Fälle	1444			
Gesamtkrankengut	10000		430	470

Bei 470 Patienten waren Anhaltspunkte für die gleichzeitige Wirksamkeit mehrerer verschiedenartiger manifestationsfördernder Faktoren vorhanden. Daß mehrere Manifestationsfaktoren eine Rolle gespielt hatten, konnte in jedem Falle signalisiert werden. Aus technischen Gründen war es jedoch nur möglich zu registrieren, um welche zusätzlichen Faktoren es sich im einzelnen handelte, wenn der Patient mehrmals zur Aufnahme gekommen war.

Für die Angaben der Tab. 31 ist von jedem Patienten nur ein Manifestationsfaktor verwertet worden, und zwar der offenbar ausschlaggebende. Ebenso wurde bei den ersten Spalten in den Einzeltabellen 33, 36, 41, 43, 44, 45, 46 u. 47 verfahren. In der letzten Spalte der Tab. 33 und ff. ist verzeichnet, bei wievielen Patienten der betreffende Faktor insgesamt registriert wurde. Soweit dies technisch erfaßbar war, sind hierbei also auch diejenigen Patienten mit einbegriffen, bei denen der Faktor eine zusätzliche manifestationsfördernde Rolle gespielt hat.

6.02 Fehlen manifestationsfördernder Faktoren

Zunächst ist festzustellen, daß bei 3427 Patienten (= 40,1% der verwertbaren Fälle) unmittelbare Anhaltspunkte für die Wirksamkeit manifestationsauslösender Faktoren *nicht* zu eruieren waren. In dieser Zahl sind nicht diejenigen Fälle mit enthalten, bei denen der Diabetes im *Kindes-*, *Jugend-* oder *Greisenalter* zum Ausbruch kam, unabhängig von Wachstumsschüben, Pubertät oder sonstigen auffälligen endokrinen Dysregulationen, und ohne sonstige manifestationsbegünstigende Momente. Diese Patienten sind in der Gruppe der Diabetiker mit endokrinen Manifestationsfaktoren mit aufgeführt. Wenn man die 1666 Patienten dieser Gruppe zu dem Kollektiv derjenigen ohne erkennbare Manifestationsursache hinzurechnet, wozu eine gewisse Berechtigung bestehen würde, so sind es sogar 59,5% aller verwertbaren Fälle unseres Krankengutes, bei denen *keine unmittelbaren manifestationsauslösenden oder -fördernden Faktoren* feststellbar sind.

Allerdings muß zugegeben werden, daß sich unter diesen Patienten eine nicht genau bestimmbare Anzahl solcher Fälle befindet, bei denen über *längere Zeiträume* hin weniger deutlich in Erscheinung tretende oder zum Bewußtsein kommende diabetogene Einwirkungsfaktoren eine Rolle gespielt haben mögen. Hier ist z. B. langfristige mäßige *Überernährung* zu nennen. Auch geringgradige *Störungen des hormonellen Gleichgewichtes* mit Überwiegen der Inselantagonisten kommen in Frage. *Fettsucht* kann das Ergebnis von beidem sein. Unter unseren 3427 Patienten ohne erkennbare Manifestationsursache fanden sich 1089, die zum Zeitpunkt der Untersuchung oder früher einmal fettleibig gewesen waren. Dieser Prozentsatz von 31,9% liegt signifikant höher als der vergleichbare Anteil der Adipösen im Gesamtkrankengut, der 26,8% beträgt. Diese Beobachtung bestätigt die Vermutung, daß in größerer Häufigkeit als unter den Patienten mit leicht nachweisbaren manifestationsauslösenden Faktoren unter denjenigen, bei denen sie fehlen, solche diabetogenen Einflüsse eingewirkt haben, die zur Fettsucht führen. Sie sind im Laufe der Zeit sicher vielfach für den endlichen Ausbruch der Krankheit entscheidend mitverantwortlich. Unter den 3427 Diabetikern ohne leicht ersichtliche manifestationsauslösende Faktoren finden sich 538, bei denen eine *stärkere erbliche Belastung* als einziges manifestationsbegünstigendes Moment angegeben ist. In 37 Fällen hiervon waren beide Eltern der Probanden Diabetiker gewesen. Bei genauerer Analyse ergibt sich, daß unter den Patienten ohne deutliche manifestationsfördernde Momente der Anteil derer signifikant erhöht ist, die in ihrer Familie weitere diabetische Verwandte haben. Von den 3427 Patienten dieser Gruppe konnten 1126 (= 32,8%) Angaben über weitere Diabetesfälle in ihren Familien machen. Im Gesamtkrankengut liegt der Prozentsatz der Patienten mit Heredofamiliarität mit 27,9% sicher niedriger. Besonders hoch ist im Verhältnis der Anteil der Patienten mit wenigstens einem zuckerkranken Elternteil (549 von 3427 Patienten = 16,0%, im Vergleich zu 9,9% im Gesamtkrankengut). Die Einzelheiten sind aus Tab. 32 zu ersehen.

Es sei noch hinzugefügt, daß der Prozentsatz der Patienten mit Heredofamiliarität verhältnismäßig besonders hoch ist bei den Diabetikern, deren Erkrankung *zufällig diagnostiziert* wurde, ohne daß Symptome bestanden hätten, die den Patienten veranlaßt haben könnten, von sich aus den Arzt aufzusuchen. Unter den 3427 Patienten ohne ersichtliche Manifestationsursache finden sich 624, bei denen der Diabetes gelegentlich einer Reihenunter-

Tabelle 32

Heredofamiliarität und manifestationsauslösende Faktoren

Manifestationsursache	Patientenzahl, insgesamt	Hiervon *ohne* weitere diabetische Verwandte		*mit* weiteren diabetischen Verwandten		mit diabetischen *Eltern*	
		Patientenzahl	Prozentualer Anteil an der Patientengruppe je Manifestationsursache	Patientenzahl	Prozentualer Anteil an der Patientengruppe je Manifestationsursache	Patientenzahl	Prozentualer Anteil an der Patientengruppe je Manifestationsursache
Keine	3427	2189	= **63,8%**[1]	1126	= **32,8%**[1]	549	= **16,0%**[1]
Manifestation im Jugend- und Greisenalter	1666	1189	= 71,4%	420	= 25,2%	70	= 4,2%[1]
Endokrine Faktoren	1332	880	= 66,0%	413	= 31,0%	132	= 9,9%
Exogene Faktoren	2131	1540	= **72,4%**[1]	526	= **24,7%**[1]	175	= 8,2%
Fraglich	1444						
Gesamtkrankengut	10000	6867	= 68,7%	2785	= 27,9%	994	= 9,9%

[1] Differenz zu der (nach Heredofamiliarität gebildeten) Gruppe des Gesamtkrankengutes signifikant.

suchung, einer Lebensversicherungsuntersuchung, einer militärischen Musterung, sonstiger routinemäßiger Kontrolluntersuchungen oder bei Gelegenheit einer ärztlichen Untersuchung wegen andersartiger Erkrankung entdeckt wurde. Von diesen 624 Patienten hatten 210 (= 33,7%) weitere diabetische Verwandte; 112 (= 18,0%) dieser Patienten geben an, wenigstens einen gleichfalls zuckerkranken Elternteil gehabt zu haben. Demnach ist die Häufigkeit des Vorkommens von *Diabetes unter den Eltern* bei diesen Kranken annähernd doppelt so groß wie im Gesamtkrankengut.

6.03 Endokrine Manifestationsfaktoren

An den Anfang der Besprechung der einzelnen manifestationsfördernden Faktoren seien die *endogenen diabetogenen Konstellationen* gestellt. Bei 2998 Patienten = 35,1% der verwertbaren Fälle wurde ihnen die ausschlaggebende krankheitsauslösende Bedeutung zuerkannt. Damit stellen sie zahlenmäßig das größte Kontingent der manifestationsfördernden Faktoren in unserem Krankengut. Die Tab. 33 gibt eine Übersicht über die Aufgliederung.

6.031 Manifestation im Kindes-, Jugend- und Greisenalter

Der zahlenmäßig große Umfang unseres Patientenkollektivs mit endokrinen Manifestationsfaktoren wird zu einem wesentlichen Teil mitbestimmt durch die Einbeziehung derjenigen Patienten, bei denen der Diabetes im Kindes-, Jugend- und Greisenalter zum Ausbruch kam, ohne daß ein unmittelbarer Zusammenhang mit Wachstumsschüben, Pubertät oder anderen bekanntermaßen manifestationsgünstigen Umständen festzustellen gewesen wäre. Diese Gruppe umfaßt 1666 Kranke. Wie bereits im vorangegangenen Abschnitt 6.02 erörtert wurde, kann man im Zweifel sein, ob man diese Patienten der Gruppe mit endokrinen Manifestationsfaktoren oder derjenigen ohne manifestationsauslösende Momente zurechnen soll. Die Frage ist ohne praktische Bedeutung und soll hier nur angeschnitten werden. Da unser Krankengut nicht repräsentativ für alle Diabetiker ist, können Verallgemeinerungen zahlenmäßiger Gruppierungen innerhalb unseres Materials ohnehin nicht ohne weiteres vorgenommen werden.

Tabelle 33

Endokrine Manifestationsfaktoren

Manifestationsursache	Patientenzahl[1]	*Darunter* manifestationsauslösender Einfluß besonders deutlich	*Darunter* in Kombination mit anderen Faktoren	Gesamtzahl der Patienten, bei denen der Manifestationsfaktor überhaupt mitwirkte[2]
Hypophysentumor, starker Hyperpituitarismus	19	1	1	19
M. Basedow, Manifestation nach Strumectomie	20	3	6	21
Gravidität	156	73	14	157
Dickenschub	127	—	15	130
Wachstumsschub	183	1	28	204
Pubertät	479	10	32	503
Klimakterium	348	26	44	364
Manifestation im Kindesalter	746	—	8	
Manifestation im Jugendalter	489	—	11	
Manifestation im Alter (nach dem 60. Lebensjahr)	431	—	16	
Insgesamt	2998	114	176	—

[1] Zu *Spalte 2* (Patientenzahl): Anzahl derjenigen Patienten, bei denen der Manifestationsfaktor die Hauptrolle spielte.
[2] Zu *Spalte 5* (Gesamtzahl der Patienten, bei denen der Manifestationsfaktor überhaupt mitwirkte): unter Einbeziehung derjenigen Patienten, bei denen der Manifestationsfaktor eine zusätzliche manifestationsfördernde Rolle spielte.

In Ergänzung zur Tab. 33 sei hinzugefügt, daß als „Manifestation im Kindesalter" Erkrankung bis zum 15. Lebensjahr einschließlich gewertet wurde. Als „Manifestation im Jugendalter" galt Erkrankung vom 16. bis einschließlich 22. Lebensjahr. Mit dieser Unterteilung sollte — wenn auch in schematischer Weise — eine annähernde Abtrennung der *Präpubertätsmanifestationen* von den *Postpubertätsmanifestationen* vorgenommen werden. Als „Altersmanifestation", entsprechend dem sogenannten Altersdiabetes, wurde Erkrankung nach dem 60. Lebensjahr registriert.

Wenn man die Diagramme des *Erkrankungslebensalters* unserer Patienten und eines auslesefreien Diabetikerkrankengutes vergleicht (Abb. 3), so läßt sich erkennen, daß in unserem Material die jugendlichen Patienten verhältnismäßig sehr viel stärker vertreten sind, als es einer repräsentativen Diabetikerpopulation entsprechen würde, während die höheren Altersklassen sehr viel schwächer vertreten sind. In Abschnitt 3 wurde hierauf bereits eingegangen.

Dieser Tatbestand ist selbstverständlich bei der Bewertung der in Tab. 33 angeführten Zahlenangaben zu berücksichtigen.

Zwar sind für die in diesem Abschnitt angeführten 1235 Kinder und Jugendlichen deutliche Zusammenhänge zwischen Krankheitsbeginn und Wachstumsschüben oder Pubertät nicht erkennbar. Es kann aber als sicher gelten, daß auch in diesen Fällen die *während der Wachstums- und Pubertätsphase vorherrschende endokrine Konstellation* eine manifestationsbegünstigende Rolle gespielt hat. Der pathogenetische Mechanismus wird in den Abschnitten 6.033 und 6.034 erörtert.

Die *erhöhte Erkrankungsdisposition im Alter* ist seit langem bekannt. Sie läßt sich auch ablesen aus dem Diagramm der Abb. 64, das ich SEIGE [112] verdanke[1]. Es stellt die Diabetesmorbidität innerhalb der einzelnen Altersklassen für die Bevölkerung der Stadt Leipzig dar. Ihre Ursachen sind vielfältiger Art und in ihrer pathogenetischen Bedeutung sowohl im allgemeinen als auch im Einzelfall schwer gegeneinander abwägbar. *Exogene* manifestationsfördernde Faktoren sind mit zunehmendem Lebensalter vielfach von steigendem Gewicht, wie Überernährung, unzureichende Körperbewegung, und andere *zivilisatorische Einflüsse.* Wichtig ist vor allem jedoch eine *Verschiebung des hormonellen Gleichgewichtes zugunsten der Inselantagonisten* in der Involutionsphase. Mit dem Nachlassen der Gonadenfunktion tritt eine gegenregulatorische Funktionssteigerung des Hypophysenvorderlappens ein. Dabei kommt es nicht nur zur vermehrten Produktion gonadotroper Hormone, sondern offenbar auch von somatotropem und adrenocorticotropem Hormon. Die wenigstens in Andeutung gar nicht so seltene *Altersakromegalie* legt hiervon Zeugnis ab. Als anatomische Belege für die Verschiebung des hormonellen Gleichgewichtes im Alter wurden gefunden eine relative Verringerung der B-Zellen der Pankreasinseln (SEIFERT [111a]) sowie eine (wenigstens relative) Verbreiterung der Zona fasciculata der Nebennierenrinde, die als Bildungsstätte der Glucocorticoide gilt (ROTTER [101]).

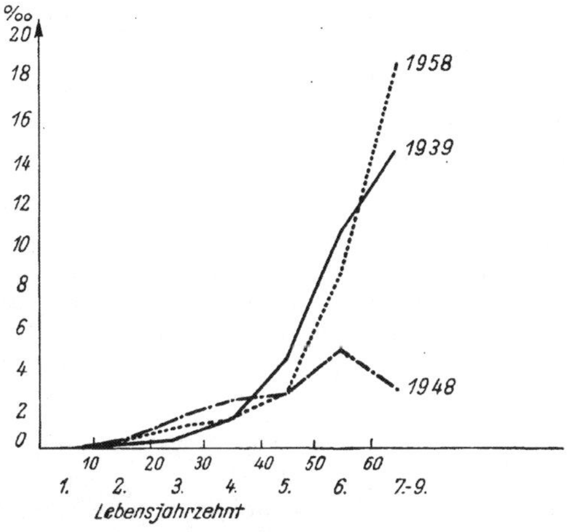

Abb. 64. Diabetesmorbidität für die einzelnen Altersklassen der Gesamtbevölkerung des Stadtkreises Leipzig

Gesamtzahl der Diabetiker
1939: 3207 = 4,56‰
1948: 1441 = 2,34‰
1958: 3802 = 6,26‰ (nach SEIGE [112])

6.032 Klimakteriumsmanifestation

Ein Blick auf die Abb. 3 zeigt, daß für das weibliche Geschlecht vom 40. Lebensjahr an die Erkrankungsziffern steil ansteigen. Die größte Erkrankungshäufigkeit findet sich um das 50. Lebensjahr herum. Wegen des zeitlichen Zusammentreffens der größten Diabetes-Erkrankungshäufigkeit für Frauen mit der Zeit des Klimakteriums spricht man von einem „*Klimakteriums-Manifestationsgipfel*". Auf Grund der besonderen Zusammensetzung unseres Krankengutes ist dieser Klimakteriumsgipfel in unserem Material nur in Andeutung ausgeprägt. Er läßt sich noch deutlicher erkennen, wenn man die relativen Erkrankungsziffern

[1] Herr Dozent Dr. K. SEIGE, Oberarzt der Med. Univ.-Klinik Leipzig, stellte mir das Diagramm freundlicherweise noch vor Veröffentlichung des Kongreßberichtes zur Verfügung.

(bezogen auf die Gesamtzahl der Frauen bzw. Männer des eigenen Materials) graphisch aufträgt, wie dies in Abb. 30 geschehen ist. Daß zwischen der Menopause und der größten Erkrankungshäufigkeit der Frauen nicht nur eine positive statistische Korrelation, sondern ein echter Kausalzusammenhang besteht, wird belegt durch die Fälle, bei denen der Diabetes gleichzeitig mit dem Ausbleiben der Menstruation zum Ausbruch kam.

Wie aus Tab. 33 hervorgeht, konnte bei 348 unserer Patientinnen von einer Klimakteriumsmanifestation gesprochen werden. Dies geschah, wenn zwischen dem Beginn diabetischer Beschwerden und dem Zeitpunkt der letzten Menstruation ein Zeitraum bis zu höchstens zwei Jahren lag, sowohl vor, als auch nach der Menopause. Bei 26 Patientinnen war der zeitliche Zusammenhang zwischen Menopause und Diabetesbeginn besonders eng. Hierfür eine Krankengeschichte als Beispiel:

Ch. G., Pat. Nr. 11309. In der Familie kein Anhalt für Diabetes. — Außer Diphtherie früher keine ernsthaften Erkrankungen. Im Alter von 52 Jahren (1950) Abrasio wegen starker klimakterischer Blutungen. Danach zunächst Sistieren der Menses. $^1/_4$ Jahr nach der Abrasio Auftreten starken Durstes und unerträglichen Scheidenjuckens. Daraufhin Behandlung mit Sexualhormonen (Östrogenen). Wiederauftreten einiger unregelmäßiger Menstruationsblutungen für die Dauer etwa eines Jahres. Während dieser Zeit deutliches Nachlassen von Durst und Pruritus. Nach dem endgültigen Ausbleiben der Blutungen (Ende 1951) Steigerung von Durst und Scheidenjucken bis zur Unerträglichkeit. März 1952 ärztliche Feststellung des Diabetes.

Für die Besprechung des *pathogenetischen Mechanismus der Klimakteriumsmanifestation* ist an das anzuknüpfen, was über den Altersdiabetes gesagt wurde. Bei der Klimakteriumsmanifestation steht ursächlich die Störung des hormonellen Gleichgewichtes ganz im Vordergrund. Mit dem Aufhören der Gonadentätigkeit kommt es zur Enthemmung des Hypophysenvorderlappens und zu einer *Aktivitätssteigerung des hypophysär-interrenalen Systems.* Diese tritt beim weiblichen Geschlecht verhältnismäßig brüsk und kurzfristig ein, entsprechend der in der Regel kurzen Zeitdauer der hormonellen Umschaltphase. Der diabetogene Effekt der Menopause ist demzufolge relativ groß.

Die sehr viel länger dauernde Zeitspanne des Klimakterium virile macht es verständlich, daß der Klimakteriumsgipfel beim *männlichen Geschlecht* nur in Andeutung ausgeprägt ist. Immerhin gibt es überhaupt eine Gipfelbildung in der Kurve des Erkrankungsalters der Männer, nur ist sie wesentlich niedriger als bei den Frauen und abgeflachter (vgl. Abb. 3). Der Gipfelpunkt liegt nicht — wie man erwarten sollte — später als bei den Frauen, sondern eher ein wenig frühzeitiger. Außerdem setzt der Anstieg der Männerkurve im ganzen früher ein als bei den Frauen (s. Abb. 30 und SCHLIACK [107c]).

Diese Gegebenheiten weisen darauf hin, daß man die vom 4. Lebensjahrzehnt an für beide Geschlechter ansteigende Morbiditätskurve *nicht allein* mit der nachlassenden *Sexualfunktion* erklären kann. Dafür beginnt der Anstieg der Erkrankungsziffern auch für die Frauen zu zeitig. Ferner läßt sich feststellen, daß von 1314 Frauen unseres Krankengutes, die zwischen dem 41. und 55. Lebensjahr zuckerkrank wurden, nur bei 366 der Zeitpunkt von Erkrankungsbeginn und Menopause nicht länger als 2 Jahre auseinanderlag. Nähere Auskunft über die zeitliche Korrelation von Diabetesmanifestation und Menopause gibt die Tab. 34. Es läßt sich erkennen, daß zwischen Erkrankungsbeginn und Menopausetermin zwar ein deutlicher positiver Zusammenhang besteht.[1] Bei Betrachtung des Gesamtkrankengutes ist er jedoch bei weitem nicht so eng, wie man erwartet hätte.[2]

[1] Die statistische Berechnung erfolgte mit Hilfe der χ^2-Methode. Der Korrelationskoeffizient liegt für fast alle Gruppen um 0,1. Nur für die (Menopause-) Altersgruppe von 41 bis 42 Jahren besteht kein Zusammenhang. (Die Berechnungen wurden dankenswerterweise von Dipl.-Math. PAUL, Med. Univ.-Klinik Greifswald, durchgeführt.)

[2] Die relativ viel geringere Anzahl von Frauen mit Menopause nach Diabetesbeginn im Vergleich zur größeren mit Diabetesmanifestation nach dem Klimakterium ist selbstverständlich auslesebedingt. Bei der überwiegenden Mehrzahl der in jüngeren Jahren erkrankten Frauen war die Krankheitsdauer noch nicht lange genug, um das Klimakterium erreicht zu haben.

Erkrankungs

In der Tabelle sind alle Patientinnen unseres Krankengutes enthalten, deren Diabetes nach dem 19

Menopausetermin \ Diabet.-Manifest.-Alter	19	20	21	22	23	24	25	26	27	28	29	30	31	32	33	34	35	36	37	38	39	40	41	42	43	44	45
Jünger als 35 Jahre	2	—	1	—	—	—	1	1	—	2	—	2	4	2	1	1	1	2	1	—	2	2	—	—	1	3	—
35—40 Jahre	—	1	—	1	—	1	—	—	—	—	1	3	3	3	2	2	5	5	4	2	5	5	5	5	5	4	5
41—42 ,,	—	—	1	—	—	—	—	—	—	—	1	—	—	3	1	2	1	2	1	2	2	4	3	3	6	4	2
43—44 ,,	—	—	—	—	—	—	—	—	2	—	—	1	2	3	1	2	1	1	1	2	4	4	1	4	8	7	7
45—46 ,,	—	—	—	2	—	—	1	—	—	1	2	1	1	2	1	2	5	6	4	3	4	3	3	6	9	7	15
47—48 ,,	—	—	—	—	—	—	—	—	—	—	1	3	2	1	1	2	4	4	3	5	7	8	4	4	4	8	7
49—50 ,,	—	1	—	—	1	—	1	—	1	1	—	4	2	—	1	1	1	5	4	8	2	4	6	12	10	6	9
51—52 ,,	—	—	—	—	—	—	—	—	—	1	1	1	1	1	1	4	1	—	3	4	2	7	4	6	6	6	5
53 Jahre u. später	—	—	—	—	—	—	—	—	—	—	—	—	—	—	—	1	1	4	1	3	3	5	6	1	4	4	2
Alle Frauen mit bekanntem Menopausetermin	2	2	2	3	1	1	3	1	3	5	6	15	15	15	9	17	20	29	22	29	31	42	32	41	53	49	52
Menopause noch nicht eingetreten bzw. fraglich	38	50	49	38	44	44	45	50	49	55	53	49	56	47	57	66	53	52	57	42	43	50	30	39	42	38	31
Insgesamt	40	52	51	41	45	45	48	51	52	60	59	64	71	62	66	83	73	81	79	71	74	92	62	80	95	87	83

pausetermin

ftrat, ferner alle, die sich zum Zeitpunkt der letztmaligen Beobachtung in der Menopause befanden

jahre																															Patienten-
9	50	51	52	53	54	55	56	57	58	59	60	61	62	63	64	65	66	67	68	69	70	71	72	73	74	75	76	77	78	79	zahl
2	2	2	2	2	6	—	1	1	—	—	—	—	—	—	—	1	2	1	—	—	—	—	—	—	—	—	—	—	—	—	60
4	12	5	6	5	2	4	2	2	4	4	3	1	3	3	2	—	—	1	—	—	—	—	—	—	—	—	—	—	—	—	147
3	1	5	1	3	5	3	2	4	4	2	3	—	2	2	1	—	—	1	—	—	—	—	—	—	—	—	—	1	—	—	99
7	4	8	6	5	3	3	3	4	4	2	1	2	1	1	2	—	1	—	—	—	—	—	—	—	—	—	—	—	—	—	117
5	11	6	5	12	6	13	10	6	11	2	1	1	4	2	1	3	1	1	1	—	—	1	3	—	—	—	—	—	—	—	213
4	18	13	11	9	6	7	6	4	4	4	3	2	1	4	2	3	2	2	2	1	1	—	—	1	—	—	—	—	—	—	240
5	33	12	12	15	11	12	10	16	9	8	9	5	8	7	5	2	1	1	6	2	1	—	—	—	1	—	—	2	1	—	328
3	9	14	20	15	14	8	11	9	6	9	5	7	4	4	3	2	2	5	1	1	1	—	2	1	—	—	1	—	—	—	241
2	11	6	5	12	14	14	11	8	8	4	9	7	4	6	2	3	3	3	2	—	—	—	1	—	—	—	—	—	—	—	184
)	101	71	68	78	67	64	56	54	50	35	34	25	27	29	18	14	12	15	12	4	3	1	6	2	1	—	1	3	1	—	1629
3	11	13	17	10	6	15	11	13	10	13	15	3	10	9	8	6	6	6	2	2	4	1	—	1	—	1	—	—	—	—	1556
3	112	84	85	88	73	79	67	67	60	48	49	28	37	38	26	20	18	21	14	6	7	2	6	3	1	1	1	3	1	—	3185

Außer dem Sistieren der Gonadenfunktion müssen demnach noch *andere Faktoren* an der Ausprägung des sogenannten Klimakteriumsgipfels beteiligt sein. Einerseits ist an *endogene* Faktoren zu denken: Eine Verschiebung des hormonellen Gleichgewichtes zu Gunsten des hypophysär-interrenalen Systems kann im Rahmen allmählich beginnender Involutionsvorgänge schon längere Zeit vor der Menopause beginnen. Auch andere *endokrine Dysregulationen* können im Spiele sein. *Gallenwegserkrankungen* sind bei Frauen der in Frage stehenden Altersklassen am häufigsten anzutreffen und mögen nicht selten eine manifestationsfördernde Bedeutung haben (vgl. Abschnitt 6.043). Schließlich ist andererseits an *exogene*, vor allem *zivilisatorische* Momente zu denken, auf die schon bei der Besprechung der Pathogenese des Altersdiabetes hingewiesen wurde (Abschnitt 6.031). Ferner läßt sich aus Abb. 30 erkennen, daß der Erkrankungsgipfel für die Männer in der *Zeit der höchsten beruflichen Beanspruchung* liegt. Auch manche Einzelbeobachtungen haben ja sogar dazu geführt, den Diabetes unter die „*Managerkrankheiten*" zu rechnen (KRAUT).

Unter denjenigen Fällen unseres Krankengutes, bei denen außer dem Klimakterium noch weitere manifestationsfördernde Faktoren deutlich erkennbar waren, fanden sich Kombinationen mit Gallenwegserkrankungen am häufigsten (11 Fälle), ferner mit fieberhaften Infekten (7 Fälle), psychischen Traumen (5 Fälle) und weiteren verschiedenartigen Manifestationsfaktoren, darunter nur in 2 Fällen Überernährung.

6.033 Pubertätsmanifestation

Ebenso wie zur Zeit der Beendigung des geschlechtsreifen Alters findet sich auch um die Zeit seines Beginns eine Häufung von Diabeteserkrankungen. Ein zweiter, sogenannter *Pubertätsgipfel* zeichnet sich in der Kurve des Erkrankungsalters eines auslesefreien Diabetikerkrankengutes zwar nur andeutungsweise ab (s. Abb. 3). In unserem eigenen Material mit einer relativ großen Anzahl jugendlicher Patienten prägt er sich jedoch sehr viel deutlicher aus. In der Kurve der relativen Erkrankungsziffern (Abb. 30) heben sich Klimakteriums- und Pubertätsgipfel am augenfälligsten heraus. Bei dieser Darstellungsweise läßt sich auch gut erkennen, daß der Erkrankungsgipfel für die *Mädchen* etwas *frühzeitiger* liegt und relativ *höher* ansteigt als für die Jungen. Dieses Verhalten entspricht den differenten Gegebenheiten der sexuellen Reifung beider Geschlechter.

In Tab. 33 ist für 479 Patienten unseres Krankengutes die Pubertät als manifestationsauslösendes Moment angegeben. Hierbei ist allerdings zu berücksichtigen, daß diese Bewertung nicht nur bei *Mädchen*, sondern auch bei *Jungen* vorgenommen wurde. Bei Mädchen erfolgte die Registrierung als Pubertätsmanifestation, wenn Diabeteserkrankung und Menarche nicht länger als 2 Jahre auseinanderlagen. Bei Jungen wurde entsprechend verfahren, wenn der Eindruck bestand, daß der Ausbruch des Diabetes mit der Reifungsphase zeitlich zusammenfiel. Nach dem Zeitpunkt der ersten Pollutionen wurde nicht geforscht. Demzufolge hat die Einstufung als Pubertätsmanifestation bei den Jungen nicht denselben Sicherheitsgrad wie bei den Mädchen. Von unseren in Tab. 33 angeführten insgesamt 479 Patienten mit Pubertätsmanifestation sind 230 Jungen und 249 Mädchen. Insgesamt war der Diabetes bei 707 unserer weiblichen Patienten in der Zeit zwischen dem 11. und 20. Lebensjahr zur Manifestation gekommen. In Tab. 35 ist die zeitliche Korrelation zwischen Menarchetermin und Diabetesbeginn bei unseren Patientinnen dargestellt. Bei dieser Betrachtungsweise — unter Einbeziehung aller in jugendlichem Alter erkrankten Patientinnen — läßt sich ein positiver Zusammenhang zwischen Diabetesbeginn und Menarchetermin kaum erkennen und statistisch nicht sichern[1].

[1] Die Berechnungen besorgte freundlicherweise Herr Dipl.-Math. PAUL. Es liegt hier ein sehr interessantes Beispiel dafür vor, daß bei Aufarbeitung eines vollständigen Patientenkollektivs ein sicher positiver Zusammenhang

Immerhin bestand, wie in Tab. 33 vermerkt, bei 10 unserer Patientinnen mit Pubertätsmanifestation ein sehr enger zeitlicher Zusammenhang zwischen Menarche und Diabetesausbruch. Nachstehend eine Krankengeschichte als Beispiel hierfür:

R. H., Pat. Nr. 11284. In der Familie über Diabetesvorkommen nichts bekannt. — Als Kind Masern und Scharlach. Mit 14 Jahren Menarche (Dezember 1949). Wenige Tage nach der ersten Menstruation Auftreten von Durst, der sich steigerte. Januar 1950 Erkennung des Diabetes. In den letzten Monaten vor der Menarche rasch gewachsen, gehörte auch schon vorher immer zu den Größten ihrer Schulklasse.

Weiter findet sich in Tab. 33 der Hinweis, daß bei 32 unserer Patienten mit Pubertätsmanifestation noch andere manifestationsfördernde Faktoren mitgewirkt haben. Hinzuzufügen ist, daß bei weiteren 24 Patienten, bei denen andere Manifestationsfaktoren die Hauptrolle spielten, die Pubertät als zusätzliches manifestationsförderndes Moment angegeben wurde. Am häufigsten (22mal) fand sich die Kombination mit *Wachstumsschüben*. 7mal hatten neben der Pubertätsentwickung fieberhafte *Infektionen* manifestationsauslösend gewirkt, 5mal *psychische Traumen*, 4mal langdauernde und 2mal akute *körperliche Überforderung*. In den restlichen Fällen lagen Kombinationen mit verschiedenartigen weiteren Faktoren vor.

Tabelle 35

Erkrankungsalter und Menarchetermin

In der Tabelle sind alle Patientinnen unseres Krankengutes enthalten, deren Diabetes im Alter von 10 bis 22 Jahren auftrat

Diabet.-Manifest.-Alter / Menarchetermin	Lebensjahre													Patientenzahl
	10	11	12	13	14	15	16	17	18	19	20	21	22	
Jünger als 12 Jahre	2	—	4	1	1	7	—	4	—	1	—	2	1	23
Mit 12 Jahren	4	6	9	10	9	8	6	4	8	6	6	7	2	85
„ 13 „	5	5	12	16	11	12	9	17	7	10	14	9	14	141
„ 14 „	2	10	22	20	12	19	8	10	13	10	18	13	13	170
„ 15 „	9	10	4	13	10	12	15	8	10	5	8	4	4	112
„ 16 „	7	3	5	2	3	4	5	5	6	2	1	2	2	47
„ 17 „	2	6	3	2	—	4	—	1	3	3	1	2	1	28
„ 18 „	2	2	2	2	1	2	—	—	1	1	—	—	—	13
„ 19 „ und später	1	1	1	2	3	1	1	1	—	—	—	—	1	12
Menarche noch nicht eingetreten bzw. fraglich	34	42	38	32	17	14	9	4	8	3	4	12	3	220
Insgesamt	68	85	100	100	67	83	53	54	56	41	52	51	41	851

Aus der Summe der Einzelbeobachtungen und der statistischen Analysen muß geschlossen werden, daß die *Pubertät wohl einen diabetesmanifestationsbegünstigenden Einfluß* ausüben kann; sie stellt aber *nicht den einzigen* und entscheidenden Manifestationsfaktor im Jugendalter dar. Auch andere Momente spielen wichtige Rollen.

Die endokrine Umschaltung, die *Störung des hormonellen Gleichgewichtes*, schafft während der Pubertätsphase ebenso wie im Klimakterium eine der Diabetesmanifestation günstige Situation. Die polare Gegensätzlichkeit beider Phasen in bezug auf die Sexualfunktion läßt es von vornherein als ausgeschlossen erscheinen, daß der *Gonadenfunktion* hierbei eine ausschlaggebende Rolle zukommt. Beiden Phasen gemeinsam ist eine *Aktivitätssteigerung des Hypophysenvorderlappens*, wobei die Mehrproduktion der gonadotropen Hormone, die für beide Phasen charakteristisch ist, offenbar begleitet wird von einer vermehrten Mitausschüttung der diabetogenen Vorderlappenhormone.

---

mit einem pathogenetischen Teilfaktor statistisch nicht bewiesen werden kann, selbst wenn — wie in diesem Falle — an einer (für Einzelfälle) möglichen pathogenetischen Wirkung dieses Faktors kein Zweifel besteht.

Dieser Sachverhalt, daß der diabetogene Effekt während Klimakterium und Pubertät nicht von den Gonaden, sondern vom Hypophysenvorderlappen ausgeht, klärt auch den scheinbaren Widerspruch auf, der darin gesehen werden könnte, daß einerseits beim *Menschen* eine *erhöhte Erkrankungsdisposition für das weibliche Geschlecht* besteht, andererseits durch Houssay [48c] im Tierversuch eine *erhöhte Erkrankungsdisposition männlicher Tiere* beobachtet wurde. Houssay stellte fest, daß es bei Ratten nach 95%iger Pankreasresektion zu spontaner Diabetesentstehung unter 89% der männlichen Tiere, aber nur unter 27% der weiblichen Tiere kam. Versuche an kastrierten Tieren ergaben, daß Ovarientransplantationen ebenso wie zahlreiche geprüfte *Östrogene* eine *antidiabetische Wirkung* ausübten, während androgene Substanzen den Diabetes eher auftreten ließen und die Schwere der Symptome steigerten. — Auf der anderen Seite ist es bekannt, daß es mehr zuckerkranke Frauen als

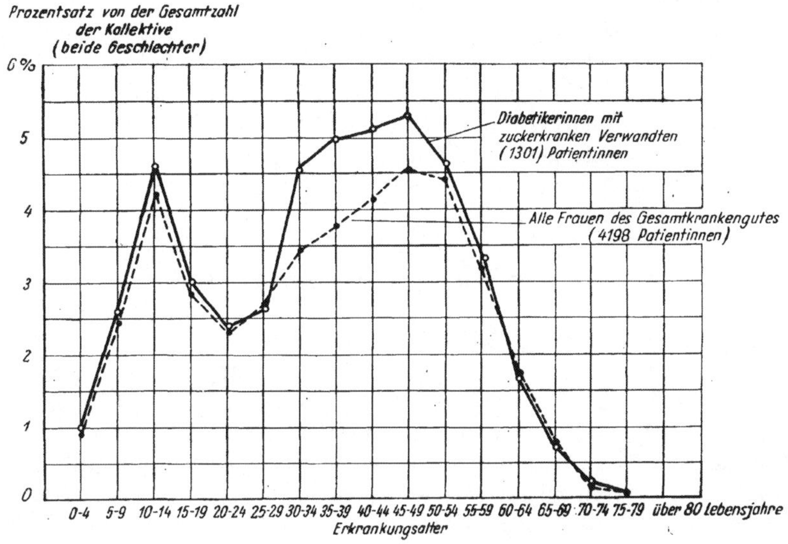

Abb. 65. Relative Erkrankungshäufigkeiten der Frauen mit Heredofamiliarität in den einzelnen Altersklassen im Vergleich zu allen Frauen des Gesamtkrankengutes
Die Teilkollektive der einzelnen Altersklassen wurden jeweils auf das Gesamtkollektiv aller männlichen und weiblichen Patienten mit Heredofamiliarität (2785 Kranke) bzw. auf das Gesamtkrankengut (10000 Patienten) bezogen

Männer gibt (s. Abschnitt 3 und Abb. 3: Berliner Krankengut). Diese Differenz ist nicht durch den wenigstens in Deutschland bestehenden Frauenüberschuß in der Gesamtbevölkerung erklärbar (Schliack [107c]). Für eine erhöhte Erkrankungsbereitschaft des weiblichen Geschlechtes spricht auch die eigene Beobachtung eines relativ vermehrten Frauenanteiles unter den Diabetikern mit nachweisbarer Heredofamiliarität (s. Abschnitt 4.209 und Abb. 14 und 15). Ein Blick auf die Abb. 3 (Berliner Krankengut) zeigt aber, daß die Prävalenz des weiblichen Geschlechtes unter der Gesamtzahl der Diabetiker ausschließlich aus der wesentlich größeren Erkrankungshäufigkeit der Frauen etwa vom 40. Lebensjahr an resultiert, also annähernd in Übereinstimmung mit dem Beginn des *Klimakteriums*. Weiter läßt sich aus Abb. 65 erkennen, daß der relativ größere Anteil der Frauen unter den Patienten mit Heredofamiliarität sich nahezu ausschließlich durch eine im Vergleich zum Gesamtkrankengut größere Anzahl von Patientinnen erklärt, die im Klimakterium bzw. Präklimakterium diabetisch wurden. Während der Pubertätsphase erkrankten dagegen nur wenig mehr Patientinnen mit Heredofamiliarität (vgl. hierzu auch Abb. 29 und 28). In voller Übereinstimmung mit den Tierversuchen HOUSSAYS [48c] steht die Beobachtung, daß während der *Phase der vollen Geschlechtsreife* relativ (s. Abb. 30) und teilweise sogar absolut (s. Abb. 3, Berliner Krankengut) *mehr Männer* als Frauen zuckerkrank werden. Die Geschlechtsdifferenz ist in unserem Krankengut (in der Darstellungsweise der Abb. 30) für die Patienten mit einem Erkrankungsalter von 25 bis 39 Jahren signifikant. Außerhalb des Zufallsbereiches liegt übrigens auch die relativ größere Zahl von Mädchen im Vergleich zu den Jungen unseres Materials, die im Alter von 10 bis 14 Jahren erkrankten. Dieser Unterschied findet sich nicht in dem auslesefreien Berliner Krankengut.

Zusammenfassend kann festgestellt werden, daß eine *erhöhte Erkrankungsdisposition des weiblichen Geschlechtes erst vom Beginn der Involutionsphase an*, etwa vom 35. Lebensjahr ab, besteht und vielleicht — jedenfalls in geringerer Ausprägung — während der *Pubertät*. In der Zeit der *vollen Geschlechtsreife* besteht dagegen eine *erhöhte Erkrankungsbereitschaft* für das *männliche* Geschlecht. Ein Widerspruch zwischen den Beobachtungen am Menschen und den Tierexperimenten HOUSSAYS [48c] besteht somit nicht. Die von HOUSSAY gefundene antidiabetische Wirkung östrogener Substanzen läßt sich im übrigen auch aus der im vorstehenden Abschnitt 6.032 angeführten Krankengeschichte der Patientin Chr. G. erkennen.

6.034 Manifestation im Wachstumsschub

Nachdem schon lange die häufige Entwicklung eines Diabetes bei bestehender *Akromegalie* bekannt ist und im Tierversuch die experimentelle Erzeugung eines permanenten Diabetes durch Injektion von Hypophysenextrakten bzw. *Wachstumshormon* gelang, ist ohne weiteres verständlich, daß auch Phasen vermehrter Inkretion von Wachstumshormon, wie sie bei Jugendlichen während *Wachstumsschüben* bestehen, eine die Diabetesmanifestation fördernde Rolle spielen. Neben anderen Autoren hat LÜBKEN [73] aus unserer Klinik auf diese Zusammenhänge hingewiesen. Er fand bei diabetischen Kindern, die bis spätestens drei Monate nach dem klinischen Beginn der Erkrankung untersucht werden konnten, durchschnittlich im Vergleich zu gesunden gleichaltrigen Kindern eine *Überlänge* von etwa 8 cm. Nur wenige Kinder hatten zur Zeit der Erkrankung die normale Größe ihres Jahrganges. An unserem inzwischen wesentlich vergrößerten Krankengut hat sich diese Beobachtung allerdings nicht in vollem Umfang bestätigen lassen (Publikation in Vorbereitung).

In Tab. 33 findet sich verzeichnet, daß bei insgesamt 204 unserer Kinder die Diabetesmanifestation in die Zeit eines kräftigen Wachstumsschubes fiel. Dies ist freilich nur ein relativ kleiner Anteil (etwa 10%) der in dem hier vorgelegten Krankengut enthaltenen 2074 Kinder und Jugendlichen, die bis zum vollendeten 18. Lebensjahr einschließlich zuckerkrank geworden waren. Es ist jedoch zu berücksichtigen, daß die Registrierung als Manifestation im Wachstumsschub nur in den Fällen erfolgte, in denen den Eltern der Kinder in der Zeit vor Diabetesausbruch eine beträchtliche Beschleunigung des Wachstums aufgefallen war. Es liegt auf der Hand, daß diese Erfassungsweise ungenau ist, und schon allein die Kinder der weniger sorgfältig beobachtenden Eltern unberücksichtigt bleiben mußten. Nicht mit einbezogen sind ferner diejenigen Kinder, die vor Diabetesbeginn zwar überdurchschnittlich rasch, aber nicht in auffälligen Schüben gewachsen sind. In der Mehrzahl der Fälle waren zuverlässige Angaben über die Körpergröße bei Krankheitsbeginn nicht zu erhalten. Die mehrfach getroffene Feststellung einer überdurchschnittlichen Körperlänge diabetischer Kinder zur Zeit der Erkrankung läßt aber keinen Zweifel daran, daß die hypophysären Impulse der Wachstumsphase bei einem sehr viel höheren Prozentsatz als dem in Tab. 33 angegebenen eine mehr oder weniger starke, aber doch wesentliche Rolle bei der Manifestation des Diabetes im Kindesalter spielen.

6.035 Manifestation im Dickenschub

Wie in Tab. 33 angegeben ist, konnten wir von insgesamt 130 Patienten erfahren, daß der Diabetes in einer *Phase des Gewichtsansatzes* aufgetreten war. Es handelt sich nur um solche Fälle, bei denen es anscheinend spontan, d. h. ohne zugegebene Steigerung der Nahrungszufuhr, zu einer beträchtlichen Gewichtszunahme vor Ausbruch des Diabetes gekommen war. Diese war — zumindest bei den meisten Patienten dieser Gruppe — im Rahmen einer *endokrinen Regulationsstörung mit Aktivitätssteigerung des hypophysär-interrenalen Systems* zustande gekommen. Im Gegensatz zu den Fällen von Diabetesauslösung durch vermehrte Inkretion von *Wachstumshormon* während Wachstumsschüben hat bei den hier besprochenen Patienten offenbar die diabetogene Wirkung des zeitweilig verstärkt ausgeschütteten *adrenocorticotropen Hormons* des Hypophysenvorderlappens während eines „basophilen Schubes" den Ausbruch des Diabetes verschuldet. In diesem Sinne spricht auch, daß wir unter diesen Patienten zum Zeitpunkt ihrer Behandlung in unserem Institut in höherem Prozentsatz als im Gesamtkrankengut *konstitutionelle Zeichen eines Hypercortizismus* fanden. Von 91 Patienten dieser Gruppe, bei denen eine Festlegung des endokrinen Typs möglich war, boten 38 (= 41,7%) das Bild des Cushingtyps, 6 zeigten andere Fettsuchtsformen und 7 hatten Symptome von Interrenalismus. Das sind zusammen 51 Patienten (= 56% der verwertbaren Fälle) mit konstitutionellen Hinweiszeichen auf das Bestehen eines Hypercortizismus. Ihnen entsprechen 31% im Gesamtkrankengut (vgl. Tab. 26). Die Differenz ist trotz des geringen Umfanges der Patientengruppe statistisch signifikant. Daß nicht mehr bei allen Patienten konstitutionelle Zeichen des Hypercortizismus von uns festgestellt werden konnten, hat im wesentlichen seinen Grund darin, daß viele von ihnen erst jahrelang nach Diabetesbeginn in unsere Behandlung kamen und inzwischen ein *Syndromwandel* eingetreten war.

Das *Manifestationslebensalter* der Patienten dieser Gruppe lag bis auf Ausnahmefälle im 3. bis 6. Lebensjahrzehnt. Nur 6 Patienten waren bei der Erkrankung jünger als 20 Jahre, davon einer jünger als 10 Jahre. Niemand war bei Diabetesausbruch älter als 60 Jahre.

6.036 Graviditätsmanifestation

Die Möglichkeit, daß eine Gravidität dem Diabetes zur Manifestation verhilft, ist schon lange bekannt. In der Praxis ist es nicht immer leicht zu entscheiden, ob bei einer Schwangeren eine harmlose renale Schwangerschaftglykosurie oder die Initialphase eines echten Diabetes mellitus vorliegt. Hierüber hat Worm [139] aus unserem Institut kürzlich berichtet. John [51] hat 1944 in einer Dissertation an Hand des bis dahin gesammelten Krankengutes unserer Klinik den Einfluß von Schwangerschaften auf Manifestation und Verlauf des Diabetes bei der Mutter untersucht.

Bei insgesamt 157 unserer Patientinnen (s. Tab. 33) trat der Diabetes während einer Schwangerschaft in Erscheinung. In den meisten Fällen war der alleinige manifestationsauslösende Einfluß der Gravidität ohne Zweifel. Bei 73 Patientinnen wurde dies besonders vermerkt. Nur bei 15 Patientinnen spielten weitere manifestationsfördernde Faktoren eine zusätzliche Rolle. Von unseren insgesamt 4198 Patientinnen erkrankten 1727 im gebärfähigen Alter (hier zugrunde gelegt: 21.—46. Lebensjahr). Es sind demnach 9,1% dieser

Patientinnen, deren Diabetes während einer Gravidität auftrat. JOSLIN [53b] gibt 5% für sein Material an. Abb. 66 zeigt die Häufigkeitsverteilung des *Erkrankungsalters* dieser Patientinnen. Man findet Schwangerschaftsmanifestationen in allen Altersklassen. Im Vergleich mit einem repräsentativen auslesefreien Schwangerenkollektiv läßt sich feststellen, daß Diabetesmanifestationen durch Gravidität relativ zahlreicher bei *älteren Schwangeren* auftreten. Die Häufigkeit von Graviditätsmanifestationen bei unseren Diabetikerinnen ist bis

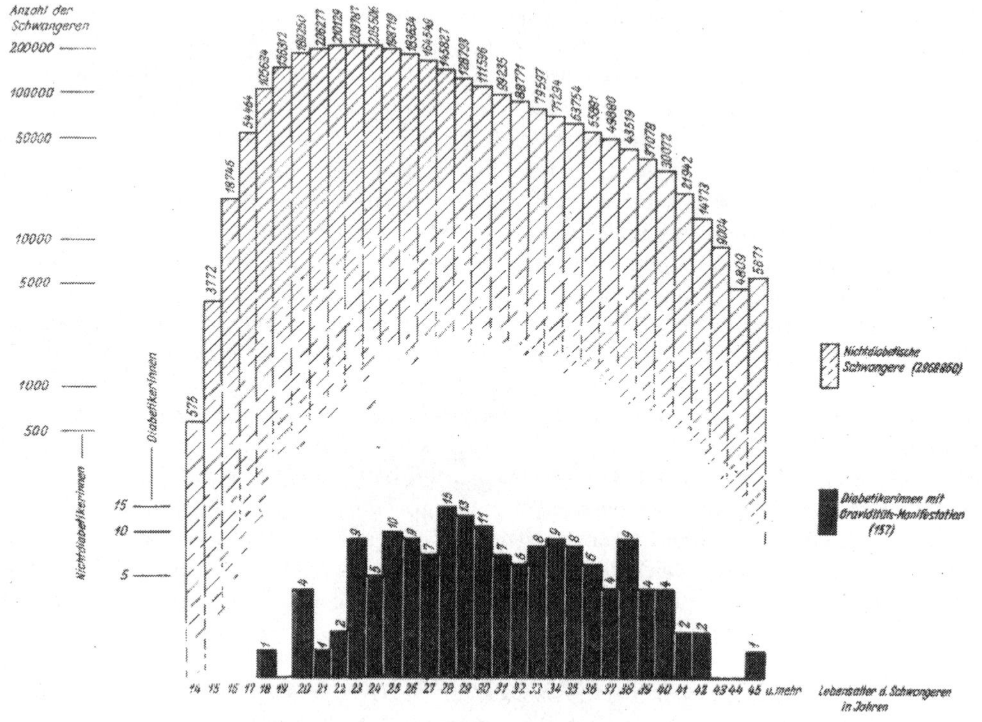

Abb. 66. Graviditätsmanifestationen
Häufigkeitsverteilung des Erkrankungsalters der im Zusammenhang mit einer Gravidität zuckerkrank gewordenen Patientinnen (157)
Vergleich mit 2968860 Geburten der Jahrgänge 1946—1956 in der DDR (Statistisches Jahrbuch der DDR 1957)

zum 25. Lebensjahr statistisch gesichert geringer, als der Verteilung des Gebäralters bei Nichtdiabetikerinnen entsprechen würde, nach dem 31. Lebensjahr ist sie umgekehrt signifikant größer. In Abb. 67 ist zusammengestellt, in welcher Häufigkeit der Diabetes durch Schwangerschaften bei *Erst-* bzw. *Mehrgebärenden* unter unseren Patientinnen ausgelöst wurde. Der Vergleich mit einem auslesefreien Schwangerenkollektiv zeigt, daß unter unseren Patientinnen mit Graviditätsmanifestation relativ *weniger Erstgebärende* sind als der Erwartung entspricht. Diese Differenz ist trotz der kleinen Patientenzahl statistisch gesichert. Zweitgebärende finden sich relativ häufiger (Differenz nicht mehr signifikant), vielfache Mehrgebärende ebenso häufig wie zu erwarten. Diese Zahlenergebnisse stützen die aus klinischen Einzelbeobachtungen nahegelegte Vorstellung einer für die Diabetesmanifestation *prädisponierenden Funktion vorausgegangener Schwangerschaften.*

Erbgleiche *Zwillinge* bieten die Gelegenheit, die Auswirkung einer unterschiedlichen Anzahl von Graviditäten bei beiden Zwillingen auf die Diabetesmanifestation zu studieren.

KATSCH [55k] hat kürzlich 6 eineiige Zwillingspaare publiziert, die JOHN [51] aus der Literatur gesammelt hat, darunter ein eigenes, 1934 von PANNHORST [85a] publiziertes, das in dem hier vorgelegten Krankengut nicht enthalten ist, sowie 4 Paare von LEMSER [67]. Der eine Zwilling hatte jeweils mehrere Schwangerschaften vor Diabetesbeginn durchgemacht, der andere gar keine oder weniger. Die 3 Zwillingsschwestern, die niemals gravide waren, erkrankten nicht, die 3 anderen mit nur einer bzw. 2 Graviditäten erkrankten in einem Fall ebenfalls nicht, in einem Fall 13 Jahre, im letzten Fall 2 Jahre später als die bereits diabetischen Zwillingsschwestern mit zahlreichen (3—10) Graviditäten. Unter unseren eigenen 3 weiblichen diskordanten eineiigen Zwillingspaaren findet sich nur eines (Nr. 3, Tab. 14b), von dem der erkrankte Paarling 3 Graviditäten durchmachte, der (bis zum 33. Lebensjahr) gesund gebliebene (mit Wahrscheinlichkeit) keine.

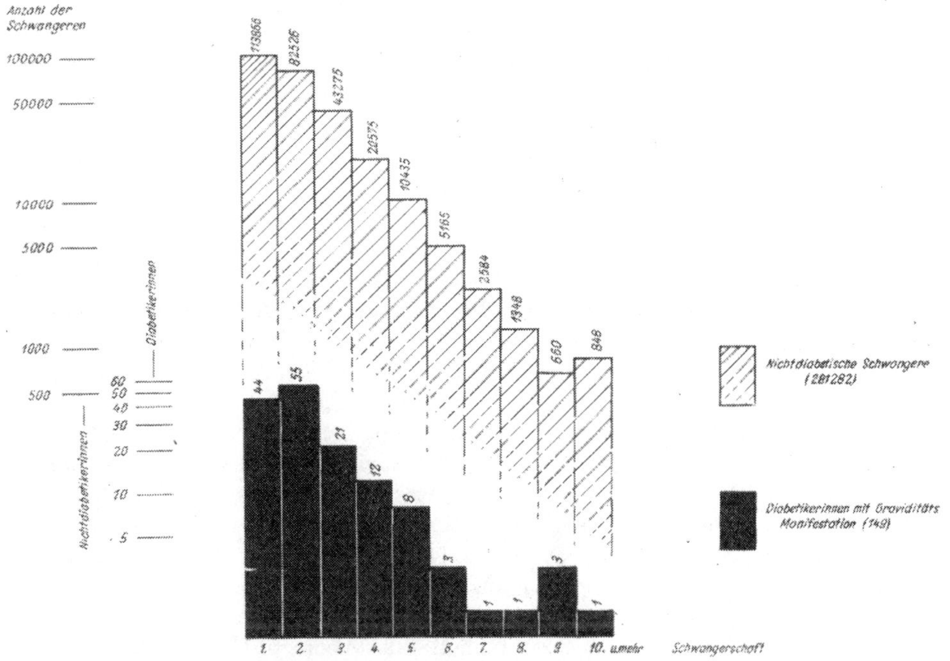

Abb. 67. Graviditätsmanifestationen
Häufigkeitsübersicht, durch die wievielte Schwangerschaft der einzelnen Patientinnen der Diabetes ausgelöst wurde (157 Fälle, davon hier 8 fragliche unberücksichtigt)
Vergleich mit 281282 Lebendgeburten des Jahrganges 1956 in der DDR (Statistisches Jahrbuch der DDR 1957)

Nicht bei allen unseren 157 Patientinnen mit Graviditätsmanifestation traten die ersten diabetischen Beschwerden noch während der Schwangerschaft auf. In insgesamt 59 Fällen setzten sie erst *nach der Entbindung* ein, hiervon bei 45 Patientinnen während der ersten 2 Monate nach der Niederkunft, bei den restlichen 14 Patientinnen bis längstens 6 Monate post partum. Für insgesamt 90 Patientinnen lag der Beginn diabetischer Beschwerden *während der Schwangerschaft*; für 23 hiervon in der *ersten Schwangerschaftshälfte* (bis einschließlich mens IV), für 38 in der zweiten Hälfte der Gravidität, für die restlichen 29 Patientinnen war der Beschwerdebeginn während der Gravidität nicht genau bestimmbar. (Für

8 Patientinnen der Gesamtgruppe waren keine genauen Angaben erhältlich.) Die Mehrzahl unserer Patientinnen erkrankte also *kurze Zeit vor oder nach der Entbindung*.

Weiter ist festzustellen, daß bei 62 von unseren Patientinnen mit Schwangerschaftsmanifestation die diabetesauslösende Gravidität anormal verlief. In 23 Fällen handelte es sich um *Fehlgeburten*, bei 14 Patientinnen um *Frühgeburten*, bei 21 um *Totgeburten*, 4mal bestand eine *Extrauteringravidität*. Der pathologische Schwangerschaftsverlauf ist bei 28 Patientinnen sicher *Folge* des bereits bestehenden Diabetes gewesen. Besonders Frühgeburten (8 Fälle) und Totgeburten (16 Fälle) wurden durch die manifeste Stoffwechselstörung verursacht. Bei den übrigen Patientinnen ging dem Diabetesbeginn die Störung des normalen Schwangerschaftsverlaufes voraus. Besonders häufig wurde durch einen spontanen oder artifiziellen Abort der Diabetes unmittelbar ausgelöst (19 Fälle). Bei 6 Patientinnen brach der Diabetes bald nach einer Frühgeburt aus, bei weiteren 5 nach einer Totgeburt. Es ist sicher anzunehmen, daß in einigen dieser Fälle die spontane frühzeitige Beendigung der Schwangerschaft bereits Ausdruck einer *prädiabetischen endokrinen Dysregulation* ist. In anderen Fällen jedoch ist es umgekehrt zweifellos die künstliche vorzeitige Unterbrechung der Schwangerschaft, die durch abrupte Störung des endokrinen Gleichgewichtes den Diabetes zur Auslösung brachte. Hierher gehören je 3 Fälle von Interruptio in der ersten Schwangerschaftshälfte und von operierten Extrauteringraviditäten.

Der *pathogenetische Mechanismus* der diabetogenen Wirkung von Schwangerschaften ist verhältnismäßig leicht überschaubar: Jede Schwangerschaft stellt für eine Frau eine *Belastungsprobe*, einen erhöhten Leistungsanspruch (SCHRÖDER [110b]) dar. Wie durch jede andere Belastung auch, ist schon allein durch dieses unspezifische Moment ein manifestationsfördernder Faktor gegeben, wie noch näher zu besprechen sein wird. Im besonderen tritt darüber hinaus während der Gravidität eine *Verschiebung des hormonellen Gleichgewichtes* ein, die für die Diabetesmanifestation von ausschlaggebender Bedeutung ist. Klinische und tierexperimentelle Beobachtungen haben zur Aufklärung der Endokrinologie der Schwangerschaft beigetragen (VENNING [130] u. v. a.). Vom 4. Schwangerschaftsmonat an besteht schon normalerweise ein *relativer Hypercortizismus* (BASTENIE [8], HOET [43a—c]). Ein leistungsfähiges Pankreas paßt sich den gesteigerten Ansprüchen durch Hyperplasie der Inseln an. Am Ende der Schwangerschaft und post partum führt die Verringerung der kontrainsulären Aktivität dann zu einer Hypoglykämieneigung (HOET [43b und c]). Bei bestehender Anlage zum Diabetes kann sich das Inselsystem diesen erhöhten Anforderungen gegenüber als insuffizient erweisen, und der Diabetes kommt zur Manifestation. In Übereinstimmung mit der hormonellen Regulation während der Gravidität und diesen pathogenetischen Vorstellungen steht die Beobachtung, daß auch bei unseren Patientinnen der Diabetes in der Mehrzahl der Fälle erst von der zweiten Schwangerschaftshälfte ab in klinische Erscheinung trat. Weiterhin ist es gut vorstellbar, daß zahlreiche Graviditäten ein funktionsgemindertes Inselsystem in steigendem Maße überfordern können, so daß schließlich eine zusätzliche weitere Belastung, wie z. B. die Menopause oder exogene Momente, dem Diabetes zum Durchbruch verhilft.

6.037 Manifestation bei Hyperthyreose bzw. nach Strumectomie

In unserem Krankengut finden sich einige wenige Patienten (insgesamt 14), bei denen eine *Schilddrüsenüberfunktion* offenbar von wesentlichem Einfluß auf die Manifestation des Diabetes war. Bei diesen Patienten (3 Männer und 11 Frauen) bestand vor Diabetesbeginn entweder ein klassischer *Morbus Basedow* (10 Fälle) oder wenigstens eine *Hyperthyreose* erheblichen Grades. Der Ausbruch des Diabetes fiel bei fast allen diesen Patienten in eine deutlich erkennbare Phase der Schilddrüsenaktivitätssteigerung. Eine Krankengeschichte sei als Beispiel angeführt:

J. S., Pat. Nr. 9901. Keine Diabetesfälle in der Familie bekannt. — Selbst ohne besondere Vorkrankheiten. Je eine normale Geburt mit 21 und 30 Jahren. Thrombose nach der 2. Entbindung. Im Alter von 33 Jahren innerhalb einiger Monate Beschwerden und Symptome einer Hyperthyreose. Mehrere Grundumsatzbestimmungen zeigten Werte über + 50%. Schließlich Krankenhauseinweisung: Grundumsatzsteigerung auf 58%. Als Nebenbefund wurde im Krankenhaus ein Diabetes festgestellt. Einige Wochen vorher hatte schon vermehrter Durst bestanden. Insulineinstellung. 2 Jahre später Kontrolle in Garz: Hyperthyreose unverändert, braucht täglich 30 E Depot-Insulin.

In Übereinstimmung mit diesen eigenen Fällen stehen die Beobachtungen anderer Autoren (Rupp, Di George und Paschkis [102] sowie Baron [6]) über das Auftreten von Diabetes während der *Schilddrüsenhormonbehandlung* von Hypothyreosen.

Der *Einfluß des Schilddrüsenhormons auf den Kohlenhydratstoffwechsel* ist durch Tierexperimente eingehend untersucht worden. Durch Thyroxin läßt sich eine Hyperglykämie erzeugen. Nach subtotaler Pankreatectomie konnte Houssay [48b] bei Hunden durch Verabfolgung von Schilddrüsenextrakt einen „metathyreoidalen“ Dauerdiabetes erzeugen.

In scheinbarem Widerspruch zu diesen Befunden stehen die eigenen 7 Beobachtungen, bei denen der Diabetes kurze Zeit nach *Strumectomie* oder Röntgenbestrahlung der Schilddrüse (1 Fall) zur Manifestation gekommen war. Hierfür eine Krankengeschichte als Beleg:

W. H., Pat. Nr 8237. In der Familie Diabetesfälle nicht bekannt. — Nach der Pubertät Entwicklung eines M. Basedow. Deshalb Strumectomie im Alter von 21 Jahren. 2—3 Wochen nach der Operation starkes Durstgefühl, 6 Wochen später erstmalige Feststellung von Zucker im Harn. Fast 5 Jahre lang nur mit Diät ausgekommen, dann erst Insulin. 10 Jahre nach Diabetesbeginn Beobachtung in Garz. Insulinmangeldiabetes mit täglichem Insulinbedarf von 54 E (3 × Alt-Insulin). 185 cm großer, magerer (58,4 kg schwerer) Mann, Exophthalmus, sonst keine hyperthyreotischen Zeichen.

Sicher ist es nicht die Reduzierung der Schilddrüsenaktivität als solche, die den Anstoß zum Ausbruch des Diabetes in diesen Fällen gegeben hat. Man muß sich vielmehr wohl vorstellen, daß die plötzliche starke Drosselung der Produktion des peripheren Hormones zu einer ebenso kräftigen *Stimulation der Hypophyse* führt, die thyreotropes Hormon ausschüttet. Es sei dahingestellt, ob das thyreotrope Hormon allein genügend diabetogenen Effekt besitzt, oder es nach der Strumectomie in entsprechender Weise wie während Pubertät und Klimakterium zu einer vermehrten Mitausschüttung der bekanntermaßen diabetogenen Hypophysenvorderlappen-Hormone (STH und ACTH) kommt.

6.038 Hypophysärer Diabetes

Da es sich bei unserem Krankengut um kein ausgesprochen klinisches Material handelt, sind in ihm nur relativ wenig Fälle mit rein *hypophysärem Diabetes* enthalten. Hierzu wurden nur solche Patienten gerechnet, bei denen der Diabetes sekundär im Rahmen einer *Akromegalie* (4 Fälle) oder eines *M. Cushing* (5 Fälle) auftrat, oder bei denen ein kräftiger *hypophysär-interrenaler Überfunktionsschub* (6 Fälle) dem Diabetes vorausgegangen war. Ein *Hypophysentumor* als Ursache für eine Akromegalie konnte bei 2 Patienten nachgewiesen werden, bei weiteren 2 Patienten mit M. Cushing wurde er vermutet. *Nebennierentumoren* wurden bei unseren Cushingfällen nicht sicher diagnostiziert, allerdings bestand bei einem 15jährigen Mädchen Verdacht auf ein Nebennierenrindencarcinom. Von den Akromegaliepatienten waren 3 Männer und eine Frau, von den Cushingpatienten 2 Männer und 3 Frauen.

Ein Vergleich mit der Tab. 26 zeigt, daß wir in unserem Krankengut insgesamt über je 13 Fälle von Akromegalie und M. Cushing verfügen. Bei den hier nicht mit angeführten Patienten war die Manifestation des Diabetes durch exogene Faktoren oder andere endogene Einwirkungen (Klimakterium o. ä.) ausgelöst worden.

Besondere Erwähnung verdient noch der Fall eines 16jährigen Jungen (Pat. Nr. 4929), bei dem der Diabetes während einer *Injektionsbehandlung mit Hypophysen-Vorderlappenpräparaten* (Präphyson) auftrat, die wegen einer Dystrophia adiposogenitalis durchgeführt worden war. In einem weiteren Fall (Pat. Nr. 3677) war der Diabetes durch einen *Hirntumor* ausgelöst, der in die Nachbarschaft des 4. Ventrikels lokalisiert wurde.

Nicht unmittelbar in diese Gruppe gehören 2 (hier mit registrierte) weibliche *dysplastische Zwerge* (137 und 144 cm groß), bei denen ein Diabetes im Alter von 31 bzw. 34 Jahren auftrat (Pat. Nr. 9113 und 7911).

Heredofamiliarität lag bei 2 Patienten dieser Gruppe mit funktionellem Hypercortizismus vor. Bei der Mehrzahl der übrigen Patienten dieser Gruppe dürfte es sich um Fälle von „*metahypophysärem*" *Diabetes* im Sinne von YOUNG [140] handeln.

Auf weitere Einzelheiten dieser teilweise hochinteressanten Fälle und Verlaufsbeobachtungen soll hier nicht eingegangen werden.

6.039 Besprechung der Ergebnisse

Schon die im vorstehenden vorgenommene Aufzählung der festgestellten endokrinen manifestationsauslösenden Faktoren läßt die auch aus den Tierexperimenten her bekannten *diabetogenen hormonalen Kräfte* sichtbar werden. Der Einfluß der einzelnen endokrinen Drüsen und ihrer Hormone auf die Regulation des Kohlenhydratstoffwechsels ist so bekannt, daß hierauf nicht näher eingegangen zu werden braucht. Einiges hierzu ist auch bereits im Abschnitt 4.6 gesagt worden.

Überblickt man die in Tab. 33 zusammengestellten, in diesem Kapitel besprochenen endokrinen Manifestationsfaktoren, so läßt sich erkennen, daß es sich in jedem Falle um solche Phasen der individuellen Entwicklung oder um endokrine Dysregulationen der Art handelt, daß eine *Verschiebung des hormonellen Gleichgewichtes zugunsten der Inselantagonisten* resultiert. Die Fälle von sekundärem Diabetes im Gefolge von *Akromegalie* einerseits und von *M. Cushing* andererseits stellen die Prototypen für die wichtigsten diabetogenen Regulationsstörungen dar. Die stark vermehrte Inkretion entweder von *somatotropem* oder von *adreno-corticotropem* Hormon führt entweder unmittelbar oder, wie im letzteren Falle, unter Mitwirkung weiterer Wirkstoffe — hier der *Glucocorticoide* der Nebennierenrinde — zur Überforderung des Inselsystems. Die B-Zellen versuchen, durch extreme Steigerung der Insulinproduktion das hormonelle Gleichgewicht so lange als möglich aufrecht zu erhalten. In einer Phase „*reaktiver Überleistung*" (KATSCH [55e]) kann es sogar vor Auftreten des Diabetes zu *Spontanhypoglykämien* kommen. Schließlich gehen die B-Zellen durch „Überarbeitung" an „Erschöpfung" (YOUNG [140]) zugrunde, und der Diabetes tritt in klinische Erscheinung. Da ein solcher „*metahypophysärer*" *Diabetes* durch Injektion von Hypophysen-Vorderlappen-Extrakten bzw. reinem Wachstumshormon auch bei pankreasgesunden Tieren erzeugt werden kann, muß angenommen werden, daß ein dementsprechender „*Überfunktionsdiabetes*" (BARTELHEIMER [7]) durch Hypophysenadenome auch beim Menschen ohne Vorhandensein einer Erbanlage zum Diabetes ausgelöst werden kann. In Übereinstimmung hiermit steht, daß man bei Diabetikern mit Akromegalie und M. Cushing in der Regel Heredofamiliarität nicht nachweisen kann. Immerhin fanden sich unter unseren eigenen je 13 Patienten mit dem Vollbild der Akromegalie bzw. des M. Cushing je 4 Kranke mit weiteren diabetischen Verwandten. In diesen Fällen fanden sich keine Anhaltspunkte für Hypophysentumor, sondern es war funktioneller Hyperpituitarismus angenommen worden. Aus diesen Feststellungen muß geschlossen werden, daß beim Menschen ein „*metahypophysärer*" *Dauerdiabetes ohne Erbanlage zum Diabetes nur in den seltenen Fällen exzessiver Aktivitätssteigerung des Hypophysenvorderlappens* zur Ausbildung kommen kann; vielleicht ist dieses

Verhalten sogar lediglich auf die Kranken mit Hypophysenadenomen beschränkt. Bei der ganz überwiegenden Mehrzahl der sonstigen Fälle von „Überfunktionsdiabetes", die auf eine funktionelle Aktivitätssteigerung des hypophysär-interrenalen Systems zurückzuführen sind, kommt es nur dann zur Entwicklung eines Dauerdiabetes, wenn eine Diabetesanlage vorhanden ist. In Übereinstimmung mit dieser Auffassung stehen die tierexperimentellen Erfahrungen, nach denen durch Zufuhr von adreno-corticotropem Hormon (oder anderen Steroidhormonen) in der Regel nur dann ein Dauerdiabetes zu erzeugen ist, wenn eine zusätzliche Pankreasschädigung oder -belastung vorgenommen wird (HAUSBERGER und RAMSAY [40] u. a.). Hierbei ist zu berücksichtigen, daß die meisten Fälle von Überfunktionsdiabetes dem Cushingtyp angehören (vgl. Tab. 26), woraus auf eine vermehrte Produktion von Steroidhormonen geschlossen werden kann. Die Zahl der Patienten vom Akromegalietyp, bei denen das intensiver diabetogen wirkende somatotrope Hormon vorherrscht, ist im Verhältnis hierzu geringer. Die konstitutionellen, „akromegaloiden" Hinweiszeichen sind zudem bei den meisten dieser Patienten relativ geringgradig ausgeprägt.

Bei einigen der in Tab. 33 aufgeführten manifestationsbegünstigenden endokrinen Situationen ist es nicht zweifelhaft, welches Hypophysen-Vorderlappen-Hormon den diabetogenen Effekt bewirkt: Während *Wachstumsschüben* und im *Kindesalter* überhaupt ist es das *somatotrope* Hormon, im *Dickenschub* das *adreno-corticotrope* Hormon. Während der *Gravidität* besteht sicher ein *Hypercortizismus*, vielleicht wird auch das *somatotrope Hormon* vermehrt ausgeschüttet (BASTENIE [8]). Eine, wenn auch weniger kräftige diabetogene Wirkung wird dem *Prolactin* zugeschrieben (HOUSSAY und ANDERSON [49]). Es mag bei Diabetesmanifestation im Wochenbett eine zusätzlich krankheitsauslösende Rolle spielen. Eine unmittelbar diabetogene Wirkung der *gonadotropen* Hormone, die während *Pubertät*, *Klimakterium* und im *Alter* verstärkt produziert werden, ist ebenso wenig wie vom *thyreotropen* Hormon bekannt, das nach *Strumectomie* in gesteigerte Aktion tritt. Es muß daher angenommen werden, daß die diabetesmanifestationsfördernde Wirkung dieser Situationen durch eine vermehrte Mitausschüttung der diabetogenen Hormone im Rahmen einer *Aktivitätssteigerung des gesamten Hypophysenvorderlappens* zustande kommt. Diese Vorstellung findet auch eine Stütze in der Beobachtung, daß kurz nach der Pubertät und um das 50. Lebensjahr herum besonders bei der Frau histologische Kennzeichen einer Aktivierung der Schilddrüse festzustellen sind, woraus auf eine vermehrte Ausschüttung auch von *thyreotropem* Hormon in diesen Phasen geschlossen werden darf (zit. n. KLEIN [59]).

Es bleiben noch übrig die Diabetesmanifestationen bei *Hyperthyreose*, die sich durch die bekannte diabetogene Wirkung des *Schilddrüsenhormons* erklären lassen.

Die relativ große Zahl der Patienten, bei denen der Ausbruch der Zuckerkrankheit durch endokrine Gleichgewichtsverschiebungen begünstigt wurde, unterstreicht die Bedeutung der hormonellen Regulationsstörungen für die Pathogenese des Diabetes, die KATSCH [55f] zu der Auffassung vom Diabetes als *Regulationskrankheit* geführt haben. Dabei darf jedoch nicht übersehen werden, daß die diabetogenen endokrinen Situationen in der Regel *nicht mehr als manifestationsauslösende Funktion* haben. Das Vorhandensein der *Diabetesanlage* ist, abgesehen von der Ausnahme der Hypophysenadenome und vielleicht einiger weiterer seltener Einzelfälle, Voraussetzung dafür, daß ein *permanenter* Diabetes resultiert. Diese Auffassung wird gestützt durch die Feststellung, daß der Prozentsatz der Diabetiker mit nachweisbarer *Heredofamiliarität* unter den Patienten mit endokrinen Manifestationsfaktoren mit 27,8% (833 von 2998 Patienten) genau so hoch ist wie im Gesamtkrankengut. Läßt man die 1666 Patienten mit Manifestation im Jugend- und Greisenalter außer Betracht, so ändert sich das Bild nur insofern, als unter den restlichen Diabetikern mit endokrinen Manifestationsfaktoren der Anteil derjenigen mit Heredofamiliarität mit 31,0% (413 von 1332 Patienten) sogar noch höher liegt (vgl. Tab. 32).

6.04 Manifestation durch Oberbaucherkrankungen

Im Anschluß an die zahlenmäßig häufigsten endokrinen Manifestationsfaktoren seien in einem Sonderabschnitt die *Oberbaucherkrankungen* besprochen. Bei vielen von ihnen kann angenommen werden, daß die Auslösung des Diabetes durch eine direkte oder indirekte Läsion des *Pankreas* erfolgte. Eine Übersicht über die entsprechenden Fälle unseres Krankengutes gibt Tab. 36. Ihr Anteil an der Gesamtzahl der verwertbaren Fälle ist mit 4,4% kleiner als erwartet (vgl. Tab. 31). Es muß allerdings hinzugefügt werden, daß Pankreasschädigungen auch herbeigeführt werden können durch *Bauchtraumen* und *Infektionskrankheiten*, die in anderen Abschnitten (6.061 und 6.05) besprochen werden.

Tabelle 36
Diabetesauslösung durch Oberbaucherkrankungen (s. Anmerkung Tab. 33)

Manifestationsursache	Patientenzahl	Darunter manifestationsauslösender Einfluß besonders deutlich	Darunter in Kombination mit anderen Faktoren	Gesamtzahl der Patienten, bei denen der Manifestationsfaktor überhaupt mitwirkte
Pankreaserkrankungen	55	15	8	60
Ulcera ventr. et duod.	47	3	3	48
Cholecystopathien	173	25	34	180
Leberparenchymerkrankungen	60	27	7	61
Broncediabetes	12	–	–	12
Sonstige Oberbaucherkrankungen	31	3	5	32
Insgesamt	378	73	57	393

6.041 Pankreaserkrankungen

In unserem Krankengut finden sich insgesamt 60 Patienten, bei denen eine ärztlich festgestellte *Pankreaserkrankung* dem Ausbruch des Diabetes unmittelbar vorausging oder doch wenigstens zum Zeitpunkt der Untersuchung in unserem Institut sichere Hinweise dafür vorlagen, daß eine Pankreaserkrankung dem Diabetes zur Manifestation verholfen hatte (vgl. Tab. 36). Bei 15 Patienten bestand ein besonders klarer ursächlicher Zusammenhang zwischen Pankreaserkrankung und Diabetesbeginn. In insgesamt 13 Fällen waren außer der Pankreaserkrankung noch weitere manifestationsfördernde Faktoren festzustellen. Es handelt sich hierbei um verschiedenartige Momente wie Infektionskrankheiten, Klimakterium, Pubertät. In allen diesen Fällen bestand die Pankreaserkrankung in einer Pankreatitis.

Im einzelnen wurden bei den Patienten mit manifestationsauslösenden Pankreaserkrankungen folgende Diagnosen festgestellt: In 5 Fällen lagen ein *Pankreascarcinom* bzw. *Tumormetastasen* im Pankreas vor. Bei den restlichen 55 Patienten handelte es sich um *entzündliche Pankreaserkrankungen*. Unter diesen sind 10 Kranke, bei denen der Verlaufsschilderung nach mit großer Wahrscheinlichkeit einmal eine *Pankreasnekrose* eingetreten ist. Bei 5 von ihnen fand sich später eine *Pankreascyste*. Nicht bei allen diesen Patienten ging die Nekrose der Diabetesmanifestation unmittelbar voraus. In einigen Fällen trat der Diabetes erst Jahre nach der akuten Pankreasnekrose in Erscheinung. Hierfür eine Krankengeschichte als Beispiel:

G. P., Pat. Nr. 10564. In der Familie keine weiteren Diabetesfälle bekannt. — Im Alter von 14 Jahren (Weihnachten 1944) hatte die Patientin erstmalig Oberbauchbeschwerden: plötzlich krampfartige Schmerzen in der Mitte des Oberbauches. Noch am gleichen Tage Krankenhausaufnahme. Keine genaue Diagnosestellung, nach 3wöchiger Diätbehandlung beschwerdefrei entlassen. Wohlbefinden bis Herbst 1945. Dann wieder Oberbauchschmerzen, jedoch nicht so heftig wie beim ersten Mal, offenbar kein typischer Linksschmerz. Fast nach jeder Nahrungsaufnahme sichtbare Anschwellung des Oberbauches. Keine Abhängigkeit von bestimmten Nahrungsmitteln. In der Folgezeit in unregelmäßigen Abständen periodenweise Oberbauchschmerzen ohne sonstige bestimmte Beschwerden.

Am 27. 10. 1947 innerhalb weniger Stunden etwa faustgroße Anschwellung der linken Oberbauchgegend, dabei sehr heftige kolikartige Oberbauchschmerzen. 3 Wochen vorher war schon eine Verstärkung der bekannten Bauchschmerzen aufgetreten. 2 Tage vor dem akuten Ereignis Stuhl- und Windverhaltung, Erbrechen. Krankenhauseinweisung unter Ileusverdacht (Krankenhaus Stollberg/Sa.[1]). Feststellung eines Tumors im linken Oberbauch, der sich glatt anfühlt, Fluktuation zeigt und sehr druckschmerzhaft ist. Operation (28. 10. 1947): Feststellung einer etwa 25 × 15 cm großen Pankreascyste, die mit dem Netz verwachsen ist. Beim Versuch, das Netz zu lösen, reißt die Cystenwand ein, und es entleert sich rötlich-braune, schleimig-klebrige Flüssigkeit. Die Cyste ist mehrfach gekammert, beim Austupfen finden sich auf ihrem Boden braune Klumpen. Ausschälung der Cyste soweit als möglich. Dabei stößt man auf Pankreasgewebe. Keine genauen Angaben über Größe und Beschaffenheit der Drüse, sie konnte offenbar nicht genügend dargestellt werden. Drainage. Komplikationslose Wundheilung nach spontaner Abstoßung des Drains. Histologische Untersuchung der Cystenwand und eines braunen Knotens aus dem Cysteninhalt: kein Pankreasgewebe.

Nach der Operation waren die Schmerzen anfänglich noch heftiger als vorher, haben sich dann aber mit der Zeit verloren. Frühjahr 1948 ist Patientin beschwerdefrei und arbeitet wieder als Löterin.

Weihnachten 1949 (mit 19 Jahren) nach Genuß von „besonders viel" Süßigkeiten plötzlich starker Durst, Pruritus vulvae, Furunkulose, Gewichtsabnahme, Schlappheit. Diabetesfeststellung, Einstellung auf Insulin. 1951 in Garz: Tagesbedarf von 28 E Depot-Insulin (bei 394 g Kh). Im Abdomen kein Anhalt für Tumor, Pankreasgegend reizfrei. 1953 (briefl. Mitteilung) verheiratet, Wohlbefinden.

Unter unseren 55 Patienten mit Diabetesmanifestation nach entzündlichen Pankreaserkrankungen finden sich weiter 3, bei denen eine *eitrige Pankreatitis* bestanden hatte. In einem dieser Fälle hatte sich ein *Pankreasabszeß* entwickelt. Bei 2 Patienten hatte ein *Trauma* die vermutliche Pankreasnekrose verursacht. In 3 weiteren Fällen war es im Rahmen einer *Infektionskrankheit* zu der klinisch diagnostizierten Pankreatitis gekommen. In einem Fall hatte es sich um eine *Amöbenruhr*, in einem anderen um eine *Parotitis epidemica* gehandelt. 20 Patienten dieser Gruppe hatten schließlich außer der Pankreatitis, die den Diabetes auslöste, eine mehr oder weniger schwere *Cholecystopathie*. Nicht in allen Fällen, wenn auch in der Mehrzahl, ging die Gallenerkrankung der Pankreasaffektion voraus. In einigen Fällen darf angenommen werden, daß die Pankreatitis der Cholecystitis voraufging, auf welche Möglichkeit KATSCH [56] mehrfach hingewiesen hat. 7 Patienten hatten mehrfach Gallenkoliken, so daß Verdacht auf Gallensteine besteht. In einem Fall konnte (außerhalb) röntgenologisch ein *Pankreasstein* nachgewiesen werden. Fälle mit *Totalexstirpation des Pankreas* sind in unserem Krankengut nicht enthalten. In einem rein klinischen Material würden sich vermutlich überhaupt relativ mehr manifestationsauslösende Pankreaserkrankungen finden lassen. Hier sei noch der Verlaufsbericht einer Diabetesmanifestation bei *Pankreascarcinom* angefügt:

P. K., Reg. Nr. 2787/58 (Greifswald). Beobachtung außerhalb des hier ausgewerteten Kollektives von 10000 Diabetikern.

Der Vater der Patientin war zuckerkrank gewesen, die Mutter hatte hohen Blutdruck und starb an einem Schlaganfall. — Die früheren Erkrankungen der Patientin selbst sind ohne Bedeutung. Keine Graviditäten. Mit 62 Jahren

[1] Das Krankenblatt wurde uns freundlicherweise zur Einsichtnahme überlassen.

konnte Patientin plötzlich nicht mehr klar sehen, es habe sich um einen Schlaganfall gehandelt. Im Alter von 64 Jahren (Mitte November 1958) Auftreten starken Durstes, Polyurie, Sehschwankungen. Bei genauerer Befragung gibt Patientin an, schon seit etwa 2 Jahren stärker getrunken zu haben. Auch seit Mitte November 1958 schlechter Appetit, Ekel vor dem Essen, Gewichtsabnahme von 87 auf 73,5 kg (bei 153 cm Körpergröße). Ende November 1958 Aufnahme in die Greifswalder Klinik, nachdem ambulant eine Glykosurie von 8,9% sowie ein Blutzuckerwert um 400 mg% festgestellt worden war. Einstellung auf Insulin, Tagesbedarf um 30 E. In der Klinik Anfang Dezember 1958 Auftreten eines Ikterus, der sich allmählich verstärkte. Nach anfänglichen differentialdiagnostischen Zweifeln Annahme eines Verschlußikterus durch Tumor. Verlegung in die Chirurgische Univ.-Klinik. Operation am 5. 2. 1959 (O. A. Dr. Steijskal): Es fand sich ein großes Pankreaskopfcarcinom mit infiltrierendem Wachstum zum Duodenum hin. Lebermetastasen. Exitus letalis am 19. 2. 1959. Autopsie (Pathologisches Institut der Univ. Greifswald, Direktor: Prof. Dr. Holle): Bestätigung der klinischen Diagnose. Der Pankreasschwanz und ein großer Teil des Pankreaskörpers waren noch frei von Tumorgewebe.

Über die in Tab. 36 enthaltenen Patienten hinaus ließen sich bei weiteren 60 Diabetikern Hinweise auf eine *vor Diabetesbeginn bestehende Pankreaserkrankung* in Erfahrung bringen. Bei diesen Patienten waren für die schließliche Auslösung des Diabetes andere Umstände als die Pankreasaffektion verantwortlich gemacht worden. Unter anderem waren dies in 3 Fällen Magen- bzw. Zwölffingerdarmgeschwüre, in 13 Fällen Gallenerkrankungen, in 3 Fällen sonstige Oberbaucherkrankungen, bei den restlichen Patienten handelte es sich um verschiedene sonstige Faktoren wie Infektionskrankheiten (4 Fälle) und anderes. Bei 2 von diesen Patienten hatte eine schwere Pankreaserkrankung bestanden, bei den meisten übrigen war eine leichtere Pankreatitis abgelaufen.

Tabelle 37

Patienten mit Pankreaserkrankungen *vor* Diabetesmanifestation. Beginn der Pankreaserkrankung und Heredofamiliarität

Zeitabstand des Beginnes der Pankreaserkrankung von der Diabetes-manifestation	Patienten-zahl	*Davon* Diabetiker mit Heredofamiliarität	Prozentualer Anteil der Diabetiker mit Heredofamiliarität an der entsprechenden Gruppe der Patienten mit Pankreaserkrankungen
1 Jahr	53	9	17,0%
2 Jahre	11	4	
3 Jahre	7	2	
4 Jahre	5	2	
5 Jahre	6	4	
6—10 Jahre	16	6	
11—15 Jahre	4	3	
16—20 Jahre	0	0	
Mehr als 20 Jahre	5	2	
Fraglich	13	3	
Insgesamt	120	35	29,2%

Tab. 37 bringt eine Übersicht über den Zeitpunkt des *Beginnes der Pankreaserkrankung* bei sämtlichen Patienten, für die eine Pankreasaffektion vor Diabetesausbruch gesichert werden konnte. Mit großer Wahrscheinlichkeit ist die Zahl der Patienten mit Pankreaserkrankungen vor Diabetesausbruch in Wirklichkeit sehr viel größer als in Tab. 37 angegeben.

Nach Diabetesbeginn konnten wir, größtenteils durch eigene Untersuchung, bei weiteren 495 Patienten Anzeichen für eine Pankreaserkrankung feststellen. In den meisten Fällen handelte es sich auch hierbei um Pankreatitiden. Bei 16 Patienten hiervon wurde die Affektion als schwer bezeichnet. In 72 Fällen wurde die Pankreaserkrankung im ersten Jahr nach Diabetesmanifestation festgestellt. Es liegt nahe, wenigstens für einen großen Teil dieser Patienten anzunehmen, daß die Pankreaserkrankung auch schon *vor* Diabetesbeginn bestand und zur Manifestation des Diabetes beigetragen hat.

Es ist das Verdienst von Katsch [55b und c], schon vor mehr als 25 Jahren darauf aufmerksam gemacht zu haben, daß der Diabetes nicht selten als „*zweite Krankheit*" nach einer Pankreasläsion auftritt. Es ist selbstverständlich, daß ebenso wie in dem berühmt gewordenen Tierexperiment v. Mehring und Minkowskis [78] auch beim Menschen nach Pankreasexstirpation oder *totaler Pankreaszerstörung* ein Diabetes auftritt. Es unterliegt auch keinem Zweifel, daß in solchen Fällen *keine* Erbanlage zum Diabetes erforderlich ist. Umstritten ist jedoch die Frage, ob und gegebenenfalls in welchem Umfange *leichtere Pankreaserkrankungen*, bei denen ein Rest funktionstüchtigen Inselgewebes erhalten bleibt, wie bei den meisten Pankreatitiden, *ohne Vorhandensein einer Prädisposition* einen permanenten Diabetes verursachen können. Diese Frage ist nicht leicht zu beantworten. Einzelbeobachtungen von Diabetesauslösung durch Pankreatitis oder andere Pankreaserkrankungen bei Patienten ohne zuckerkranke Familienangehörige bestärken die Ansicht derer, die glauben, daß es sich in solchen Fällen ganz in der Regel um nicht anlagebedingten, *exogenen Diabetes* handele (Pavel [88] u. a.). Auch wir verfügen über eine ganze Anzahl von Beobachtungen, die einen solchen Schluß nahe legen. Ein Beispiel:

C. F., Pat. Nr. 9870. Über Diabetes ist in der Familie nichts bekannt. — Mit 33 Jahren (1932) traten erstmalig Gallenkoliken auf, die bis 1938 zunehmend schwerer wurden und zeitweilig wöchentlich zweimal auftraten. 1938 Gelbsucht. Nach deren Abklingen keine Gallenkoliken mehr, keinerlei Beschwerden, konnte alles essen.

Im Januar 1946 (mit 46 Jahren) ganz plötzlich und spontan einsetzende heftige Oberbauchschmerzen, die über den ganzen Leib hinzogen. Erbrechen. Wenige Stunden später Krankenhauseinweisung (Städt. Krankenhaus Berlin-Pankow). Am darauffolgenden Tage Operation. Pankreasnekrose. Drainage, glatte Heilung. Gleich nach der Operation setzte starker Durst ein. Von Januar bis Mai 1946 25 Pfund Gewichtsabnahme, Furunkulose. Im Mai 1946 Feststellung des Diabetes (350 mg% Blutzucker, 6% Urinzucker). Sogleich Einstellung auf Insulin. Menopause seit Operation. 1950 in Garz: Täglicher Insulinbedarf um 40 E (bei 370 g Kh). Noch immer Zeichen einer Pankreatitis.

Demgegenüber sahen wir auch Diabetiker mit ganz ähnlicher Vorgeschichte, bei denen aber auf Grund weiterer Diabetesfälle in der nächsten Verwandtschaft angenommen werden muß, daß sie Träger der Diabetesanlage waren. Hier einer dieser Fälle:

E. V., Pat. Nr. 10741. Die Mutter der Patientin war Diabetikerin, hatte mehrere Komata, spritzte Insulin. — Im Alter von 51 Jahren (1942) Pankreatitis mit Schmerzen im Oberbauch, Übelkeit, Appetitlosigkeit, starke Gewichtsabnahme. Ferner anfallsweise Heißhunger, Zittrigkeit, Schwitzen, Schwäche, Besserung nach Nahrungszufuhr (Spontanschocks!). Lag dreimal im Krankenhaus, ohne daß Besserung erreicht werden konnte. 1943 Operation einer Pankreascyste. Langdauernde Pankreasfistel. Menopause im gleichen Jahr (mit 52 Jahren).

Gute Erholung, aß reichlich, keine Beschränkung der Kohlenhydrate. Keine Urinkontrollen. Frühjahr 1945 (mit 53 Jahren) Gewichtsabnahme, Schlappheit, Durst, Scheidenjucken. Feststellung einer Glykosurie. Bis 1950 allein mit Diät ausgekommen. 1951 in Garz Einstellung auf 28 E Depot-Insulin (bei 319 g Kh).

Unter unseren Diabetikern mit Heredofamiliarität finden wir mehrere, bei denen eine in manchen Fällen schwere, mit teilweiser Pankreaszerstörung einhergehende Erkrankung der Bauchspeicheldrüse (3 Fälle) nicht sofort zur Manifestation eines Diabetes führte, sondern die Zuckerkrankheit erst längere Zeit nachher zum Ausbruch kam. Nachstehend eine dieser Krankengeschichten:

F. W., Pat. Nr. 10093. Die Mutter der Patientin war zuckerkrank, spritzte Insulin. Ein Sohn wurde mit 30 Jahren fettsüchtig, wog 2 Zentner. — Seit 35. Lebensjahr Gallenkoliken. Schon vorher jahrelang kränklich, Bauchschmerzen. Mit 38 Jahren (1928) Operation (Chirurg. Univ.-Klinik Greifswald): Außer Gallensteinen fand sich eine eitrige Pankreatitis mit Abszeß. Drainage. Die Pankreasfistel schloß sich erst nach Monaten. Danach allmähliche Erholung, fast beschwerdefrei. Menopause mit 44 Jahren.

Im Alter von 46 Jahren (Anfang 1937) ohne erkennbare Veranlassung in kurzer Zeit Gewichtsabnahme von 38 Pfund, Krankheitsgefühl. Diabetesfeststellung. Noch im selben Jahr in Garz auf Insulin eingestellt, dort bis zu ihrem Tode (1950) mehrfach in Beobachtung. Immer wieder Beschwerden und Symptome einer Pankreatitis.

Als Beitrag zur Klärung dieser Fragen habe ich bei unseren Patienten mit sicheren Pankreaserkrankungen vor Diabetesbeginn die Zahl derjenigen unter ihnen festgestellt, bei denen weitere diabetische Familienangehörige bekannt waren. Das Ergebnis ist in Tab. 37 mit verzeichnet. Es ist festzustellen, daß unter den Patienten, bei denen im letzten Jahr vor Diabetesausbruch eine Pankreaserkrankung einsetzte, die Zahl derer mit weiteren diabetischen Verwandten (mit 17%) relativ kleiner ist als im Gesamtkrankengut, wenn diese Differenz auch wegen der kleinen Patientenzahl statistisch nicht signifikant ist. Prüft man dagegen unter den 60 Patienten, bei denen eine Pankreaserkrankung den Diabetes unmittelbar auslöste, so finden wir sogar 21 (= 35%) mit zuckerkranken Familienangehörigen. In der Gesamtgruppe der Patienten mit Pankreaserkrankungen vor Diabetesmanifestation ist der *Prozentsatz der Fälle mit Heredofamiliarität genau so groß wie im Gesamtkrankengut.*

Aus diesen Feststellungen muß der Schluß gezogen werden, daß zwar *schwere* Pankreaserkrankungen mit weitgehender Drüsenzerstörung auch *ohne* Erbanlage einen Diabetes verursachen *können*, daß aber bei der im Verhältnis weit größeren Zahl *leichterer* Pankreasaffektionen ein Dauerdiabetes ebenso wie bei allen anderen Diabetikern nur dann in Erscheinung tritt, wenn eine *Anlage zum Diabetes* vorhanden ist. Die Pankreaserkrankung spielt in diesen Fällen dann nur die Rolle des *manifestationsauslösenden Faktors.*

6.042 Ulcera

Tiefgreifende Magen- und Zwölffingerdarmgeschwüre können bekanntlich *zum Pankreas hin penetrieren.* Der Pathologe kann dies häufiger nachweisen als der Kliniker. Es liegt deshalb nahe, für die Fälle, bei denen ein Diabetes im Verlauf eines Ulcusleidens zum Ausbruch kommt, eine *Pankreasläsion* im Zusammenhang mit dem Ulcus ursächlich verantwortlich zu machen. Unter den insgesamt 48 Patienten mit Diabetesmanifestation im Verlauf von Ulcusschüben, die ich in Tab. 36 zu einer gesonderten Gruppe zusammengefaßt habe, ließ sich eine Penetration des Ulcus in das Pankreas allerdings nur dreimal nachweisen. Dies liegt daran, daß von den meisten dieser Patienten weder vollständige eigene klinische Befunde, noch vor allem Sektionsbefunde vorliegen. Inwieweit bei diesen eine Pankreasbeteiligung tatsächlich vorgelegen hat, muß demnach offen bleiben.

Nachstehend die Krankengeschichte eines Patienten, bei dem eine Mitbeteiligung des Pankreas autoptisch nachgewiesen werden konnte:

R. W., Pat. Nr. 4928. Ein Bruder des Patienten sowie ein Bruder der Mutter waren zuckerkrank. Der Patient selbst hatte im Alter von 58 Jahren erstmals Schmerzen in der Magengegend, besonders nachts. Außerhalb wurde röntgenologisch ein narbig deformierter Bulbus duodeni mit Stenosierung festgestellt. Etwa mit Beginn der Oberbauchbeschwerden starke Gewichtsabnahme, Mattigkeit, mitunter auch Durst. Während einer stationären Behandlung wegen der Magenbeschwerden (September 1939) wurde eine Glykosurie (2%) und Hyperglykämie (164 mg%) festgestellt (Oktober 1939). Einstellung auf Insulin. November 1939 in Garz: Diabetes leicht, nicht insulinbedürftig. Starke Oberbauchbeschwerden. Deshalb Verlegung in die Med. Univ.-Klinik Greifswald. Magenröntgenuntersuchung: Pylorusstenose mit hochgradig verzögerter Entleerung. Der Patient verstarb am 2. Tage nach der Überweisung an einer nicht zu beherrschenden Magenblutung. Bei der Sektion fand sich ein markstückgroßes, chronisches callöses Ulcus im Pylorus, das zum Pankreaskopf hin perforiert und mit diesem breit verwachsen war. Am Geschwürsgrund aneurysmatisch erweitertes und arrodiertes Gefäß.

6.043 Cholecystopathien

Seitdem Katsch [55a] bereits 1928 auf Grund eigener Beobachtungen und umfangreicherer Erhebungen von Wöhrmann [137] auf die Bedeutung von Cholecystopathien für die Diabetesentstehung aufmerksam gemacht hat, ist an unserer Klinik besonders sorgfältig auf diese Zusammenhänge geachtet worden. In dem hier vorgelegten Krankengut fanden sich 1112 Patienten, bei denen *nach* Ausbruch des Diabetes sichere Zeichen einer *Cholecystopathie* festzustellen waren, sei es, wie in den meisten Fällen, durch eigene Untersuchung, sei es in einzelnen Fällen auf Grund glaubwürdiger anamnestischer Angaben bei leerem Befund während der stationären Beobachtungen in unserem Institut. Von diesen Gallenkranken waren 712 (64,1%) *Frauen* und 400 (35,9%) *Männer*. Die weiblichen Gallenkranken überwiegen demnach bei weitem, besonders, wenn man berücksichtigt, daß das Verhältnis der Frauen zu den Männern in unserem Gesamtkrankengut 42:58 beträgt. Läßt man die 2332 jugendlichen Patienten unseres Materials außer Betracht, die während der ersten beiden Lebensjahrzehnte zuckerkrank wurden, in welchen Cholecystopathien zu den größten Seltenheiten gehören, so finden sich unter der Gesamtzahl unserer restlichen Patienten (7668), die bei Diabetesbeginn mindestens 20 Jahre alt waren, 14,5% Gallenkranke.

In Tab. 38 ist eine Aufgliederung der Patienten mit Cholecystopathie nach dem Lebensalter der Diabetesmanifestation vorgenommen. Entsprechend der klinischen Erfahrung ist die Zahl der Gallenkranken im 4.—6. Lebensjahrzehnt am größten. Bei den noch immer relativ hohen Ziffern der in den ersten beiden Jahrzehnten diabetisch gewordenen Patienten muß bedacht werden, daß die Cholecystopathie in den meisten Fällen erst viele Jahre nach der Diabetesmanifestation auftrat. Es ist weiter zu berücksichtigen, daß in unserem Krankengut relativ weniger ältere und vor allem *weibliche* Patienten enthalten sind, als in einem auslesefreien Diabetikerkollektiv. Es ist deshalb nicht verwunderlich, daß Wöhrmann [137] sogar bei 677 Mergentheimer Diabetikern in 24% Gallensymptome fand. Es soll hier nicht untersucht werden, ob *Gallenwegserkrankungen bei Diabetikern häufiger* anzutreffen sind als bei Nichtdiabetikern, wie dies immer wieder behauptet wurde (vgl. Joslin [53]), und auf welche Ursache eine solche positive Syntropie gegebenenfalls zurückgeführt werden könnte. Mit diesem Problem haben sich Rausch und Hamm [94] vor einigen Jahren an Hand zweier größerer Vergleichskollektive von Diabetikern (600) und Nichtdiabetikern (900) auseinandergesetzt. Sie fanden insgesamt bei Diabetikern in höherem Prozentsatz Gallenwegserkrankungen als bei Nichtdiabetikern, und zwar im klinischen Material mit 15,3% gegenüber 10,3% und im Sektionsmaterial mit 30,3% gegenüber 16,3%. Das Überwiegen der Gallenerkrankungen bei den Diabetikern ging aber, wie eine genauere Aufschlüsselung der Zahlen zeigte, ausschließlich zu Lasten der *Frauen*. Ein innerer Zusammenhang zwischen Gallenwegserkrankungen und Diabetes wird daher abgelehnt und angenommen, daß andere, für die Pathogenese beider Erkrankungen bedeutungsvolle Faktoren, wie vor allem die *Fettsucht*, zu dem überdurchschnittlich häufigen Zusammentreffen von Diabetes und Cholecystopathie führen.

Das Überwiegen der Frauen mit Gallenwegserkrankungen ist in unserem Krankengut zwar nicht so extrem wie in dem Material von Rausch und Hamm [94], es läßt sich aber bei unseren Patienten ein *überdurchschnittlich häufiges Zusammentreffen von Cholecystopathie und Fettleibigkeit* feststellen, wie aus Tab. 38 zu ersehen ist. *Fettsucht fördert sowohl die Entstehung des Diabetes als auch der Cholecystopathie.* Allerdings ist aus Tab. 38 erkennbar, daß die positive Syntropie von Cholecystopathie und Fettsucht nur für die Patienten zutrifft, die frühestens im 4. Lebensjahrzehnt Diabetiker wurden. Auch aus dieser Beobachtung ist in Übereinstimmung mit Rausch und Hamm zu schließen, daß ein unmittelbarer Zusammenhang zwischen beiden Syndromen nicht besteht. Der gleiche Schluß ist aus der auch von

Tabelle 38

Fettleibigkeit bei Diabetikern mit Cholecystopathien

Lebensalter bei der *Diabetes*erkrankung	Gesamt-krankengut	Gesamtzahl der Patienten mit *Cholecystopathien nach* Diabetes-manifestation	Prozentualer Anteil der Gallenkranken an den einzelnen Altersgruppen zuckerkrank gewordener Patienten	*Davon* fettleibige oder fettleibig gewesene Diabetiker	Prozentualer Anteil der fettleibigen Diabetiker an der Gesamtzahl aller Gallenkranker der jeweiligen Altersgruppe	Patienten vom Cushingtyp und anderen *endokrinen Fettsuchtsformen*	Prozentualer Anteil der Diabetiker mit endokrinen Fettsuchtsformen an der Gesamtzahl aller Gallenkranker der jeweiligen Altersgruppe
0– 9	712	19	= 2,7%	1	= 5,3%	5	= 26,3%
10–19	1620	81	= 5,0%	8	= 9,9%[1]	11	= 13,6%
20–29	1324	134	= 10,0%	25	= 18,7%	21	= 15,7%
30–39	2014	292	= 14,5%	107	= 36,6%[1]	63	= 21,6%
40–49	2128	312	= 14,7%	173	= 55,5%[1]	90	= 28,8%[1]
50–59	1623	212	= 13,0%	119	= 56,2%[1]	54	= 25,5%[1]
60–69	507	60	= 11,8%	28	= 46,6%[1]	12	= 20,0%
Über 70	52	2	= 4,0%	2	= 100%	1	= 50%
Fraglich	20						
Alle Gallenkranken		1112	= 11,1%	463	= 41,5%[1]	257	= 23,0%[1]
Gesamtkrankengut	10000	10000		2496	= 25,0%	1606	= 16,1%

[1] Differenz zur entsprechenden Gruppe des Gesamtkrankengutes signifikant.

RAUSCH und HAMM getroffenen Feststellung einer ungleichmäßigen Verteilung der gallenkranken Diabetiker auf die einzelnen Altersklassen zu ziehen (vgl. Tab. 38).

Im Rahmen der vorliegenden Untersuchungen interessiert vor allem die Frage, *auf welche Weise Gallenwegserkrankungen die Manifestation eines Diabetes fördern können.* Es liegt nahe, den Weg des *Übergreifens der Entzündung auf das Pankreas* anzunehmen, wie dies KATSCH [55a, b und c] getan hat. In diesem Zusammenhang ist es von Bedeutung zu prüfen, bei wievielen Gallenkranken auch *klinische Zeichen einer Mitbeteiligung des Pankreas* festzustellen sind. Unter unseren 1112 Patienten, bei denen nach Diabetesbeginn Anzeichen für eine Cholecystopathie vorlagen, finden sich insgesamt 246 (= 22%), die außerdem auch Hinweise auf eine Pankreatitis erkennen ließen, davon waren 169 Frauen und 77 Männer. In Anbetracht der bekannten Schwierigkeiten in der Diagnose chronischer Pankreasentzündungen ist dies kein geringer Prozentsatz.

Tabelle 39

Beginn der Cholecystopathie *vor* Diabetesmanifestation

Zeitabstand des Beginnes der Cholecystopathie von der Diabetesmanifestation	Anzahl der Patienten mit Cholecystopathie *vor* Diabetesmanifestation		
	Männer	Frauen	Insgesamt
1 Jahr	34	79	113
2 Jahre	12	24	36
3 Jahre	8	18	26
4 Jahre	12	20	32
5 Jahre	10	17	27
6—10 Jahre	44	91	135
11—15 Jahre	27	75	102
16—20 Jahre	18	69	87
Mehr als 20 Jahre	12	74	86
Fraglich	22	46	68
Insgesamt	199	513	712

Noch größer sind verständlicherweise die Schwierigkeiten, wenn man Näheres über Pankreasbeteiligung bei Cholecystopathien *vor Diabetesbeginn* zu erfahren sich bemüht. Bei 712 unserer Patienten liegen verläßliche Angaben über eine vorhanden gewesene Gallenwegserkrankung vor Diabetesausbruch vor, die sich ja leichter gewinnen lassen (davon 513 Frauen und 199 Männer). Gallenkoliken waren bei etwa der Hälfte aller dieser Patienten, nämlich bei 257 Frauen und 81 Männern wenigstens einmal aufgetreten, so daß bei ihnen immerhin Verdacht auf eine Cholelithiasis bestehen dürfte. In Tab. 39 ist die *Zeitdauer der Gallenerkrankungen* vor Diabetesbeginn aufgetragen. Es läßt sich entnehmen, daß *im letzten Jahr vor Diabetesausbruch* bei einer größeren Anzahl von Patienten der Beginn von Gallenbeschwerden zu verzeichnen ist, die restlichen sich dann aber ziemlich gleichmäßig auf die Vorperiode verteilen. Für 42 von diesen 712 Patienten (= 5,9%) kann eine Mitbeteiligung des Pankreas als gesichert gelten (vgl. Tab. 40).

Den offensichtlichen *Anstoß zum Ausbruch des Diabetes* haben akute Schübe von Cholecystitiden oder Gallenkoliken bei insgesamt 180 unserer Patienten gegeben (s. Tab. 36). In 25 Fällen war der manifestationsauslösende Einfluß der Gallenerkrankung besonders deutlich. Bei 41 Patienten wirkten gleichzeitig noch andere Faktoren mit, unter denen das *Klimakterium und psychische Traumen* zahlenmäßig an der Spitze stehen. In diese Gruppe wurden keine Patienten mit einbezogen, bei denen sichere Hinweise auf eine Mitbeteiligung des Pankreas bestanden. Die Cholecystopathie war zumindest in allen hier verwerteten Fällen das führende Syndrom. Da wir fast alle Patienten während der Manifestationsphase nicht in eigener Beobachtung hatten, kann nichts darüber ausgesagt werden, inwieweit gleichzeitig mit dem cholecystitischen Schub auch eine *Pankreatitis* bestanden haben könnte.

Es hat noch immer etwas Bestechendes, den *pathogenetischen Mechanismus* für die Diabetesauslösung durch Gallenwegserkrankungen in der von KATSCH [55a, b und c] schon vor 30 Jahren aufgezeigten *Syndromfolge: Cholecystopathie — Pankreatitis — Diabetes* zu sehen. Auch wenn diese Syndromfolge in vielen Einzelfällen nicht klar erkennbar ist, muß sie doch angesichts der unter sorgfältiger Diagnostik bei Cholecystopathien auch sonst häufig festzustellenden Begleitpankreatitiden für zahlreiche Patienten als wahrscheinlichster Manifestationsmechanismus gelten. Ich halte es aber auch für denkbar, daß eine Gallenkolik in entsprechender Weise wie eine Nierenkolik auf dem Wege über die *zentralnervösen und hormonellen Umschaltungen der Alarmreaktion* (vgl. Abschnitte 6.06 und 6.07) zur Auslösung eines Diabetes führen kann.

Tabelle 40

Heredofamiliarität bei Diabetikern mit Pankreas- und Gallenwegserkrankungen *vor* Diabetesbeginn

Diagnose der Vorkrankheit	Patientenzahl	*Davon* Patienten mit Heredofamiliarität	prozentualer Anteil der Patienten mit Heredofamiliarität an der Gruppe
Pankreaserkrankung	78	20	= 25,6%
Cholecystopathie	670	198	= 29,6%
Pankreas- *und* Gallenerkrankung	42	15	= 35,8%
Insgesamt	790	233	= 29,5%

In Tab. 40 ist die Häufigkeit von *Heredofamiliarität* bei den Patienten mit Gallenwegs- und Pankreaserkrankungen vor Diabetesmanifestation zusammengestellt. Es läßt sich erkennen, daß die Anzahl der Patienten mit weiteren diabetischen Verwandten unter der Gruppe mit vorausgegangenen Gallenwegserkrankungen ebenso wie bei derjenigen mit Pankreaserkrankungen im Verhältnis nicht geringer ist als im Gesamtkrankengut.

6.044 Leberparenchymerkrankungen

Bei den in Tab. 36 angegebenen 61 Patienten (13 Frauen und 48 Männer) mit Diabetesauslösung durch Leberparenchymerkrankungen handelte es sich in allen Fällen um eine dem Diabetes unmittelbar vorausgegangene *Hepatitis*. In fast der Hälfte der Fälle (27) traten diabetische Symptome noch während des ikterischen Stadiums oder in der unmittelbaren Rekonvaleszenz auf. Der spätere Diabetes zeigte in allen Fällen die Charakteristica des Pankreasdiabetes.

Wir verfügen in unserem Krankengut über keinen einzigen Fall, der die alte NAUNYNsche Anschauung [83] eines möglichen „*Leberdiabetes*" stützen könnte, der durch eine Lebererkrankung unmittelbar und ohne Mitbeteiligung anderer diabetogener Organe sollte erzeugt werden können. Bei allen unseren Patienten hatte die Leberparenchymerkrankung lediglich die Rolle des *diabetesauslösenden Faktors* gespielt.

Die Frage nach dem *pathogenetischen Mechanismus* ist nicht leicht zu beantworten. Es ist die Möglichkeit zu erwägen, daß auch in diesen Fällen der Diabetes durch *sekundäre Mitbeteiligung des Pankreas* als *zweite Krankheit* im Sinne von KATSCH [55b und c] entsteht. GÜLZOW [32e] hat kürzlich darauf aufmerksam gemacht, daß bei Parenchymerkrankungen der Leber gleichzeitige Pankreasschäden nicht selten sind. Sie können entstehen durch eine Mitinfektion des Pankreas durch das Hepatitisvirus, über eine Sekundärinfektion des Gangsystems und schließlich kann eine chronische Pankreatitis während einer Hepatitis exazerbieren. Bei unseren Patienten mit Diabetesmanifestation durch Hepatitis waren keine Anhaltspunkte für eine eventuelle Mitbeteiligung des Pankreas zu erlangen. Ich möchte daher bezweifeln, daß der Weg über das Pankreas für die Diabetesauslösung durch Leberparenchymerkrankungen den Regelfall darstellt. Für Einzelfälle mag er jedoch Geltung haben. In Anbetracht der in neuerer Zeit besonders von SOSKIN unterstrichenen zentralen Stellung der Leber im Kohlenhydratstoffwechsel halte ich es für wahrscheinlicher, daß in den meisten Fällen die bei einer entzündlichen oder degenerativen Leberparenchymerkrankung eintretende *Funktionsstörung des Kohlenhydratstoffwechsels als solche* den entscheidenden Anstoß zum Ausbruch des Diabetes gibt. Das regulatorische Gleichgewicht wird in diesen Fällen nur nicht primär vom Endokrinium, sondern von der Leber her gestört, was nicht ohne Sekundärfolgen für die anderen Regulatoren bleiben kann.

6.045 Broncediabetes

In unserem Krankengut sind 12 Patienten mit sogenanntem Broncediabetes enthalten. In allen Fällen handelt es sich um Männer mit idiopathischer Hämochromatose. 4 dieser Patienten hatten diabetische Verwandte: in 3 Fällen wurde ein Elternteil, in einem Fall ein Elterngeschwister als zuckerkrank angegeben. Leider ist nicht sicher zu eruieren, ob es sich bei diesen Verwandten auch um Broncediabetes gehandelt hat.

Bei der Mutter des einen Patienten (Nr. 9436) scheint dies nicht der Fall gewesen zu sein: Sie wurde im 49. Lebensjahr zuckerkrank, hatte einen leichten Diabetes, spritzte nur zeitweilig Insulin und starb im Alter von 60 Jahren an nicht bekannter Ursache. Sie soll korpulent gewesen sein.

Es besteht nach zahlreichen Literaturberichten (s. bei LÖHR und REINWEIN [71], BOULIN u. a. [15]) kein Zweifel, daß auch die idiopathische Hämochromatose auf einer *Erbanlage* beruht, die (unregelmäßig) *dominant* vererbt wird (LAMY und Mitarbeiter [64]). Es ist jedoch noch nicht zu übersehen, ob genetische Beziehungen zwischen Hämochromatose und Diabetes mellitus bestehen. Auch BOULIN und Mitarbeiter heben die Tatsache hervor, daß man in Familien, in denen Hämochromatose vorkommt, auch Fälle von Diabetes ohne Hypersiderämie beobachten kann. Die *Pathogenese* der Hämochromatose ist soweit aufgeklärt, daß als Ursache für die Eisenüberschwemmung des Organismus eine vermehrte Eisenresorption aus dem Darm gesichert gilt, die auf ein Versagen der physiologischen Einfuhrsperre, des „Mucosablockes", zurückzuführen ist (HEILMEYER [41]). Für eine Erblichkeit dieser *Eisenstoffwechselstörung* spricht auch die Beobachtung von DEBRÉ und Mitarbeiter [20], daß sich bei Kindern von Hämochromatosekranken in 25% eine Hypersiderämie finden ließ. Ein Diabetes tritt nicht bei allen Fällen von Hämochromatose in Erscheinung. KALK vermißte ihn sogar bei 16 von 20 Fällen. Andererseits sind Fälle beschrieben, bei denen der Diabetes schon lange vor Beginn der Hämochromatose vorhanden war (KALK [54]). Es erhebt sich deshalb die Frage, ob der Broncediabetes *zwei voneinander unabhängige Erbanlagen* zur Voraussetzung hat, die der *Eisenstoffwechselstörung* und die des *Diabetes*. Sollte eine derartige Annahme zutreffen, dann würde eine Pigmentcirrhose des Pankreas bei Vorhandensein einer Anlage zum Diabetes den Broncediabetes zum Ausbruch bringen, der ohne diese Anlage bei geringgradiger Ausbildung der Pankreascirrhose noch nicht zum Durchbruch kommen würde.

Auf Einzelheiten unserer klinischen Fälle soll hier nicht eingegangen werden.

6.046 Sonstige Oberbaucherkrankungen

In unserem Krankengut finden sich schließlich noch 32 Patienten (vgl. Tab. 36), bei denen noch andere abdominale Erkrankungen der Diabetesmanifestation unmittelbar vorausgingen.

Bei 20 Patienten handelte es sich um *entzündliche Erkrankungen des Magen-Darm-Kanals:* In einem Fall bestand eine *Gastroenteritis*, bei 3 weiteren Patienten eine *Gastritis* und bei 16 Kranken eine *Enteritis*. Es kann nicht festgestellt werden, ist aber sehr wohl denkbar, daß bei manchen dieser Patienten eine *Mitbeteiligung des Pankreas* bestanden hat. Es kann sogar sein, daß das bestehende Durchfallssyndrom lediglich Ausdruck einer *Pankreatitis* war. Jedenfalls setzte der Diabetes bei diesen Patienten in unmittelbarem Zusammenhang mit den Magen- bzw. Darmbeschwerden ein. Ein Beispiel:

M. H., Pat. Nr. 10847. In der Familie keine Diabetesfälle bekannt. — Seit dem 12. Lebensjahr treten bei dem Patienten epileptische Anfälle auf. Im Alter von 31 Jahren (1951) 3—4 Wochen lang starker Durchfall. Sehr schlapp, konnte keinen Kohleneimer mehr tragen. Während dieser Zeit auch sich steigernder Durst. Krankenhauseinweisung unter Ruhrverdacht. Dort auch Urinuntersuchung: kein Befund. 2—3 Wochen später erneute Untersuchung wegen gesteigerten Durstes und Furunkulose: Feststellung des Diabetes. Der Durchfall war inzwischen abgeklungen. Sogleich Insulineinstellung. 1952 Beobachtung in Garz: Innerhalb von 4 Wochen kein epileptischer Anfall (unter antikonvulsiver Therapie). Täglicher Insulinbedarf 58 E.

Bei 4 weiteren Patienten waren dem Diabetesbeginn die folgenden abdominalen Erkrankungen in je einem Fall vorausgegangen: *Magencarcinom*, *Bauchfelltuberkulose*, eine *vermutliche abdominelle Embolie* und in einem Fall eine massive *Ascaridiasis*, die zu einem plötzlichen Schmerz im linken Oberbauch geführt hatte. Nach der Abtreibung von 18 Spulwürmern verschwand der Schmerz und es setzten diabetische Beschwerden ein (Pat. Nr. 7300).

Endlich wurden in diese Gruppe miteinbezogen 8 Patienten, bei denen der Diabetes im Anschluß an eine *Nierenkolik* zum Ausbruch kam. Nachstehend ein Beispielfall:

K. S., Pat. Nr. 11749. Kein Diabetes in der Familie bekannt. — Im Alter von 46 Jahren erstmalig linksseitige Nierenkolik. Ein Jahr später (1950) zweite schwere Nierenkolik rechts. Krankenhauseinweisung. 3 Tage fast kein Urin, benommen. Dann plötzlich Harnflut, Besserung des Allgemeinzustandes. 14 Tage später Feststellung von Harnzucker, Blutzucker um 400 mg%. Vor der 2. Nierenkolik keine diabetesverdächtigen Beschwerden. Anfängliche Einstellung auf Insulin (20 E/die), das im Laufe eines Jahres wieder abgebaut werden konnte. 1954 in Garz: leichter, nicht insulinbedürftiger Diabetes.

Bei diesen Patienten ist eine entzündliche Mitbeteiligung des Pankreas sicher nicht anzunehmen. Die Auslösung des Diabetes muß also auf anderem Wege, vermutlich in gleicher Weise wie bei anderen Stress-Situationen, zustande gekommen sein.

6.047 Besprechung der Ergebnisse

Für einen großen Teil der in diesem Abschnitt zusammengefaßten 393 Patienten mit manifestationsauslösenden Oberbaucherkrankungen besteht zu einem Teil Sicherheit und zu einem weiteren Teil wenigstens die (wenn auch nicht nachgewiesene) Möglichkeit, daß dem Diabetes eine *Pankreaserkrankung* vorausging. Es liegt nahe, in diesen Fällen den Diabetes als „*zweite Krankheit*" im Sinne von KATSCH [55b und c] aufzufassen. In einer Anzahl unserer Fälle, bei denen es zu einer weitgehenden *Zerstörung des Pankreas* gekommen war, besteht auch kein Zweifel, daß der Diabetes hier in gleicher Weise wie der Pankreatektomiediabetes von v. MERING und MINKOWSKI [78) zustande gekommen ist. Für diese Fälle ist es auch nicht erforderlich, eine Erbanlage zum Diabetes als Erkrankungsvoraussetzung anzunehmen.

Innerhalb der einzelnen Kapitel dieses Abschnittes wurde eine Anzahl von Beobachtungen angeführt, bei denen Oberbaucherkrankungen zur Auslösung eines Diabetes bei mutmaßlichen *Trägern der Diabetesanlage* führten. Es ist selbstverständlich, daß bei einem Anlageträger eine Pankreasläsion besonders leicht zum Manifestwerden eines Diabetes Veranlassung geben kann. Nimmt man aber mit PAVEL [88a] u. a. an, daß auch *geringgradige Pankreaserkrankungen* ohne Vorhandensein der Diabetesanlage zur Auslösung einer Zuckerkrankheit führen können, so müßte man erwarten, daß die Zahl der Diabetiker mit nachweisbarer *Heredofamiliarität* unter den Patienten mit manifestationsauslösenden Pankreaserkrankungen relativ geringer ist als unter anderen Diabetikern. Dies ist in unserem Krankengut jedoch nicht der Fall (vgl. Tab. 37 und 40). Der Prozentsatz der Patienten mit weiteren diabetischen Verwandten ist sowohl unter den Zuckerkranken mit Pankreaserkrankungen als auch mit Cholecystopathien vor Diabetesbeginn genau so groß wie im Gesamtkrankengut. Auch für die ganze Gruppe der Patienten mit manifestationsauslösenden Oberbaucherkrankungen ist der Prozentsatz der Diabetiker mit Heredofamiliarität mit 29,1% (110 von 378 Patienten) nicht vermindert. In diesem Zusammenhang muß auch auf die *Einzelbeobachtungen* hingewiesen werden, bei denen sichere schwere Pankreasläsionen nicht sofort zur Diabetesauslösung führten, sondern dieser erst längere Zeit nachher zur Manifestation kam, teilweise unter Mitwirkung weiterer manifestationsfördernder Faktoren. Es muß auch daran erinnert werden, daß bei weitem nicht jedes *Pankreascarcinom* einen Diabetes im Gefolge hat (GREEN, BAGGENSTOSS und SPRAGUE [30]). Aus den eigenen Beobachtungen sowie aus den tierexperimentellen Erfahrungen muß der Schluß gezogen werden, daß *ohne Vorhandensein einer Anlage zur Zuckerkrankheit nur eine nahezu vollständige Pankreaszerstörung oder -exstirpation allein einen Diabetes zu verursachen* in der Lage ist. Ebenso wie im Tierexperiment sogar eine „subtotale" Pankreasresektion (HOUSSAY [48]) noch nicht zur Herbeiführung eines Diabetes ausreicht, sondern hierzu noch das Hinzutreten weiterer diabetogener Faktoren erforderlich ist, so stellen auch beim Menschen selbst verhältnismäßig schwere Pankreaserkrankungen *nur ein manifestationsförderndes Moment* dar. Sie können die Auslösung eines Diabetes *unmittelbar* herbeiführen, wenn eine *Prädisposition* hierzu vorhanden ist. Wir sahen jedoch auch Patienten mit mutmaßlicher erblicher Diabetesbelastung, bei denen selbst eine Pankreasnekrose noch nicht sogleich zur Diabetesmanifestation führte, sondern erst noch weitere diabetogene Faktoren hinzukommen mußten, um dem Diabetes schließlich zum Durchbruch zu verhelfen.

Es bleibt noch die Frage zu erörtern, ob der diabetesauslösende Effekt bei allen in diesem Abschnitt zusammengefaßten Oberbaucherkrankungen auf dem Wege einer *Mitbeteiligung des Pankreas* erfolgt. Hierzu können nur Vermutungen geäußert werden. Ohne Zweifel stellt eine Pankreasschädigung den entscheidenden diabetesauslösenden Faktor dar bei den dem Diabetesbeginn vorausgehenden Pankreaserkrankungen, bei einem Teil der Cholecystopathien, der Ulcera, der Gastroenteritiden, vielleicht auch einigen Leberparenchymerkrankungen und vermutlich bei allen Hämochromatosen. Hier kann von „sekundärem Diabetes" im Sinne von KATSCH [55a bis c) gesprochen werden. Für die Mehrzahl der Patienten mit Leberparenchymerkrankungen vor Diabetesbeginn ist dieser Weg jedoch unwahrscheinlich, und er kommt nicht in Frage für die manifestationsauslösenden Nierenkoliken. Die pathogenetischen Möglichkeiten der Leberparenchymerkrankungen wurden bereits im Abschnitt 6.044 erörtert und sollen hier außer Betracht bleiben. Auch für eine große Anzahl von Patienten mit Cholecystopathien und anderen Oberbaucherkrankungen *fehlen alle Hinweise auf eine Mitbeteiligung des Pankreas.* Handelt es sich um den akuten Schub einer solchen Erkrankung, vielleicht mit fieberhaftem Verlauf, oder um eine Gallenkolik, so ist es m. E. nicht unbedingt erforderlich, den pathogenetischen Weg über eine Mitbeteiligung des Pankreas zu suchen, sondern der diabetogene Effekt kann auch in entsprechender Weise wie bei den fieberhaften Erkrankungen anderer Genese oder einer Nierenkolik über die *zentralnervösen und endokrinen Umschaltungen einer Stress-Situation* zustande kommen.

6.05 Manifestation durch Infektionskrankheiten

Nächst den endokrinen Manifestationsfaktoren stellen die Infektionskrankheiten in unserem Material die zahlenmäßig umfangreichste Gruppe innerhalb der diabetesauslösenden Umstände dar (vgl. Tab. 31). In Tab. 41 ist im einzelnen verzeichnet, welche Infektionskrankheiten in welcher Häufigkeit zur Manifestation eines Diabetes geführt haben. Hinzuzurechnen sind strenggenommen noch die im Abschnitt der manifestationsauslösenden Oberbaucherkrankungen (6.04) angeführten 60 Patienten mit Hepatitis vor Diabetesbeginn und wenigstens einige der 20 Patienten mit entzündlichen Erkrankungen des Magen-Darm-Kanals (Abschnitt 6.046).

Im folgenden soll noch auf einige Besonderheiten eingegangen werden. Zur Illustration und als Beleg seien ferner einige Krankengeschichten angefügt.

6.051 Parotitis

Seit LABBÉ [63] ist bekannt, daß einer Parotitis epidemica in seltenen Fällen ein *sekundärer Diabetes* folgen kann. Als pathogenetisches Bindeglied wird eine die Parotitis begleitende *Pankreatitis* angesehen, die sicher seltener erkannt wird als sie vorkommt. Das Pankreas wird von der Virusinfektion im Rahmen einer Polyglandulitis gleichzeitig befallen (KATSCH und GÜLZOW [56]).

Unter unseren 17 Patienten, bei denen eine Parotitis den Diabetes auslöste, bestanden nur in einem Fall unsichere anamnestische Hinweise auf eine Pankreasbeteiligung. Trotzdem kann an einem Kausalzusammenhang Parotitis-Diabetes kein Zweifel sein. Hierfür nachstehend ein Beispiel. Unter unseren 17 Patienten dieser Gruppe sind übrigens 3 mit *eitriger Parotitis*, bei den übrigen handelte es sich um Parotitis epidemica. Der folgende Fall ist der einzige, bei dem der Diabetes in engstem zeitlichen Zusammenhang mit der Mumpserkrankung auftrat:

D. A., Pat. Nr. 10849. Über Familienangehörige nur sehr wenig bekannt; kein Diabetes unter den nächsten Verwandten. — Patient selbst hat seit einer Lungenentzündung, die er mit 6 Jahren durchmachte, Asthmaanfälle. Im Alter von 8 Jahren (Anfang Januar 1951) Mumps. Noch während des Rückganges der Drüsenschwellungen trat Durst auf. Gewichtsabnahme. Noch vor Ende des Monats Januar wurde der Diabetes festgestellt. Krankenhausaufnahme, Insulineinstellung. Das Asthma ist seitdem wesentlich besser geworden.

Tabelle 41

Diabetesauslösung durch Infektionskrankheiten (s. Anmerkung Tab. 33)

Manifestationsauslösende Infektionskrankheit	Patientenzahl	*Darunter* manifestationsauslösender Einfluß besonders deutlich	*Darunter* in Kombination mit anderen Faktoren	Gesamtzahl der Patienten, bei denen die Infektionskrankheit überhaupt manifestationsfördernd mitwirkte
Parotitis	15	1	4	17
Pertussis	15	3	—	15
Sonstige Kinderkrankheiten	58	12	3	59
Pneumonie	41	14	4	43
Pleuritis	8	1	1	8
Typhus, Fleckfieber, Ruhr	15	3	4	15
Sepsis	10	3	1	11
Sonstige akute Erkrankungen durch Eitererreger	60	4	5	65
Chronische Erkrankungen durch Eitererreger	24	—	1	24
Anginen	48	3	6	51
Akute Erkältungsinfekte, Grippe	185	13	30	193
Pyelitis (hochfieberhaft)	8	2	1	9
Tuberkulose	4	—	1	5
Lues	5	1	—	5
Sonstige Infektionskrankheiten	59	9	4	61
Insgesamt	555	69	65	581

In entsprechender Weise wie beim „sekundären Diabetes" nach Cholecystopathie stellt sich auch hier die Frage, ob durch die manchmal erwiesene und für weitere Fälle vermutete *Syndromfolge: Parotitis-Pankreatitis-Diabetes* Berechtigung zu der Annahme bestehen kann, daß es sich in diesen Fällen um *erworbenen, nicht anlagebedingten* Diabetes handele. Dieser Standpunkt wird mit Entschiedenheit von dem rumänischen Kliniker Pavel [88a und b], einem Schüler von Labbé, vertreten. Ich habe deshalb bei unseren Patienten die Häufigkeit von *Heredofamiliarität* geprüft, und zwar nicht nur für diejenigen, bei denen Mumps den Diabetes unmittelbar auslöste, sondern für alle, die vor Diabetesmanifestation jemals eine Parotitis epidemica durchgemacht hatten. Das Ergebnis ist in Tab. 42 zusammengefaßt. Es zeigt sich, daß der *Prozentsatz der Heredofamiliarität nicht vermindert* ist, weder für die kleine Zahl der Patienten mit Diabetesmanifestation durch Mumps, noch für das sehr viel größere Kollektiv mit vorhergegangenen Mumpserkrankungen.

Es muß hinzugefügt werden, daß angesichts des großen Anteils jugendlicher Patienten in unserem Krankengut die sehr kleine Zahl von nur 17 Diabetesmanifestationen nach Parotitis bei einer großen Anzahl von Mumpsinfektionen vor Diabetesbeginn (vgl. Tab. 42) das *Risiko einer Diabetesauslösung durch Parotitis epidemica nicht höher* eingeschätzt zu werden braucht *als bei anderen Kinderkrankheiten* (vgl. Tab. 41).

Tabelle 42

Heredofamiliarität bei Diabetikern mit Parotitis epidemica *vor* Diabetesmanifestation

Zeitabstand der Parotitis epid. von der Diabetes-manifestation	Patienten-zahl	*Davon* Diabetiker mit Heredo-familiarität	Prozentualer Anteil der Diabetiker mit Heredofamiliarität an der entsprechen-den Gruppe der Patienten mit Parotitis epidemica
1 Jahr	36	11	= 30,6%
2 Jahre	29	12	
3 Jahre	22	4	
4 Jahre	20	6	
5 Jahre	22	3	
6—10 Jahre	116	27	
11—15 Jahre	77	27	
16—20 Jahre	58	24	
mehr als 20 Jahre	516	162	
fraglich	206	49	
Insgesamt	1102	325	= 29,4%
Diabetesauslösung durch Parotitis epidemica	17	5	= 29,4%

6.052 Sonstige Kinderkrankheiten

Für die übrigen, dem Diabetesbeginn vorausgehenden Kinderkrankheiten ist in Tab. 41 mit Ausnahme des *Keuchhustens* eine Unterteilung nicht vorgenommen. Auch für diesen läßt sich ebenso wenig wie für die Parotitis eine Bevorzugung erkennen. Diabetesmanifestationen nach *Scharlach,* bei dem Gülzow [32a] 1939 an unserer Klinik relativ häufig das Auftreten einer Infektpankreatitis feststellte, fanden sich äußerst selten. Die restlichen hochfieberhaften Kinderkrankheiten sind etwa entsprechend der Häufigkeit ihres sonstigen Vorkommens vertreten. Die *Masern* stehen zahlenmäßig an der Spitze. Ein Krankenbericht als Beispiel für plötzlichen Diabetesausbruch bei Kinderkrankheiten:

H.-D. Sch., Pat. Nr. 9963. Eine Urgroßmutter väterlicherseits sowie 2 von deren Geschwistern waren Diabetiker. — Im Alter von 2 Jahren (Sommer 1936) machte der Patient eine Nasen-Rachen-Diphtherie durch. Im unmittelbaren Anschluß an die schwere Erkrankung vermehrter Durst, Polyurie. Die Mutter bemerkte, daß die Windeln steif waren und ließ daraufhin den Urin untersuchen. Feststellung von 4,6% Harnzucker. Krankenhauseinlieferung bereits in komatösem Zustand.

6.053 Akute Infektionen

Aus Tab. 41 läßt sich im einzelnen ersehen, mit welcher Häufigkeit die verschiedenen akuten Infektionskrankheiten bei unseren Patienten die Rolle des manifestationsauslösenden Faktors spielten. *Typhus* und *Ruhr,* für welche eine Pankreasbeteiligung relativ häufig angenommen wird (Katsch und Gülzow [56]), finden sich selten als Manifestationsursache, trotzdem die große Typhusepidemie in Nordostdeutschland 1945—1948 in den Beobachtungszeitraum fällt, und in der Kriegs- und Nachkriegszeit auch Ruhrerkrankungen keine Raritäten waren. Vielleicht ist es von Bedeutung, daß diese Epidemien in die Zeit der Mangelernährung fielen. Im einzelnen fanden wir als diabetesauslösende Vorkrankheit *Typhus abdominalis* bei 8 Patienten, *Fleckfieber* in einem Fall und *Ruhr* bei 6 Patienten. Wahrscheinlich hat es sich in diesen Fällen um bakterielle Dysenterie gehandelt. Zeichen einer *Pankreatitis* waren während oder nach der Fiebererkrankung nur bei einem Patienten mit *Amöbenruhr* festgestellt worden, der bereits in Abschnitt 6.041 angeführt wurde. Seine Krankengeschichte sei nachstehend mit eingefügt:

A. K., Pat. Nr. 8943. Eine Schwester des Patienten hatte häufig auch durch Blutzuckerbestimmungen verifizierte Hypoglykämien. — Der Patient hatte früher eine ganze Anzahl unwesentlicher Erkrankungen, Unfälle und Operationen. Als Soldat an der Front erkrankte er im August 1944 im Alter von 24 Jahren an Amöbenruhr. Patient kam in ein Sonderlazarett für Darmkranke. Dort wurde auch eine Pankreatitis festgestellt (unbekannt auf Grund welcher Befunde). Im Dezember 1944 wurde erstmalig im Urin Zucker gefunden. Nach Verlegung in ein anderes Lazarett (in Südtirol) Blutzucker 420 mg%, Aceton im Urin positiv. Mai 1945 Einstellung auf Insulin, zunächst 35 E/die. 1948 Beobachtung in Garz: Tagesinsulinbedarf um 44 E.

Die seltene Beobachtung von *Pankreatitiden* bei Ruhr und Typhus kann sich möglicherweise auch durch die Beschränkungen der Diagnostik in der Kriegs- und Nachkriegszeit erklären. Der diabetesauslösende Effekt der Infektionskrankheit ist trotzdem unzweifelhaft:

E. T., Pat. Nr. 10296. Über Diabetesvorkommen ist in der Familie nichts bekannt. — Die Patientin machte als Kleinkind Keuchhusten, Scharlach, Masern, Windpocken und Ziegenpeter durch. Häufig Anginen. Ziemlich starker Ikterus neonatorum. Im Alter von 8 Jahren machte die kleine Patientin im September 1945 einen schweren Typhus durch. Sie lag $^1/_4$ Jahr zu Haus im Bett. Noch während der Erkrankung setzte großer Durst ein, Gewichtsabnahme. Nach Entfieberung konnte sich Patientin nicht erholen, war dauernd schlapp und müde. Der Durst nahm weiter zu. Der Hausarzt führte die Beschwerden auf den überstandenen Typhus zurück. Erst im September 1946 (9 Jahre alt) Feststellung des Diabetes. Klinikeinweisung, sofortige Insulinierung.

Relativ häufiger sind die landläufigen akuten Infektionen anzutreffen: *Pneumonien*, die akuten *Eiterinfektionen* wie *Sepsis*, *Otitis media*. Ein Beispiel:

J. K., Pat. Nr. 10028. Mutter der Patientin hatte nach Gallenblasenentzündung vorübergehende Glykosurie, eine Cousine der Mutter an Diabetes gestorben. — Die Patientin selbst hatte zahlreiche Kinderkrankheiten und Otitis media. 2 normale Schwangerschaften. Im Alter von 38 Jahren (1933) Phlegmone rechter Unterarm mit anschließender Sepsis. Amputation des rechten Oberarmes. Mehrere Eiterungen auch am linken Arm, die incidiert werden mußten. Noch während der Erkrankung Feststellung von 8% Harnzucker. 2 Monate lang Insulin. Beim Auslaßversuch schlechte Heilung der Amputationswunde, deshalb erneut Insulinzufuhr. Entlassung ohne Insulin. 1950 Beobachtung in Garz: Insulintagesbedarf um 16 E (bei 328 g Kh).

Das zahlenmäßig größte Kontingent stellen die akuten *Erkältungsinfekte*, zu denen man wohl auch die *Anginen* hinzurechnen darf.

H. F., Pat. Nr. 9482. Schwester, Urgroßmutter und 2 weitere Verwandte mütterlicherseits sind bzw. waren zuckerkrank. — Der Patient selbst hatte als Kleinkind Masern, mit 6 Jahren Diphtherie. Im Alter von 7 Jahren (1947 im Februar) eitrige Angina mit Abszeß rechts. Noch während der Erkrankung allmählich zunehmender, schließlich starker Durst, bis zu 7 Litern Trinkmenge täglich, entsprechende Urinausscheidung. Ende Februar 1947 Feststellung des Diabetes, sofortige Insulinierung.

Wohl sind in dieser Gruppe eine ganze Anzahl schwerer Allgemeininfektionen enthalten, bei denen es sich vermutlich u. a. auch um *Virusgrippe* handeln könnte; in der Mehrzahl der Fälle war jedoch dem Diabetes nur eine gewöhnliche, schwere „*Erkältung*" vorausgegangen, die nicht einmal in jedem Fall mit Fieber verlief. Trotzdem läßt der bei vielen Patienten enge zeitliche Zusammenhang zwischen Infekt und Beginn diabetischer Beschwerden keinen Zweifel an dessen manifestationsauslösender Funktion.

F. M., Pat. Nr. 10397. Kein Diabetes in der Familie bekannt. — Der Patient machte als Soldat (mit 29 Jahren) eine schwere Ruhr durch, erhebliche Darmblutungen, mußte Blutübertragungen bekommen. Mit 36 Jahren (Ende Januar 1949) starke Erkältung mit mäßigem Fieber. 14 Tage zu Bett gelegen. Gleich anschließend stark einsetzender Durst, 5—10 Liter Trinkmenge pro Tag. Nachts schließlich einen ganzen Eimer voll Urin. Gewichtsabnahme innerhalb von 14 Tagen 13 kg. Am 9. 2. 1949 Feststellung von 5% Harnzucker, 580 mg% Blutzucker. Sofortige Krankenhausaufnahme, Insulin.

6.054 Chronische Infektionen

Bei der weitaus überwiegenden Mehrzahl der diabetesauslösenden Infektionskrankheiten (vgl. Tab. 41) handelt es sich um akute Erkrankungen. Nur bei einer verschwindend kleinen Patientenzahl (34) ist der Diabetes im Zusammenhang mit *chronischen Infektionen* entstanden. Und selbst in diesen wenigen Fällen war es lediglich die zeitliche Korrelation vom Beginn diabetischer Beschwerden während einer chronischen Infektionskrankheit, die einen ursächlichen Zusammenhang nahelegte. Es ist durchaus nicht ausgeschlossen, daß es sich um zufälliges Zusammentreffen handelte. Bei je 5 Patienten ging eine *Tuberkulose* bzw. eine *Lues* dem Diabetes voraus. In 24 Fällen handelte es sich um *chronische Eiterinfektionen*, unter diesen am häufigsten chronische *Osteomyelitis*.

Die Krankengeschichte eines besonders interessanten Falles sei hier mit angeführt, bei dem eine *Pankreatitis* im Rahmen eines chronischen Eiterinfektes manifestationsauslösend mitwirkte (der Fall ist im Abschnitt 6.41 mit angeführt):

H. L., Pat. Nr. 7178. In der Familie kein Diabetes bekannt. — Früher nicht ernstlich krank gewesen. Im Sommer 1936 (mit 21 Jahren) Arbeitsdienst. Während dieser Zeit (Juli 1936) plötzlich starke Bauchschmerzen. Krankenhauseinlieferung unter Appendicitisverdacht. Gleich nach der Aufnahme hohes Fieber, akuter gelenkrheumatischer Schub. 2 Tage später Glykosurie. Bauchbeschwerden wurden von Prof. Westphal (Hannover) als Pankreatitis gedeutet. Nach 8 Wochen zuckerfrei entlassen. Lebte noch $^1/_4$ Jahr lang Diät, dann wieder Vollkost. Blieb aglykosurisch, immer voll leistungsfähig. Aktive Militärdienstzeit von Herbst 1936 bis Herbst 1938. Bei Einstellungsuntersuchung und 2 späteren Kontrollen zuckerfrei. Von Herbst 1938 bis August 1939 als Drogist mehrere Selbstkontrollen, nie Harnzucker. Bei Kriegsbeginn wieder Soldat, immer an der Front, voll leistungsfähig. Im Winter 1939 Lazarettaufenthalt wegen Fußknöchelbruch, Urin zuckerfrei. Im Winter 1940/41 Durchfall, keine Leibschmerzen, kein Fieber. Später kein Durchfall mehr.

Im Oktober 1941 Oberkiefervereiterung, von einem Zahn ausgehend, mußte deswegen ins Lazarett. Operation, schlechte Heilung, in Kriegslazaretten keine Urinkontrollen. Rückverlegung ins Heimatlazarett. Im November 1941 erstmalig wieder Schmerzen im linken Oberbauch, die nicht nachließen, sonst keine Beschwerden. Anfang Dezember 1941 traten Schwindel und Durst auf. Anfang Januar 1942 drang Patient selbst auf Urinuntersuchung: Zucker positiv. Zunächst diätetische Behandlung. Herbst 1942 Beobachtung in Garz: Insulinzufuhr ist erforderlich, Entlassung mit 10 E Depot-Insulin (bei 287 g Kh). Sommer 1943 Kh-Toleranz unverändert.

Nur bei einem Patienten dieser Gruppe war der manifestationsauslösende Einfluß einer luischen Erkrankung mit einiger Deutlichkeit erkennbar. Hier seine Krankengeschichte:

J. A., Pat. Nr. 9626. Ein Bruder des Vaters und dessen Sohn waren zuckerkrank. — Im Alter von 31 Jahren hatte der Patient Schmerzen im Oberbauch. Es wurde ein Magengeschwür festgestellt. Nach Ulcuskur nie wieder Beschwerden. Im November 1945 kehrte Patient aus der Kriegsgefangenschaft zurück. Im Februar 1946 (49 Jahre alt) bemerkte Patient eine kleine Warze am Penis. Blutprobe soll negativ gewesen sein, keine Behandlung. Im März 1946 erstmalig Durst, allgemeine Abgeschlagenheit. Anfang April 1946 Hautausschlag am ganzen Körper. Sofortige Krankenhauseinweisung (4. 4. 1946), dort Feststellung einer Lues II und eines Diabetes. Insulin (tägl. 40 E Alt-Insulin in 2 Spritzen), kombinierte Salvarsan-Wismut-Kur. Im Verlauf der antiluischen Kur Verringerung des Insulinbedarfes, Entlassung ohne Insulin. 2 Jahre später wieder Verschlechterung der Kh-Toleranz und erneute Insulinierung (24 E/die). 1950 Beobachtung in Garz: Insulintagesbedarf 24 E (PZ-Novo-Depot) bei 400 g Kh. Lues seit 1948 ausgeheilt.

Die Bedeutung der *Lues* für die Ätiologie des Diabetes wurde früher sicher überschätzt. Ebenso wie die Untersuchungen McDaniel, Marks und Joslins [76] sprechen auch unsere Beobachtungen nicht dafür, daß der Lues irgendeine größere Bedeutung für die Diabetesätiologie zukommt als anderen Infektionen. In unserem Gesamtkrankengut fanden sich insgesamt nur 103 Patienten (69 Männer und 34 Frauen), bei denen Angaben über eine durchgemachte Lues vor Diabetesbeginn in Erfahrung zu bringen waren. Nur bei den in Tab. 41 angeführten 5 Patienten bestanden Anhaltspunkte dafür, daß die Lues eine manifestationsfördernde Wirkung gehabt hatte.

6.055 Lebensalter bei Manifestation durch Infektionskrankheiten

Eine Analyse des Erkrankungsalters unserer Patienten mit Diabetesbeginn durch Infektionskrankheiten im Vergleich zum Gesamtkrankengut zeigt, daß Infektionen bei *Kindern* relativ *häufig* den Diabetes auslösen (Abb. 68).

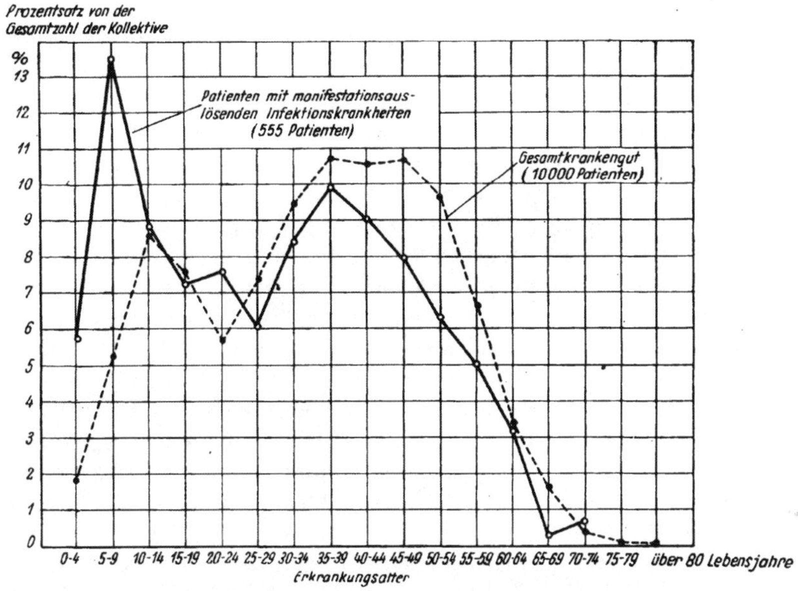

Abb. 68. Relative Erkrankungshäufigkeiten der Patienten mit manifestationsauslösenden Infektionskrankheiten in den einzelnen Altersklassen im Vergleich zum Gesamtkrankengut
Die Teilkollektive der einzelnen Altersklassen wurden jeweils auf das Gesamtkollektiv aller Patienten mit manifestationsauslösenden Infektionskrankheiten bzw. auf das Gesamtkrankengut bezogen
Die relativ größere Erkrankungshäufigkeit der Patienten mit manifestationsauslösenden Infektionskrankheiten im ersten Lebensjahrzehnt ist statistisch signifikant

6.056 Besprechung der Ergebnisse

Daß Infektionskrankheiten einen Diabetes zur Auslösung bringen können, ist schon lange bekannt. Wie aus Abb. 68 ersichtlich, ist dies im *Kindesalter* besonders häufig der Fall. Dies erklärt sich im wesentlichen sicher durch das häufige Vorkommen infektiöser Kinderkrankheiten im ersten Lebensjahrzehnt.

Zu besprechen bleibt noch der *pathogenetische Weg*, auf dem Infektionskrankheiten zum Diabetes führen können.

Zunächst ist die Möglichkeit einer *Mitbeteiligung des Pankreas* in Erwägung zu ziehen. In ihrem Gefolge kann der Diabetes als „*zweite Krankheit*“ in Erscheinung treten. Eine Mitbeteiligung des Pankreas ist für eine große Zahl von Infektionskrankheiten erwiesen und kann darüber hinaus für alle Allgemeininfektionen als möglich angesehen werden (KATSCH und GÜLZOW [56], SEIFERT [111b]). Eine *infektiöse Pankreatitis* im Rahmen bakterieller, Virus- und anderer Infektionen kann auf dem *Blutwege* oder über das *Gangsystem* vom Darm her erfolgen. *Abszedierungen* sind nachgewiesen worden. Eine *Pankreasschädigung* kann auch durch *Bakterientoxine* erfolgen, insbesondere bei intestinalen Infektionen (KATSCH und GÜLZOW [56]). Nur bei einer sehr geringen Zahl unserer Patienten sind Anzeichen einer Mitbeteiligung des Pankreas im Rahmen des den Diabetes auslösenden Infektes festgestellt worden. Bei den bekannten Schwierigkeiten der Pankreasdiagnostik ist damit keineswegs erwiesen, daß bei den restlichen Patienten ohne Pankreassymptome eine Pankreasschädigung durch den Infekt sicher nicht erfolgt ist.

In noch stärkerem Maße als bei einer Anzahl akut verlaufender Oberbaucherkrankungen (vgl. Abschnitt 6.047) muß für die Mehrzahl der manifestationsauslösenden Infektionskrankheiten angenommen werden, daß die diabetogene Situation allein durch das *akute Belastungssyndrom* herbeigeführt wird. Es ist das Verdienst von SELYE [113], darauf aufmerksam gemacht zu haben, daß bei jeder akuten Erkrankung im Rahmen der *Alarmreaktion* eine vermehrte Ausschüttung von adrenocorticotropem und somatotropem Hypophysenvorderlappenhormon mit nachfolgender Aktivierung der Nebennierenrinde erfolgt. Diese *Aktivierung der Inselantagonisten* erklärt ohne weiteres die diabetesfördernde Situation, die auch bei bestehendem Diabetes unter hinzutretenden Infektionskrankheiten oder anderen Belastungssituationen an der unter Umständen bedrohlichen Toleranzverschlechterung erkennbar ist. Ein *Hypercortizismus* kann auch nach *subakuten* oder *chronischen* schweren Infektionen in der *Reparationsphase* im Anschluß an vorausgegangenen Hypocortizismus auftreten (RADENBACH [92]). Bei vielen akuten Infektionskrankheiten ist demnach der pathogenetische Mechanismus derselbe, welcher für die im nächsten Abschnitt (6.06) zu besprechenden *körperlichen Traumen* ohne Pankreasverletzung in Frage kommt. Diese Auffassung wird ferner gestützt durch die bereits im Abschnitt 6.54 hervorgehobene Tatsache, daß es sich bei den manifestationsauslösenden Infektionen zum größten Teil um *akute Erkrankungen* handelte (vgl. auch Tab. 41). Schließlich war in zahlreichen Einzelfällen zu erfahren, daß diabetische Beschwerden sofort im Anschluß oder sogar noch während der hochfieberhaften Phase einsetzten. Eine *infektiöse Pankreatitis* ist dagegen bei vielen Infektionskrankheiten eine *Spätkomplikation* (Scharlach, Typhus, Ruhr). Andererseits muß zugegeben werden, daß bei manchen Infektionen das Pankreas schon im Beginn mit von den Erregern befallen (Mumps) oder durch toxische Einflüsse geschädigt werden kann.

Der Anteil der *Patienten mit weiteren diabetischen Verwandten* ist in der Gruppe der Probanden mit Diabetesauslösung durch Infektionskrankheiten mit 26,3% (146 von 555 Patienten) etwa ebenso groß wie im Gesamtkrankengut.

6.06 Manifestation durch körperliche Traumen

Insgesamt sind es 317 Patienten, bei denen ein *körperliches Trauma* dem Beginn diabetischer Beschwerden unmittelbar vorausging. Als manifestationsauslösend oder -fördernd wurde ein Trauma nur dann gewertet, wenn zwischen dem Zeitpunkt des Traumas und dem Beginn der diabetischen Beschwerden ein Zeitraum von höchstens 3 Monaten lag. Die Fälle wurden besonders registriert, bei denen der Diabetes ganz *akut* nach einem offenbar schweren Trauma einsetzte, und zwar spätestens einige Tage nach dem Trauma. Dies war bei 102 Patienten der Fall, also etwa bei einem Drittel aller Patienten dieser Gruppe (Tab. 43).

Tabelle 43
Diabetesauslösung durch körperliche Traumen (s. Anmerkung Tab. 33)

Manifestationsauslösendes Trauma	Patientenzahl	Darunter manifestationsauslösender Einfluß besonders deutlich	Darunter in Kombination mit anderen Faktoren	Gesamtzahl der Patienten, bei denen das Trauma überhaupt manifestationsfördernd mitwirkte
Stumpfe Bauchtraumen	53	20	14	56
Oberbauchoperationen	12	5	4	12
Unterleibsoperationen	46	15	4	50
Kopftraumen mit Gehirnverletzung	6	2	—	6
Commotio, Kopftraumen ohne Hirnverletzung	79	25	11	81
Rückenmark- und Wirbelsäulentraumen	3	1	2	3
Sonstige Operationen	23	11	—	23
Frakturen	22	6	1	23
Sonstige Traumen und Unfälle	61	17	3	63
Insgesamt	305	102	39	317

6.061 Bauchtraumen

Wenn ein Diabetes nach einem Bauchtrauma einsetzt, liegt es nahe, eine *Verletzung des Pankreas* anzunehmen. Unter denjenigen Fällen unseres Krankengutes, bei denen der Diabetes nach einem Bauchtrauma begann, fand sich jedoch keiner, bei dem eine Pankreasverletzung einwandfrei hätte nachgewiesen werden können. Bei 2 Patientinnen wurde sie als wahrscheinlich angenommen. (Diese Fälle sind im Abschnitt 6.041: Pankreaserkrankungen mit erwähnt und registriert.) Hier die Krankengeschichten:

E. H., Pat. Nr. 11649. Kein Diabetes in der Familie bekannt. — 3 Schwangerschaften: erstes Kind wog 9, das zweite 10 Pfund. Mit 31 Jahren (1923) Unfall: stürzt rückwärts eine Treppe hinunter. Mehrmalige Operationen wegen innerer Verletzungen: auch die Bauchspeicheldrüse sei mit verletzt worden, ebenso der Gallengang. Entfernung der Gallenblase, anscheinend plastische Operation des Choledochus. Exstirpation von Gebärmutter und Eierstöcken. (Operationsberichte nicht beschaffbar.) Erst im darauffolgenden Jahr (1924) Feststellung eines Diabetes. Kam zunächst mit Diät aus. Insulinbehandlung erst seit 1927.

G. G., Pat. Nr. 7796. Keine nachweisbare Heredofamiliarität. — Im Alter von 3 Jahren sei bei der Patientin ein Herzfehler festgestellt worden (angeborenes Vitium?). Mit 26 Jahren wurde sie dicker, begann deshalb trotz des Herzfehlers zu turnen. Bei einer Bauchmuskelübung an der Sprossenwand ganz plötzlich sehr starker Schmerz im Bauch, so daß die Patientin unwillkürlich aufschrie. Mußte nach Hause fast getragen werden. In den nächsten Tagen weiter heftige Bauchschmerzen. 14 Tage nach dem Trauma Beginn diabetischer Beschwerden: Durst, Vaginitis. 4 Wochen später ärztliche Diabetesfeststellung, sogleich Insulineinstellung.

Auch in diesen beiden Fällen ist es keineswegs sicher erwiesen, ob und gegebenenfalls was für eine Pankreasverletzung vorgelegen hat.

Bei weiteren 56 Patienten ist der Diabetes im Anschluß an *stumpfe Bauchtraumen* aufgetreten (s. Tab. 43). Im einzelnen hat es sich um Fußballschüsse vor den Leib, Box„tiefschläge", Hufschläge, Bauchquetschungen und ähnliches gehandelt. In diesen Fällen muß fraglich bleiben, ob eine Pankreasläsion erfolgt ist. Ein Beispiel:

U. K., Pat. Nr. 10131. Ein Vetter 2. Grades der Mutter des Patienten war zuckerkrank. — Im Alter von 14 Jahren bekam der bis dahin gesunde Junge beim Fußballspiel den Ball mit voller Wucht vor den Leib in die Magengegend geschossen. Er war eine zeitlang bewußtlos. Noch am selben Tage setzte großer Durst ein. Am Tage nach dem Unfall bereits Diabetesfeststellung. Sofortige Insulinbehandlung.

In 12 Fällen wurde der Diabetes sogleich nach einer *Oberbauchoperation* festgestellt. In der Mehrzahl der Fälle handelte es sich um *Cholecystektomien*, einige Male auch um *Magenresektionen* wegen Ulcera. In keinem Fall ist eine etwa unter der Operation erfolgte *Pankreasläsion* in Erfahrung zu bringen gewesen. Ebensowenig ist bekannt geworden, daß bei der Operation ein pathologischer Befund am Pankreas aufgefallen wäre. Es besteht aber durchaus die Möglichkeit, daß schon vor der Operation im Zusammenhang mit dem Grundleiden (Cholecystitis, Cholelithiasis, Ulcus) eine sekundäre *Pankreatitis* bestanden hat. In keinem Fall liegen Anhaltspunkte hierfür vor. Die Auslösung des Diabetes erfolgte jedoch in allen Fällen erst durch das Trauma der Operation. Folgende Krankengeschichte möge dies illustrieren:

J. M., Pat. Nr. 11766. Eine Schwester und ein Vetter der Mutter waren zuckerkrank. — Die Patientin selbst bekam mit 26 Jahren Gallenbeschwerden: Übelkeit, Ekel vor jedem Essen, starke Schmerzen im rechten Oberbauch, nach oben und zum Rücken (rechts) ausstrahlend. Keine Koliken. Ein halbes Jahr nach Beschwerdebeginn wegen zunehmender Schmerzen Krankenhausaufnahme. Feststellung von Gallensteinen. Cholecystektomie. Vor der Operation keine Glykosurie. Wenige Tage nach der Operation erstmals Feststellung von Zucker im Urin. Keine diabetesverdächtigen Beschwerden. Diäteinstellung. Anschließend an die Krankenhausentlassung mit zunehmendem Appetit steigende Zuckerwerte. Ein Jahr nach der Cholecystektomie wird Insulin nötig.

Schließlich müssen in diesem Abschitt noch die 50 Patienten unseres Krankengutes Erwähnung finden, bei denen der Diabetes im Anschluß an *Operationen im Unterbauch* aufgetreten ist. In diesen Fällen kann eine *Pankreasbeteiligung* mit ziemlicher Sicherheit *ausgeschlossen* werden. Nur bei einem Patienten mit eitriger Peritonitis nach perforierter Appendicitis liegt sie nicht ganz außerhalb des Bereiches des Möglichen. Im einzelnen handelte es sich bei den diabetesauslösenden Operationen um *Appendektomien*, *Herniotomien*, verschiedenartige *gynäkologische Operationen*. Auch hierfür ein Beispiel:

E. K., Pat. Nr. 11369. Kein Diabetes in der Familie bekannt. — Die Patientin machte 3 Schwangerschaften durch, Geburtsgewichte unter 4 kg. Mit 39 Jahren Kreuzschmerzen, weshalb Einweisung in eine Frauenklinik erfolgte. Dort Feststellung einer Gebärmutterverlagerung und ligamentverkürzende Operation. Am Tage nach der Operation trat starker Durst auf, der sich ständig steigerte. Im Krankenhaus noch keine Diagnosestellung. Gewichtsabnahme von 64 auf 50 kg, mochte nichts mehr essen, nur trinken. Wurde so schlapp, daß sie nichts mehr in Händen festhalten konnte. 6 Monate nach der Operation schließlich ärztliche Diabetesdiagnose: Urinzucker 10%. Im Krankenhaus sofortige Insulineinstellung.

6.062 Kopf- und Wirbelsäulentraumen

Seit der Piqûre CLAUDE BERNARDS ist bekannt, daß nach *Hirnverletzungen* und *Schädeltraumen* eine transitorische, *extrainsuläre Glykosurie* auftreten kann. Bis in die jüngste Zeit hinein umstritten ist jedoch die Frage, inwieweit ein Schädeltrauma einen echten, *permanenten Diabetes* auszulösen imstande sein kann (s. bei VELDE [129]). In unserem Krankengut fanden sich insgesamt 90 Patienten (s. Tab. 43), bei denen im wesentlichen ein *Kopftrauma* den Diabetes auslöste. Bei der überwiegenden Mehrzahl der Patienten (81) handelte es sich um eine *Commotio*. Eine *offene Schädelverletzung mit Hirnläsion* oder wenigstens der Verdacht auf eine *Contusio cerebri* hatte nur bei 6 Patienten bestanden. In den 3 Fällen, bei denen das Trauma vorwiegend die *Wirbelsäule* traf, ist mit Wahrscheinlichkeit auch eine Commotio cerebri erfolgt. Der diabetesauslösende Effekt des Traumas war bei 28 Patienten dieser Gruppe besonders eindrucksvoll. Einige Krankenblattauszüge mögen dies belegen:

Ch. A., Pat. Nr. 10398. In der Familie kein Diabetes bekannt. — Die Patientin selbst war als junge Frau recht korpulent, wog jahrelang um 78 kg. Im Alter von 32 Jahren (November 1941) Autounfall: Bewußtlosigkeit, 13 cm lange Platzwunde, Schädelbasisbruch (Brillenhämatom, Blutung aus beiden Ohren und der Nase). Vernähung der Wunde in Narkose. Nach dem Aufwachen aus der Narkose starker Durst, der nicht wieder nachließ. Innerhalb von 2 Monaten Gewichtsabnahme von 40 Pfund. Ärztliche Feststellung des Diabetes erst nach Entlassung aus dem Krankenhaus 2 Monate nach dem Unfall. Wiedereinweisung und Einstellung auf Insulin. 10 Jahre später (1951) Beobachtung in Garz: Insulinbedarf um 60 E/die.

Bei den folgenden Patienten war es nur eine *Commotio cerebri*, die den Diabetes auslöste:

A. Sch., Pat. Nr. 10725. Eine Nichte 2. Grades ist Diabetikerin und steht in unserer Kontrolle. — Der Patient ist Metallarbeiter. Im Alter von 23 Jahren schlug ihm eine Brechstange mit großer Gewalt gegen den Kopf. Dabei Schädelbasisbruch, angeblich mit Liquorverlust. Er sei 7—8 Tage bewußtlos gewesen. Anschließend mit dem rechten Ohr nichts mehr hören können, starke Gleichgewichtsstörungen, die 2—3 Jahre nach dem Unfall besonders stark waren, in geringem Maße auch weiter bestehen blieben. Keine diabetesverdächtigen Beschwerden nach diesem Unfall. Im Alter von 32 Jahren (1943) erneuter Unfall: Durch ein zerbrechendes Maschinenteil wurde Patient mit dem Kopf gegen einen Ofen geschleudert. Kurze Bewußtlosigkeit, Übelkeit. Einige Tage später trat starker Durst auf. Patient trank in jeder Arbeitspause Bier und nahm sich auch an den Arbeitsplatz immer noch ein paar Flaschen mit, so daß er ständig betrunken war. (Jede Stunde waren ein paar Minuten Pause.) Als das Geld nicht mehr reichte, trank er Wasser. Schnelle Gewichtsabnahme, die den Arbeitskollegen auffiel. 8 Wochen nach dem Unfall Diabetesfeststellung durch den Betriebsarzt: 7,9% Harnzucker, Aceton +. Sofortige Insulineinstellung.

Auch in dem nachstehenden Fall dürfte eine Commotio den wesentlichen manifestationsauslösenden Faktor dargestellt haben.

E. B., Pat. Nr. 6314. In der Familie kein Anhalt für Diabetesvorkommen. — Im Alter von 21 Jahren (1934) stürzte der Patient bei einem Segelflug ab. Dabei stieß er sitzend hart auf. Trotzdem der Brustkorb keinerlei Gewalteinwirkung ausgesetzt war, erfolgte eine Fernwirkung derart, daß eine „Brustprellung“ stattgefunden habe. Außerdem habe er für 2 Tage die Sprache verloren gehabt. Spätestens 2 Wochen nach dem Unfall trat noch im Krankenhaus Durst auf. Sofortige Diagnosestellung, bekam 70 E Insulin täglich. Vor dem Unfall war Patient völlig beschwerdefrei, war kurz vorher auf Fliegertauglichkeit untersucht worden.

6.063 Sonstige Traumen

Bei der Durchsicht unseres Krankengutes finden sich als diabetesauslösende Faktoren weiterhin die verschiedenartigsten körperlichen Traumen, die weder das Abdomen noch den Kopf betroffen haben.

In Tab. 43 sind getrennt aufgeführt zunächst 23 Patienten, bei denen dem Diabetesbeginn *Operationen* vorausgingen, soweit es sich nicht um Bauchoperationen handelt. Die meisten wurden in Vollnarkose ausgeführt, in einigen Fällen allerdings wurde nur eine *Lokalanästhesie* vorgenommen. Die Allgemeinnarkose kann also nicht den alleinigen pathogenetischen Faktor darstellen. Hierfür ein Beispiel:

A. R., Pat. Nr. 11357. Die Mutter des Patienten und eine Schwester des Vaters waren zuckerkrank. — Der Patient hatte seit Kindheit einen Leistenbruch. Im Alter von 50 Jahren (1950) entschloß er sich, diesen operieren zu lassen. Bis dahin hatte er keinerlei diabetesverdächtige Beschwerden gehabt. Es ist nicht genau in Erfahrung zu bringen, ob der Urin vor der Operation auf Zucker untersucht worden ist. Die Herniotomie wurde in örtlicher Betäubung durchgeführt. Noch am Operationstage setzte Durst ein, der nicht wieder nachließ. Erst 3 Wochen nach der Operation wurde der Diabetes erkannt, als der Patient schon aus dem Krankenhaus entlassen war. Wiedereinweisung und Insulineinstellung (32 E/die). (Der Patient ist bei den manifestationsauslösenden Unterleibsoperationen registriert.)

In anderen Fällen möchte man meinen, daß die Narkose im Verhältnis zur Geringfügigkeit des chirurgischen Eingriffes das größere Trauma darstellt. Sicher kommt ihr bei der Auslösung des Diabetes mit eine große Bedeutung zu:

H. W., Pat. Nr. 8976. Familie o. B. — Im Alter von 23 Jahren (1926) Operation wegen Hammerzehen (2. Zehe beiderseits). Allgemeinnarkose. Patientin soll sehr viel Äther bekommen haben, lange Operationsdauer. Gleich nach dem Erwachen aus der Narkose Durst, Heißhunger, Gewichtsabnahme (bis auf 72 Pfund). 6 Wochen nach der Operation wurde der Diabetes festgestellt. Insulineinstellung.

Bei weiteren 23 Patienten unseres Krankengutes trat der Diabetes nach einem *Knochenbruch* in Erscheinung. Ein Beispiel:

W. C. Pat. Nr. 9790. Die Mutter des Patienten war mit 33 Jahren zuckerkrank geworden, eine Schwester des Vaters hatte einen Altersdiabetes. — Im Alter von 15 Jahren (1926) brach sich der Patient beim Sport einen Arm. Gleich anschließend trat plötzlich großer Durst auf. Die zuckerkranke Mutter schöpfte sofort den richtigen Verdacht. 2 Jahre lang zunächst ambulante Behandlung mit Diät, dann Einstellung auf Insulin.

Es bleibt schließlich noch eine letzte Gruppe von 63 Patienten übrig, bei denen der Diabetes ausgelöst wurde durch die verschiedenartigsten *Verletzungen* und *Unfälle*, die in keine der zuvor besprochenen Sonderformen einzureihen waren. Noch ein Einzelbericht aus dieser Gruppe:

Th. B., Pat. Nr. 11038. Kein Diabetes in der Familie. — Patient hat sich spät entwickelt, Mitte der 40er Jahre Höchstgewicht mit 112 kg. Keine ernsthaften Erkrankungen. Im Alter von 57 Jahren (Januar 1945) geriet Patient mit der linken Hand in eine Maschine, wobei ihm der 4. Finger herausgerissen wurde. Einweisung in ein Krankenhaus zur Wundversorgung. 3 Tage nach Unfall Durst, Heißhunger. Vorher nie derartige Beschwerden gehabt. Noch im Krankenhaus Feststellung von Harnzucker. Sogleich Insulineinstellung.

6.064 Besprechung der Ergebnisse

Zwar fehlt für die Mehrzahl unserer Patienten mit Diabetesbeginn nach Trauma der sichere Nachweis, daß bis unmittelbar vor dem Unfall die Leistungsfähigkeit des Stoffwechsels noch völlig uneingeschränkt war. Der in 102 Fällen nur nach wenigen Tagen bemessene enge zeitliche Zusammenhang zwischen dem Einsetzen massiver diabetischer Beschwerden und vorangegangenem Trauma bei vorher völlig beschwerdefreien Menschen verleiht aber doch der Annahme einen hohen Grad von Wahrscheinlichkeit, daß bei der überwiegenden Mehrzahl dieser Patienten das Trauma den Diabetes aus völliger Gesundheit zur Manifestation gebracht hat. Nur für wenige Ausnahmefälle möchte ich annehmen, daß vor dem Unfall bereits eine latente diabetische Stoffwechselsituation bestanden hat, die durch das Trauma lediglich zur Dekompensation gebracht wurde. Erfahrungsgemäß bleibt ein beginnender Diabetes bei jüngeren Menschen nur ausnahmsweise über längere Zeit im Stadium der Latenz. In der Regel tritt er bei Menschen unterhalb des 40. Lebensjahres spätestens innerhalb einiger Wochen in klinische Erscheinung und verursacht entsprechende Beschwerden. Von unseren Patienten mit Diabetesmanifestation durch Trauma erkrankten 71,4% spätestens im 40. Lebensjahr (gegenüber 56,7% im Gesamtkrankengut — Differenz statistisch signifikant). Verhältnismäßig besonders häufig fanden wir Diabetesauslösung durch Trauma bei *jungen Männern* zwischen 20 und 34 Jahren. Die Zahl der Männer überwiegt mit 224 bei weitem die der Frauen mit 81 (73,4:26,6% gegenüber 58:42% im Gesamtkrankengut). Diese Gegebenheiten erklären sich zwanglos aus der größeren Exposition junger Männer Unfällen gegenüber.

Es bleibt zu erörtern, durch welchen *pathogenetischen Mechanismus* körperliche Traumen diabetesauslösend wirken können. Für *Bauchtraumen* ist eine *Verletzung des Pankreas* als

Bindeglied in Erwägung zu ziehen. In unseren diesbezüglichen Fällen hat sich jedoch bei keinem Patienten mit Sicherheit eine Pankreasverletzung nachweisen lassen; bei den meisten muß sie sogar als unwahrscheinlich gelten (s. Abschnitt 6.061). — Bei *Schädeltraumen* taucht die Frage nach *Stammhirnläsionen* auf. Auch sie konnten in keinem unserer Fälle sicher nachgewiesen werden. Hierbei ist zu bemerken: Die Erfahrung an Hirnverletzten ebenso wie die Tierexperimente von W. R. HESS haben gelehrt, daß Stammhirnläsionen zwar zu transitorischen Kohlenhydrat-Stoffwechsel-Störungen führen können, in der Regel aber *nicht* zu einem permanenten Diabetes mellitus (STURM [120]). Bei einer großen Zahl von Patienten wurde der Diabetes ausgelöst von Traumen, bei denen eine Verletzung von Pankreas oder Stammhirn überhaupt nicht in Frage kam. Es muß daher angenommen werden, daß bei der Mehrzahl der Patienten mit Diabetesbeginn nach Trauma der ausschlaggebende diabetogene Effekt in der *Stress-Situation* gesucht werden muß, die durch das Trauma herbeigeführt wird. Bei vielen Unfällen und Verletzungen wirkt zur Auslösung des „Alarmsyndroms" zusätzlich in mehr oder weniger starkem Maße der mit jedem Unfall verbundene *Schrecken*, also ein *psychisches Trauma* mit. Bei vorbereiteten Operationen kann die *Angst* als psychisches Trauma hinzutreten. Der Eingriff einer *Allgemeinnarkose* in die zentralnervöse Regulation kann, wie einige unserer Fälle erkennen lassen, offenbar auch einen die Diabetesmanifestation begünstigenden Einfluß ausüben.

Über die *endokrinen Wirkungen von Traumen* hat kürzlich LONGSTRETH [72] zusammenfassend berichtet. Nach einem Trauma erhält der Hypophysenvorderlappen vom Hypothalamus aus — wahrscheinlich auf neurohumoralem Wege — den Anreiz zur Ausschüttung von adrenocorticotropem Hormon und anderen Vorderlappenhormonen. Der hierdurch ausgelöste *Hypercortizismus* bedingt, wie ich glaube, zum wesentlichen Teil die diabetesbegünstigende Situation nach einem Trauma. Das auf einen Stress folgende, an sich zweckmäßige *Adaptationssyndrom* (SELYE [113]) kann auf diese Weise ein anlagemäßig nicht völlig intaktes Regulationssystem zur Dekompensation bringen, besonders, wenn die Anpassungsreaktion im Sinne einer *reaktiven Überleistung* (KATSCH [55e] überschießend erfolgt.

Diese Vorstellungen des Manifestationsmechanismus der früher so umstrittenen Fälle von „traumatischem Diabetes" führen schon von sich aus zu dem Schluß, daß ein *Trauma nur dann einen Diabetes nach sich ziehen* kann, wenn bei dem Betroffenen eine *Anlage hierzu vorhanden* ist, es sei denn, es handelt sich um eine vollständige oder wenigstens subtotale Zerstörung des Pankreas. Dieser Auffassung hat sich in den letzten Jahren auch STURM [120] angeschlossen. Unter unseren 305 Patienten mit Diabetesmanifestation nach Trauma finden sich 67 mit nachweisbarer *Heredofamiliarität*. Dies entspricht einem Prozentsatz von 22%, der zwar niedriger ist als im Gesamtkrankengut (27,9%), den Zufallsbereich aber noch nicht überschreitet. Wenn man aus dieser Differenz überhaupt Schlußfolgerungen ziehen darf, so sicher nicht die, daß durch Traumen eben doch öfter ein exogener Diabetes ausgelöst wurde. Ich glaube vielmehr, der Befund erklärt sich dadurch, daß *Traumen als kräftige Manifestationsreize* bei manchen Trägern einer Diabetesanlage mit schwacher Penetranz einen Diabetes zur Auslösung bringen, der sonst zeitlebens latent geblieben wäre. Die Durchschlagskraft der Anlage ist innerhalb einer Familie in der Regel annähernd gleich groß (vgl. Abschnitt 4.210), so daß auch für die Verwandten solcher Patienten mit einer durchschnittlich geringeren Penetranz der Diabetesanlage gerechnet werden darf.

Auf das Problem der *Anerkennung des Diabetes als entschädigungspflichtige Unfallfolge* kann an dieser Stelle nicht eingegangen werden. Ein sachlich gerechtfertigter Standpunkt läßt sich auf Grund der Kenntnis von Ätiologie und Pathogenese des Diabetes unschwer finden, wenn eine Reihe von Kriterien im Einzelfall beachtet wird. In dieser Hinsicht sei auf die Stellungnahme im Anschnitt 6.11 am Schluß dieses Kapitels und die gründliche zusammenfassende Darstellung von VELDE [129] verwiesen.

6.07 Manifestation durch psychische Traumen

Die Möglichkeit einer Diabetesauslösung durch psychische Traumen ist seit NAUNYN [83] heftig umstritten worden. SCHLIACK [107a] aus unserem Institut hat 1952 hierüber ausführlich berichtet und 2000 Diabetiker des Garz-Karlsburger Krankengutes daraufhin überprüft, ob die Zuckerkrankheit durch psychische Traumen ausgelöst wurde. Dies war (nach Meinung der Patienten) in 6,5% der Fälle anzunehmen. Ein Teil dieser Patienten ist auch in dem hier vorgelegten Krankengut mit enthalten. In diesem größeren Material von 10000 Diabetikern fand sich ein etwas geringerer Prozentsatz von Patienten mit Diabetesmanifestation nach psychischem Trauma, nämlich 4,9% der verwertbaren Fälle (s. Tab. 31). Bezieht man auch diejenigen Patienten mit ein, bei denen psychische Traumen eine zusätzliche manifestationsfördernde Rolle spielen (Tab. 44), so sind es insgesamt 5,2 %.

Diese etwas niedrigere Ziffer im Vergleich zu SCHLIACKS Zusammenstellung [107a] dürfte sich daraus erklären, daß ich nicht alle Patienten in diese Gruppe mit einbezog, die selbst der Meinung waren, ihren Diabetes in ursächlichen Zusammenhang mit psychischen Traumen bringen zu müssen, sondern nur diejenigen, bei denen mir dies auf Grund der vorliegenden Angaben mit genügender Wahrscheinlichkeit sachlich gerechtfertigt erschien. In entsprechender Weise wie bei den Patienten mit Diabetesmanifestation nach körperlichem Trauma wurden nur solche Fälle berücksichtigt, bei denen das psychische Trauma von erheblichem Gewicht war, und der zeitliche Abstand zwischen Trauma und ersten Diabetessymptomen nicht mehr als 3 Monate betrug.

Tab. 44 gibt eine zahlenmäßige Übersicht über die Häufigkeit der verschiedenartigen psychischen Belastungsmomente.

Tabelle 44
Diabetesauslösung durch psychische Traumen (s. Anmerkung Tab. 33)

Manifestationsauslösendes Trauma	Patientenzahl	*Darunter* manifestationsauslösender Einfluß besonders deutlich	*Darunter* in Kombination mit anderen Faktoren	Gesamtzahl der Patienten, bei denen das Trauma überhaupt manifestationsfördernd mitwirkte
Einmaliger, heftiger Schreck	82	11	10	89
Einmalige, starke Aufregung	69	15	10	73
Länger andauernde Aufregungsperiode	186	6	26	197
Trauer um Verlust naher Angehöriger	81	5	17	86
Insgesamt	418	37	63	445

6.071 Einmaliger, heftiger Schreck

Bei insgesamt 89 unserer Patienten traten die ersten Diabetessymptome nach glaubhaften Angaben in engem zeitlichen Zusammenhang mit einem einmaligen, heftigen *Schreck* auf. In 11 Fällen brach der Diabetes ganz *akut* nach einem Schreckereignis aus. Hierfür ein Beispiel:

H. K., Pat. Nr. 10604. Kein Diabetes in der Familie bekannt. — Im Alter von 4 Jahren fiel dem Jungen eine Harke auf den Kopf. Mit 7 Jahren Mumps und Masern, mit 8 Jahren Tonsillektomie, mit 9 Jahren Lungenentzündung. — Als der Patient 13 Jahre alt war, stürzte er seinen jüngeren Bruder beim Spiel unabsichtlich von einem etwa 2 Meter hohen Absatz herunter. Darüber erschrak er auf das heftigste. Noch am selben Tage trat stärkster Durst auf. In der ersten Nacht nach dem Ereignis habe der Junge (nach Aussage der Mutter) ständig uriniert und 16 Pfund abgenommen. Er habe am nächsten Morgen ausgesehen wie ein alter Mann. Wenige Tage später Feststellung des Diabetes, der Arzt bemerkte gleich den Acetongeruch. Sofortige Insulinierung.

Bei den übrigen Patienten dieser Gruppe war die Schrecksituation durch die verschiedenartigsten Ereignisse ausgelöst worden: Explosionen, z. B. bei Bombenangriffen während des Krieges, plötzliche Bedrohung, z. B. Miterleben von Unfällen, ohne selbst verletzt zu werden, oder bei Kindern Angriffe oder Anspringen durch große Hunde.

Es muß angenommen werden, daß bei manchen Patienten, bei denen der Diabetes im Anschluß an *Unfälle* oder Verletzungen mit relativ *geringfügigen körperlichen Traumen* zur Auslösung kam, der *Schreck* einen wesentlich mitbestimmenden manifestationsfördernden Faktor darstellte. Derartige Fälle sind im Abschnitt 6.06 sowie in Tab. 43 mit verwertet und haben, wenn überhaupt, nur in der letzten (rechten) Spalte der Tab. 44 Berücksichtigung gefunden.

6.072 Einmalige, starke Aufregung

In entsprechender Weise wie durch heftigen Schreck wurde bei weiteren 73 Patienten unseres Krankengutes durch tiefgreifende Erregungszustände der Krankheitsbeginn ausgelöst. Bei den Erlebnissen der Patienten dieser Gruppe steht die psychische *Schockwirkung* weniger im Vordergrund als bei denjenigen des vorausgegangenen Abschnittes. Es handelt sich z. B. um das Miterleben von Unfällen ohne eigene Gefährdung, Bedrohungen nächster Angehöriger, Verhaftungen, plötzliche Gefährdung der beruflichen Existenz, schwerwiegende, aber einmalige Auseinandersetzungen in Ehe oder Beruf u. ä. Bei 15 unserer Patienten setzten diabetische Beschwerden in *unmittelbarem* Anschluß an das psychische Trauma ein. Eine Krankengeschichte möge hierfür als Beispiel dienen:

G. M., Pat. Nr. 11378. In der Familie ist nichts über Diabetes bekannt. — Der bis dahin nicht ernstlich krank gewesene Patient hatte im Alter von 23 Jahren ein Zerwürfnis mit seiner Braut. Die Verlobung wurde aufgelöst. Einen Tag darauf setzte Durst ein, der sich täglich steigerte. Gewichtsabnahme, Hautjucken. Noch im selben Monat Feststellung von 10% Harnzucker. Krankenhauseinweisung, Insulineinstellung.

6.073 Länger andauernde Aufregungsperiode

Die zahlenmäßig größte Gruppe dieses Abschnittes wird von solchen Patienten gebildet, bei denen der Diabetes in engem zeitlichen Abstand mit psychischen *Emotionen* auftrat, die nicht nur auf einen oder wenige Tage begrenzt waren. Es ist zwar bekannt, daß aus einem starken Kausalitätsbedürfnis heraus viele Patienten dazu neigen, die Ursache ihrer Krankheit in psychischen Belastungen zu sehen. Dies gilt insbesondere für anlagebedingte und endogen verursachte Leiden, wie auch den Diabetes. Mit Rücksicht hierauf wurde gerade bei den Patienten dieser Gruppe besondere Kritik in der Bewertung der anamnestischen Angaben angewandt. Trotzdem kann bei der Mehrzahl der Fälle aus dem zeitlichen Nacheinander von psychischer Belastungssituation und Diabetesbeginn ein Kausalzusammenhang nur mit einiger Wahrscheinlichkeit vermutet werden. Von den insgesamt 197 Patienten dieser Gruppe läßt sich nur in 6 Fällen der manifestationsauslösende Einfluß psychischer Traumen mit überzeugender Deutlichkeit erkennen. Zwei derartige Krankengeschichten seien hier angeführt:

A. G., Pat. Nr. 10152. Unter den sehr zahlreichen Verwandten ist kein Diabetesfall bekannt geworden. – Keine Vorkrankheiten von Bedeutung. Der Patient lebte im Ausland und war mit einer Angehörigen des Gastvolkes verheiratet. In politischer Krisenzeit wurde der Patient seiner Volkszugehörigkeit wegen (30 Jahre alt) des Landes verwiesen. Frau und Kind mußte er zurücklassen. Noch auf der Reise in die Heimat setzte Durst ein, innerhalb von 2 Wochen Gewichtsabnahme von 5 kg. Bald nach der Ankunft Diabetesfeststellung, Einstellung auf Insulin.

W. M., Pat. Nr. 10954. Großvater mütterlicherseits soll Zucker gehabt haben. – Außer Infektionskrankheiten in der Jugend nicht ernstlich krank gewesen. Der etwas sensible, auch musisch begabte Patient arbeitete als Postangestellter. Im Alter von 50 Jahren (1937) wurde er im Zusammenhang mit einer Beförderung plötzlich versetzt. Zum Umzug blieben ihm nur 10 Tage Zeit. Große Aufregung. Nach 2 oder 3 Tagen am neuen Aufenthaltsort Einsetzen starken Durstes, Abgeschlagenheit. Ging sofort zum Arzt, der Glykosurie feststellte. Zunächst diätetisch geführt, erst 15 Jahre später (in Garz) Einstellung auf Insulin.

In diesen beiden Fällen begann die Aufregungsperiode ziemlich plötzlich; für den kurz darauf und akut beginnenden Diabetes ist der manifestationsauslösende Effekt deshalb besonders deutlich. Derartige Krankengeschichten legen die Annahme nahe, daß auch weniger dramatische psychische Belastungen, die sich über einen längeren Zeitraum erstrecken, einen manifestations*fördernden* Einfluß haben können. Der provokatorische Effekt ist in derartigen Fällen dann selbstverständlich weniger entscheidend und spielt sicher manchmal nur eine *zusätzliche Rolle*. Manchmal mag ein solcher psychischer Spannungszustand in einer sonstigen diabetesfördernden Situation – wie z. B. dem Klimakterium – jedoch den letzten Anstoß zur Manifestation der Zuckerkrankheit geben.

Die Zahl der angeschuldigten psychischen Belastungen ist in dieser Gruppe noch größer als in den vorhergehenden. Es finden sich Ehezwistigkeiten und berufliche Schwierigkeiten am häufigsten. Während der *Kriegs-* und *Nachkriegsjahre* gingen dem Diabetesbeginn auch vielfach durch diese Notzeit bedingte Belastungen voraus: Ängste und Schlaflosigkeit der andauernden Bombennächte, alle Aufregungen und Bedrängnisse der Flucht, Sorge um das Schicksal nächster Angehöriger. Bei im Fronteinsatz stehenden Soldaten führten entsprechende psychische Dauerbelastungen weit seltener die Manifestation eines Diabetes herbei, als bei Menschen, die im rückwärtigen Frontgebiet und in der Heimat ein relativ normales Leben führten, unter ihnen vor allem Frauen. Dem Frontsoldaten war die tägliche Gefährdung seiner Existenz in solcher Weise zur Gewohnheit geworden, daß nur noch ganz außergewöhnliche Situationen einen psychischen Stress herbeizuführen imstande waren. Hierbei handelte es sich dann fast ausschließlich um Belastungen oder Bedrohungen, die nicht das Kollektiv, sondern nur den einzelnen betrafen, wie Einzelverfolgungen im Gefecht, Einzelverhöre oder Drangsalierungen in der Gefangenschaft. Die *größere Affektivität des weiblichen Geschlechtes* und die mögliche *Gewöhnung* an *Gefahr* erklären die unterschiedliche Häufigkeit der Diabetesauslösung durch psychische Belastungen im Frontheer und der Heimatbevölkerung im Kriege. Die Gewöhnung an die Gefährdung wurde erfahrungsgemäß in der Heimat erschwert durch den ständigen Wechsel zwischen Gefahr und psychischer Belastung einerseits und normaler, „friedensmäßiger" Tätigkeit, sogar Vergnügungsmöglichkeit andererseits. Zu der Sorge um die eigene Existenz kam meist diejenige um die Familie, besonders die Kinder, den Besitz hinzu. Eine Gewöhnung an die permanente Bedrohung allein des eigenen Lebens, wie sie für den Soldaten an der Front bestand, der sich innerlich von allem anderen meist weitgehend lösen konnte, ist weit leichter möglich. Diese besonderen Gegebenheiten und Erfahrungen des zweiten Weltkrieges erklären m. E. auch die nach dem ersten Weltkrieg getroffene Feststellung, daß die Zahl der diabetisch gewordenen Kriegsteilnehmer auffallend gering geblieben war (UMBER und ROSENBERG [125]). Die Belastungen der Zivilbevölkerung im ersten Weltkrieg erreichten bei weitem nicht das Maß des zweiten Weltkrieges.

6.074 Trauer um Verlust naher Angehöriger

Die Abtrennung einer Patientengruppe, bei denen ein Todesfall unter den nächsten Angehörigen dem Beginn diabetischer Beschwerden vorausging, rechtfertigt sich nur durch ihre relativ große Zahl. Es war dies bei insgesamt 86 unserer Patienten der Fall. Entsprechend dem pathogenetischen Mechanismus könnten diese Fälle in eine der vorangegangenen Gruppen (6.072 und 6.073) eingereiht werden, je nachdem, ob der Sterbefall erwartet oder unerwartet eintrat. Hier möge noch ein Krankenbericht aus dieser Patientengruppe folgen:

H. W., Pat. Nr. 11188. Mutter und eine Schwester waren zuckerkrank. — Die Patientin hatte nach zahlreichen Kinderkrankheiten und einer perforierten Appendicitis zwei Bauchhöhlenschwangerschaften und einen Abort, keine normale Entbindung. Die Menses waren immer unregelmäßig, dauerten meist länger als normal, bis zu 12 Tagen. Menopause mit 50 Jahren. — Als die Patientin 45 Jahre alt war, starb ihr Ehemann an Tuberkulose (Dezember 1940). Patientin war verzweifelt. Einige Tage nach dem Tode des Mannes trat Durst auf, sie wurde schlapp, teilnahmslos, „mußte dauernd schlafen". Man führte es auf die Trauer zurück, dachte an eine „Nervenkrankheit". Im März 1941 dann Feststellung des Diabetes. Nach Diäteinstellung Besserung des Befindens. 10 Jahre später nach Cholecystitis insulinbedürftig.

6.075 Lebensalter und Geschlecht bei Manifestation durch psychische Traumen

Auf die *größere Affektivität des weiblichen Geschlechtes* als Ursache für die relativ *bei Frauen häufigere Manifestierung eines Diabetes nach psychischen Traumen* wurde bereits hingewiesen. Diese läßt sich auch zahlenmäßig in unserem Krankengut bestätigen: Von unseren 418 Patienten mit Diabetesmanifestation nach psychischem Trauma waren 201 (= 48,1%) Männer und 217 (= 51,9%) Frauen gegenüber einem Verhältnis von Männern zu Frauen im Gesamtkrankengut von 58:42 (Differenz statistisch signifikant).

Die *Altersverteilung* der *Frauen* dieser Gruppe unterscheidet sich nicht in statistisch signifikanter Weise vom Gesamtkollektiv aller Frauen. Allerdings findet sich eine gewisse Häufung um die Zeit des *Klimakteriums* herum (vom 35. bis 55. Lebensjahr). Bei den *Männern* erkrankten relativ viele nach psychischem Trauma im 4. Lebensjahrzehnt, besonders zwischen 35 und 39 Jahren. Die Alterskurve des Gesamtkollektives der Männer (s. Abb. 3) ist demnach für diese Teilgruppe in ihrem Gipfel überhöht, jedoch ist diese Differenz nur mit Wahrscheinlichkeit echt. Sie könnte sich erklären durch die in diesem Alter bereits nachlassende Anpassungsfähigkeit an extreme psychische Belastungen, die im Krieg bei manchen älteren Soldaten die Manifestation eines Diabetes begünstigt haben mag. Statistische Signifikanz erreichen die Differenzen der Alterskurven der Männer dieser Gruppe zu derjenigen des Gesamtkollektives aller Männer jedoch nicht.

6.076 Besprechung der Ergebnisse

Auf Grund der eigenen Beobachtungen sowie zahlreicher Mitteilungen anderer Autoren (SCHLIACK [107a], s. auch bei VELDE [129]) kann heute kein Zweifel mehr darüber bestehen, daß auch *psychische Traumen die Manifestation eines Diabetes auslösen* können. Besonders überzeugend sind diejenigen Fälle, bei denen diabetische Beschwerden erstmalig kurz nach einem heftigen *Schreck* oder einer *einmaligen starken Aufregung* in Erscheinung traten. Zwar muß hier in gleicher Weise wie bei den körperlichen Traumen (s. vorstehenden Abschnitt 6.064) der Vorbehalt gemacht werden, daß für die meisten Fälle der Nachweis eines völlig intakten Stoffwechselverhaltens bis zum Zeitpunkt des Traumas nicht geführt werden kann. Ebenso wie dort kann aber auch hier für die überwiegende Mehrzahl der Fälle, zumindest aber für die jugendlichen Patienten, mit größter Wahrscheinlichkeit angenommen werden, daß durch das psychische Trauma der Diabetes tatsächlich aus voller Gesundheit heraus ausgelöst wurde.

Bei rund der Hälfte unserer Patienten dieser Gruppe hatte ein *akutes psychisches Trauma* die Diabetesmanifestation herbeigeführt. Bei der anderen Hälfte war der Diabetes nach einer *psychischen Belastung* aufgetreten, die nicht schlagartig begonnen hatte und sich über einen *längeren Zeitraum* erstreckte. In diesen Fällen ist naturgemäß der Beweis für einen tatsächlich bestehenden Kausalzusammenhang zwischen psychischer Belastung und Diabetesbeginn noch schwerer zu führen. Eine große Zahl von Einzelbeobachtungen läßt es aber doch als sicher erscheinen, daß zum wenigsten der letzte Anstoß zur Entwicklung eines Diabetes auch von *psychischen Konflikten, Spannungszuständen* oder ähnlichen Störungen des seelischen Gleichgewichtes ausgehen kann, auch wenn es nicht zu einer psychischen *Schockwirkung* kommt wie bei den Patienten der ersten Gruppe.

In der Herbeiführung einer *Stress-Situation* möchte ich auch für die Fälle mit Diabetesauslösung durch psychische Traumen den bestimmenden *pathogenetischen* Weg sehen. Es unterliegt keinem Zweifel, daß ein heftiger Schreck, z. B. bei einer Explosion, ein „Alarmsyndrom" in Gang bringen kann. Durch BOARD, PERSKY und HAMBURG [13] wurde nach psychischen Stress-Situationen eine Erhöhung der Blutcorticoide nachgewiesen. Im vorangegangenen Abschnitt (6.064) wurde bereits darauf aufmerksam gemacht, daß auch bei manchen *körperlichen* Traumen, insbesondere Unfällen, der Schreck für die Diabetesauslösung von größerer Bedeutung ist als die geringfügige körperliche Verletzung. Es darf weiter angenommen werden, daß auch *subakute psychische Traumen* und *seelische Dauerbelastungen* in entsprechender Weise ein *Adaptationssyndrom* im Sinne von SELYE [113] herbeiführen können wie subakute und chronische Infektionskrankheiten. Der pathogenetische Mechanismus für die Diabetesentwicklung nach psychischen Traumen dürfte demnach im Prinzip der gleiche sein wie nach körperlichen Traumen und Infektionskrankheiten (vgl. Abschnitte 6.05 und 6.06).

Hier sei angefügt, daß es mir völlig abwegig erscheint, mit CREMERIUS [18] den Diabetes als psychosomatische Krankheit aufzufassen in solchen Fällen, bei denen sich seelische Fehlhaltungen nachweisen lassen. Es fehlt jeder Beweis für die Annahme, die auch von namhaften amerikanischen Vertretern der psychosomatischen Richtung (ALEXANDER [1] u. a.) vertreten wurde, daß der Diabetes vielfach unmittelbare *Folge einer primär zugrunde liegenden psychischen Störung* oder Fehlhaltung sei, wobei ein Erbfaktor nicht vorliegen müsse. Unter unseren Patienten mit Diabetesmanifestation nach psychischen Traumen ließ sich *Heredofamiliarität* in 27% nachweisen (bei 113 von 418 Kranken). Ein Unterschied zum Gesamtkrankengut (27,9%) besteht demnach nicht. Es liegt also kein Grund vor, daran zu zweifeln, daß auch psychische Momente lediglich die Rolle *manifestationsfördernder oder -auslösender Faktoren* bei vorhandener Anlage zum Diabetes spielen.

Die häufigere Diabetesauslösung durch psychische Traumen bei *Frauen* erklärt sich zwanglos aus der größeren Affektivität des weiblichen Geschlechtes. Sowohl bei den Frauen als auch bei den Männern fand sich Manifestation durch psychisches Trauma in den *mittleren Altersklassen* in etwas überdurchschnittlicher Häufigkeit. Hierfür gibt es teils endogene, teils exogene Gründe: Koinzidenz mit der Zeit des Klimakteriums und Präklimakteriums, stärkere psychische Alterierbarkeit dieser Altersklassen, sowie ihre besondere exogene Belastung während der Kriegs- und Nachkriegszeit.

6.08 Ernährungseinflüsse auf die Diabetesmanifestation

6.081 Überernährung

Es ist seit langem bekannt, daß *Luxusernährung* die Diabetesentwicklung begünstigt. Joslin hat hierauf immer wieder mit besonderem Nachdruck hingewiesen. *Klinische Einzelbeobachtungen* und die Erfahrung aus *Tierversuchen*, daß alle Formen des experimentellen Diabetes leichter zu erzeugen sind, wenn eine reichliche Kost gegeben wird, begründeten diese Ansicht. Eine umfassende Bestätigung erfuhr sie durch das *Massenexperiment des letzten Krieges:* In vielen von der Lebensmittelrationierung betroffenen Ländern verringerte sich die Zahl der Neuerkrankungen an Diabetes vom Beginn der staatlichen Bewirtschaftung an. Ihren Tiefpunkt erreichten sie in Deutschland 1945 zur Zeit der größten Lebensmittelverknappung für die meisten Menschen. Gleichlaufend mit der Verbesserung der Ernährungsbedingungen nach dem Kriege nahmen die Erkrankungsziffern wieder stark zu. Das in Westdeutschland mit der Währungsreform 1948 schlagartig angestiegene Lebensmittelangebot, und der nach der Hungerzeit verständliche vielfache Luxuskonsum waren von einer dementsprechend sprunghaften Vermehrung der Diabeteserkrankungen gefolgt. Schliack [107d] hat hierzu aus dem großen Krankengut der Westberliner Diabeteszentrale eindrucksvolles Belegmaterial publiziert. Seine Untersuchungsergebnisse sind besonders aussagekräftig, da so gut wie sämtliche Diabetiker einer Bevölkerung erfaßt wurden, sowie Unterlagen über den durchschnittlichen Nahrungsverzehr und Durchschnittskörpergewichte derselben Bevölkerung aus dem gleichen Zeitraum zum Vergleich herangezogen werden konnten. Die Zahl der *Neuerkrankungen* an Diabetes nahm parallel dem steigenden *Lebensmittelverbrauch* der Bevölkerung zu. Dabei zeigte es sich, daß der Gesamtbrennwert der Ernährung zum größten Teil durch einen wachsenden *Fettverzehr* erhöht wurde. Schließlich läßt sich den Berliner Untersuchungen Schliacks [107d] entnehmen, daß sich der manifestationsbebegünstigende Ernährungsfaktor bei den *Frauen* wesentlich stärker auswirkte als bei den Männern. — In Ostdeutschland stieg die Zahl der Neuerkrankungen an Diabetes nach dem Kriege langsamer und etwas später an, entsprechend der allmählichen Verbesserung der Ernährungsbedingungen. Ebenfalls vollständige Erkrankungsziffern stellten Günther und Baumann [34] für die Insel Rügen zusammen.

Weitere Beobachtungen sprechen dafür, daß neben dem Gesamtkaloriengehalt der Nahrung ihrem *Fettanteil* besondere Bedeutung bezüglich der Diabetesprovokation zukommt: Diabetes findet sich selten in Ländern, in denen eine fettknappe Kost üblich ist, so z. B. in Japan (Joslin [53b], Katsch [55i]). Ferner sind uns in den zurückliegenden Notjahren eine Anzahl von Patienten begegnet, bei denen ein vor dem Kriege manifester Diabetes in den letzten Kriegs- und ersten Nachkriegsjahren sich so weit besserte, daß sie auch ohne Diäteinstellung aglykosurisch blieben. Diese Patienten nahmen während der Notjahre fast alle viel mehr Kohlenhydrate zu sich als vorher, aber sie aßen sehr viel weniger Fett. In einigen Fällen, die wir in der Latenzphase untersuchen konnten, fand sich nur nach Traubenzuckerbelastung ein gering erhöhter Blutzuckerkurvenverlauf, während bei unbegrenzter damaliger Normalkost Aglykosurie und Normoglykämie festzustellen waren. Bei einigen Patienten schwand die vorher bestehende Fettsucht. Mit Normalisierung der Ernährungsverhältnisse, d. h. mit steigender Fettzufuhr, trat bei allen diesen Patienten der Diabetes dann später wieder in klinische Erscheinung. Wir verfügen über 35 derartige Beobachtungen. Auch Porstmann [90] berichtete aus der Leipziger Klinik über gleichartige Erfahrungen. Es besteht demnach Berechtigung zu der Annahme, daß eine *Verschiebung der Kohlenhydrat-Fett-Relation* in der Ernährung zugunsten des Fettes nicht nur bei bestehendem Diabetes zu einer Verringerung der Kohlenhydrattoleranz führt, sondern auch die Manifestation eines noch inapparenten Diabetes begünstigt.

In Anbetracht der zweifelsfreien manifestationsfördernden Wirkung zu reichlicher Ernährung ist die aus Tab. 45 ersichtliche Feststellung erstaunlich, daß nur für insgesamt 75 Patienten unseres Krankengutes *Überernährung als manifestationsauslösender Faktor* angenommen werden konnte. Nur in einem einzigen Fall ließ sich der diabetesauslösende Effekt eines Nahrungsexzesses mit einwandfreier Deutlichkeit erkennen:

J. M., Pat. Nr. 10107. Der Vater des Patienten war Diabetiker. — Er selbst hatte früher keine erwähnenswerten Krankheiten durchgemacht. Der Patient war von Beruf Konditormeister mit eigener Bäckerei. Bei einer Größe von 166 cm hatte er vor Diabetesbeginn nie mehr als 68 kg gewogen. — Am 8. 9. 1948 feierte der Patient seinen 40. Geburtstag ausgiebig mit reichlich Kuchen. Dazu trank er allein 6 Flaschen Starkbier, nicht, weil er etwa schon Durst gehabt hätte, sondern, weil „es ihm gut schmeckte". Seit diesem Tage zunehmender Durst, trank in den darauffolgenden Tagen bis zu 10 Litern täglich. Noch vor Weihnachten Feststellung des Diabetes. Ab 1950 mehrere Kontrollen in Garz: Insulinmangeldiabetes, Insulinbedarf zwischen 30—60 E/die.

Tabelle 45

Diabetesauslösung durch Ernährungseinflüsse (s. Anmerkung Tab. 33)

Manifestationsursache	Patientenzahl	*Darunter* manifestationsauslösender Einfluß besonders deutlich	*Darunter* in Kombination mit anderen Faktoren	Gesamtzahl der Patienten, bei denen der Manifestationsfaktor überhaupt mitwirkte
Vorwiegende Kohlenhydratmast	48	1	10	53
Vorwiegende Fettmast	7	—	1	7
Überfütterung ohne Bevorzugung bestimmter Lebensmittel	15	—	1	15
Auffütterung nach Unterernährung	53	5	6	58
Chronische Unterernährung	56	4	8	59
Akuter Hunger	5	—	2	5
Insgesamt	184	10	28	197

Die unerwartet niedrige Anzahl von Patienten, deren Diabetes mit einiger Sicherheit durch Überernährung zur Auslösung gebracht wurde, mag sich zu einem Teil durch folgende Umstände erklären: *Überfütterung* als manifestationsfördernder Faktor spielt erfahrungsgemäß vor allem bei *älteren* Menschen und bei *Frauen* (s. die Berliner Untersuchungen Schliacks [107d]) eine wesentliche Rolle. In unserem Krankengut sind jedoch gerade die weiblichen Patienten und die höheren Altersklassen in geringerer Zahl vertreten, als dies in einer unausgelesenen Diabetikerpopulation der Fall wäre. — Ferner fällt die Beobachtungsperiode zu einem großen Teil in die Zeit der *Mangelernährung*, in der für die meisten Menschen keine Gelegenheit zur Luxusernährung bestand. Von unseren 10000 Patienten erkrankten 2907 in den Jahren 1940—1948 (einschließlich). — Endlich ist es trotz gezielter Befragung schwierig, von den Patienten *verläßliche anamnestische Angaben* über ihre Nahrungsmenge vor Diabetesbeginn zu erhalten. Vielfach wird für „ganz normal" gehalten, was doch schon eine relative Überernährung ist. Derartiges läßt sich nur durch ganz subtile Anamneseerhebung unter der

Voraussetzung eines genügend guten Gedächtnisses und voller Ehrlichkeit von seiten der Patienten herausarbeiten. Eine ganze Anzahl solcher Fälle mag auch mir entgangen sein. Im übrigen wurden als manifestationsfördernde Momente von mir nur solche Umstände registriert, die mit großer Wahrscheinlichkeit einen entscheidenden Einfluß auf die Auslösung des Diabetes ausgeübt hatten. Ein solcher *letzter Anstoß zum Ausbruch des Diabetes* geht aber, dies muß trotz der voranstehenden Einschränkungen als Ergebnis unserer Untersuchungen zu dieser Frage festgestellt werden, *nur in seltenen Fällen von einer Überfütterung* aus.

Es wurde im einzelnen versucht, bei den Fällen unseres Krankengutes mit Diabetesmanifestation nach Luxuskonsumption zu differenzieren, ob es sich jeweils um *Kohlenhydrat-* oder *Fettmast* gehandelt hatte. Tab. 45 ist zu entnehmen, daß es sich bei den meisten Patienten um eine Überfütterung vorwiegend mit Kohlenhydraten gehandelt hat. In mehreren Fällen war es ähnlich gewesen wie bei dem zuvor angeführten Bäckermeister J. M.: Es hatte sich gelegentlich einer Feier um einen *einmaligen Exzeß* mit Süßigkeiten oder anderen Kohlenhydraten gehandelt, der zur Überlastung und zum endgültigen Versagen des Inselorgans führte.

Wenn — wie aus unseren Untersuchungen hervorgeht — Überfütterung nur selten die *Auslösung* eines Diabetes verursacht, so kann es sich bei dem unbestritten vorhandenen manifestationsfördernden Einfluß der *Überernährung* nur um einen *langfristig, allmählich wirkenden Effekt* handeln. In diesem Sinne spricht auch die im Abschnitt 6.02 mitgeteilte Beobachtung, daß sich unter den Patienten *ohne* erkennbare *manifestationsfördernde Faktoren* ein erhöhter Prozentsatz von *Fettleibigen* fand. Zwar dürfte bei einem großen Teil dieser 1089 Patienten die Fettsucht vorwiegend *endogen* bedingt sein; man darf aber wohl vermuten, daß bei vielen von ihnen eine — wenigstens relative — *Überernährung* die *Fettsucht* gefördert hat und damit auch die Entwicklung des *Diabetes* begünstigte.

6.082 Auffütterung nach Unterernährung

Die außergewöhnlichen Lebensumstände der Kriegs- und Nachkriegszeit brachten es mit sich, daß bei insgesamt 58 Patienten unseres Krankengutes der Diabetes während der Phase der *Wiederauffütterung nach chronischer Unterernährung* zum Ausbruch kam. Wir haben diese Fälle in einer gesonderten Gruppe zusammengefaßt (s. Tab. 45). Es handelte sich bis auf wenige Ausnahmen um ehemalige Soldaten, die während der Kriegsgefangenschaft in einen Zustand schwerer chronischer Unterernährung geraten waren, meist mit Oedematose und Durchfallssyndrom. Noch im Stadium der Wiederernährung im Anschluß an die Heimatentlassung stellten sich die Symptome des Diabetes ein. Eine Luxuskonsumption hatte dabei in den meisten Fällen nicht einmal stattgefunden. Für 10 Frauen dieser Gruppe hatte in den Wirren der Notjahre eine entsprechende Lebenssituation bestanden. Hier ein besonders eindrucksvolles Beispiel:

H. R., Pat. Nr. 9350. Kein Diabetes in der Familie. — Früher war der Patient gesund. Im Alter von 45 Jahren (1945) wurde er inhaftiert und in ein Lager eingewiesen, in dem er 3 Jahre lang (bis August 1948) blieb. Während dieser Zeit sehr knappe Ernährung, mittags Wassersuppe mit Rübenblättern, abends 1 Liter dünne Grützsuppe, täglich 300—500 g Brot, 1 Löffel Marmelade, 1 Löffel Zucker. Im Lager (Frühjahr 1948) Ruhr: 3 Tage lang blutige Durchfälle, die dann durch Sulfonamidbehandlung gestoppt wurden. Am 20. August 1948 Entlassung wegen Dystrophie. Entlassungsgewicht: 48 kg (1945: 82,5 kg, Höchstgewicht (mit 40 Jahren): 92 kg). Keine Oedeme. Zähne waren locker und fielen aus. Fingernägel brüchig, weiß. Nach der Entlassung baute sich der Patient selbst — aus Furcht vor Darmerkrankung — vorsichtig eine Kost auf: trank viel Milch, aß viel Milch- und Mehlsuppen, reichlich Kartoffeln, Saft, Marmelade, Erbsen, wenig Fett und Fleisch. Von seinem Arzt bekam er zusätzlich Traubenzuckerspritzen. Nach der 5. Spritze (3 Wochen nach Entlassung) Kräfteverfall. Patient wurde so schwach, daß er sich kaum vom Stuhl erheben konnte. Dabei starker Durst, besonders nachts. Mußte jede Stunde zum Trinken und Urinieren aufstehen. Feststellung des Diabetes Mitte September 1948. Sofortige Krankenhauseinweisung und Insulineinstellung.

Aus den Krankenberichten der Patienten dieser Gruppe läßt sich klar erkennen, wie die erneute Inanspruchnahme des durch langdauernde relative *Inaktivität* ungeübten Stoffwechsels und seiner durch die *Dystrophie* zusätzlich geschädigten Organe zum Zusammenbruch und zur Manifestation des Diabetes geführt hat. Die Stoffwechselbelastung erfolgte bei unseren Patienten vorwiegend mit *Kohlenhydraten* und betraf demnach vor allem das *Inselorgan*. Dabei war die absolute Belastungsgröße in der Regel nicht außergewöhnlich. Auch hier dürfte eine *anlagemäßige Inselinsuffizienz* Voraussetzung für die Diabeteserkrankung sein.

6.083 Hunger

Eine völlig unerwartete Feststellung war es, von einer Anzahl unserer Patienten zu erfahren, daß die ersten Anzeichen ihres Diabetes während einer *Hungerperiode* aufgetreten waren. Wie Tab. 45 zeigt, traf dies sogar für insgesamt 64 unserer Patienten zu. Für 5 handelte es sich um eine *akute Hungersituation*, für 59 um eine *chronische Unterernährung*. In der überwiegenden Mehrzahl der Fälle konnte kein Zweifel daran bestehen, daß der Hungersituation als solcher der entscheidende manifestationsauslösende Einfluß zugeschrieben werden muß. Die meisten Patienten dieser Gruppe waren bis dahin gesunde und leistungsfähige Soldaten gewesen, die in der Kriegsgefangenschaft einer mehr oder weniger plötzlich beginnenden, mehr oder minder krassen Mangelernährung ausgesetzt wurden. 14 Frauen gerieten (bis auf eine Ausnahme) gleichfalls in der Katastrophensituation des Kriegsendes in eine dem Diabetesbeginn vorausgehende Unterernährung. In manchen dieser Fälle mögen zusätzlich *körperliche Strapazen*, *psychische Belastungen*, vereinzelt auch *Infekte* den Diabetesausbruch gefördert haben. Deutlich erkennbar war dies bei 10 Patienten. In Tab. 45 nicht mit berücksichtigt sind weitere 56 Patienten, deren Diabetes auftrat während einer länger dauernden körperlichen Überforderung bei gleichzeitiger Unterernährung, z. B. bei Soldaten während des Fronteinsatzes. In diesen Fällen wurde die Überanstrengung für ausschlaggebender gehalten als die Unterernährung. Sie sind deshalb in Tab. 46 mit aufgeführt und in Abschnitt 6.09 besprochen. Es liegt an der in der Regel mehr protrahierten Einwirkung der Ernährungseinflüsse, daß wir sowohl bei den Fällen mit Überernährung als auch mit Unterernährung nur bei ganz wenigen Patienten den manifestationsauslösenden Einfluß als überzeugend erwiesen angesehen und registriert haben (s. Tab. 45). Immerhin verfügen wir über Beobachtungen, aus denen sich die Entwicklung des Diabetes während der Hungerperiode eindrucksvoll erkennen läßt:

E. R., Pat. Nr. 40055. Kein Anhalt für Diabetes in der Familie. — Bis zu seiner Gefangennahme im Juni 1944 in Italien (20 Jahre alt) war Patient nie ernstlich krank gewesen. Zu dieser Zeit „Tropengeschwüre", die in der Gefangenschaft bald abheilten. Im Lager während der ersten 6 Wochen äußerst knappe Ernährung, stark gehungert. Im August 1944 zunehmende Schlappheit, übermäßiger Durst, schließlich Atemnot. Krankmeldung: sofortige Diabetesfeststellung durch den Lagerarzt, Lazaretteinweisung, Insulinbehandlung.

B. S., Pat. Nr. 11716. Über Diabetes in der Familie nichts bekannt. — Außer Kinderkrankheiten war Patient selbst immer gesund gewesen. Mit 21 Jahren kam er 1944 in Kriegsgefangenschaft. Von da ab starke Unterernährung, bekam infolge Dystrophie Beinödeme. Gewichtsabnahme auf 40 kg (Höchstgewicht mit 18 Jahren 70 kg). 1945 begann sich steigernder Durst. Furunkulose. Balanitis, Phimoseoperation im Lagerlazarett (1947), dabei nicht auf Zucker untersucht. Heimatentlassung sollte schon früher erfolgen, Patient war aber wegen Schwäche nicht transportfähig. August 1948 dann doch entlassen. In der Heimat sofortige Krankenhausaufnahme: Feststellung von 14,5% Harnzucker. Sogleich Insulin.

F. P., Pat. Nr. 10241. Keine Heredofamiliarität für Diabetes nachweisbar. — Patient hatte als Kind Masern und Scharlach. Mit 17 Jahren Phimoseoperation, mit 20 Jahren Angina und feuchte Rippenfellentzündung, anschließend linksseitige Lungentuberkulose, Heilstättenbehandlung. Im ersten Weltkrieg Soldat. 1915 und 1917 Ruhr, 1917 Typhus. 1918 (mit 23 Jahren) Kopfverwundung mit Schädelbruch. Mit 25 Jahren Appendektomie. Nach dem ersten Weltkrieg zunächst Angestellter beim Finanzamt, dann Lebensmittelkaufmann. Gewichtszunahme von 67 kg (mit 20 Jahren) auf 120 kg (mit 31—44 Jahren), die er bis zum Beginn des zweiten Weltkrieges hielt (175 cm Körpergröße). Im zweiten Weltkrieg wurde Patient wieder Soldat, geriet 1945 in Kriegsgefangenschaft (mit 50 Jahren). Anfangs monatelang im Lager Tag und Nacht bei jeder Witterung unter freiem Himmel gelebt, stark gehungert. Zunehmende Schwäche, konnte sich kaum noch auf den Beinen halten. Keine besonderen Erkrankungen. Gesteigerter Durst setzte noch im Sommer 1945 ein. Bis zur Entlassung aus der Gefangenschaft (Herbst 1948) magerte Patient „bis zum Skelett" ab. In der Heimat suchte er sofort wegen seines Schwächezustandes ärztliche Behandlung auf. Genaues konnte nicht festgestellt werden. Invalidisierung wegen „Kreislaufstörungen und chronischem Gelenkrheumatismus" (keine Urinuntersuchung!). Patient war von seiner Familie getrennt und hungerte weiter. Von einer Verwandten wurde Patient schließlich wegen seiner Symptome auf eine eventuelle Zuckerkrankheit aufmerksam gemacht. Daraufhin Blut- und Urinzuckerbestimmung. Feststellung des Diabetes (Bz. über 300 mg%). Sofortige Krankenhauseinweisung, Insulineinstellung (Januar 1950).

Der letzte Fall (F. P.) ist besonders interessant: Bei diesem Patienten haben in früheren Jahren weder zahlreiche Infektionskrankheiten noch ein Schädeltrauma den Diabetes ausgelöst. Auch während einer Phase, in der er bei geringer Körperbewegung und Überfütterung sein Körpergewicht fast verdoppelte, kam es nicht zur Manifestation. Erst anschließend an diesen Dickenschub, im Beginn des Involutionsalters — also in endokrin günstiger Konstellation — kam der Diabetes während einer extremen Hungerperiode zum Ausbruch. Die psychischen, körperlichen und sonstigen exogenen Belastungen der Kriegsgefangenschaft mögen hierbei manifestationsfördernd mitgewirkt haben.

Diese Beobachtungen von *Diabetesmanifestation* während *Hungerperioden* scheinen zunächst gänzlich in Widerspruch zu stehen zu dem unbestreitbaren diabetesfördernden Einfluß der *Überernährung* (s. Abschnitt 6.081). Sie scheinen auch unvereinbar mit dem in allen von kriegsbedingter Lebensmittelrationierung und von Mangelernährung betroffenen Ländern registrierten Rückgang der Diabeteserkrankungsziffern. Jedoch wurden schon im 19. Jahrhundert Einzelfälle beschrieben, bei denen es nach längerer Nahrungskarenz zu einer vorübergehenden Glykosurie kam. Diese passagere Kohlenhydratstoffwechselstörung hat mit dem Diabetes mellitus auch die alimentäre Hyperglykämie gemeinsam. Sie wurde von Hoppe-Seyler [46] als *Vagantenglykosurie*, von Hofmeister [44] als *Hungerdiabetes* bezeichnet. Durch Gülzow [32b] wurde 1947 aus unserer Klinik über Veränderungen des Kohlenhydratstoffwechsels bei chronisch Unterernährten berichtet. In der Phase der ödematösen Stoffwechseldekompensation fand er nach oraler Traubenzuckerdoppelbelastung Blutzuckerkurvenformen wie beim Diabetes, die zwar von einem normalen oder hypoglykämischen Ausgangswert ausgingen und keine übernormalen Höchstwerte erreichten, der zweite Kurvengipfel war aber stets höher als der erste, nach der 1. Zuckergabe trat Blutzuckerabfall nicht ein und nach der 2. Zuckergabe auch erst mit großer Verzögerung. Es handelte sich also um diabetische Kurven in niedrigem Niveau. Als Ursachen für diese Reaktionsweise müssen neben einer Schädigung der peripheren Gewebe mit Hemmung der fermentativen Vorgänge im Zellstoffwechsel eine *Inselinsuffizienz* angesehen werden (Gülzow [32b und d]). Im Tierversuch wurde ein verminderter Insulingehalt der Bauchspeicheldrüse nach langer Nahrungskarenz nachgewiesen (Nothmann und Cobet [84], Best und Jessie [10].) Quantitative Unterschiede dürften sich je nach dem Grad der vorausgegangenen Mangelernährung ergeben. Jedenfalls stellte Gülzow [32c] ein deutlich niedrigeres Pankreasgewicht fest bei Hunden nach absolutem Hunger im Vergleich zu fehlernährten Tieren (vorwiegende Kohlenhydratfütterung bei Eiweißmangel). Die *Pankreasatrophie* ist um so geringer, je stärker das Organ noch funktionell beansprucht wird.

Aus diesen Untersuchungen und Beobachtungen ergibt sich, daß nach länger dauernder absoluter Nahrungskarenz und chronischer Unterernährung eine *relative Inselinsuffizienz* und damit eine Situation besteht, die einer *Diabetesmanifestation* günstig ist. Derartige Bedingungen dürften für mehrere Patienten dieser Gruppe bestanden haben. Sie alle waren einer krassen Mangelernährung unterworfen, die für die Mehrzahl ziemlich plötzlich einsetzte und lange Zeit andauerte. Bei vielen hatten sich vor Diabetesbeginn klinische Symptome der Dystrophie (Oedeme, Durchfälle) ausgebildet.

6.084 Besprechung der Ergebnisse

Es ist eine alte und vielfach gesicherte Erfahrung, daß die *Ernährungsweise* eines Menschen von wesentlichem Einfluß darauf ist, ob bei vorhandener Anlage zum Diabetes die manifeste Erkrankung in Erscheinung tritt oder nicht. Der manifestationsfördernde Effekt der *Überernährung* ist unbestritten und braucht nicht erneut bewiesen zu werden. Die Beobachtungen an unserem Krankengut lassen erkennen, daß die Luxusernährung im allgemeinen über eine längere Zeit hin durchgeführt worden sein muß, bis es zur Dekompensation des überforderten Stoffwechsels kommt. Der letzte Anstoß zum Ausbruch der Erkrankung erfolgt dann nicht selten durch andersartige Belastungen. Die langfristige wegbereitende Wirkung der Überernährung tritt dagegen oft in den Hintergrund.

Bei der Bearbeitung unseres Krankengutes habe ich, wie im Ausschnitt 6.01 erwähnt wurde, als manifestationsfördernde Faktoren solche Einflüsse bewertet und registriert, die in den letzten Monaten vor Diabetesbeginn eingewirkt hatten und von denen mit großer Wahrscheinlichkeit angenommen werden mußte, daß sie zum Ausbruch der Erkrankung entscheidend beitrugen. Infolge dieses Vorgehens wurde sicher in einer Reihe von Fällen unseres Krankengutes eine jahrelange geringgradige oder mäßige Überernährung nicht als manifestationsfördernder Faktor registriert, trotzdem sie zweifellos den Ausbruch der Erkrankung begünstigt hat. Soweit bei diesen Patienten eine *Fettsucht* eingetreten war, konnten sie über diese ermittelt werden (vgl. Abschnitte 4.64 und 6.02).

Nur eine geringe Anzahl von Fällen konnten wir in unserem Krankengut ausfindig machen, bei denen mit einiger Sicherheit angenommen werden mußte, daß die *Auslösung* des Diabetes tatsächlich im wesentlichen durch *Überfütterung* erfolgte. Die Nahrungsbelastungen müssen schon von erheblicher Intensität sein, um als Diabetesprovokationsfaktor zu wirken — und als solcher erkannt zu werden. Die erstaunlich niedrige Zahl von Patienten mit offensichtlicher Diabetesauslösung durch Überernährung findet ihre Erklärung auch darin, daß derartige provokatorisch wirkende Nahrungsexzesse in Form einmaliger oder wiederholter extremer akuter Belastungen im ganzen sehr viel seltener praktiziert werden als die in normalen Zeitläufen weit verbreitete chronische Luxuskonsumption. Es ist ferner zu berücksichtigen, daß in den Beobachtungszeitraum annähernd 10 Jahre der kriegsbedingten allgemeinen Mangelernährung in Deutschland fallen.

Von großer Bedeutung für den diabetesauslösenden Effekt von Nahrungsbelastungen ist die derzeitige *Leistungsfähigkeit* des beanspruchten Stoffwechsels. Selbstverständlich ist auch hier das Vorhandensein einer *Anlage* zum Diabetes Voraussetzung dafür, daß Nahrungsbelastungen einen Diabetes provozieren können. Wichtig ist ferner die *endokrine Gesamtsituation* zur Zeit der alimentären Belastung. Zur Zeit des Klimakteriums führt Luxusernährung z. B. leichter zur Diabetesmanifestation als in jüngeren Jahren. Immerhin trat der Diabetes auch bei 20 unserer Patienten vor dem 30. Lebensjahr nach Überfütterung auf. Diese Zahl ist im Vergleich zur entsprechenden Altersgruppe des Gesamtkrankengutes zwar relativ niedrig, liegt aber noch nicht außerhalb des Wahrscheinlichkeitsbereiches.

Ohne weiteres verständlich ist es auch, daß Nahrungsbelastungen relativ leicht bei hierzu prädisponierten Menschen einen Diabetes auszulösen imstande sind, wenn die Stoffwechselorgane und insbesondere das Pankreas *vorgeschädigt* sind, sei es durch *Infekte* oder *Dystrophie*. Die Diabetesmanifestationen während *Auffütterung nach Unterernährung* sind hierfür Beispiele. Auch relativ geringgradige Belastungen können den durch Eiweißmangel geschädigten und infolge Inaktivität leistungsschwachen Stoffwechsel zur Dekompensation bringen.

Schließlich haben Kriegs- und Nachkriegserfahrungen gelehrt, daß bei akutem *Hunger* sowie langdauernder schwerer *Unterernährung* Diabetes auch ohne Nahrungsbelastung auftreten kann. Bei Dystrophikern wurde durch Gülzow [32b und d] eine diabetesähnliche Stoffwechselsituation nachgewiesen. Infolge des Eiweißmangels kommt es zur Hemmung fermentativer Vorgänge, und es besteht eine relative *Inselinsuffizienz*. Die alimentäre *Schädigung* der Stoffwechselorgane ist es also, die in diesen ungewöhnlichen Fällen die Manifestation des Diabetes begünstigt hat. Andererseits hat sich auch in der Zeit während und nach dem letzten Kriege in großem Umfang bestätigt, daß eine quantitativ knappe, qualitativ aber noch einigermaßen vollwertige Ernährung der Diabeteserkrankung entgegenwirkt.

6.09 Manifestation durch körperliche Überforderung

Es ist eine durch Erfahrung wohlbegründete allgemeine Anschauung, daß die Manifestation des Diabetes *gefördert* wird durch *mangelhafte* körperliche Ausarbeitung, durch sitzende Lebensweise, und daß sie umgekehrt *gehemmt* wird durch *reichliche* Betätigung des Muskelorganes (s. hierzu auch Katsch [55g und i], Banse und Spickernagel [5]). In einem späteren Abschnitt (7) wird noch weiter hierauf einzugehen sein. Es war daher auch eine nicht erwartete Feststellung, daß bei einigen unserer Patienten der Diabetes im Zusammenhang mit starker körperlicher Beanspruchung zum Ausbruch kam. Diese Fälle (insgesamt 174 Patienten) sind in Tab. 46 zusammengestellt.

Tabelle 46

Diabetesauslösung durch körperliche Überforderung (s. Anmerkung Tab. 33)

Manifestationsursache	Patienten-zahl	*Darunter* manifestations-auslösender Einfluß besonders deutlich	*Darunter* in Kombination mit anderen Faktoren	Gesamtzahl der Patienten, bei denen der Manifestationsfaktor überhaupt mitwirkte
Kurzdauernde starke Überanstrengung	17	2	4	18
Längerdauernde körperliche Überforderung	92	2	12	100
Überanstrengung bei Unterernährung	56	5	6	56
Insgesamt	165	9	22	174

6.091 Kurzdauernde starke Überanstrengung

Bei einer kleinen Anzahl von Patienten (insgesamt 18) trat der Diabetes im Anschluß an eine *einmalige* starke Überanstrengung auf. Es handelte sich um 17 Männer und eine Frau. Hier eine charakteristische Krankengeschichte:

H. W., Pat. Nr. 11201. Keine Angaben über Diabetesvorkommen in der Familie. — Normale Entwicklung. Höchstgewicht 72,5 kg (bei 173 cm Größe) mit 20 Jahren. Keine wesentlichen Vorkrankheiten. Im Alter von 27 Jahren (Januar 1951) nahm der Patient in untrainiertem Zustand an einem 18 km Skilanglauf in bergigem Gelände teil. Dieser Wettkampf strengte ihn sehr stark an und er konnte ihn kaum schaffen. Nach Abschluß des Laufes bekam er Tee zu trinken; dabei fiel ihm auf, daß sein Durst gar nicht zu löschen war. (Vorher kein auffälliger Durst.) Von diesem Tage an weiter sich steigernder Durst, Gewichtsabnahme, Schlappheit, Diabetesfeststellung 3 Monate später (12% Harnzucker). Krankenhausaufnahme, sofortige Insulinierung.

In einem anderen Fall wirkten körperliche Überanstrengung und Todesangst gemeinsam manifestationsauslösend:

E. A., Pat. Nr. 9391. Nichts über Diabetesvorkommen in der Familie bekannt. — Früher nie ernstlich krank gewesen. Patient hat erst mit 4 Jahren laufen gelernt, angeblich weil er zu dick war. Wachstumsschub erst mit 17—18 Jahren. Späteres Höchstgewicht 74 kg (bei 168 cm Größe) kurz vor Diabetesbeginn. — Während des Fronteinsatzes im Kriege (Mai 1943 mit 31 Jahren) mußte Patient allein mit dem Fahrrad durch ein Sumpfgelände fahren. Dabei stürzte er und drohte, im Sumpf zu versinken. Innerhalb von 3 Stunden arbeitete er sich mühsam wieder heraus. Dabei lag das Gelände unter Artilleriebeschuß. Sofort anschließend bemerkte der vorher beschwerdefreie Patient großen Durst, der sich täglich steigerte, trank 8—10 Liter täglich, mußte auch nachts mehrmals trinken und urinieren. 8 Tage später Urinzuckerfeststellung, Lazaretteinweisung, Insulinbehandlung.

Auch bei den anderen Patienten handelte es sich um körperliche *Höchstleistungen*, die unter Zwang, wie in unserem 2. Beispiel im Kriegseinsatz, häufig unter Lebensgefahr, oder während sportlicher Wettkämpfe abverlangt wurden.

6.092 Längerdauernde körperliche Überforderung

Bei einer etwas größeren Zahl von (insgesamt 100) Patienten kam der Diabetes im Zusammenhang mit einer körperlichen Überforderung zum Ausbruch, die über einen längeren Zeitraum hin stattgefunden hatte. Demzufolge läßt sich im Einzelfall vielfach der manifestationsfördernde Effekt der Überanstrengung nicht so eindeutig nachweisen wie in den Fällen mit akuter Überforderung. Öfter haben auch andere Momente, insbesondere *psychische Faktoren* eine zusätzlich manifestationsfördernde Rolle gespielt. Deutlich erkennbar war eine derartige *Kombination mehrerer Faktoren* bei 13 Patienten dieser Gruppe.

Bei mehreren hier mit erfaßten Patienten hatte es sich genaugenommen nicht um eine körperliche Überforderung gehandelt, sondern nur um eine durchaus *zumutbare Mehrbelastung* im Vergleich zum sonstigen Leistungsniveau. Zum Beispiel traten bei einigen Kindern diabetische Symptome erstmalig während oder kurz nach einer Verschickung in ein Landschulheim, ein Ferienlager oder sogar ein Erholungsheim auf. In einzelnen dieser Fälle mag die durch den *Milieuwechsel* bedingte Aufregung der Kinder von größerer Bedeutung gewesen sein als die sicher nicht großen körperlichen Strapazen.

Zur überwiegenden Mehrzahl besteht auch diese Gruppe aus männlichen Patienten (88 Männer gegenüber 12 Frauen).

Hier folgen zwei für diese Gruppe typische Krankengeschichten:

R. K., Pat. Nr. 7261. Kein Anhalt für Diabetes in der Familie. — Patient hatte mit 16 Jahren Gelenkrheumatismus, sonst war er nicht ernstlich krank. Als Landarbeiter auf einem Gut war er körperlich schwere Arbeit gewöhnt. Im Jahre 1937 wurde Patient (im Alter von 37 Jahren) zu einer militärischen Übung eingezogen. Der militärische Drill fiel ihm schwer. Während der letzten Tage der 3monatigen Übung trat sich steigernder Durst auf, der sich nach der Entlassung schnell bis zur Qual verstärkte. Krankenhauseinweisung: Einstellung nur auf Diät. Bei schwerer körperlicher Arbeit nicht voll leistungsfähig. 1940 Kontrolle in Garz: Stoffwechsel dekompensiert, Einstellung auf 36 E Depot-Insulin (bei 323 g Kh). Daraufhin Wohlbefinden, gute Leistungsfähigkeit (bei noch weiter gesteigerter Kost).

E. M., Pat. Nr. 9655. 2 weitere jugendliche Diabetiker in der Familie (Geschwisterkind bzw. -enkelkind von seiten des Vaters). — Patient hatte als Kind Neigung zu chronischer Bronchitis, während der Schulzeit öfter Otitis media. — Patient stammte aus den Gebieten östlich der Oder. Nach 1945 blieb er zunächst dort und arbeitete auf Obstplantagen. Im Dezember 1946 (16 Jahre alt) floh der Patient heimlich nach Mitteldeutschland. Wenige Tage nach seiner Ankunft am Zielort bemerkte Patient erstmalig Durst. Es traten Wadenkrämpfe und Mattigkeit hinzu. Die Trinkmenge steigerte sich bis zu 20 Litern pro Tag. Am 16. Januar 1947 Feststellung des Diabetes. Krankenhauseinlieferung 2 Tage später im Koma.

Gemeinsam ist allen diesen Fällen eine *Leistungsanforderung*, die, wenn auch nicht jedesmal außerordentlich groß, so doch *größer* war, *als dem bisher gewohnten Leistungsmaß entsprach.* Die meist außergewöhnlichen Umstände, unter denen die körperliche Mehrarbeit zu leisten war, lassen darauf schließen, daß für viele Patienten dieser Gruppe nicht nur eine körperliche, sondern auch eine psychische Belastungssituation bestand.

6.093 Überanstrengung bei Unterernährung

Mit in dieses Kapitel einbezogen wurden 56 Patienten, bei denen der Diabetes im Zusammenhang mit einer körperlichen Überforderung bei gleichzeitiger Mangelernährung auftrat. In der Mehrzahl der Fälle handelt es sich um Soldaten, die im *Fronteinsatz* standen. Nur 2 Frauen finden sich in dieser Gruppe: eine 54jährige und ein 10jähriges Mädchen, für die auf der Flucht (1945) ähnliche Bedingungen vorlagen, ferner 3 Jungen unter 15 Jahren. Es ist in diesen Fällen schwer zu entscheiden, ob von der körperlichen Überforderung oder der Unterernährung der entscheidende Anstoß zur Auslösung des Diabetes ausgegangen ist — zweifellos haben beide zusammengewirkt.

Nachfolgende Krankengeschichte zur Veranschaulichung:

P. W., Pat. Nr. 9596. Nichts über Diabetes in der Familie bekannt. — Bis auf geringe muskelrheumatische Beschwerden früher gesund gewesen. — Im Frühjahr 1943 nahm der Patient (im Alter von 29 Jahren) als Infanterist an schweren Kämpfen in Rußland teil. Dabei war seine Einheit tagelang vom Lebensmittelnachschub abgeschnitten. Noch im März 1943 bemerkte Patient erstmalig Durst, der sich von Tag zu Tag steigerte. Rapider Gewichtsverlust (15 kg in 4 Wochen). Truppenarzt vermutete Gastritis. Auf dem Hauptverbandsplatz 10 Tage lang nur süße Suppen. Patient „konnte sich nicht mehr von seinem Strohsack erheben". Im Kriegslazarett Feststellung von 830 mg% Blutzucker. Sofort Insulin.

Bei anderen Patienten traten diabetische Beschwerden erstmalig auf während oder nach Fronteinsätzen in Kesseln, die von ihrem Nachschub abgeschnitten waren, auf strapaziösen Gewaltmärschen (Rückzugsgefechte) bei unzureichender Ernährung oder auf der Flucht 1945.

6.094 Besprechung der Ergebnisse

Es besteht kein Widerspruch zwischen diesen Beobachtungen von Diabetesauslösung durch körperliche Überforderung und der Erfahrung, daß *Körperbewegung manifestationshemmend* wirkt. Eine gleichmäßige körperliche Betätigung, maßvolles Training, wirken ganz *sicher nicht* diabetesfördernd. Bei unseren Patienten war es die *Belastungssituation*, die durch eine mehr oder weniger plötzliche *erhöhte Leistungsanforderung* herbeigeführt worden war. Dabei ist es weniger wichtig, ob die geleistete Arbeit absolut außerordentlich groß war; entscheidend ist, daß im Verhältnis zum bisherigen Leistungsvermögen plötzlich eine relativ stärkere Leistung zu bewältigen war.

Entsprechend wie bei anderen bereits besprochenen manifestationsfördernden Faktoren, z. B. Infektionskrankheiten, körperlichen und psychischen Traumen, darf eher angenommen werden, daß es auch bei den Patienten mit körperlicher Überforderung vor Diabetesbeginn die *Stress-Situation* mit plötzlicher *Aktivitätssteigerung der Nebennierenrinde* war, über welche der Diabetes ausgelöst wurde. Eine Funktionssteigerung der Nebennierenrinde bei plötzlichen körperlichen Anstrengungen wurde kürzlich durch PUGH [91] an Hand des Abfalles der eosinophilen Leukocyten im Blut nachgewiesen. Diese Untersuchungen des englischen Autors sind gerade für das hier zur Diskussion stehende Problem aufschlußreich: Bei Teilnehmern eines dreiwöchigen Skitrainings in den Alpen wurde anfangs in untrainiertem Zustand nach mehrstündigen Touren ein 50—80%iger Abfall der Eosinophilenzahl festgestellt. Derartige Reaktionen blieben zuletzt, gegen Ende der Ferien, aus. Diese Untersuchungen unterstreichen die große Bedeutung des *Trainingszustandes* eines Menschen für seine endokrine und Gesamtreaktion auf eine körperliche Belastung. Allerdings weiß man von Beobachtungen an Kanalschwimmern, daß maximal langdauernde, erschöpfende körperliche Belastungen selbst bei Hochleistungssportlern eine starke Eosinopenie hervorrufen. Aus diesen Untersuchungen kann geschlossen werden, daß eine nachweisbare (überschießende?) Nebennierenrindenaktivierung ausbleibt, wenn die körperliche Betätigung dem Trainingszustand entspricht und es sich nicht um erschöpfende Höchstleistungen handelt. Diese Befunde stehen in guter Übereinstimmung mit der im vorstehenden geäußerten Auffassung, daß *maßvolle Körperbewegung keinen diabetesfördernden Effekt* hat, *wohl aber ungewohnte Leistungsanforderungen*, die zu einer *Aktivitätssteigerung der Nebennierenrinde führen.*

Abschließend sei nur kurz erwähnt, daß die Alters- und Geschlechtsverteilung der Patienten dieses Abschnittes Abweichungen zeigt vom Gesamtkrankengut, die bedingt sind durch die unterschiedliche Häufigkeit, mit der die verschiedenen Bevölkerungsgruppen in den zurückliegenden Jahren körperlichen Anforderungen ausgesetzt waren. Die *Männer* überwiegen die Frauen bei weitem. Die *mittleren Altersklassen* sind stärker vertreten als die jüngeren und die älteren.

6.10 Verschiedene seltenere Manifestationsfaktoren

Schließlich wurde der Ausbruch der Zuckerkrankheit bei einer kleineren Anzahl von Patienten durch eine Reihe sehr verschiedenartiger Einwirkungen gefördert, die sich in keines der vorangegangenen Kapitel einfügen ließen. Sie sollen in diesem Sammelabschnitt abgehandelt werden. Tab. 47 bietet eine Übersicht über die einzelnen Manifestationsfaktoren, die bei unseren Patienten noch festgestellt wurden.

6.101 Toxische Einwirkungen

Vergiftungszustände gingen bei insgesamt 28 Patienten unseres Krankengutes dem Diabetesbeginn voraus. Es handelt sich um sehr verschiedenartige Giftstoffe, so daß schon allein aus diesem Umstand die Annahme einer spezifischen diabetogenen Einwirkung der betreffenden Substanzen unwahrscheinlich wird. Zahlenmäßig am häufigsten beobachteten wir *Alkoholintoxikationen* (21 Fälle). Die ersten Diabetessymptome traten nach einem mehr oder weniger kräftigen Alkoholrausch in Erscheinung. Ein Beispiel:

H.-J. St., Pat. Nr. 11501. Kein Diabetes in der Familie. — Der Patient hatte als 4jähriges Kind Mittelohrentzündung, sonst immer gesund gewesen. Von Beruf Lagerist mit schwerer körperlicher Arbeit. Dezember 1951 im Alter von 23 Jahren Teilnahme an einem Betriebsfest. Trank sich „tüchtigen Rausch“ an. Vorher beschwerdefrei. Gleich am nächsten Tag Einsetzen starken Durstes. 4 Tage später Diabetesfeststellung. Hatte in diesen 4 Tagen 9 kg an Gewicht verloren. Sofortige Insulinierung.

Tabelle 47

Chemische, physikalische und sonstige seltene Manifestationsfaktoren (s. Anmerkung Tab. 33)

Manifestationsursache	Patientenzahl		Darunter: manifestationsauslösender Einfluß besonders deutlich	Darunter: in Kombination mit anderen Faktoren	Gesamtzahl der Patienten, bei denen die Manifestationsursache überhaupt mitwirkte	
Toxische Einwirkungen	28				28	
darunter:						
Alkoholabusus		21	1	7		21
sonstige Toxikosen		7	1	1		7
Physikalische Einwirkungen	21				24	
darunter:						
Blitzschlag, Starkstromunfälle		2	1	1		2
Sonnenstich		2	—	—		2
Auskühlung, Frostschäden		13	—	2		15
Röntgenbestrahlung		2	—	—		3
Sonstiges		2	—	—		2
Apoplexien	9		1	—	9	
Neurologische Erkrankungen	2		—	—	2	
Nephritis	5		—	—	5	
Rheumatische Erkrankungen	27		4	4	28	
Allergien	4		1	2	6	
Impfungen	21		7	3	22	
Sonstiges	9		—	—	10	
Gicht	0		—	—	—	
Insgesamt	126		16	20	134	

Bei 7 Patienten waren Intoxikationen mit verschiedenen Giftstoffen vorausgegangen: Kohlenmonoxyd (2mal), Chlorgas, Chloroform, Bleitetraaethyl. In einem Fall hatte eine Fleischvergiftung durch Büchsenfleisch mit akuter Gastroenteritis den Diabetes ausgelöst. Am überzeugendsten war der Kausalzusammenhang zwischen Toxikose und Diabetesausbruch bei einem Patienten, der sich bei seiner Arbeit als Kesselschmied eine Vergiftung mit Methyl-aethyl-keton zugezogen hatte (Krankenblätter mit näheren Einzelheiten leider verlorengegangen).

Von keiner der beobachteten Substanzen ist bekannt, daß sie einen diabetogenen Effekt haben können. Immerhin fällt auf, daß fast alle der angeführten Stoffe eine Wirkung auf das *Zentralnervensystem* auszuüben vermögen. Sie steht für Alkohol und Chloroform außer Zweifel, und auch von Methyl-aethyl-keton ist eine narkotisierende Wirkung bekannt (Moeschlin [18]). Bei Kohlenoxydvergiftungen sind Zwischenhirnsymptome nicht selten, auch passagere Glykosurien kommen vor. Eine Wirkung auf das Zentralnervensystem kann endlich auch Bleitetraaethyl ausüben. Bei manchem dieser manifestationsauslösenden Vergiftungsfälle dürfte daher der *Zwischenhirnreiz* oder die *Zwischenhirnschädigung* eine wesentliche Rolle gespielt haben. Darüber hinaus ist es naheliegend anzunehmen, daß in entsprechender Weise wie bei vielen der bereits besprochenen Manifestationsfaktoren die akute Intoxikation über das *Belastungssyndrom* als solches zusätzlich einen unspezifischen manifestationsfördernden Einfluß nimmt.

6.102 Physikalische Einwirkungen

Ebenso wie nach der manifestationsfördernden Wirkung chemischer Substanzen wurde auch nach *physikalischen* Manifestationsursachen gefahndet. Es fanden sich insgesamt 24 Patienten, bei denen physikalische Einwirkungen für den Krankheitsausbruch eine Rolle gespielt haben (s. Tab. 47).

Bei je einem Patienten waren ein *Starkstromunfall* bzw. ein *Blitzschlagtrauma* dem Diabetesbeginn vorausgegangen. In beiden Fällen hatten nach dem Unfall vorübergehend zentralnervöse klinische Symptome bestanden:

M. S., Pat. Nr. 10179. In der Familie kein Diabetes bekannt. — Patient hatte als Kind Masern und Diphtherie. Mit 25 Jahren Lungen-Tbc, damit jahrelang in stationärer und ambulanter Behandlung. — Im April 1930 (mit 40 Jahren) Straßenbahnunfall: Der Wagen geriet unter Strom und Patient erlitt schwere Verbrennungen an Brust und Händen. Zu Haus behandelt. Etwa 4 Wochen nach dem Unfall (beim Wiederaufstehen) Gleichgewichtsstörungen („lief wie betrunken umher"), starke Kopfschmerzen, Schlaflosigkeit, Schweiße, Zittern der Hände. Kein Heißhunger. Ferner seit dem Unfall Druckgefühl in der Magengegend. Anfang Juni Einweisung in ein Sanatorium. Dort bei der Aufnahmeuntersuchung Zuckerfeststellung. In den folgenden Jahren öfter Gallenblasenentzündungen. 1936 Feststellung von Gallensteinen.

H. Z., Pat. Nr. 6594. Familie o. B. — Als Kind „empfindlicher Magen", mußte öfter erbrechen. Als Patient 16 Jahre alt war (Juli 1939), wurde das Haus, in dem er sich aufhielt, vom Blitz getroffen. Er fiel vom Stuhl und war einen Tag lang in den Beinen gelähmt. Rasche völlige Rückbildung. Im November desselben Jahres Durst, Mattigkeit. Feststellung von 6% Harnzucker.

Bei 2 weiteren Patienten, die einen „Sonnenstich" erlitten hatten, waren zentralnervöse Symptome nicht in Erscheinung getreten.

Bei 15 Patienten dieser Gruppe bestand das physikalische Trauma in einer *Unterkühlung.* Im einzelnen handelte es sich um 9 *Erfrierungen,* z. B. bei Soldaten während des Krieges, um *Auskühlung* infolge Havarie bei Seeleuten, durch zu langes Baden bei kalter Witterung und zu langsame Wiedererwärmung. Auch einige Kinder befinden sich darunter, die ins Wasser fielen oder bei starkem Regen *durchnäßten* und auskühlten. Hier ein Fallbericht als Beispiel:

H. K., Pat. Nr. 11707. Nichts über Diabetes in der Familie bekannt. — Außer Kinderkrankheiten (Masern, Diphtherie, Keuchhusten) gesund gewesen. Im Alter von 22 Jahren mußte Patient beim Militär während der Ausbildung im Gelände mit seiner Gruppe (im April 1937) „zur Abhärtung" 2 Stunden im kalten Wasser stehen. Einige seiner Kameraden erkrankten anschließend an Lungenentzündung. Bei ihm selbst setzten wenige Tage später Durst, Mattigkeit, Gewichtsabnahme ein. Nach 2 Monaten (Juni) Feststellung von 7% Harnzucker. Sofortige Insulineinstellung im Lazarett.

Bei allen diesen Fällen ist selbstverständlich durch Schreck und Aufregung eine zusätzliche manifestationsfördernde Komponente gegeben.

3 Patienten waren vor Diabetesbeginn in unterschiedlicher Weise der Einwirkung von *Röntgenstrahlen* ausgesetzt gewesen: Ein 42jähriger Mann (Pat. Nr. 9718) war nach Operation einer malignen Harnblasengeschwulst mit einer Tumor-Dosis nachbestrahlt worden. 2 Patienten hatten über längere Zeit ohne ausreichenden Strahlenschutz beruflich mit Röntgenstrahlen gearbeitet, der eine (Pat. Nr. 10803) etwa 2 Jahre lang in einem Metallindustriebetrieb, die andere (Pat. Nr. 9703) etwa einen Monat lang als medizinische Röntgenassistentin in einer Therapieabteilung.

Schließlich wurde eine manifestationsfördernde Wirkung vermutet von der langfristigen Mitarbeit eines Elektromechanikers bei *Ultraschallwellenversuchen* in einem Industriebetrieb (Pat. Nr. 9417) sowie dem *Klimawechsel* von Italien nach Norddeutschland für einen Landarbeiter (Pat. Nr. 5108).

Bei den in dieser Gruppe zusammengefaßten Patienten war der Diabetes ausgelöst worden durch verschiedene exogene Einwirkungen physikalischer Art, die zu einer meist plötzlichen starken *Belastung* des Organismus geführt hat. In den meisten Fällen handelte es sich um *Unfälle* mit den entsprechenden *psychischen Nebenwirkungen*. Anhaltspunkte für unmittelbare Schädigung des *Pankreas* ergaben sich in keinem Fall. Eine Läsion des *Zentralnervensystems* mußte bei 2 Patienten (Blitzschlag- und Starkstromunfälle) vermutet werden. Hier könnte die Manifestierung des Diabetes über eine Schädigung oder Reizung des Zwischenhirns erfolgt sein. Für die Mehrzahl der übrigen Patienten wird man in gleicher Weise wie bei den Fällen mit Diabetesauslösung durch körperliche Traumen den pathogenetischen Mechanismus in der *Reaktionskette des Belastungssyndroms* sehen müssen.

6.103 Apoplexien und neurologische Erkrankungen

Es waren nur 9 Patienten unseres Krankengutes, bei denen eine *Apoplexie* den (permanenten) Diabetes auslöste. In den meisten Fällen hatte es sich offenbar um *Hirnblutungen* mit nachfolgenden peripheren Ausfällen unterschiedlicher Lokalisation und Ausdehnung gehandelt. Bei einem Patienten darf sogar nur ein *angiospastischer Insult* angenommen werden:

J. Sch., Pat. Nr. 9976. Nichts über Diabetes in der Familie bekannt. — Kinderkrankheiten. 1945 Gonorrhoe. Sonst angeblich immer gesund gewesen. Im Alter von 54 Jahren erlitt der Patient (am 5. 12. 1949) einen leichten Schlaganfall mit nur wenige Tage andauernder vorübergehender Lähmung des rechten Beines. Bestehen blieben Parästhesien im Bereich des rechten Unterarmes und Unterschenkels. Wenige Wochen später, im Januar 1950, trat vermehrtes Durstgefühl auf; im Februar wurde der Diabetes ärztlich festgestellt. Stationäre Einstellung auf 12 E Depot-Insulin.

Ebensowenig wie bei den Patienten mit Diabetesmanifestation nach Hirntrauma waren in diesen Fällen mit Diabetesbeginn nach Apoplexie sichere Hinweise auf Stammhirnläsionen festzustellen. Beim Vergleich beider Patientengruppen fällt unter Berücksichtigung der absoluten Häufigkeit des Vorkommens von Hirntraumen und Apoplexien sowie der größeren Diabetesgefährdung älterer Menschen auf, daß *Apoplexien* nur sehr *selten* eine Zuckerkrankheit auslösten im Verhältnis zur häufigeren Diabetesmanifestation durch Hirntraumen (s. Tab. 43), die zudem in der Mehrzahl jüngere Menschen betraf. Auf Grund dieser Beobachtungen darf ein durchschnittlich *geringerer provokatorischer Effekt von Apoplexien* im Vergleich zu Hirntraumen, insbesondere Commotio cerebri vermutet werden.

In 2 weiteren Fällen gingen neurologische Erkrankungen dem Diabetes voraus: Bei einer Patientin (Pat. Nr. 40082) setzten nach einer *Encephalitis* lethargica allmählich diabetische Beschwerden ein. Ein anderer Patient (Pat. Nr. 10766) wurde mit 20 Jahren zuckerkrank, nachdem bei ihm seit seinem 6. Lebensjahr eine schwere *Friedreich'sche Ataxie* mit zuletzt weitgehenden Lähmung der peripheren Muskulatur bestanden hatte. Die Analogie zum tierexperimentellen Curarediabetes drängt sich auf.

6.104 Nephritis

5 Patienten wurden im Zusammenhang mit einer Nierenentzündung zuckerkrank. In allen Fällen handelte es sich um *Glomerulonephritiden*, denen bei 2 Patienten Anginen, einmal eine Auskühlung vorangegangen waren. 3 Kinder bzw. Jugendliche finden sich unter ihnen.

6.105 Rheumatische Erkrankungen

Rheumatische Erkrankungen wirkten bei insgesamt 28 Patienten manifestationsfördernd. Entweder handelte es sich um *akutes rheumatisches Fieber* oder *akute Schübe des chronischen Rheumatismus.* Der nachstehende Krankenbericht läßt die auch für manche allergischen Erkrankungen, z. B. Asthma bronchiale und Diabetes bestehende negative Syntropie erkennen:

J. V., Pat. Nr. 9126. Die Mutter der Patientin, deren Schwester und Mutter waren Diabetikerinnen gewesen. — Die Patientin hatte als Kind Masern und Scharlach. Seit der Kinderzeit litt sie ständig unter rezidivierenden eitrigen Anginen. Mit 23 Jahren normale Gravidität. Mit 37 Jahren Myomoperation, menstruierte anschließend weiter (Menopause mit 49 Jahren noch nicht eingetreten). Höchstgewicht vor Diabetesmanifestation 77,5 kg bei 152 cm Körpergröße. — Im Alter von 42 Jahren erkrankte Patientin an akutem Gelenkrheumatismus. Sie lag monatelang (von März bis November 1942) zu Haus im Bett. Während dieser Zeit entwickelte sich allmählich großer Durst (Trinkmenge ca. 6—8 l tgl.). In 4 Wochen 6 kg Gewichtsabnahme. Im Dezember 1942 Feststellung des Diabetes (7,5% Uz, über 400 mg% Bz). Mit dem Auftreten des Diabetes schwanden die gelenkrheumatischen Beschwerden vollständig und sind seitdem nicht wieder aufgetreten. (Letzte Beobachtung in Garz 1949).

Für die Auslösung des Diabetes während eines rheumatischen Fiebers kann eine *Begleitpankreatitis* eine wichtige Rolle spielen. Wir verfügen über einen derartigen Fall (Pat. Nr. 7178). In der Mehrzahl der Fälle dürfte der pathogenetische Mechanismus jedoch in gleicher Weise wie bei den meisten Infektionskrankheiten über das *Belastungssyndrom* erfolgen.

6.106 Allergien

Allergische Reaktionen liegen auch, wie wir heute annehmen, den in den beiden vorstehenden Abschnitten besprochenen Erkrankungen, dem Rheumatismus und der Nephritis, zugrunde. Wir verfügen ferner über einige Beobachtungen (insgesamt 6) von Diabetesmanifestation im Zusammenhang mit einer der klassischen allergischen Erkrankungen. Bei diesen unseren Patienten traten diabetische Beschwerden erstmals auf nach einem heftigen Anfall von *Asthma bronchiale, Heuschnupfen* bzw. *Quincke-Oedem* (im Rahmen einer allergischen Gesamtreaktion).

K. T., Pat. Nr. 7358. Diabetes in der Familie nicht bekannt. Der Vater des Patienten war Asthmatiker. — Keine nennenswerten Vorkrankheiten. Im Alter von 45 Jahren (Herbst 1937) bildete sich bei dem Patienten ohne erkennbare Veranlassung ein sehr schweres Bronchialasthma aus. Während einer Kur im Harz (bei Eigenblutbehandlung) verschwand das Asthma vollkommen. Im übrigen aber keine rechte Erholung, schlapp, müde. In den letzten Tagen der Kur stellte sich Durst ein. Im Urin wurde Zucker nachgewiesen. Zunächst diätetische Behandlung, später Insulin. Asthmatische Beschwerden sind seitdem nicht wieder aufgetreten. (Letzte Beobachtung in Garz 1943.)

Auch bei einem weiteren Patienten war ein derartiger *Antagonismus zwischen Asthma und Diabetes* erkennbar. Auch aus diesen Wechselbeziehungen ist die bekannte Beeinflußbarkeit allergischer Vorgänge und insbesondere des Bronchialasthma durch die endokrine Regulationslage ersichtlich. Weiter kann auf dieses interessante Problem hier nicht eingegangen werden. Es sei nur noch summarisch angefügt, daß sich unter unseren 10000 Diabetikern 93 fanden, die vor Diabetesmanifestation unter Asthma litten, und 66, die auch nach Diabetesauftreten Asthmatiker blieben oder es sogar erst wurden.

6.107 Impfungen

Diabetesmanifestationen nach *Impfungen* wurden gesondert registriert, obwohl es sich hierbei ebenfalls um *allergische Reaktionen* handelt. Wir sahen insgesamt 22 derartige Fälle. Verständlicherweise befinden sich in dieser Gruppe überwiegend Kinder und junge Leute, die als Soldaten Schutzimpfungen erhielten. Bei 2 Patienten setzten erste diabetische Beschwerden ein in unmittelbarem Anschluß an eine schwere *Serumkrankheit* infolge Tetanusspritze nach Verwundung bzw. Unfall. Jedoch nicht bei allen war es nach der Impfung zu einer heftigen Allgemeinreaktion gekommen. Von einigen Patienten waren allergische Symptome überhaupt nicht bemerkt worden:

E. W., Pat. Nr. 50347. Die Mutter des Patienten war zuckerkrank. — Er selbst war vor Diabetesausbruch völlig beschwerdefrei. Während des zweiten Weltkrieges wurde er kurzfristig wegen einer Neuralgie und eines Karbunkels behandelt. Am 9. 3. 1946 (mit 49 Jahren) Typhusschutzimpfung. Keine besondere Reaktion, die ersten 3 Tage nach der Impfung war er noch ohne Beschwerden. Dann setzte schlagartig Durst ein, der von Anfang an sehr stark war. Trinkmenge ca. 12 l tgl. Zunächst noch kein vermehrter Appetit. Heißhunger setzte 10—12 Tage später ein. Gleichzeitig Beginn der Schlappheit. Gewichtsverlust ca. 20 kg in 3 Wochen. Dann Diabetesfeststellung: 5,8% Uz., 240 mg% Bz. Insulineinstellung.

Bei einer psychisch und vegetativ sehr labilen Patientin bestand Grund zu der Annahme, daß die Diabetesauslösung mehr durch das *psychische Trauma* als die allergische Reaktion auf die Impfung gefördert worden war:

E. M., Pat. Nr. 10275. Der Vater hatte einen Altersdiabetes. — Die Patientin hatte als Kind häufig Anginen und Mittelohrentzündungen. Später litt sie viel unter Gallenbeschwerden. Keine Graviditäten. Im August 1945 (mit 33 Jahren) erhielt sie eine Typhusschutzimpfung. „Keine 5 Minuten später" meinte Patientin, sie müsse einen Schreikrampf bekommen, „war restlos mit den Nerven fertig", ging auf die Straße, setzte sich hin und weinte. Seitdem nicht mehr wohlgefühlt: Gewichtsabnahme, Durst, Sehstörungen, gesteigerte Nervosität, Hypermenorrhoe, Fluor, Pruritus vulvae. Diagnosestellung im Dezember 1945: 3% Uz., 220 mg% Bz. Seit Diabetesauftreten Entwicklung einer Hyperthyreose.

6.108 Sonstige seltene Auslösungsfaktoren

Es bleiben noch einige wenige Fälle zu erwähnen, die in die vorstehenden Abschnitte nicht einzuordnen waren:

Bei 2 Patienten hatte schon vor Diabetesbeginn eine allgemeine *Gefäßerkrankung* mit peripheren Durchblutungsstörungen bestanden, wahrscheinlich handelte es sich um *Endangitis obliterans*. In dem einen Fall war (1 Jahr vor Einsetzen diabetischer Beschwerden) eine abdominelle Grenzstrangresektion durchgeführt worden. Es ist an die Möglichkeit zu denken, daß die Gefäßerkrankung auch das *Pankreas* mit betroffen hat. Sichere Anhaltspunkte bestehen hierfür jedoch nicht.

In 2 weiteren Fällen kam der Diabetes nach einer Erkrankung an *Herpes zoster* zum Ausbruch (sie wurden aus technischen Gründen nicht bei den Infektionskrankheiten registriert). Bei dem einen Patienten war er in die rechte Bauchgegend, bei dem anderen in das Gebiet des linken N. trigeminus lokalisiert. Es fanden sich keine Hinweise auf Mitbeteiligung des Pankreas oder eine Encephalitis.

In Einzelfällen gingen dem Diabetesbeginn die folgenden Erkrankungen bzw. Belastungen voraus: *Lungenembolie*, *Anämia perniciosa*, ein gutartiger *Unterleibstumor* bei einer jungen Frau, der erst nach Diabetesmanifestation diagnostiziert und operiert wurde, eine *Seekrankheit* während einer Seereise.

Zum Schluß ist die erstaunliche Feststellung hervorzuheben, daß wir in unserem Krankengut über keinen einzigen Fall verfügen, bei dem mit einiger Wahrscheinlichkeit ein manifestationsfördernder Einfluß durch *Gicht* angenommen werden konnte. Allerdings litten 16 Patienten (9 Männer und 7 Frauen) vor Diabetesbeginn an einer Gicht. Unter ihnen befand sich kein schwerer, progredienter Fall. Diese Zahl ist im Vergleich zu älteren Literaturangaben ebenfalls außerordentlich niedrig.

6.109 Besprechung der Ergebnisse

In diesem Abschnitt sind sehr verschiedenartige Einwirkungen und Erkrankungen zusammengestellt, die jeweils bei einer kleinen Anzahl unserer Patienten den Diabetes zur Auslösung brachten. Demzufolge ist der *pathogenetische Mechanismus* verständlicherweise nicht einheitlich. Immerhin läßt sich feststellen, daß es sich bei der überwiegenden Mehrzahl der Fälle um *akute* Erkrankungen und Einwirkungen handelte, die zu einer *plötzlichen Belastung* des Organismus und damit zur Auslösung des *Alarmsyndroms* im Sinne von SELYE [113] führten. Wir können daher für die meisten dieser Fälle den gleichen *unspezifischen* Auslösungsmechanismus annehmen, den wir für viele andere, häufiger vorkommende Manifestationsfaktoren als ausschlaggebend erkannt haben, z. B. bei körperlichen und psychischen Traumen, Infektionskrankheiten.

Für einzelne Fälle können aber noch besondere manifestationsfördernde Momente vermutet werden: Die meisten *Giftstoffe*, einschließlich des Alkohols, die zu diabetesauslösenden Intoxikationen führten, haben eine Affinität zum *Zentralnervensystem* und insbesondere zum *Zwischenhirn*. Die akute, bzw. in einigen Fällen auch chronische Einwirkung auf die dort gelegenen Zentren, mag einen zusätzlichen oder gar entscheidenden Anstoß gegeben haben. Entsprechendes mag auch für einige der *physikalischen Manifestationsfaktoren* gelten wie Starkstromunfälle, Blitzschlag, Sonnenstich, sowie auch für die *Apoplexien*, neurologischen Erkrankungen wie *Encephalitis*, einschließlich eventueller Herpes- oder Impfencephalitis.

Eine Schädigung des *Pankreas* kann nur für wenige Fälle in Betracht gezogen werden, z. B. diejenigen mit Endangitis obliterans. Sie könnte eventuell auch erwogen werden bei der Gruppe der allergisch bedingten Erkrankungen, zu denen außer den Impfreaktionen in weiterem Sinne auch die rheumatischen Erkrankungen und die Nierenentzündungen gerechnet werden dürfen. Unerkannte *allergische Pankreatitiden* oder wenigstens ein vorübergehendes *Pankreasoedem* wären denkbar. Ob derartiges bei unseren Patienten vorgekommen ist, läßt sich nicht entscheiden.

6.11 Zusammenfassung der Ergebnisse des Kapitels 6

In diesem zweiten Hauptteil der vorliegenden Untersuchung an Hand der Krankengeschichten von 10000 Diabetikern wurden die *endogenen* und *exogenen Faktoren* zusammengestellt und besprochen, welche bei der *Manifestierung* eines Diabetes von *förderlichem Einfluß* sein können. Hierbei wurde viel Bekanntes bestätigt, jedoch auch einiges Überraschendes und bisher noch Unbeachtetes festgestellt. Infolge des großen Umfanges des Krankengutes und dank der maschinellen Auswertungsmethoden war es möglich, Aussagen über *Häufigkeit* und *Bedeutung* der einzelnen Manifestationsfaktoren zu machen. Endlich wurden Rückschlüsse auf ihren *Wirkungsmechanismus* versucht.

In dem Bestreben, möglichst zuverlässige Befunde zu erhalten, habe ich in die Untersuchung nur solche manifestationsfördernden Momente einbezogen, deren Mitwirkung bei der *Auslösung* der Erkrankung eindeutig und unverkennbar war. Infolgedessen mußten zwangsläufig eine Anzahl von manifestationsbegünstigenden Faktoren ungenügende Berücksichtigung finden, deren Einwirkung mehr allmählich, über längere Zeiträume hin erfolgt wie *Überernährung*, *mangelhafte Körperbewegung* und andere *zivilisatorische Einflüsse*. Es läßt sich im Einzelfall schwer mit Bestimmtheit nachweisen, ob und inwieweit derartige Umweltbedingungen bei der Diabetesentwickung mitgewirkt haben. Ihre wichtige prädisponierende Bedeutung ist aus älteren Untersuchungen und insbesondere auch aus den Erfahrungen der vergangenen Krisenjahre ausreichend bekannt. Wenn sie im Rahmen der vorliegenden Zusammenstellung nur eine verhältnismäßig geringe Erwähnung finden, so erklärt sich dies zum wesentlichen Teil aus dem methodischen Vorgehen. Hinzu kommt, daß ein Teil der Berichtszeit in die Notjahre fällt und daß unser Krankengut einen relativ großen Anteil jüngerer Patienten enthält, für welche die diabetesbegünstigende Rolle zivilisatorischer Einflüsse noch weniger bedeutungsvoll ist wie für ältere Menschen.

Bei der Durchsicht unserer Untersuchungsergebnisse (s. Tab. 31) ist zunächst festzustellen, daß für 40% aller verwertbaren Fälle manifestationsauslösende Faktoren *nicht* mit genügender Wahrscheinlichkeit in Erfahrung gebracht werden konnten. Diese Zahl erhöht sich sogar auf annähernd 60%, wenn man die Fälle mit Diabetesbeginn im Kindes-, Jugend- und Greisenalter hinzurechnet, bei denen kein ersichtlicher Zusammenhang mit Wachstumsschüben, der Pubertät oder sonstigen endokrinen Regulationsstörungen bestand. Es muß eingeräumt werden, daß — entsprechend dem im vorstehenden Absatz Dargelegten — bei einem nicht genau bestimmbaren Anteil dieser Patienten schwer erkennbare Umweltfaktoren dennoch eine manifestationsbegünstigende Rolle gespielt haben. Dies kann als erwiesen gelten für die die *Fettsucht* fördernden Einflüsse, zu denen neben *Überernährung* jedoch auch *endogene* Bedingungen gerechnet werden müssen. Unter unseren Patienten ohne ersichtliche manifestationsauslösende Faktoren war der Prozentsatz der Fettleibigen im Verhältnis zum Gesamtkrankengut erhöht.

Selbst unter Berücksichtigung dieser Einschränkungen bleibt die Zahl der Patienten erstaunlich groß, deren Diabetes *ohne* erkennbare fördernde Mitwirkung von Umweltfaktoren, endokrinen oder zentralnervösen Einflüssen in klinische Erscheinung trat. Es liegt der Schluß nahe, daß in diesen Fällen Krankheitsentwicklung und Erkrankungstermin im wesentlichen allein von *Anlagefaktoren* bestimmt worden sind. In gleichem Sinne läßt sich die Feststellung eines höheren Prozentsatzes von Patienten mit nachgewiesener *Heredofamiliarität* innerhalb dieser Gruppe im Vergleich zum Gesamtkrankengut verwerten. Daß auch von der Erbanlage der Erkrankungszeitpunkt mit beeinflußt werden kann, geht ferner aus der häufig in gleicher Lebensphase einsetzenden Erkrankung bei Zwillingen und Geschwistern hervor (s. Abschnitte 4.3 und 4.531).

Bei diesen Patienten, die erkrankten, ohne daß es hierzu eines zusätzlichen Anstoßes von außen bedurft hätte, ist die *Durchschlagskraft der Erbanlage* offensichtlich besonders *groß*. Häufiger als bei den Patienten mit Förderung des Krankheitsausbruches durch äußere Faktoren setzten die Diabetessymptome so langsam und *allmählich* ein, daß die Diagnose zufällig bei Untersuchungen aus anderer Veranlassung gestellt wurde. Unter diesen Patienten fanden sich besonders viele mit weiteren diabetischen Verwandten, insbesondere auch zuckerkranken Eltern.

Die bei unseren Patienten festgestellten *manifestationsfördernden Faktoren* sind in der Übersichtstabelle 31 und den Einzeltabellen 33, 36, 41, 43, 44, 45, 46 und 47 zusammengestellt, aus denen auch die jeweiligen Häufigkeitsangaben ersichtlich sind. Es kann hier auf eine nochmalige Aufzählung der zahlreichen und nach ihrem Charakter sehr verschiedenartigen Momente verzichtet werden. Es sei lediglich hervorgehoben, daß der Häufigkeit nach *endokrine Faktoren* an der Spitze stehen (15,7% der verwertbaren Fälle — ohne Manifestationen im Jugend- und Greisenalter). Es folgen *Infektionskrankheiten* (6,5%), *psychische Traumen* (4,9%), *Oberbaucherkrankungen* (4,4%), *körperliche Traumen* (3,6%). Alle anderen Einflüsse lösten seltener einen Diabetes aus.

Geht man der Frage nach dem *Wirkungsmechanismus* dieser vielen verschiedenartigen Faktoren nach, so läßt sich erkennen, daß sie alle auf einem der drei nachstehend angegebenen Wege zur Auslösung des Diabetes geführt haben können:

1. kann der pathogenetische Mechanismus über eine *Schädigung des Pankreas* gehen. Sie kann *traumatischer Art* sein, in einer vollständigen oder teilweisen Zerstörung der Drüse

durch *Tumorwachstum*, *Nekrose* oder *Resektion* bestehen. Diese Fälle sind selten. Häufiger noch findet sich eine *Entzündung* der Bauchspeicheldrüse, sei es als *primäre Pankreatitis* oder — öfter — nach *Übergreifen* einer Entzündung *von Nachbarorganen* her: von einer *Cholecystopathie*, einem *Ulcus*. In nicht genau zu bestimmender Häufigkeit ist ferner mit einer Mitbeteiligung des Pankreas bei verschiedenen *Infektionskrankheiten* zu rechnen, sei es durch unmittelbare hämatogene oder kanalikuläre Infektion, sei es durch toxische Schädigung. Auf diese Möglichkeiten ist besonders durch Katsch [56] und Pavel [88] wiederholt aufmerksam gemacht worden. In seltenen Fällen kann auch an eine Mitreaktion des Pankreas im Rahmen *allergischer Erkrankungen* gedacht werden.

Abgesehen von diesen *organischen* Pankreasschädigungen kann der pathogenetische Weg auch über eine *funktionelle Überforderung* des Inselsystems — und der übrigen Stoffwechselorgane — erfolgen. Dies ist der Fall bei *Überernährung*, die sich in Form von *relativer* Überforderung besonders provozierend auswirkt, wenn eine *Vorschädigung des Pankreas* — und eventuell des Gesamtorganismus — erfolgt ist, z. B. durch *Dystrophie* oder auf andere Weise.

Hier anzufügen wären noch die Situationen mit *mangelhaftem Zuckerverbrauch in der Peripherie*, wobei allerdings nicht allein der relativen Überforderung des Pankreas pathogenetische Bedeutung beigemessen werden kann. Hierher gehören ausgedehnte *Lähmungen* der peripheren Muskulatur, wie bei unserem Patienten mit Friedreich'scher Ataxie, und vor allem *unzureichende körperliche Ausarbeitung*.

2. ist an die Möglichkeit einer *Schädigung der stoffwechselregulierenden Zentren im Zwischenhirn* zu denken. Hierauf ist mit besonderem Nachdruck u. a. durch Veil und Sturm [128] hingewiesen worden. Einen derartigen Mechanismus konnten auch wir wenigstens vermuten für einige Patienten mit *Schädelverletzungen*, *Commotio*, *physikalischen Traumen* (Blitzschlag, Starkstromunfälle) sowie *Intoxikationen* mit Substanzen, von denen Zwischenhirnschädigungen anderer Art bekannt sind. Ferner sind zu erwähnen *Infektionen*, in deren Verlauf *Encephalitiden* auftreten können und schließlich Encephalitiden im Rahmen von *Impfreaktionen* oder anderer *allergischer Erkrankungen*.
3. kann der Diabetes zur Auslösung kommen auf dem Wege einer *Verschiebung des endokrinen Gleichgewichtes zugunsten der Inselantagonisten*. Dieser pathogenetische Mechanismus spielt nicht nur für den von Bartelheimer [7] herausgearbeiteten „*Überfunktionsdiabetes*" eine Rolle, wenn er auch bei Patienten mit *Hypophysenadenomen*, *M. Cushing* oder *Akromegalie* in besonderer Deutlichkeit hervortritt. Der Impuls zur Manifestierung des Diabetes kann auch ausgehen von einer *temporären hypophysären Aktivitätssteigerung*, wie sie *physiologischerweise* in gewissen Lebensphasen eintritt. Dies trifft zu für *Wachstumsschübe* im Kindesalter infolge vermehrter Inkretion von somatotropem Hormon, für *Dickenschübe* bei gesteigerter Ausschüttung von adreno-corticotropem Hormon, für *Gravidität*, *Pubertät*, *Klimakterium* und *Involutionsphase*, während derer eine (teilweise reaktive) Hyperaktivität mehr oder weniger des gesamten Hypophysenvorderlappens besteht. Die gleiche Situation kann unter pathologischen Bedingungen eintreten, z. B. nach Strumectomie oder im Rahmen anderer endokriner Regulationsstörungen, die mit einer vermehrten Produktion eines der diabetogen wirksamen Hormone einhergehen, zu denen auch das Schilddrüsenhormon (*Hyperthyreosen*!) und wahrscheinlich das Prolactin gehören (*Wochenbett*!).

Auf dem Wege über eine Aktivierung des *Hypophysen-Nebennierenrinden-Systems* dürfte schließlich im wesentlichen die Diabetesauslösung zustande kommen bei einer großen Anzahl verschiedenartiger Situationen, für die der pathogenetische Mechanismus bisher unklar war, für die aber bekannt ist, daß sie zu einer *Alarmreaktion* im Sinne von Selye [113] führen. Derartige akute Belastungssyndrome werden ausgelöst durch *akute*

Infektionskrankheiten, andersartige akute Erkrankungen wie z. B. *allergische Reaktionen*, *Unfälle* und andere körperliche *Traumen*, *Apoplexien*, *körperliche Leistungssteigerungen* sowie schließlich auch durch *psychische Schock-* und *Belastungssituationen*. Hiermit ist die Brücke geschlagen zu *Reizungen des Zwischenhirns*, das seinerseits in das Alarmsyndrom eingeschaltet ist und über welches seine Auslösung und die nachfolgenden hormonellen Reaktionen in vielen Fällen erfolgen. Für viele der angeführten Belastungssituationen ist das Bestehen eines *Hypercortizismus* von anderen Autoren nachgewiesen worden.

Im Einzelfall ist es meist schwer — und vielfach unmöglich — zu entscheiden, über welchen Mechanismus die Diabetesauslösung zustande gekommen ist. Sicher haben nicht selten gleichzeitige diabetogene Einwirkungen auf *mehreren* der bezeichneten Wege stattgefunden.

Schließlich stellt sich die Frage, ob und gegebenenfalls in welchem Ausmaß durch *Umweltfaktoren* eine Zuckerkrankheit hervorgerufen werden kann bei Menschen, die *keine erbliche Diabetesanlage* besitzen. Noch heute werden von verschiedenen Autoren in dem über Jahrzehnte andauernden Streit über den „*exogenen*“ bzw. „*traumatischen*“ *Diabetes* unterschiedliche Standpunkte bezogen. Unbestritten ist die Möglichkeit, daß auch ohne Erbanlage ein Diabetes entstehen kann infolge *Pankreatektomie* und *Hypophysenadenomen*. Die Meinungsverschiedenheiten beziehen sich auf die Frage, ob „exogener“ Diabetes auch provoziert werden kann durch die weniger seltenen *mäßiggradigen Pankreasschädigungen*, *Zwischenhirnläsionen* oder *dysregulatorischen Hypercortizismus*. Aus unserem Krankengut haben sich *keine* Anhaltspunkte dafür ergeben, daß dies zutreffen könnte. Unter allen Patientengruppen, für die exogene Diabetesentstehung hätte vermutet werden können, fanden sich nirgends weniger Kranke mit nachgewiesener Heredofamiliarität als im Durchschnitt des Gesamtkrankengutes (s. Tab. 32, 37, 40 und 42). Diese statistischen Untersuchungsergebnisse sowie zahlreiche Einzelbeobachtungen sprechen dafür, daß ein *Diabetes bei Menschen ohne Erbanlage hierzu nur in seltenen Ausnahmefällen* auftreten kann. *Umweltfaktoren* und *endogenen diabetogenen Konstellationen* kommt in allen übrigen Fällen lediglich die *Bedeutung manifestationsbegünstigender* oder *krankheitsauslösender Faktoren* zu.

Aus diesem Sachverhalt ergibt sich die Beurteilung des sog. „*traumatischen Diabetes*“ und seine versicherungsrechtliche Einschätzung fast von selbst. Wenn die Entwicklung einer Zuckerkrankheit auch ganz in der Regel das Vorhandensein einer Erbanlage zur Voraussetzung hat, so muß man doch gelten lassen, daß *Umweltfaktoren* von entscheidendem Einfluß darauf sein können, *ob* die manifeste Erkrankung jemals in Erscheinung tritt und zu welchem *Zeitpunkt* dies geschieht. Es besteht demnach Berechtigung, exogene Faktoren mit Wahrscheinlichkeit als (meist richtunggebende) *Teilursache für die vorzeitige Manifestation der diabetischen Krankheitsanlage* anzuerkennen (Sturm [120]), wenn die folgenden, auch schon von Velde [129] benannten Voraussetzungen gegeben sind: 1. Vor dem Unfall darf kein Diabetes vorhanden gewesen sein. 2. Das Trauma muß ausreichend schwer gewesen sein. 3. Die ersten Krankheitszeichen müssen kurze Zeit nach dem Unfall auftreten, *spätestens* innerhalb eines halben Jahres. Klare Verhältnisse bestehen aber nur dann, wenn die ersten diabetischen Symptome spätestens wenige Tage nach dem Trauma aufgetreten sind. Im Einzelfall ist es sicher vielfach schwierig, zu einer unanfechtbaren Stellungnahme zu kommen. Auf weitere Einzelheiten kann hier nicht eingegangen werden. Es sei auf die ausführliche Darstellung von Velde [129] verwiesen.

7. BERUF UND SOZIALE STELLUNG VOR DIABETESBEGINN

Der manifestationsfördernde Einfluß zahlreicher Faktoren der modernen Zivilisation wurde im voranstehenden Kapitel 6 mehrfach erwähnt. Besondere Bedeutung kommt der *ungenügenden Körperbewegung* eines großen Teiles der Menschen in den technisch hochentwickelten Ländern heute zu. Es nimmt daher nicht wunder, daß schon früher mehrfach über einen großen Anteil von Menschen aus *Berufen mit vorwiegend sitzender Tätigkeit* unter den Zuckerkranken berichtet wurde. Auch BANSE und SPICKERNAGEL [5] fanden unter 981 unserer ersten Garzer Patienten 716 (= 73%) mit überwiegend sitzender Beschäftigung.

In entsprechender Weise ist die *soziale Stellung* nicht ohne Einfluß auf die Manifestation der Zuckerkrankheit. Wenn auch die frühere Meinung nicht mehr aufrechterhalten werden kann, der Diabetes sei vorwiegend eine Krankheit der reichen Leute, so steht immerhin außer Frage, daß viele wohlhabende Menschen unter äußeren Umständen leben, die der Manifestation eines Diabetes förderlich sind: sie bewegen sich zu wenig und essen zu viel.

Um einen Überblick über das Ausmaß des Einflusses von Beruf und sozialer Stellung auf die Manifestation der Zuckerkrankheit zu gewinnen, habe ich für unser seit den Untersuchungen von BANSE und SPICKERNAGEL wesentlich erweitertes Krankengut in Tab. 48 die Angaben in bezug auf Beruf und soziale Verhältnisse vor Diabetesbeginn zusammengestellt. Die Einteilung der Berufe habe ich entsprechend dem Zweck dieser Analyse nach dem Ausmaß der körperlichen Betätigung vorgenommen.

Tabelle 48

Beruf und soziale Verhältnisse vor Diabetesmanifestation

Beruf \ Soziale Verhältnisse	Wohlhabend	Ausreichend	Notlage	Fraglich	Insgesamt
Schwerste Muskelarbeit	—	62	5	5	72
Schwere Muskelarbeit	9	705	41	25	780
Stärkere Muskelarbeit	20	694	46	24	784
Mäßige Muskelarbeit	174	3101	198	115	3588
Leichte Muskelarbeit	182	1385	38	26	1631
Sitzende Arbeit	108	2042	142	85	2377
Geistesarbeit	4	5	—	—	9
Häufiger Berufswechsel	—	4	4	—	8
Ohne Beruf, Rentner	18	403	71	38	530
Fragliche Fälle	7	177	13	24	221
Insgesamt	522	8578	558	342	10000

Die von mir durchgeführte Aufteilung entspricht nicht ganz derjenigen von BANSE und SPICKERNAGEL, z. B. habe ich Hausfrauen zu der Berufsgruppe mit mäßiger Muskelarbeit gerechnet und nicht wie BANSE und SPICKERNAGEL zu derjenigen mit überwiegend sitzender Beschäftigung. Ein solches Vorgehen dürfte unter den heutigen Verhältnissen nicht (oder wenigstens nicht mehr!) gerechtfertigt sein. Hierdurch erklärt sich ein wesentlicher Teil der Differenz zwischen den Ergebnissen in Tab. 48 und der Aufstellung von BANSE und SPICKERNAGEL.

Da unser Material nicht auslesefrei ist, habe ich auf einen Vergleich mit anderen Berufs- und Sozialstatistiken verzichtet. Immerhin läßt sich aus Tab. 48 entnehmen, daß zwar eine verhältnismäßig große Zahl unserer Patienten vor ihrer Erkrankung Berufe mit überwiegend *sitzender* und *leichter* körperlicher Arbeit ausübten, es findet sich aber auch eine ganze Anzahl von Diabetikern aus Berufen mit *schwerer* Muskelarbeit. Eine kleine Gruppe von 72 Patienten kam sogar aus Berufen mit *schwerster* Körperarbeit: Schmiede, Bergleute, Hafenarbeiter, Waldarbeiter u. a. Im Abschnitt 6.09 wurde über eine Anzahl von Patienten berichtet, bei denen der *Diabetes durch körperliche Überforderung* sogar *zur Auslösung* gebracht worden war. Derartige Fälle stellen sicher Seltenheiten dar. Häufiger kommt es vor, daß eine Zuckerkrankheit auftritt bei Menschen, die einen Beruf mit schwerer körperlicher Arbeit ausüben, ohne sich dabei in besonderer Weise zu überfordern. Hier ein Beispiel für viele:

G. M., Pat. Nr. 9879. In der Familie keine weiteren Diabetesfälle bekannt. — Als Kind übliche Kinderkrankheiten. Als Soldat in Afrika 1942 „leichte Ruhr", die ohne bemerkbare Folgen ausheilte. — Seit 1947 im Erzbergbau als Zimmerhauer unter Tage gearbeitet. Konnte die Arbeit gut leisten. Bekam für Bergleute damals übliche Lebensmittelzusätze, dabei ausreichende (nicht zu reichliche) Ernährung. Durchschnittsgewicht um 70—75 kg. Höchstgewicht 87 kg (1943 in kanadischer Kriegsgefangenschaft). — Ohne nennenswerte vorherige Ereignisse Ende Februar 1950 (30 Jahre alt) ganz plötzlich einsetzender Durst, in 14 Tagen ca. 15 kg Gewichtsabnahme. Mitte März 1950 Feststellung des Diabetes. Sofortige Insulinierung.

Es kann auf Grund unserer Unterlagen nicht sicher beurteilt werden, ob Angehörige von Berufen mit schwerer körperlicher Arbeit eine geringere Chance haben, an Diabetes zu erkranken, als der statistischen Erwartung entsprechen würde. Man möchte dies jedoch für wahrscheinlich halten.

Die Aufteilung unseres Krankengutes nach den *sozialen Verhältnissen* vor Diabetesmanifestation ergibt jeweils eine gleich große Patientengruppe aus *wohlhabenden* bzw. *ärmlichen* Bevölkerungsschichten. Ihr zahlenmäßiger Umfang ist gering. Die überwiegende Mehrzahl der Patienten entstammt dem *Mittelstand*. Hierbei ist noch zu berücksichtigen, daß entsprechend dem Charakter unseres Instituts Wohlhabende in relativ geringer Zahl in unsere Behandlung kamen (vgl. Kapitel 3).

Als *Ergebnis* dieser Untersuchungen ist festzustellen, daß zwar ein offenbar relativ großer Anteil der Diabetiker aus Berufen mit überwiegend leichter körperlicher Arbeit kommt; eine ganze Anzahl übten aber auch schwere und schwerste Arbeit aus. Wohlhabende fanden wir nicht häufiger als sozial Schlechtgestellte. Es darf also gefolgert werden, daß im Vergleich zu allen anderen diabetesfördernden Faktoren der *Einfluß der sozialen Stellung auf die Diabetesmanifestation sehr gering* ist und auch demjenigen der *Berufstätigkeit nur untergeordnete Bedeutung* zuerkannt werden kann.

8. DIABETESMANIFESTATION UND JAHRESZEIT

Bei der Suche nach manifestationsfördernden Faktoren taucht die Frage nach eventueller *Abhängigkeit des Manifestierungszeitpunktes der Zuckerkrankheit von der Jahreszeit* auf. Durch Pannhorst und Rieger [86] wurde 1938 an einem kleinen Teil unseres Krankengutes eine Überprüfung dieser Frage vorgenommen. Sie fanden (bei 719 Patienten) einen Erkrankungsgipfel im Winter für die Männer, während sich für die Frauen keine wesentlichen Differenzen ergaben. Eine weitere differenzierte Analyse nach Monaten und Altersklassen ließ eine Reihe von Unterschieden erkennen, auf die hier nicht eingegangen werden soll, da sie den Zufallsbereich nicht übersteigen. Eine erneute Untersuchung der Zusammenhänge zwischen Erkrankungszeitpunkt und Jahreszeit an unserem inzwischen wesentlich vergrößerten Krankengut schien mir angezeigt. Im Rahmen der maschinellen Auswertungen konnte nur eine verhältnismäßig grobe Analyse vorgenommen werden, deren Ergebnis Tab. 49 zeigt.

Tabelle 49
Jahreszeit der Diabetesmanifestation

Jahreszeit der Erkrankung	Patientenanzahl		
	Männer	Frauen	Insgesamt
Frühjahr	899	634	1533
Sommer	980	776	1756
Herbst	774	554	1328
Winter	1323	982	2305
Fraglich	1826	1252	3078
Insgesamt	5802	4198	10000

Zunächst läßt sich erkennen, daß bei etwa 30% aller Patienten die Jahreszeit des Erkrankungsbeginnes nicht festgelegt werden konnte. Dies war zum größten Teil deshalb nicht möglich, weil die ersten Beschwerden so langsam und allmählich einsetzten, daß eine zeitliche Fixierung der Diabetesmanifestation nicht gelang. In einem kleineren Teil der Fälle mußte die Einrubrizierung wegen zu ungenauer Angaben in den Krankenblättern unterbleiben.

Von den übrigen Patienten, deren Erkrankungsbeginn mit genügender Zuverlässigkeit festgestellt werden konnte, setzten die ersten Beschwerden bei einem überdurchschnittlich großen Anteil im *Winter* ein. Im *Herbst* fand sich die geringste Erkrankungshäufigkeit. Die etwas größere Erkrankungsziffer im *Sommer* im Vergleich zu der des *Frühjahres* liegt nicht außerhalb des Zufallsbereiches.

Hierzu ist allerdings zu sagen, daß entsprechend den klimatischen Verhältnissen Norddeutschlands in dieser Aufstellung dem Winter 4 Monate (November-Februar) zugerechnet wurden, dem Herbst dagegen nur 2 Monate (September und Oktober). Das Frühjahr umfaßt die Monate März—Mai, der Sommer die Monate Juni—August.

Bei einer gleichmäßigen Verteilung der Monate würde sicher eine etwas größere Erkrankungshäufigkeit im Herbst und eine geringere im Winter zu erwarten sein. Eine maschinelle Registrierung des Erkrankungsmonats war aus Kapazitätsmangel nicht möglich.

Eine Überprüfung dieser Ergebnisse und einer Reihe anderer Fragen in bezug auf Jahreszeit und Diabetesmanifestation wurde inzwischen von meinem Mitarbeiter MÄDER [74] vorgenommen. Auch bei einer Aufteilung der Patienten auf die einzelnen Kalendermonate konnte er mit Sicherheit einen *Erkrankungsgipfel im Winter* bestätigen. Die größte Morbiditätsziffer war dabei im *Dezember* festzustellen.

Wie die Aufstellung der Tab. 49 erkennen läßt, bestehen entgegen den anfänglichen Eindrücken RIEGERS [97] *keine* nennenswerten *Differenzen der jahreszeitlichen Erkrankungsverteilung zwischen beiden Geschlechtern.*

Die möglichen *Ursachen* des winterlichen Erkrankungsgipfels sind bereits von PANNHORST und RIEGER [86] diskutiert worden. Für die unmittelbare Einwirkung *klimatischer Einflüsse* (über das Zentralnervensystem) liegen bisher keinerlei Anhaltspunkte vor. Es ist sehr viel näherliegend, der *während der Wintersaison geringeren körperlichen Betätigung* und der im Verhältnis hierzu *reichlicheren Ernährung* vieler Menschen ursächliche Bedeutung beizumessen. Hier ist besonders an die in der *Landwirtschaft* und *Fischerei* Tätigen zu denken. Die gleichen Ursachen führen ja bei schon zuckerkranken Bauern in jedem Jahr nach Beendigung der Ernte zu der bekannten und bereits erwarteten Kohlenhydrat-Toleranzverschlechterung, der mit Beginn der Frühjahrsbestellung eine Toleranzverbesserung gegenübersteht.

Zur Überprüfung dieser Vermutung wurde innerhalb unseres Krankengutes eine Analyse der jahreszeitlichen Verteilung des Erkrankungsbeginnes bei verschiedenen Berufsgruppen mit unterschiedlicher körperlicher Beanspruchung durchgeführt. Das Ergebnis ist in Abb. 69 dargestellt.

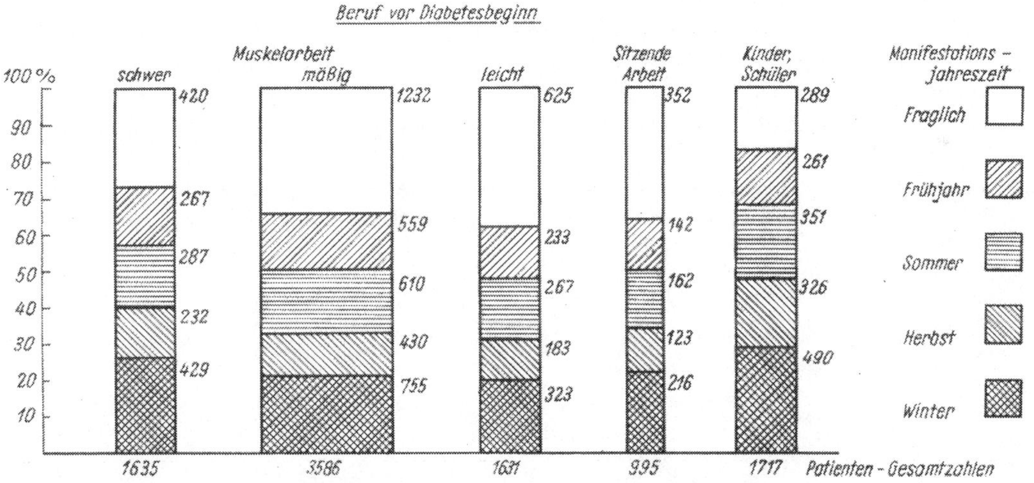

Abb. 69. Manifestationsjahreszeit bei verschiedenen Berufsgruppen

Die hier gebildeten Kollektive differieren etwas von denen der Tab. 48. Die Gruppe mit schwerer Muskelarbeit vor Diabetesbeginn setzt sich zusammen aus denjenigen mit schwerster, schwerer und stärkerer Muskelarbeit (in Tab. 48). Die Patientengruppe mit sitzender Arbeit (in Abb. 69) enthält nicht die Schüler, die zusammen mit den Vorschulkindern (die in Tab. 48 unter „ohne Beruf" registriert sind) eine Extragruppe bilden.

Aus Abb. 69 läßt sich zweierlei erkennen: Zunächst kann abgelesen werden, daß bei *Schwerarbeitern* der Erkrankungsbeginn (in signifikanter Weise) *seltener schleichend* (vgl. Abschnitt 9.1) einsetzt als bei körperlich weniger beanspruchten Menschen. Zum anderen ist bei Schwerarbeitern der *winterliche Erkrankungsgipfel* (gleichfalls signifikant) deutlicher ausgeprägt als bei den Berufsgruppen mit geringerer Muskelarbeit. Zwischen den Patienten mit leichter Körperarbeit und denen mit sitzender Beschäftigung vor Diabetes bestehen keine erheblichen Unterschiede. Weiterhin fällt auf, daß bei den *Schulkindern* der Wintergipfel sogar noch stärker ist als bei den Schwerarbeitern, und daß bei ihnen allmählicher Krankheitsbeginn am seltensten ist. Der häufiger stürmische Ausbruch der Erkrankung bei Kindern ist sicher wesentlich auch von endogenen Faktoren mitbestimmt (vgl. Abschnitt 9.5). Die Unterschiedlichkeiten des Erkrankungsbeginnes zwischen Schulkindern und Erwachsenen mit sitzender Berufsarbeit dürften aber sicher auch damit zusammenhängen, daß sich Kinder außerhalb der Schulzeit in der Regel sehr viel mehr Bewegung verschaffen als Büroangestellte nach ihrem Dienst. Die ähnlichen Verhältnisse bei Kindern und Schwerarbeitern erklären sich daher sicher zum Teil aus dem vergleichbaren Maß an Körperbewegung in beiden Gruppen, zum Teil aus dem durchschnittlich jugendlicheren Alter der Schwerarbeiter im Vergleich zu den übrigen Gruppen mit geringerer Ausarbeitung. Auf Grund dieser Gegebenheiten erschien es geboten, für die vorliegende Untersuchung die Vorschulkinder und die Schulkinder aus den Berufsgruppen „ohne Beruf" und „mit sitzender Arbeit" herauszunehmen, für deren erwachsene Vertreter ganz andere Verhältnisse vorliegen. Der hohe Wintererkrankungsgipfel bei den Kindern wird sicher zum Teil auch durch die *größere Häufigkeit von Infekten während der kalten Jahreszeit* mitbestimmt. Infektionskrankheiten lösen, wie wir im Abschnitt 6.05 sahen, bei Kindern häufig die Erkrankung aus (vgl. auch Abb. 68).

Die Erkrankungshäufung in den Monaten Dezember und Januar läßt ferner vermuten, daß in manchen Fällen die (allgemein übliche) *Überfütterung während der Weihnachtsfesttage* den letzten Anstoß zur Diabetesmanifestation gab. Für einige Einzelfälle unseres Krankengutes ließ sich ein derartiger Kausalzusammenhang deutlich erkennen.

Abschließend kann festgestellt werden, daß diese Untersuchungen die zuvor geäußerte Vermutung bestätigen: Der Erkrankungsgipfel im Winter erklärt sich wenigstens zum Teil durch die geringere Körperbewegung vieler Menschen und die damit meist verbundene relative Überernährung sowie durch die größere Häufigkeit von Infekten während der kalten Jahreszeit.

In bezug auf weitere Einzelheiten im Zusammenhang mit der jahreszeitlichen Verteilung der Diabetesmanifestation sei auf die Dissertation von Mäder [74] verwiesen.

9. GESCHWINDIGKEIT DES ERKRANKUNGSBEGINNES

9.1 Einleitung

Überblickt man eine große Anzahl von Diabeteskrankheitsverläufen, so gewinnt man den Eindruck, daß sich Unterschiedlichkeiten in bezug auf die Geschwindigkeit und Intensität des Erkrankungsbeginnes finden, je nach verschieden starker *familiärer Diabetesbelastung*, entsprechend dem *Konstitutionstyp* und den *manifestationsauslösenden Faktoren*. Zur Überprüfung dieses Eindruckes wurden nähere Ermittlungen angestellt, über die nachstehend berichtet werden soll.

Schwierig ist es, überhaupt einen Eindruck über die Geschwindigkeit des Krankheitsbeginnes im Einzelfall zu erhalten. Noch schwieriger und problematisch muß der Versuch sein, für den Zweck statistischer Untersuchungen die verschieden schnelle Entwicklung der klinischen Erkrankung in unterschiedliche Abstufungen einzurubrizieren. Es kommen infolgedessen nur sehr grobe Klassifizierungen in Frage. Ich habe drei Gruppen gebildet:

1. Krankheitsausbruch ganz rasant innerhalb weniger Tage,
2. Krankheitsbeginn weniger stürmisch, aber zumindest auf eine Jahreszeit zuverlässig fixierbar,
3. allmählicher Krankheitsbeginn, so daß eine zeitliche Festlegung nicht möglich ist.

9.2 Erkrankungsbeginn und Heredofamiliarität

Im Zusammenhang mit dem Problem der *Durchschlagskraft der Erbanlage* bei Diabetikern mit und ohne nachgewiesener Heredofamiliarität erschien zunächst eine Überprüfung der Geschwindigkeit des Erkrankungsbeginnes für die Patientengruppen mit unterschiedlicher familiärer Belastung angezeigt. Die wichtigsten Ergebnisse sind in Abb. 70 dargestellt. Es läßt sich feststellen, daß bei *Patienten mit weiteren diabetischen Verwandten* die Erkrankung in statistisch gesicherter Weise *häufiger allmählich und schleichend* einsetzt als bei Diabetikern, die keine zuckerkranken Familienangehörigen haben (33,8% gegenüber 29,2%). Noch häufiger findet sich schleichender Krankheitsbeginn bei den Patienten mit *diabetischen Eltern* (42,6% — Differenz zur Gesamtgruppe mit Heredofamiliarität statistisch signifikant). Dagegen ist die Zahl der Patienten mit *plötzlichem Erkrankungsbeginn* in allen 3 Gruppen annähernd gleich groß.

Im Abschnitt 6.02 wurde bereits mitgeteilt, daß der Anteil der Patienten mit nachgewiesener Heredofamiliarität und insbesondere solcher mit diabetischen Eltern signifikant erhöht ist unter denjenigen Kranken, deren Diabetes *durch Zufall entdeckt* wurde, z. B. gelegentlich einer Lebensversicherungsuntersuchung.

Schließlich wurde gleichfalls im Abschnitt 6.02 festgestellt, daß auch innerhalb der größeren Gruppe der Patienten, für die *manifestationsfördernde Momente nicht ausfindig zu machen* waren, der Anteil mit nachgewiesener Heredofamiliarität überdurchschnittlich groß war und sich ein noch stärker erhöhter Prozentsatz von Patienten mit gleichfalls zuckerkranken Eltern fand. Dementsprechend ist *Heredofamiliarität seltener* anzutreffen bei Patienten, deren Diabetes durch *exogene Faktoren* zur Auslösung gebracht worden war (vgl. Tab. 32).

Alle diese Befunde stimmen in dem Ergebnis überein, daß *bei Patienten mit weiteren diabetischen Verwandten* und insbesondere zuckerkranken *Eltern* die *Erkrankung in überdurchschnittlicher Häufigkeit allmählich und schleichend einsetzt und manifestationsfördernde Momente bei ihnen seltener die Manifestierung befördern.* Diese Befunde stellen eine wichtige Stütze für die Annahme einer durchschnittlich *größeren Durchschlagskraft der Erbanlage* bei Anlageträgern mit weiteren bereits erkrankten Familienangehörigen und insbesondere zuckerkranken Eltern dar (s. Abschnitt 4.210).

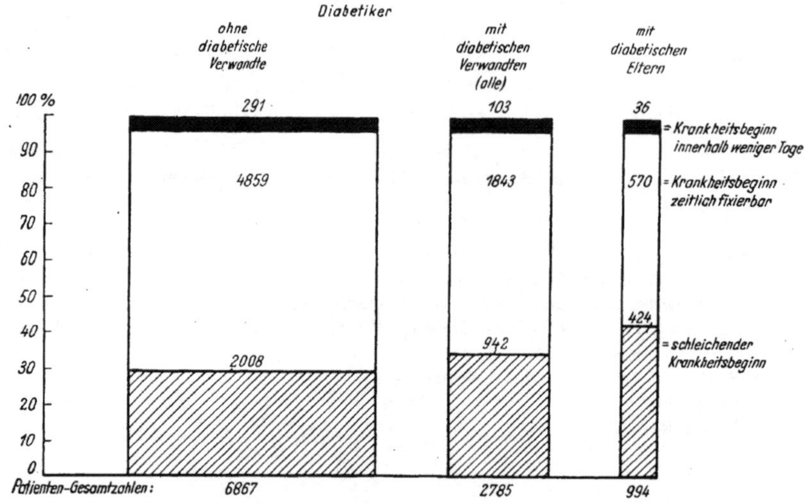

Abb. 70. Geschwindigkeit des Erkrankungsbeginns bei Diabetikern mit und ohne Heredofamiliarität

9.3 Erkrankungsbeginn und Konstitution

Weiterhin wurde die Initialphase der Erkrankung bei Patienten unterschiedlicher *Konstitution* überprüft. Die Ergebnisse sind in Abb. 71 dargestellt. Es fand sich der klinische Eindruck bestätigt, daß bei zuvor *fettleibigen* Menschen der Diabetes in signifikant größerer Häufigkeit allmählich und *schleichend* beginnt (41,8% dieser Fälle) als bei konstitutionell *unauffälligen* (27,1%) oder vor Krankheitsbeginn *mageren* Personen (23,3%). Die geringere Zahl von mageren Diabetikern mit schleichendem Krankheitsbeginn im Vergleich zu konstitutionell unauffälligen Patienten liegt ebenfalls außerhalb des Zufallsbereiches. Dementsprechend fand sich *stürmischer Ausbruch* der Erkrankung unter *adipösen* Patienten gesichert *seltener* (2,1%) als unter konstitutionell unauffälligen (4,8%) oder gar mageren (5,1%) Diabetikern, deren Differenz untereinander jedoch nicht signifikant ist.

Bei einer getrennten Untersuchung der beiden Geschlechter stellte sich heraus, daß bei *adipösen Männern* der Erkrankungsbeginn in noch größerer Häufigkeit ein *allmählicher* war (45,7%) als bei den Frauen (38,1%). Diese Geschlechtsdifferenz ist zwar auch bei den nicht fettleibigen Patienten festzustellen, jedoch in wesentlich geringerer Ausprägung, und sie ist nur bei den Adipösen statistisch gesichert. Diese Beobachtung scheint im Gegensatz zu stehen zu der durchschnittlich *häufigeren stürmischen Erkrankung männlicher Patienten,* die sich in allen Kollektiven findet (statistisch gesichert ist sie jedoch nur für die konstitutionell Unauffälligen und das Gesamtkrankengut).

Eine *Erklärung* dieser Befunde ist schwierig. Die allgemein *häufiger plötzliche Erkrankung von Männern* dürfte im Zusammenhang stehen mit deren *größerer Exposition gegenüber Traumen* und anderen akuten Belastungssituationen, die auch als manifestationsauslösende Faktoren bei unseren männlichen Patienten öfter gefunden wurden als bei den weiblichen (vgl. Abschnitt 6.06). Aus Abb. 72 ist auch ersichtlich, daß im Zusammenhang mit äußeren Manifestationsfaktoren die Erkrankung häufiger stürmisch einsetzt. Daß andererseits auch der ganz *allmähliche Krankheitsbeginn* (als anderes Extrem) sich durchschnittlich bei *Männern* (vor allem bei *fettleibigen*) häufiger findet als bei Frauen, könnte sich durch das *Fehlen* der manifestationsfördernden und -beschleunigenden *endokrinen Auslösungsfaktoren* des weiblichen Geschlechts erklären. In entsprechendem Sinne läßt sich die im Abschnitt 6.02 mitgeteilte Beobachtung verwerten, daß bei *Fettleibigen* in überdurchschnittlicher Häufigkeit *weitere manifestationsauslösende Faktoren nicht festzustellen* waren.

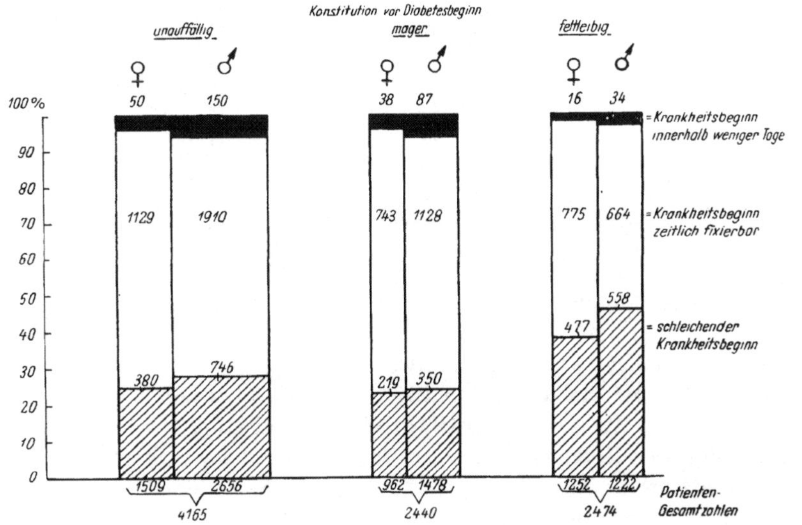

Abb. 71. Geschwindigkeit des Erkrankungsbeginns und Konstitution

9.4 Erkrankungsbeginn und manifestationsauslösende Faktoren

Die Schnelligkeit des Erkrankungsbeginnes wurde ferner geprüft in bezug auf manifestationsauslösende Faktoren Es ist fast selbstverständlich, daß die ersten Krankheitserscheinungen in der Regel stürmischer in Erscheinung treten, wenn der Anstoß zur Manifestation von einer zusätzlichen äußeren Einwirkung ausgeht, etwa einer Infektionskrankheit. Die in Abb. 72 dargestellten Befunde sind daher mehr zum Vergleich zu den Ergebnissen der vorstehenden Abschnitte gedacht.

Die (1666) Patienten mit Manifestation im Jugend- und Greisenalter (außerhalb von Pubertät, Wachstumsschüben oder sonstigen manifestationsfördernden Situationen, vgl. Tab. 31 und 33) wurden für diese Aufstellung sinngemäß nicht zu der Gruppe mit endokrinen Manifestationsfaktoren gerechnet, sondern zu der ohne manifestationsauslösende Momente.

Entsprechend der Erwartung läßt sich feststellen, daß die Erkrankung *nach Einwirkung exogener manifestationsauslösender Faktoren* in gesicherter Weise *seltener schleichend* und *häufiger stürmisch* einsetzt als bei spontanem Krankheitsbeginn. Für Patienten mit *endokrinen*

Manifestationsfaktoren liegen ähnliche Verhältnisse vor: bei ihnen setzt die Erkrankung kaum häufiger schleichend ein als bei Patienten mit exogenen Auslösungsfaktoren. Plötzlicher Erkrankungsbeginn kommt dagegen nicht häufiger vor als bei spontanem Krankheitsbeginn.

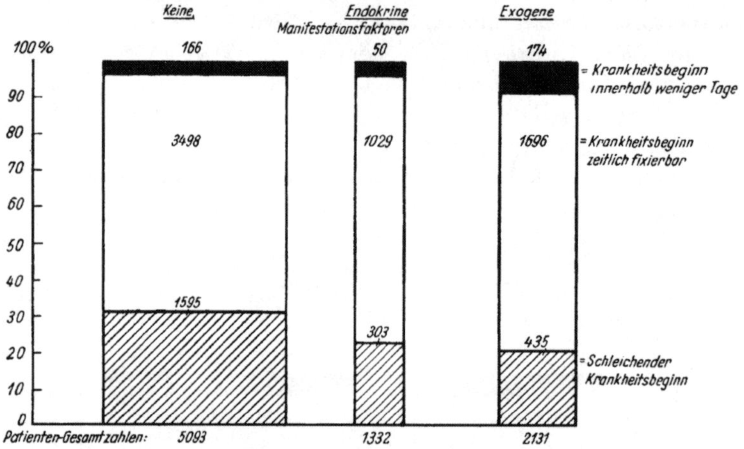

Abb. 72. Geschwindigkeit des Erkrankungsbeginns mit und ohne manifestationsauslösende Faktoren

9.5 Erkrankungsbeginn, Lebensalter und Geschlecht

Entsprechend geläufiger klinischer Erfahrung setzt der Diabetes bei Kindern und *Jugendlichen* häufiger *stürmisch*, bei *alten* Menschen meist *allmählich* ein. Zur Untermauerung dieses Eindruckes wurde im Rahmen der vorliegenden Untersuchungen eine genaue Analyse der Schnelligkeit des Erkrankungsbeginnes in den verschiedenen Altersklassen vorgenommen. Die wichtigsten Ergebnisse sind in Abb. 73 dargestellt. Es läßt sich wie erwartet ablesen, daß allmählicher Krankheitsbeginn in den ersten Lebensjahrzehnten seltener vorkommt als in späteren Lebensabschnitten. Vom 5. Lebensjahrzehnt an bleibt der Anteil der Patienten

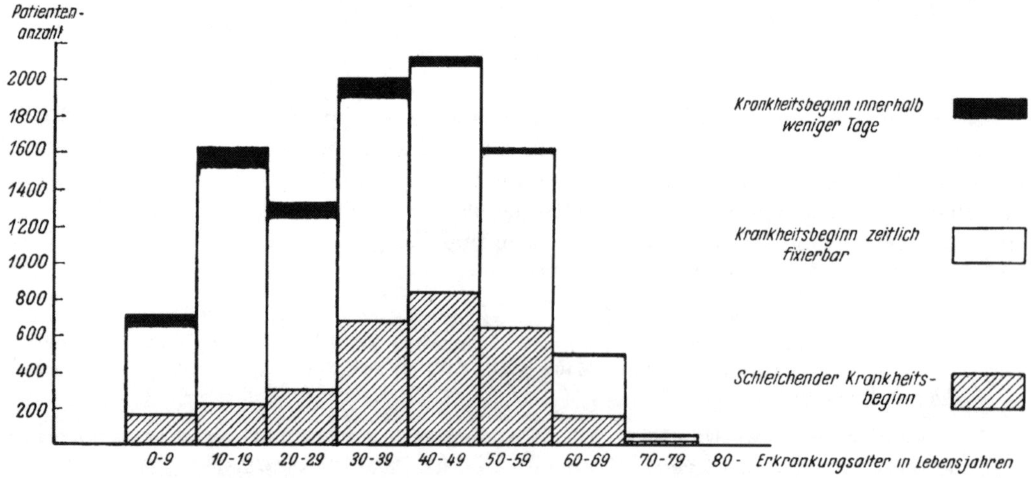

Abb. 73. Geschwindigkeit des Erkrankungsbeginns und Erkrankungslebensalter

mit schleichendem Krankheitsbeginn an der Gesamtzahl der jeweiligen Altersgruppen annähernd unverändert. Umgekehrt findet sich bestätigt, daß stürmischer Krankheitsbeginn am häufigsten bei Kindern vorkommt, mit steigendem Erkrankungsalter immer seltener wird und bei alten Menschen nur in Ausnahmefällen auftritt.

Eine differenzierte Untersuchung des *Erkrankungsbeginnes bei beiden Geschlechtern* brachte nur geringgradige Unterschiede zutage. Insgesamt findet sich allmähliche Manifestation bei Männern etwas häufiger als bei Frauen (31,3 gegenüber 29,5%). Am stärksten sind diese Unterschiede noch in der Phase des Klimakteriums ausgeprägt (im 5. Lebensjahrzehnt: allmählicher Krankheitsbeginn bei 41,8% der Männer gegenüber 36,3% der Frauen). Diesen (allerdings nicht signifikanten) Differenzen liegt zweifellos die stärkere Mitwirkung der hormonellen Manifestationsfaktoren beim weiblichen Geschlecht zugrunde. Demgegenüber ließ sich eindeutig ein häufigeres Vorkommen *stürmischen Krankheitsausbruches bei Männern* feststellen (5% gegenüber 2,2% bei Frauen). Die Ursache dürfte in der größeren Exposition der (in unserem Krankengut zahlreich vertretenen) jüngeren Männer gegenüber Traumen und anderen akuten manifestationsauslösenden Belastungen zu suchen sein.

9.6 Besprechung der Ergebnisse des Kapitels 9

Es entspricht einer selbstverständlichen Erwartung, daß äußere Einwirkungen die Auslösung der Zuckerkrankheit beschleunigen. Mancher Diabetes wäre wahrscheinlich nie oder erst viel später zur Manifestation gekommen, wenn der Anlageträger nicht einer mehr oder weniger starken diabetesbegünstigenden Belastung ausgesetzt gewesen wäre. Andererseits darf man schließen, daß in den Fällen, in denen die Erkrankung *ohne Mitwirkung äußerer manifestationsfördernder Faktoren* zum Ausbruch kommt, hierfür *endogene Einflüsse* entscheidend sind. In entsprechender Weise muß angenommen werden, daß für Patientengruppen mit relativ häufigem *schleichenden Krankheitsbeginn* (ohne Mitwirkung weiterer manifestationsauslösender Momente) eine durchschnittlich *stärkere Durchschlagskraft der Erbanlage* vorliegt. Ein solches Verhalten konnte nach den Ergebnissen der Abschnitte 9.2 und 9.3 für die *Diabetiker mit weiteren zuckerkranken Verwandten* und insbesondere zuckerkranken *Eltern* sowie für die *vor Erkrankungsbeginn adipösen Patienten* nachgewiesen werden.

In gewissem Widerspruch zu dieser Auffassung steht die bekannte Beobachtung des *häufiger stürmischen Krankheitsausbruches bei jungen Menschen*, für die durchschnittlich eine relativ starke Durchschlagskraft der Anlage angenommen werden muß. Hierbei ist zu berücksichtigen, daß der schwere Insulinmangeldiabetes der Jugendlichen verständlicherweise rascher zu klinischen Symptomen und zur Dekompensation führen muß als der meist leichte Altersdiabetes. Der plötzliche Erkrankungsbeginn ist hier demnach direkte Folge der stärkeren Expressivität der Anlage. Hierfür spricht der häufig plötzliche Erkrankungsbeginn bei Kindern *ohne ersichtliche manifestationsauslösende äußere Momente.* Äußere Manifestationsfaktoren finden sich in den ersten beiden Lebensjahrzehnten nicht besonders häufig, in der Altersgruppe von 10—14 Jahren sogar signifikant vermindert. Hinzu kommt die stärkere Neigung jüngerer Menschen zu kräftiger Reizbeantwortung, z. B. auch hyperergischen Reaktionen, wodurch starke manifestationsauslösende Impulse zur Einwirkung kommen. Schließlich ist noch auf die größere Exposition junger Menschen äußeren diabetesauslösenden Einflüssen gegenüber hinzuweisen, wie z. B. Infektionskrankheiten, Traumen. In unserem Krankengut finden sich äußere Manifestationsfaktoren in überdurchschnittlicher Häufigkeit im 3. und 4. Lebensjahrzehnt. — Die unterschiedlichen Beobachtungen bei Diabetikern verschiedener Altersklassen bedürfen also einer andersartigen Interpretation als diejenigen an verschiedenen Kollektiven gleicher Lebensphasen.

10. SCHLUSSBEMERKUNGEN UND FOLGERUNGEN

Es konnte nicht das Ziel der hier vorgelegten klinisch-statistischen Studien sein, alle noch offenen Fragen in bezug auf die Ätiologie des Diabetes mellitus zu klären. Die Zahl und die Kompliziertheit der ungelösten Probleme sind zu groß, als daß eine derartige Hoffnung möglich gewesen wäre. Die angewandte Methodik zwang zu einer Beschränkung auf eine Anzahl von Teilproblemen, die in dieser Weise einer Bearbeitung zugänglich erschienen.

Nähere Untersuchungen wurden angestellt über Ausmaß und Bedeutung *anlagemäßiger Vorbedingungen* für die menschliche Zuckerkrankheit. Zwar läßt sich das Vorliegen einer ererbten Disposition für die Erkrankung nur in weniger als einem Drittel aller Fälle nachweisen; es besteht aber Berechtigung zu der — freilich noch unbewiesenen — Annahme, daß auch bei den übrigen Zuckerkranken ohne erkennbare Heredofamiliarität bis auf seltene Ausnahmen die *Mutation eines spezifischen Gens* Voraussetzung für das Auftreten der Krankheit ist. Für den immer wieder (von anderen Autoren) geäußerten Verdacht, ein größerer Prozentsatz aller Diabeteserkrankungen könne allein infolge äußerer Einwirkungen, insbesondere Pankreasschäden und Hirntraumen, ohne Erbanlage zum Ausbruch kommen, ließen sich aus dem eigenen Krankengut keine Stützen beibringen. Unter allen in dieser Weise verdächtigen Patientengruppen fanden sich nirgends weniger Kranke mit nachgewiesener Heredofamiliarität als im Gesamtmaterial (Kapitel 6). Dagegen ist die durchschnittlich *niedrige Manifestierungsrate* der Anlage bekannt. Sie dürfte nach eigenen Schätzungen sicher weniger als 50% betragen (Abschnitt 4.210). Allerdings muß die Frage aufgeworfen werden, ob die Zuckerkrankheit nicht in größerer Häufigkeit als bisher angenommen durch *Neumutationen* verursacht werden könnte. Möglicherweise mutiert das für den Diabetes verantwortliche Gen relativ leicht. Träfe dies zu, ließen sich manche bisher rätselhaften Diskrepanzen in den bisherigen Ergebnissen der Erbforschung der Zuckerkrankheit unschwer aufklären. Vorerst sind in dieser Beziehung nur Mutmaßungen möglich.

Bis in die neueste Zeit hinein ist immer wieder die Frage erörtert worden, ob den unterschiedlichen klinischen Diabetestypen *verschiedene genetische Grundlagen* entsprechen könnten. Nach unseren Beobachtungen besteht *keine* Berechtigung für eine solche Annahme. In einer Familie treten nicht selten mehrere Diabeteserkrankungen verschiedener klinischer Prägung auf. Auch bei demselben Patienten kann sich im Laufe der Zeit die Erscheinungsform der Krankheit ändern. Es besteht demnach kein Grund, an einer einheitlichen Erbanlage für alle Diabetesfälle zu zweifeln.

Von der Mehrzahl aller Sachkenner wurde bisher für die Diabetesanlage ein einfach recessiver *Erbgang* für die Regel gehalten. Es darf als ein Hauptergebnis der vorliegenden Untersuchungen der Nachweis gelten, daß dies mit Sicherheit nicht zutreffen kann. Vielmehr muß aus guten Gründen angenommen werden, daß auch schon heterozygote Träger der Mutante erkranken können, wenn dies auch keineswegs in jedem Fall zu erwarten ist. Man nennt dies einen *unregelmäßig dominanten Erbgang*. Es konnten keine sicheren Anhaltspunkte für eine etwa frühzeitigere oder schwerere Erkrankung homozygoter Anlageträger gefunden werden (Kapitel 4).

Von großer praktischer Bedeutung ist die Frage, wovon es abhängt, ob ein Träger der Diabetesanlage erkrankt oder nicht. Untersuchungen in dieser Hinsicht sind durch den Umstand sehr erschwert, daß es gegenwärtig noch keine Möglichkeit gibt, Anlageträger vor Ausbruch der klinischen Erkrankung zu erkennen. Wesentlich bestimmende Einflüsse gehen sicher von Anlagefaktoren aus. Dies wird belegt durch die häufig korrespondierende Erkrankung von Geschwistern und insbesondere von Zwillingen. Hierbei muß offen bleiben, inwieweit determinierende Einflüsse vom Hauptgen selbst ausgehen und inwieweit von anderen Faktoren des „genotypischen Milieus“ (nach TIMOFÉEFF-RESSOVSKY [123]). Es kann als sicher gelten, daß es vom Hauptgen unabhängige Nebengene gibt, die als „*Modifikationsgene*“ auf Manifestierung und Expressivität einen entweder *fördernden* oder auch *hemmenden* Einfluß ausüben können. Über diesbezügliche Einzelheiten wissen wir bisher nur wenig. Erwiesen ist lediglich der manifestationsfördernde Einfluß der Anlagen, die zur *Fettsucht* und bestimmten *endokrinen Regulationsstörungen* führen, besonders solchen mit Überfunktion des Hypophysen-Nebennierenrinden-Systems (Abschnitt 4.6). Schließlich geben vielfach *peristatische Einflüsse* den Ausschlag, ob und wann die Anlage zur Manifestierung kommt.

Vermutlich ist auch das genotypische Milieu im wesentlichen dafür verantwortlich, daß die *Durchschlagskraft* der Diabetesanlage in verschiedenen Familien sehr unterschiedlich stark sein kann. Wir verfügen über eindrucksvolle Beobachtungen an Nachkommenschaften von Diabetikerehepaaren, deren in manchen Fällen extrem differente Erkrankungsziffern auch durch exogene Faktoren nicht ausreichend erklärbar sind (Abschnitt 4.4). Eine positive oder negative Selektion von manifestationsfördernden oder -hemmenden Nebengenen könnte auch die beobachteten Änderungen der Durchschlagskraft von Generation zu Generation innerhalb derselben Familie erklären. Ob auf die gleiche Weise auch die auf Grund zahlreicher eigener Befunde anzunehmende durchschnittlich stärkere Durchschlagskraft bei den Nachkommen selbst erkrankter Anlageträger gedeutet werden darf, erscheint zwar möglich, bleibt aber vorerst fraglich. Jedenfalls ergeben sich theoretische Schwierigkeiten, wenn man die andere Möglichkeit einer weiter gehenden Änderung des Hauptgens selbst in Betracht ziehen will. Weiter mutierende, sog. „*labile*“ *Allele* sind zwar (als Raritäten) aus der experimentellen Genetik bekannt, es gilt aber noch als zweifelhaft, ob man mit ihrem Vorkommen auch in der menschlichen Erbpathologie rechnen kann. Es haben sich im eigenen Krankengut auch keine genügend beweiskräftigen Anhaltspunkte dafür finden lassen, daß die Diabetesanlage schließlich zu einem *Letalfaktor* weiter entarten könnte, womit bei Weiterverfolgung derartiger Gedankengänge gerechnet werden müßte (Abschnitt 4.44). In diese Probleme wird erst dann näherer Einblick zu erhalten sein, wenn nach Ablauf einiger Jahrzehnte eine genügend große Zahl von früh erkrankten Diabetikern das fortpflanzungsfähige Alter erreicht hat.

Ein zweiter Hauptteil der vorliegenden Arbeit wurde einer Analyse der *manifestationsfördernden Umweltfaktoren* gewidmet. Zunächst war festzustellen, daß für etwa 60% unserer Patienten äußere Auslösungsmomente nicht in Erfahrung zu bringen waren. Zwar wird man in Rechnung setzen müssen, daß bei einer (nicht genau bestimmbaren) Anzahl von Zuckerkranken die bekannten diabetogenen *Zivilisationsschäden* wie Luxusernährung, ungenügende Körperbewegung, ständige Unrast, durch langfristige Einwirkung in unauffälliger Weise den endlichen Ausbruch der Erkrankung wesentlich begünstigt haben und daß in einigen Fällen unerkannte äußere Einflüsse dennoch wirksam gewesen sein mögen. Trotzdem bleibt eine erstaunlich große Patientenzahl, deren Diabetes *ohne* Mithilfe durch fördernde peristatische Umstände in Erscheinung trat, die Manifestierung also offenbar ganz überwiegend durch Anlagefaktoren bestimmt wurde. Es ließen sich auch eine Anzahl von Befunden erheben, die dafür sprechen, daß die Durchschlagskraft der Anlage bei diesen Patienten tatsächlich überdurchschnittlich groß war (Abschnitte 6.02 und 9.2).

Eine große Reihe sehr verschiedenartiger Umstände ließ sich in Erfahrung bringen, die jeweils in unterschiedlicher Häufigkeit zur Auslösung der Zuckerkrankheit führen können (Kapitel 6). Es sind aber unschwer nur wenige *pathogenetische Wege* zu erkennen: 1. handelt es sich um Schädigungen oder Überforderungen des *Pankreas*, 2. (bei einer kleinen Zahl von Fällen) um *Zwischenhirnläsionen*, die einen Reaktionsablauf in Gang setzen, der auch bei der zahlenmäßig größten 3. Gruppe die ausschlaggebende Rolle spielt, nämlich die neurohormonalen Umstellungen der *Stress-Situation* im Sinne von SELYE [113]. Eine derartige Alarmreaktion wird durch zahlreiche der verschiedenartigen Belastungen ausgelöst, die den Ausbruch der Zuckerkrankheit veranlassen können: körperliche und psychische Traumen, akute Infektionskrankheiten, allergische Reaktionen, körperliche Leistungssteigerungen u. a. m. Von entscheidendem Effekt dürfte in allen diesen Fällen die meist stoßartige, seltener allmähliche *Verschiebung des endokrinen Gleichgewichtes zugunsten der Inselantagonisten* sein.

Auch bei den manifestationsbegünstigenden *endokrinen Regulationsstörungen*, seien sie nun anlagebedingt oder erworben, vielfach im Rahmen physiologischer Umstellungen und Abläufe wie Wachstum, Pubertät, Gravidität, Klimakterium, Involution, liegt eine gleichartige Situation vor. Für die meisten Fälle muß mit dem Bestehen eines Hypercortizismus gerechnet werden, oder es handelt sich um eine Überproduktion von somatotropem Hormon oder einem der anderen kontrainsulär wirksamen Inkrete. Am Ende der Reaktionskette steht in jedem Fall das endliche Versagen des Inselorgans.

Es ist die Frage nicht ohne Interesse, inwieweit die während der letzten Jahre in der ganzen Welt beobachtete *Zunahme der Erkrankungsfälle* an Diabetes zurückgeführt werden muß: einmal auf den wachsenden Einfluß manifestationsfördernder Umweltfaktoren, zum anderen auf eine Vermehrung der Anlageträger durch die stärker werdende Gegenauslese. Infolge Verbesserung der therapeutischen Möglichkeiten kommen heute in zunehmendem Maße auch jugendliche Diabetiker zur Fortpflanzung, während vor Einführung des Insulins (1921) das Auftreten eines Diabetes im generationsfähigen Alter die Fortpflanzungschancen für beide Geschlechter stark einschränkten. Für Kinder und Jugendliche bedeutete die Zuckerkrankheit bekanntlich den unausweichlichen Tod spätestens innerhalb weniger Jahre. Hierdurch kam es zu einer teilweisen Auslese, zu einer Ausmerzung von pathologischen Krankheitsanlagen, und zwar gerade derjenigen mit starker Durchschlagskraft und Expressivität. Die Gesamtzahl der Träger einer pathogenen Erbanlage in einer Population wird im wesentlichen beeinflußt erstens durch die Häufigkeit neuer Mutationen und zweitens durch deren Auslese, d. h. den Grad ihrer Letalität oder die Fortpflanzungschancen der Anlageträger. Es hat den Anschein, daß in der Vergangenheit diese beiden Faktoren sich annähernd die Waage hielten, und die Zahl der Anlageträger im Laufe der Jahrhunderte etwa gleich blieb oder sich nur allmählich vermehrte. Zuverlässige Aussagen zu dieser Frage sind freilich nicht möglich. Sicher ist aber, daß seit geschickter Handhabung der Insulinbehandlung und dadurch immer geringer werdender natürlicher Auslese sich in noch ständig zunehmendem Maße das bisherige Gleichgewicht verschiebt zugunsten der Faktoren, die auf eine Vermehrung der pathogenen Anlage gerichtet sind. Hinzu kommt, daß mit Rücksicht auf die allgemeine Zunahme mutagener Einwirkungen keine Aussicht auf einen Rückgang der Neumutationen besteht. Ich glaube aber dennoch nicht, daß an der Zunahme der Diabeteserkrankungsfälle in den letzten Jahren die steigende Zahl von Anlageträgern schon entscheidenden Anteil hatte: Eine wirksame Steigerung der *Gegenauslese* begann erst vor etwa 30 Jahren (um 1930). Die seitdem von sonst unfruchtbar gebliebenen Diabetikern geborenen oder gezeugten Kinder sind jetzt kaum älter als 30 Jahre, größtenteils noch wesentlich jünger. Sie haben also das Alter der größten Erkrankungshäufigkeit noch nicht erreicht. Außerdem ist die große Zahl jugendlicher Diabetiker zu berücksichtigen, die in Deutschland während der Kriegs- und Nachkriegsjahre am Insulinmangel oder dadurch geförderten Komplikationen zugrunde gingen. Dagegen liegen zahlreiche Befunde und Erfahrungen aus den zurückliegenden Not- und Erholungsjahren vor (vgl. Kapitel 6), die eine Kongruenz der steigenden Erkrankungsziffern mit der *Zunahme manifestationsfördernder Umweltfaktoren* beweisen. Es spricht daher alles dafür, daß die Zunahme der Erkrankungsfälle in den letzten Jahren ganz überwiegend durch eine von Zivilisationsschäden beeinflußte Steigerung der Manifestierungsrate verursacht ist. In welchem Maße die Steigerung der Gegenauslese zu einer Vermehrung der Anlageträger und endlich der Erkrankungsfälle führt, kann gegenwärtig noch nicht abgeschätzt werden.

Die Häufigkeit des *Vorkommens einer pathogenen Erbanlage in einer Gesamtpopulation* ist schwierig festzustellen. Es müssen bekannt sein: die Erkrankungsziffer in der Bevölkerung und die Manifestierungsrate der Anlage. Selbstverständlich kommt man zu verschiedenen Ergebnissen, je nachdem, welchen Erbgang man zugrunde legt. Alle derartigen Berechnungen für den Diabetes erfolgten bisher unter der Annahme recessiver Vererbung. Sie müssen nach den Ergebnissen der vorliegenden Untersuchungen fallen gelassen werden. Neuen Berechnungen auf der Grundlage unregelmäßig dominanten Erbganges stellen sich jedoch Schwierigkeiten entgegen: Zwar sind wir durch sorgfältige Untersuchungen an verschiedenen Stellen der Welt über die augenblicklichen Erkrankungshäufigkeiten relativ gut unterrichtet; es wurden übereinstimmend Erkrankungsziffern um 1,5% der Gesamtbevölkerung festgestellt. Jedoch haben gerade die eigenen Beobachtungen gezeigt, daß es infolge der Differenzen bei verschiedenen Anlageträgern und der wechselnden Beeinflussungsmöglichkeiten durch äußere Umstände kaum angängig ist, einen ungefähren Durchschnittswert für die Manifestierungsrate anzugeben. Wenn man sich trotz dieser Bedenken dazu entschließen will, für die Penetranz der Diabetesanlage einen groben Schätzungswert von 10% in Rechnung zu setzen (vgl. Abschnitte 4.210 und 4.7), so würde sich ergeben, daß man bei annähernd 15% der Gesamtbevölkerung das Vorhandensein der Erbanlage zum Diabetes annehmen müßte. Dieser Wert dürfte aller Wahrscheinlichkeit nach eher zu hoch als zu niedrig sein. Auf jeden Fall kann gefolgert werden, daß die tatsächliche Zahl von Anlageträgern wesentlich geringer ist, als den bisherigen Schätzungen unter Zugrundelegung recessiven Erbganges entsprechen würde.

Über den *Wirkungsmechanismus* des mutierten Hauptgens können nur Vermutungen angestellt werden, besonders solange auch die Pathogenese des Diabetes nicht vollständig aufgeklärt ist. Sicher handelt es sich nicht einfach um eine Mutation des für die Organbildung des Pankreas oder die Inseldifferenzierung zuständigen Gens. Auch die von Hanhart [36c] geäußerte Vermutung einer primären Beeinflussung der diencephalen Regulationszentren erscheint mir nicht überzeugend. In jüngster Zeit sind zahlreiche neue Erkenntnisse über den Aufbau und die Wirkungsweise der Gene gewonnen worden (Übersicht bei Vogel [132]). Sie erscheinen geeignet, neue Perspektiven auch für die eventuellen Wirkungsmöglichkeiten der Diabetesanlage anzudeuten. Die Analogie zu anderen erbbedingten Stoffwechselanomalien drängt sich auf, z. B. zum Phenylbrenztraubensäure-Schwachsinn, bei dem ein angeborener, recessiv vererbter Mangel an dem Ferment Phenylalaninoxydase vorliegt, wodurch der übliche oxydative Abbau von Phenylalanin zu Tyrosin gestört ist (Bickel [11]). Mir scheint daher die schon von Pannhorst [85e] vorgetragene Vorstellung einige Wahrscheinlichkeit zu besitzen, daß auch beim Diabetes der primäre Defekt in einem durch Genmutation bedingten *Enzymfehler* bestehen könnte, sei es in Form fehlerhafter Konstruktion eines Fermentes oder eines Enzymmangels. Es wäre denkbar, daß es sich hierbei um ein Ferment handelt, welches bei der Bildung oder Aktivierung von Insulin mitwirkt. In dieser Richtung müßten weitere experimentelle Untersuchungen ansetzen.

Ein schon seit langer Zeit viel diskutiertes Problem stellt schließlich die Frage dar, ob *genetische Beziehungen zwischen Diabetes mellitus und renalem Diabetes* vorliegen (s. Kapitel 5).

Aus unserem umfangreichen Krankengut haben sich keine Anhaltspunkte dafür ergeben, daß dies zutreffen könnte. Weder verfügen wir über gesicherte Fälle von Vorkommen beider Syndrome unter Verwandten ersten Grades, noch über solche mit Übergang des einen Krankheitsbildes in das andere. Diesbezügliche frühere Literaturberichte halten der Kritik nicht stand. Angesichts der aller Wahrscheinlichkeit nach gänzlich verschiedenartigen Pathogenese beider Syndrome wäre das Bestehen einer genetischen Verwandtschaft auch höchst erstaunlich gewesen.

Ätiologische Forschung kann nur dem Zweck dienen, Wege der *Prophylaxe* finden zu helfen. Welche praktischen Möglichkeiten bestehen für eine Prophylaxe des Diabetes nach dem heutigen Stande unseres Wissens? Zwei prinzipiell verschiedene Wege kommen in Frage: 1. eine *genetische Prophylaxe,* die eine Verbreitung und Vermehrung der Erbanlage zu verhindern bestrebt ist, und 2. eine *Manifestationsprophylaxe,* deren Ziel es sein muß, dem Ausbruch der Erkrankung bei Anlageträgern entgegen zu wirken.

Die *Eugenik* ist als ganzes vielerorts in Verruf geraten wegen der unverantwortlichen Zwangsmaßnahmen, die in Deutschland in den Jahren nach 1933 in ihrem Namen durchgeführt wurden. Es fragt sich aber, ob es richtig ist, wegen dieses Mißbrauches auf eugenische Maßnahmen gänzlich zu verzichten. Mit zahlreichen Sachkennern in der ganzen Welt bin ich der Ansicht, daß auch vom ethischen Standpunkt aus eine vollständige Ablehnung der Eugenik nicht zu verantworten wäre. Es kann aber keinen Zweifel darüber geben, daß Zwangsmaßnahmen unter keinen Umständen in Betracht gezogen werden dürfen.

Zunächst ist zu prüfen, ob für den Diabetes überhaupt eine *Berechtigung* zu genetischer *Prophylaxe* besteht. Zwar haben sich die Behandlungsmöglichkeiten und -erfolge in letzter Zeit ganz wesentlich verbessert. Die Lebenserwartung der Zuckerkranken hat sich derjeniger Gesunder schon erheblich angenähert. Die Beeinträchtigung von Lebensfreude und -glück durch die Krankheit ist in vielen Fällen geringfügig. Andererseits aber gelingt es bei einer großen Anzahl von zuckerkranken Kindern und Jugendlichen noch immer nicht, das traurige Spätschicksal mit Erblindung infolge Retinopathie und Nierensiechtum zu verhindern. Zu bedenken ist ferner die vielfach beobachtete frühzeitigere Erkrankung der Nachkommen von Diabetikern. Ich glaube daher, daß vorläufig noch Bestrebungen Unterstützung verdienen, die einer Vermehrung der Diabetesanlage entgegen zu wirken bereit sind.

Die *Möglichkeiten* hierzu sind begrenzt: Die Mehrzahl der Anlageträger ist im fortpflanzungsfähigen Alter gesund und bleibt unerkannt. Ansatzpunkte ergeben sich nur bei manifest Zuckerkranken im generationsfähigen Alter. Da ist zunächst für Unverheiratete die Frage der *Partnerwahl*: Eine Ehe zwischen zwei Diabetikern wird in letzter Zeit viel diskutiert. Unter praktischen und menschlichen Gesichtspunkten scheint sie keine schlechte Lösung zu sein. Auch vom genetischen Standpunkt aus braucht ihr nicht widerraten zu werden unter der Voraussetzung, daß sie kinderlos bleibt oder sich wenigstens auf ein Kind beschränkt. Damit ist das Problem der *Nachwuchsbeschränkung* angeschnitten. Viele Patienten sind hierzu von sich aus durchaus bereit, wenn sie mit der Möglichkeit rechnen müssen, daß auch ihre Kinder krank werden könnten. Sie suchen deswegen Auskunft und erbitten ärztlichen Rat. Sind Diabetiker mit gesunden Partnern verheiratet, ist das Erkrankungsrisiko für ihre Kinder etwas geringer als bei einer Diabetikerehe. Gleichgültig, welchen Erbgang man annehmen will, mit einer Weitergabe der Krankheitsanlage ist auch in diesen Ehen zu rechnen, und zwar in beiden Fällen an (durchschnittlich) die Hälfte der Kinder. Eine Beschränkung auf ein oder höchstens zwei Kinder sollte daher auch diesen Diabetikern angeraten werden.

Es muß ausdrücklich betont werden, daß es starre Regeln in diesen schwierigen Fragen nicht geben kann. Ärztlicher Rat und persönliche Entscheidung der Betroffenen müssen in jedem Einzelfall verantwortungsbewußt erwogen werden. Zu berücksichtigen sind dabei die vermutliche Penetranz der Anlage in der betreffenden Familie und das voraussichtliche Erkrankungsrisiko für eventuelle Nachkommen. Man muß sich dessen bewußt sein, daß Heirat und Kind die Krönung einer vollständigen Rehabilitation des jugendlichen Zuckerkranken ausmachen. Vollständige Kinderlosigkeit anstreben zu wollen, wäre daher menschlich *und* ärztlich nicht zu vertreten. Mit zunehmender Kinderzahl steigt die Wahrscheinlichkeit, sowohl mehr kranke, als auch mehr gesunde Kinder zu bekommen. Eine größere Kinderzahl bedeutet aber für die zuckerkranke Frau eine zu starke gesundheitliche, für den diabetischen Vater eine soziale Belastung. Auch diese Gesichtspunkte lassen vom ärztlichen Standpunkt eine Nachwuchsbeschränkung für Diabetiker angeraten erscheinen. Ergänzend sei angemerkt, daß es *Schwangerschaftsunterbrechungen* aus eugenischer Indikation niemals geben kann, und auch aus ärztlicher Indikation heute nur noch in seltenen Ausnahmefällen. Abschließend sei wiederholt, daß genetische Prophylaxe ausschließlich auf dem Wege der Aufklärung und ärztlichen Beratung erfolgen darf. Soweit eine rationale Einflußnahme überhaupt in Frage kommt, ist kein Zweifel darüber erlaubt, daß jede Entscheidung einzig und allein den Betroffenen selbst überlassen bleiben muß.

Ob der ideale Weg einer *Beeinflussung* der *Erbanlage* selbst jemals gangbar werden könnte, ist zur Zeit noch nicht abzusehen.

Auch für die zweite Möglichkeit einer *Manifestationsprophylaxe* bestehen vorläufig nur wenig praktisch realisierbare Wirkungsbereiche: Die Mehrzahl der Anlageträger ist uns nicht bekannt. Deshalb beanspruchen unsere Aufmerksamkeit vor allem die Menschen, bei denen Verdacht besteht, daß sie Träger der Diabetesanlage sein könnten. Das sind in erster Linie Personen, unter deren direkten Vorfahren, Nachkommen oder Geschwistern Erkrankungsfälle auftraten, in geringerem Maße auch solche mit weniger nahestehenden diabetischen Verwandten. Der Verdacht auf das Vorliegen der Erbanlage zum Diabetes wird bestärkt bei den Mitgliedern einer Diabetikerfamilie, die Anzeichen für das Bestehen einer endokrinen Regulationsstörung erkennen lassen oder die zur Fettsucht neigen. Besonders starker Verdacht besteht, wenn es sich um Konstitutionsveränderungen in Richtung des Cushing-Syndroms handelt. Bei Fettsüchtigen und Patienten mit endokrinen Regulationsstörungen, insbesondere mit Hypercortizismus, sollte man die Möglichkeit einer prädiabetischen Phase auch dann in Erwägung ziehen, wenn über Diabetes in ihrer Familie nichts bekannt ist. Bei diesen Menschen lassen sich *vorbeugende Maßnahmen* durchführen: Hormonelle Störungen sollten soweit als möglich behandelt werden; vor allem der Fettleibigkeit gilt es entgegenzuwirken. Weitere Bemühungen müssen darauf gerichtet sein, die sich manifestierende Erkrankung so frühzeitig wie möglich zu erfassen. Durch Beachtung von Vor- und Frühsymptomen sollte man versuchen, zu einer „*Prodiagnose*" zu kommen, wie Katsch [55h] es einmal formulierte. Da die Erkrankung aber gerade bei den am meisten gefährdeten Anlageträgern häufig schleichend und über lange Zeit symptomlos beginnt, empfiehlt es sich, auch ohne besonderen Anlaß von Zeit zu Zeit *Kontrolluntersuchungen* bei besonders gefährdeten mutmaßlichen Anlageträgern durchzuführen. Man sollte sie etwa einmal im Jahr anstreben. Auch zwischendurch wird man *gezielte Untersuchungen* immer dann vornehmen, wenn mögliche Anlageträger manifestationsfördernden Belastungen ausgesetzt sind, z. B. in der Schwangerschaft oder während fieberhafter Erkrankungen.

Ungezielte Reihenuntersuchungen führen selbstverständlich auch zur Aufdeckung mancher bisher unerkannter Diabetesfälle. Sie erfordern Aufwand und Kosten, lassen sich aber auch in kleinerem Rahmen, z. B. in Betrieben und Heimen, ohne großen Sonderaufwand durchführen.

Aber auch mit derartigen breiter angelegten Maßnahmen kann die große Zahl der Menschen nicht erfaßt werden, die vor ihrer Erkrankung in keiner Weise als Anlageträger verdächtig sind. Nur ein *Kampf gegen die Zivilisationsschäden*, deren diabetesbegünstigende Einflüsse bekannt sind, kann hier weiter führen. In den Aufgabenbereich der Ärzte fällt es, eine vernünftige Ernährungsweise und ausreichende körperliche Bewegung z. B. in Form von Ausgleichssport zu propagieren. Gegen die ständig zunehmende Mechanisierung und Automation in allen Arbeitsbereichen können wir freilich nichts ausrichten. Das hieße den Fortschritt aufhalten wollen. Die Auswüchse der Zivilisation aber erfordern unsere ständige Aufmerksamkeit und weisen uns Aufgaben zu im Sinne einer prophylaktischen Medizin.

LITERATUR

[1] ALEXANDER, F.: Psychosomatische Medizin (Übersetzung). Walter de Gruyter u. Co., Berlin 1951, S. 149ff.

[2] ASCHNER, B. u. G. ENGELMANN: Konstitutionspathologie in der Orthopädie. Springer-Verlag, Wien u. Berlin 1928. Zit. nach HANHART, E. (36b).

[3] AZERAD, E., H. LESTRADET, R. ABBOU, GATHA et REINBERG: Association de diabète vrai et de diabète rénal. Considérations pratiques. Bull. et Mém. Soc. méd. Hôp. Paris IV, **71**, 803 (1955). Ref. in Kongr. Zbl. inn. Med. **165**, 260 (1956).

[4] BABSON, S. G.: Renal glycosuria. A hereditary and clinical study of one family. J. Pediatr. **17**, 781 (1940).

[5] BANSE, H. J. u. R. SPICKERNAGEL: Leistungsfähigkeit und Arbeitseinsatz des Zuckerkranken. Georg Thieme-Verlag, Leipzig 1940.

[6] BARON, D. U.: Hypothyreoidism and diabetes mellitus. Lancet **1955**/II, 796.

[7] BARTELHEIMER, H.: Extrainsuläre hormonale Regulatoren im diabetischen Stoffwechsel. Erg. inn. Med. u. Kinderhlk. **59**, 595 (1940).

[8] BASTENIE, P.: Cortico-surrénale et diabète humain. Masson et Cie., Paris 1956, S. 271ff.

[9] BAUMANN, G.: Intervalluntersuchungen diabetischer Familien zur Frage über den Nachweis einer diabetischen Erbanlage. Inaug.-Dissertation, Greifswald 1953.

[10] BEST u. JESSIE: J. Physiol. (Brit.) **97**, 107 (1939). Zit. nach GÜLZOW, M. (32b).

[11] BICKEL, H.: Metabolisch-genetischer Schwachsinn. Verh. dtsch. Ges. inn. Med. **64**, 249 (1958).

[12] BLÖCH, J.: In BOLLER, R.: Diabetes mellitus. Urban & Schwarzenberg, Wien u. Innsbruck 1950. S. 175: II. Klinik des Diabetes, Vorkommen, Vererbung, Konstitution.

[13] BOARD, F., H. PERSKY and D. A. HAMBURG: Psychological stress and endocrine functions. Blood levels of adrenocortical and thyroid hormones in acutely disturbed patients. Psychosomatic med. **18**, 324 (1956). Ref. in Kongr. Zbl. inn. Med. **188**, 181 (1958).

[14] BORCHARDT, L.: Die Hypophysenglykosurie und ihre Beziehung zum Diabetes bei der Akromegalie. Z. klin. Med. **66**, 332 (1908).

[15] BOULIN, R., J. BAMBERGER, C. PIETTE et R. DEMANCHE: L'Hémochromatose familiale. Semaine Hôp. **1953**, 3153. Ref. in Kongr. Zbl. inn. Med. **151**, 30 (1954).

[16] BRUGSCH, Th. u. K. DRESEL: Renale hereditäre Glykosurie (sogenannter renaler Diabetes). Med. Klinik **1919**, 972.

[17] CAMMIDGE, P. J.: a) Diabetes mellitus and heredity. Brit. med. J. **1928**, 738; b) Heredity as a factor in the aetiology of diabetes mellitus. Lancet **1934**/I, 393.

[18] CREMERIUS, J.: Können die ätiologischen Theorien über den Diabetes mellitus eine für alle Diabetes-Formen verbindliche Gültigkeit beanspruchen? Med. Mschr. **10**, 497 (1956).

[19] DARWIN, Ch.: Das Variieren der Tiere und Pflanzen im Zustande der Domestication (Übersetzung). 2. Aufl., Bd. II, S. 86ff. E. Schweizerbart, Stuttgart 1873.

[20] DEBRÉ, R., G. SCHAPIRA, J.-C. DREYFUS et F. SCHAPIRA: Métabolisme du fer chez les descendants de malades atteints de cirrhose bronzée. Bull. méd. Hôp. Paris, Sér. 4, **68**, 665 (1952). Ref. in Kongr. Zbl. inn. Med. **145**, 202 (1953).

[21] DEPISCH, F.: Die Diät- und Insulinbehandlung der Zuckerkrankheit. 4. Aufl. Springer-Verlag, Wien 1949, S. 33, Fall 5.

[22] DERBOLOWSKY, U.: Das geistige Quantitativproblem in der Medizin und die mechanisierte Dokumentation als Lösungsversuch. Über die Verwendung von Lochkarten in der Medizin. Klin. Wschr. **1953**, 825.

[23] EBSTEIN, W.: Vererbliche cellulare Stoffwechselkrankheiten. Ferdinand Enke-Verlag, Stuttgart 1902.

[24] FALTA, W. u. F. HÖGLER: Die Zuckerkrankheit. 4. Aufl., S. 310ff. Carl Marhold-Verlag, Halle (Saale) 1953.

[25] GARROD, A. E.: Discussion on non-diabetic glycosuria. Brit. med. J. **1913**, 850.

[26] GOLDSCHMIDT, R.: „Progressive Heredity" and „Anticipation". J. Hered. **29**, 140 (1938).

[27] GOTTSCHALK, A. u. A. SPRINGBORN: Beobachtungen über renale Glykosurie und nichtdiabetische Ketonurie. Klin. Wschr. **1931**, 1208.

[28] GRAFE, E.: Der Diabetes mellitus des Menschen. In: Hdb. d. inneren Medizin, 4. Aufl., VII/2, S. 102, Springer-Verlag, Berlin-Göttingen-Heidelberg 1955.

[29] GRAFE, E. u. H. W. HERING: Zur Frage des Überganges von Diabetes renalis in Diabetes mellitus. Klin. Wschr. **1952**, 345.

[30] GREEN, jr., R. C., A. H. BAGGENSTOSS and R. G. SPRAGUE: Diabetes mellitus in association with primary carcinoma of the pancreas. Diabetes (New York) **7**, 308 (1958).

[31] GRUNNET, J.: a) Heredity in diabetes mellitus. Kopenhagen 1957; b) Heredity in diabetes mellitus. Acta genetic. **7**, 97 (1957).

[32] GÜLZOW, M.: a) Studien über Infektpankreatitis. Klin. Wschr. **1939**, 353; b) Der Kohlenhydratstoffwechsel bei Unterernährten. Zschr. inn. Med. **2**, 91 (1947); c) Hunger und Hungerödem. Virchows Arch. **316**, 187 (1949); d) Hypoproteinämie und Blutzuckerregulation. Tierexperimentelle Untersuchungen. Zschr. inn. Med. **4**, 155 (1949); e) Pankreatitis und Lebererkrankungen. Dtsch. Zschr. Verdauungskrkh. **16**, 198 (1956).

[33] GÜNTHER, O.: Zur Genetik des Diabetes mellitus. Verh. Dtsch. Ges. inn. Med. **64**, 563 (1958).

[34] GÜNTHER, O. u. G. BAUMANN: Diabetesvorkommen auf der Insel Rügen. Wiss. Z. Univ. Greifswald, Mathem.-naturwiss. Reihe, **1**, 243 (1951/52) und Festschrift zum 65. Geburtstag von Gerhardt Katsch. Georg Thieme-Verlag, Leipzig 1952.

[35] HADORN, E.: Letalfaktoren, S. 124. Georg Thieme-Verlag, Stuttgart 1955.

[36] HANHART, E.: a) Nachweis der ganz vorwiegend einfach-recessiven Vererbung des Diabetes mellitus. Erbarzt **6**, 5 (1939); b) Erbpathologie des Stoffwechsels. In: Hdb. d. Erbbiologie des Menschen IV/2, S. 674, Julius Springer-Verlag, Berlin 1940; c) Neue Forschungsergebnisse über die Vererbung des Diabetes mellitus sowie Anhaltspunkte für seine primäre Genese im Stammhirn. Arch. Jul. Klaus-Stiftg. Vererbungsforschg. usw. **25**, 586 (1950); d) Zur Vererbung des Diabetes mellitus. Schweiz. med. Wschr. **1951**, 1127; e) Die erbliche Anlage zur Zuckerkrankheit. Verh. dtsch. Ges. Verdauungskrkh. **16**, 22 (1952).

[37] HARRIS, H.: a) The incidence of parental consanguinity in diabetes mellitus. Ann. of Eugen. **14**, 293 (1949); b) The familial distribution of diabetes mellitus: A study of the relatives of 1241 diabetic propositi. Ann. of Eugen. **15**, 95 (1950).

[38] HATLEHOL, R.: a) Blood sugar studies. With special regard to the threshold of glykosuria in diabetes mellitus and benign chronic glykosuria. Acta med. Scand. Suppl. **8** (1924); b) Value of the blood-sugar curve in distinguishing between benign glykosuria and diabetes mellitus. Acta med. Scand. Suppl. **78**, 646 (1936).

[39] HAUG, H. u. W. WÖHRMANN: Diabetes bei und nach Gallenblasenentzündung. Dtsch. med. Wschr. **1929**, 1217.

[40] HAUSBERGER, F. X. u. I. RAMSAY: zit. nach HOFF, F.: Klinische Physiologie und Pathologie. 5. Aufl., S. 877. Georg Thieme-Verlag, Stuttgart 1957.

[41] HEILMEYER, L.: Pathologische Physiologie des Eisenstoffwechsels der Leber. Verh. dtsch. Ges. Verdauungskrkh. **17**, 32 (1953).

[42] HJÄRNE, U.: A study of orthoglycaemic glycosuria with particular reference to its hereditability. Acta med. Scand. **67**, 422 (1927).

[43] HOET, J. P.: a) Die diabetogenen Wirkungen der Schwangerschaft, Vortrag Ärztl. Verein Hamburg 11. 11. 1952. Ref. in Klin. Wschr. **1953**, 534; b) Carbohydrate metabolism during pregnancy. Diabetes (New York) **3**, 1 (1954); c) Le métabolisme des glucides au cours de la gestation. Ann. d'Endocrin. **15**, 26 (1954).

[44] HOFMEISTER: Arch. exper. Path. (D.) **26**, 355 (1890). Zit nach GÜLZOW [32b].

[45] HOLST, J. E.: The occurence of benign glycosuria in diabetic families. Arch. int. Med. **38**, 279 (1926).

[46] HOPPE-SEYLER, G.: Zur Pathologie der vorübergehenden Glykosurie. Verh. Dtsch. Ges. inn. Med. **20**, 384 (1902).

[47] HOSEMANN, H.: Die Grundlagen der statistischen Methoden für Mediziner und Biologen. Georg Thieme-Verlag, Stuttgart 1949.

[48] HOUSSAY, B. A.: a) Diabeteserregende Wirkung des Vorderlappenextraktes. Klin. Wschr. **1933**, 773; b) The thyroid and metathyroid diabetes. Endocrinology **35**, 158 (1944). Zit. nach KUHLENCORDT, F.: Dtsch. med. Wschr. **1956**, 1879; c) Lancet **1951**/II, 70. Herausgeberaufsatz: Geschlechtshormon bei Diabetes. Ref. in Dtsch. med. Wschr. **1951**, 1288.

[49] HOUSSAY u. ANDERSON: Endocrinology **45**, 627 (1949). Zit. nach HAUSBERGER, F. X.: Erg. inn. Med. N. F. **3**, 220 (1952).

[50] JOHN, H. J.: a) The relation of weight to diabetes. Endocrinology **14**, 282 (1930); b) Statistical study of 6000 cases of diabetes. Ann. Int. Med. **33**, 925 (1950).

[51] JOHN, H.-J.: Diabetes und Gravidität. Inaug.-Dissertation, Greifswald 1944.

[52) JOHNSSON, A.: Beitrag zur Frage von dem Diabetes renalis. Acta med. Scand. **56**, 485 (1922).

[53] JOSLIN, E. P. et al.: The treatment of diabetes mellitus. a) 8. Aufl., Lea & Febiger, Philadelphia 1946; b) 9. Aufl. Lea & Febiger, Philadelphia 1952.

[54] KALK, H.: Klinik der Hämochromatose. Verh. dtsch. Ges. Verdauungskrkh. **17**, 48 (1953).

[55] KATSCH, G.: a) Über den sekundären Diabetes nach Cholezystektomie. Dtsch. med. Wschr. **1928**, 1508; b) Diabetes als zweite Krankheit. Arch. Verdauungskrkh. **43**, 224 (1928); c) Diabetes als zweite Krankheit. J. Kurse f. ärztl. Fortbild. **1930**, Märzheft; d) Produktive Fürsorge für Zuckerkranke. Dtsch. med. Wschr. **1930**, Nr. 46; e) Klinisches von reaktiven Überleistungen. Z. klin. Med. **114**, 1 (1930); f) Regulationskrankheit Diabetes. Med. Klinik **1946**, 17 u. 36; g) Über die prädiabetische Phase der Zuckerkrankheit. Dtsch. med. Wschr. **1950**, 1331; h) Über Prodiagnose und Prophylaxe. Dtsch. med. Wschr. **1953**, 510; i) Zivilisationsschäden und Diabetes. In: Zivilisationsschäden und deren Physiko-, Balneo- und Klimato-Therapie, S. 9. VEB Georg Thieme, Leipzig 1957; k) Diabetes und Schwangerschaft. Münch. med. Wschr. **1957**, 1108.

[56] KATSCH, G. u. M. GÜLZOW: Die Krankheiten der Bauchspeicheldrüse. In: Hdb. inn. Med. 4. Aufl., Bd. 3/II, 295, Springer-Verlag, Berlin-Göttingen-Heidelberg 1953.

[57] KATSCH, G. u. G. MOHNIKE: Aktuelle Diabetesfragen. Med. Klinik **1949**, 1589.

[58] KIMBEL, K. H.: Gedanken zur Dokumentation in der inneren Medizin. Zschr. inn. Med. **9**, 756 (1954).

[59] KLEIN, E.: Die Diagnostik der verschiedenen Kropfformen. Dtsch. med. Wschr. **1958**, 2208.

[60] KNORRE, G. v.: Die gegenwärtige Diabetesmorbidität in Deutschland unter besonderer Berücksichtigung Sachsen-Anhalts. Zschr. inn. Med. **6**, 725 (1951).

[61] KOLLER, S.: a) Methodik der menschlichen Erbforschung. In: Hdb. d. Erbbiologie des Menschen, II, S. 286, Julius Springer-Verlag, Berlin 1940; b) Graphische Tafeln zur Beurteilung statistischer Zahlen. Theodor-Steinkopff-Verlag, Dresden u. Leipzig 1943.

[62] KRIES, I. v.: Beitrag zur Genetik des Diabetes mellitus. Z. menschl. Vererb. -u. Konstitutionslehre **31**, 406 (1953).

[63] LABBÉ: Presse méd. **1905**, 62. Zit. nach HOFF, F.: Klinische Physiologie und Pathologie. 5. Aufl., S. 408, Georg Thieme-Verlag, Stuttgart 1957.

[64] LAMY, M., G. SCHAPIRA, J. FRÉZAL et P. MAROTEAUX: Génétique de l'hémochromatose. Acta genet. et statist. med. (Basel) **7**, 105 (1957). Ref. in Kongr. Zbl. inn. Med. **186**, 39 (1958).

[65] LAMY, M., J. FRÉZAL et J. de GROUCHY: Résultats d'une enquête sur l'hérédité du diabète sucré. Rev. franç. Étude clin. et biol. **2**, 907 (1957).

[66] LANCEREAUX, E.: Bull. Acad. méd. Paris, II, **6**, 1215 (1877). Zit. nach HANHART, E. (36b).

[67] LEMSER, H.: Untersuchungsergebnisse an diabetischen Zwillingen. Münch. med. Wschr. **1938**, 1811.

[68] LENZ, F.: a) In BAUR, E., E. FISCHER und F. LENZ: Menschliche Erblehre und Rassenhygiene, 4. Aufl., Bd. I: Menschliche Erblehre, S. 454. J. F. Lehmann-Verlag, München 1936; b) Z. Abstammungslehre **73**, H. 3/4, 559 u. Erbarzt **1937**, 154. Zit. nach KRIES, I. v. (62); c) Erbarzt **1938**, H. 8. Zit. nach KRIES, I. v. (62).

[69] LÉPINE: Zit. nach HANHART (36b).

[70] LEVIT, S. G. u. L. N. PESSIKOVA: Genetics of diabetes mellitus. Proc. Maxim Gorky Medico-Biol. Inst., Moscow **3**, 132 (1934). Zit. nach HARRIS, H. (37b).

[71] LÖHR, K. u. H. REINWEIN: Konkordantes Auftreten von Lebercirrhose und Diabetes (Hämochromatose) bei eineiigen Zwillingen. Dtsch. Arch. klin. Med. **200**, 53 (1952).

[72] LONGSTRETH, H. P.: Endocrine effects of trauma. Military Med. **119**, 22 (1956). Ref. in Kongr. Zbl. inn. Med. **174**, 145 (1957).

[73] LÜBKEN, W.: Die Manifestation des kindlichen Diabetes. Verh. dtsch. Ges. inn. Med. **57**, 211 (1951).

[74] MÄDER, K.: Inaug.-Dissertation, Greifswald. In Vorbereitung.

[75] MAYER, J.: a) Genetic, traumatic and environmental factors in the etiology of obesity. Physiol. Rev. **33**, 472 (1953); b) Zit. nach BERNHARDT, H.: Fettleibigkeit. Ferdinand Enke-Verlag, Stuttgart 1955, S. 58ff.

[76] MCDANIEL, MARKS and JOSLIN: Arch. Int. Med. **66**, 1011 (1940). Zit. nach MARBLE, A.: Infections in diabetes. In: JOSLIN (53b), S. 436.

[77] MELLINGHOFF, C. H.: Persönliche Mitteilung.

[78] MERING, v. u. MINKOWSKI: Diabetes nach Pancreasexstirpation. Arch. exper. Pathol. **26**, 371 (1889).

[79] MOHNIKE, G.: a) Wechsel vom extrainsulären Überfunktionsdiabetes zum Inselunterfunktionsdiabetes beim Cushing-Typ. Z. klin. Med. **144**, 461 (1944); b) Phasenartiger Verlauf des Diabetes vom Cushing-Typ. Z. klin. Med. **144**, 475 (1944); c) Über den Staub-Traugott'schen Versuch. I. Mitt. Zschr. inn. Med. **2**, 409 (1947).

[80] MÖLLERSTRÖM, J.: Svenska Tryckeriaktiebolaget Stockholm 1943 u. Suppl. CXLVII, Acta med. Scand. Zit. nach HANHART, E. (36e).

[81] MOESCHLIN, S.: Klinik und Therapie der Vergiftungen. Georg Thieme-Verlag, Stuttgart 1952, S. 209.

[82] MONASTERIO, G.: Histologischer und physio-pathologischer Beitrag zur Pathogenese des Diabetes renalis. Klin. Wschr. **1939**, 528.

[83] NAUNYN, B.: Der Diabetes mellitus. H. Hölder-Verlag, Wien 1898.

[84] NOTHMANN, M. u. R. COBET: Untersuchungen über den Hungerdiabetes. Verh. dtsch. Ges. inn. Med. **40**, 246 (1928).

[85] PANNHROST, R.: a) Zwillingsuntersuchungen bei Diabetes mellitus. Dtsch. med. Wschr. **1934**, 1950; b) Die Bedeutung des conjugalen Diabetes für die Erblichkeitsfrage der Zuckerkrankheit. Verh. dtsch. Ges. inn. Med. **48**, 411 (1936); c) Geopathologische Studie zur raumbegrenzten Verbreitung und zur Vererbung des

Diabetes mellitus. Z. menschl. Vererb.- u. Konstitutionslehre **25**, 461 (1941); d) Der Diabetes mellitus als Regulationsstörung und Erbkrankheit. Ärztl. Wschr. **1948**, 7; e) Zur Problematik der Erbbedingtheit des Diabetes mellitus. Fortschr. Med. **77**, 205 (1959).

[86] PANNHORST, R. u. A. RIEGER: Manifestierung des Diabetes und Jahreszeit. Z. klin. Med. **134**, 154 (1938).

[87] PATZIG, B.: Die Bedeutung der schwachen Gene in der menschlichen Pathologie, insbesondere bei der Vererbung striärer Erkrankungen. Naturwiss. **21**, 410 (1933).

[88] PAVEL, J.: a) Le Diabète. Bukarest 1944; b) Étiologie acquise et héréditaire du diabète sucré. Le Diabète (Paris) **1957**, Nr. 2.

[89] PENROSE, L. S. and E. H. WATSON: A sexlinked tendency in familial diabetes. Zit. nach KRIES, I. v. (62).

[90] PORSTMANN, W.: Die Kriegsaglykosurie der Diabetiker. Dtsch. Ges. Wesen **1953**, 1003.

[91] PUGH, L. P.: Brit. Med. J. **1959**. Ref. in Dtsch. med. Wschr. **1959**, 533 (Kleine Mitteilungen der Schriftleitung. „Nebennierenrinde und Skilaufen".)

[92] RADENBACH, K. L.: Zum Hypercortizismus in der Reparationsphase schwerer Infektionskrankheiten. Verh. dtsch. Ges. inn. Med. **62**, 314 (1956).

[93] RAETTIG, H.: a) Persönliche Mitteilungen; b) Typhusimmunität und Schutzimpfung. Gustav Fischer-Verlag, Jena 1952.

[94] RAUSCH, F. u. H. HAMM: Diabetes mellitus und Gallenwegserkrankung. Z. klin. Med. **148**, 533 (1951).

[95] REDETZKY, H.: Die soziale Bedeutung des Diabetes mellitus und seine Berücksichtigung in sozial-medizinischer Hinsicht. Dtsch. Ges. Wesen **1952**, 152.

[96] RICKETTS, H. T., E. S. PETERSEN, P. E. STEINER and N. TUPIKOVA: Spontaneous diabetes in the dogs. An account of eight cases. Diabetes (New York) **2**, 288 (1953).

[97] RIEGER, A.: Jahreszeitliche Schwankungen im Auftreten des Diabetes mellitus. Inaug.-Dissertation, Greifswald 1938.

[98] ROBBERS, H.: Der renale Diabetes. Klinik der Zuckerausscheidung bei normalem Blutzucker. Wiss. Verlagsgesellschaft, Stuttgart 1946.

[99] ROBBERS, H. u. K. RÜMELIN: Verlauf und Prognose des renalen Diabetes. Eine Nachuntersuchung an 60 Fällen. Dtsch. Arch. klin. Med. **200**, 298 (1953).

[100] RODRIGUEZ MIÑÓN, J. L.: Relacion entre la diabetes renal y la diabetes verdadera. Rev. clin. españ. **50**, 165 (1953). Ref. in Kongr. Zbl. inn. Med. **150**, 226 (1954).

[101] ROTTER, W.: Die Entwicklung der fetalen und kindlichen Nebennierenrinde. Virchows Arch. **316**, 590 (1949).

[102] RUPP, J. J., A. M. DI GEORGE and K. E. PASCHKIS: Hypothyroidism and diabetes mellitus. Diabetes (New York) **4**, 393 (1955).

[103] SALOMON, H.: Über den Diabetes innocens der Jugendlichen, zugleich ein Beitrag zur Frage des renalen Diabetes. Dtsch. med. Wschr. **1914**, 217.

[104] SCHADE, H.: Bemerkungen über „unregelmäßige Dominanz" am Beispiel des Diabetes mellitus. Medizinische **1958**, 595.

[105] SCHEELE, M.: Die Lochkartenverfahren in Forschung und Dokumentation. E. Schweizerbart'sche Verlagsbuchhandlung, Stuttgart 1954.

[106] SCHENNETTEN, F. u. I. SPITZNER: Richtlinien zur Führung einer Krankenkartei für Herz- und Kreislauferkrankte nach dem Hollerith-Lochkartensystem. Zschr. inn. Med. **9**, 427 (1954).

[107] SCHLIACK, V.: a) Zur Rolle psychischer Traumen in der Diabetespathogenese. Wiss. Z. Univ. Greifswald, I, 252 (1951/52). Festschrift Katsch, Georg Thieme-Verlag, Leipzig 1952; b) Untersuchungen über die reelle Diabeteshäufigkeit. Zschr. inn. Med. **7**, 1049 (1952); c) Die Diabetespopulation Berlins, Manifestations- und Lebensalter. Z. klin. Med. **150**, 326 (1953); d) Mangelernährung und Diabetesmorbidität. Untersuchungen an 11294 Diabetikern. Z. klin. Med. **151**, 382 (1954).

[108] SCHLOTTHAUER, C. F. and J. A. S. MILLER: Diabetes mellitus in dogs and cats. J. Amer. Vet. Med. Ass. **118**, 886 (1951).

[109] SCHMIDT, R.: Über glykämische und glykosurische Dyskrasien. Med. Klinik **1924**, 511.

[110] SCHRÖDER, R.: a) Persönliche Mitteilung; b) Die Schwangerschaft — ein besonderer Leistungsanspruch. Zwanglose Abhandlungen auf dem Gebiet der Frauenheilkunde, Bd. 8. Georg Thieme-Verlag, Leipzig 1949.

[111] SEIFERT, G.: a) Zur Orthologie und Pathologie des qualitativen Inselzellbildes (nach Bensley-Terbrüggen). Virchows Arch. **325**, 379 (1954); b) Die Pathologie des kindlichen Pankreas. S. 79. VEB Georg Thieme-Verlag, Leipzig 1956.

[112] SEIGE, K.: Zur sozialmedizinischen Bedeutung des Diabetes mellitus. Kongr. Ber. III. Internat. Diabetes-Kongreß 1958: Diabetes mellitus. Georg Thieme-Verlag, Stuttgart 1959, S. 681.

[113] SELYE, H.: Endocrine reactions during stress. Current Res. Anaesth. a. Analges. **35**, 182 (1956). Ref. in Kongr. Zbl. inn. Med. **174**, 153 (1957).

[114] STATISTISCHES JAHRBUCH der DDR 1957. VEB Deutscher Zentralverlag Berlin, 1958, S. 56/57, Tab. II/16 u. S. 60/61. Tab. 21.

[115] STEINBERG, A. C. and R. M. WILDER: a) A reconsideration of the phenomenon of anticipation in diabetes mellitus. Proc. Staff Meet. Mayo Clin. **25**, 625 (1950); b) A study of the genetics of diabetes mellitus. Amer. J. Human Genet. **4**. 113 (1952); c) An analysis of the phenomenon of „anticipation“ in diabetes mellitus. Ann. Int. Med. **36**, 1285 (1952).

[116] STEINER, F.: a) Untersuchungen zur Frage der Erblichkeit des Diabetes mellitus. Verh. dtsch. Ges. inn. Med. **47**. 413 (1935); b) Untersuchungen zur Frage der Erblichkeit des Diabetes mellitus. Dtsch. Arch. klin. Med. **178**, 497 (1936); c) Diabetes mellitus und Erbanlage. Die Erkrankungswahrscheinlichkeit für die Kinder von Zuckerkranken. Dtsch. Arch. klin. Med. **182**, 231 (1938).

[117] STEINIGER, G.: Zur Genetik des Diabetes mellitus. Z. menschl. Vererb.- u. Konstitutionslehre **24**, 27 (1939).

[118] STÖRRING, F. K. und H. LEMSER: Über die Beziehungen von Acromegalie und Diabetes. Münch. med. Wschr. **1940**, 338.

[119] STÖTTER, G. und E. SCHÜTTE: Verlaufsformen des Diabetes nach langjährigen Erfahrungen einer Diabetikerfürsorge. Z. klin. Med. **135**, 756 (1939).

[120] STURM, A.: Die exogene Verursachung des Diabetes. Arbeit u. Gesundheit **49**, 14 (1953).

[121] THEN BERGH, H.: Die Erbbiologie des Diabetes mellitus. Vorläufiges Ergebnis der Zwillingsuntersuchungen. Arch. Rassenbiol. **32**, 289 (1938).

[122] THOMPSON, M. W. and E. M. WATSON: The inheritance of diabetes mellitus. An analysis of the family histories of 1631 diabetics. Diabetes (New York) **1**, 268 (1952).

[123] TIMOFÉEFF-RESSOVSKY, N. W.: Allgemeine Erscheinungen der Genmanifestierung. In Hdb. d. Erbbiologie des Menschen. I, S. 41. Julius Springer-Verlag, Berlin 1940.

[124] UMBER, F.: a) Ernährung und Stoffwechselkrankheiten. 3. Aufl. Urban & Schwarzenberg-Verlag, Berlin-Wien 1925, S. 272; b) Der Diabetes in Beziehung zu Umwelt und Trauma. Klin. Wschr. **1931**, 5.

[125] UMBER, F. u. M. ROSENBERG: Gibt es einen traumatischen Diabetes? Klin. Wschr. **1927**, 5.

[126] VAGUE, J., G. GODEFROY et J. FIGARELLA: La place des facteurs hypophysaires et surrénaux dans l'usure des îlots de Langerhans en pathologie humaine. Ann. d'Endocrinol. **18**, 663 (1957).

[127] VEIL, W. H.: Der Rheumatismus und die streptomykotische Symbiose. S. 475ff. Ferdinand Enke-Verlag, Stuttgart 1939.

[128] VEIL, W. H. und A. STURM: Die Pathologie des Stammhirns. 2. Aufl. S. 97ff. Gustav Fischer-Verlag, Jena 1946.

[129] VELDE, G.: Die Begutachtung des Diabetes. In: Renten- und Invaliditäts-Begutachtung bei Rheumatismus, Diabetes mellitus, Blutschädigungen und Nervenkrankheiten, S. 20ff. Joh. Ambr. Barth-Verlag, Leipzig 1954.

[130] VENNING, E. H.: Adrenal function in pregnancy. Endocrinology **39**, 203 (1946).

[131] VERSCHUER, O. Frhr. v.: Rezessiver oder dominanter Erbgang des Diabetes? Erbarzt **10**, 67 (1942).

[132] VOGEL, F.: Moderne Anschauungen über Aufbau und Wirkung der Gene. Dtsch. med. Wschr. **1959**, 1825.

[133] WEITZ, W.: Die Vererbung innerer Krankheiten, S. 126ff. Ferdinand Enke-Verlag, Stuttgart 1936.

[134] WHITE, P. and G. PINCUS: Heredity in diabetes mellitus. In: JOSLIN, E. P. (53a).

[135] WILKERSON, H. L. C. and L. P. KRALL: J. Amer. Med. Assoc. **135**, 209 (1947). Zit. nach SCHLIACK, V. (107b).

[136] WIRTH, K.: Inaug.-Dissertation, Zürich 1951. Zit. nach HANHART, E. (36e).

[137] WÖHRMANN, W.: Diabetes bei und nach Gallenblasenerkrankungen. Z. klin. Med. **108**, 646 (1928).

[138] WOODYATT, R. T. and M. SPETZ: Anticipation in the inheritance of diabetes. J. Amer. Med. Assoc. **120**, 602 (1942).

[139] WORM, M.: Wie unterscheidet man Schwangerschaftsglykosurie von echtem Diabetes in der Schwangerschaft? Dtsch. Ges. Wesen **1957**, 1561.

[140] YOUNG, F. G.: The experimental approach to the problem of diabetes mellitus. Brit. Med. J. **1951/II**, 1167.

Forschungsinstitut für Diabetes | Name, Vorname: Eckert, Karin | Krankenblatt Nr. 15004

1 Lfd. Nr. — Hauptkarte: X (2); Putbus: X (3); Karlsburg: X (4); Greifswald: X (5) — 1 | 11207 | 5

2. Wievielter Kuraufenthalt? — 10 und mehr: X — 6 | 1

3. Behandlungsjahr: — 7 | 52 | 8

4 Geschlecht: 1 = männlich, ~~2~~ = weiblich, Zwilling: X — 9 | 2

5. Familienstand: 0 = fraglich; ~~1~~ = ledig; 2 = verh. (vor Diab.); 3 = verh. (nach Diab.); 4 = verh. (fragl. ob vor od. n. Diab.); 5 = z. 1. Mal gesch.; 6 = verwitwet; 7 = z. 2. Mal verh.; 8 = z. 2. Mal gesch.; 9 = z. 3. Mal verh. — 10 | 1

6. Lebensalter: — 11 | 51 | 12

7 Geburtsjahrgang: — 13 | 01 | 14

8. Diab. Verwandte: 0 = fraglich; 1 = keine; ~~2~~ = Eltern; 3 = Großeltern; 4 = Ur-(usw.)Großelt.; 5 = Kinder; 6 = Enkel; 7 = Geschw. u. Nachk.; 8 = Geschw. d. Eltern u. d. Nachk.; 9 = Groß-(usw.)Eltern u. d. Nachk.; Mehr als 1 diab. Verwandter: X — 15 | 2

9 Manif.-Ursache: Menopause — Komb. mehrerer Ursachen: X (16); Besonders eindrucksvoller ursächlicher Zusammenhang: X (17) — 16 | X 56 | 17

10 Manif.-Jahreszeit: 0 = fragl.; 1 = Frühj.; ~~2~~ = Sommer; 3 = Herbst; 4 = Winter; Manif. innerhalb weniger Tage: X — 18 | 2

11 Manif.-Kal.-Jahr: — Konjugaler Diabetes: X (19) — 19 | 50 | 20

12 Manif.-Lebensalter: — Spontanschocks vor Manif.: X (21) — 21 | 49 | 22

13. Komplikationen:

a) Gesamtzahl, über 10: X — 23 | 2

I b) Zeitabstand v. Manif. — 0 = fragl.; 1 = 1 J.; 2 = 2 J.; 3 = 3 J.; 4 = 4 J.; 5 = 5 J.; 6 = 6–10 J.; 7 = 11–15 J.; 8 = 16–20 J.; 9 = mehr als 20 Jahre — 24 | 1

I c) Diagnose: Pruritus genit. — schwere Erkrankung: X (25); Bleibende Stoffwechselverschlechterung: X (26) — 25 | 83 | 26

I d) Verlauf: 0 = fraglich; 1 = besteht z. Zt.; 2 = ausgeheilt; 3 = wesentlich; 4 = wenig gebess.; 5 = d. Op. behob.; 6 = unverändert; 7 = chron. recidiv. Leid.; 8 = verschlimmert — 27 | 7

II b) Zeitabstand v. Manif. — 24 | 1

II c) Diagnose: Mykose — Schwere Erkrankung: X (25); Bleibende Stoffwechselverschlechterung: X (26) — 25 | 87 | 26

II d) Verlauf — 27 | 7

III b) Zeitabstand v. Manif. — 24 | 1

III c) Diagnose: Refrakt. Schwank. — Schwere Erkrankung: X (25); Bleibende Stoffwechselverschlechterung: X (26) — 25 | 93 | 26

III d) Verlauf — 27 | 7

IV b) Zeitabstand v. Manif. — 24 | 0

IV c) Diagnose: Rubeose — Schwere Erkrankung: X (25); Bleibende Stoffwechselverschlechterung: X (26) — 25 | 89 | 26

IV d) Verlauf — 27 | 1

V b) Zeitabstand v. Manif. — 24 | 0

V c) Diagnose: Struma? — Schwere Erkrankung: X (25); Bleibende Stoffwechselverschlechterung: X (26) — 25 | 52 | 26

V d) Verlauf — 27 | 1

VI b) Zeitabstand v. Manif. — 24 |

VI c) Diagnose: — Schwere Erkrankung: X (25); Bleibende Stoffwechselverschlechterung: X (26) — 25 | | 26

VI d) Verlauf — 27 |

VII b) Zeitabstand v. Manif. — 24 |

VII c) Diagnose: — Schwere Erkrankung: X (25); Bleibende Stoffwechselverschlechterung: X (26) — 25 | | 26

VII d) Verlauf — 27 |

VIII b) Zeitabstand v. Manif. — 24 |

VIII c) Diagnose: — Schwere Erkrankung: X (25); Bleibende Stoffwechselverschlechterung: X (26) — 25 | | 26

VIII d) Verlauf — 27 |

IX b) Zeitabstand v. Manif. — 24 |

IX c) Diagnose: — Schwere Erkrankung: X (25); Bleibend Stoffwechselverschlechterung: X (26) — 25 | | 26

IX d) Verlauf — 27 |

14. Komata: 0 = fraglich; ~~1~~ = keine; 2 = 1 Präkoma; 3 = mehr als 1 Präkoma; 4 = 1 Koma; 5 = 2–5 Komata; 6 = mehr als 5 Komata; Acetonneigung: X — 28 | 1

15. Diätverhältnisse v. Behandlung: 0 = fraglich; 1 = berechnet genau; ~~2~~ = berechnet nicht genau; 3 = bedingte Vollkost; 4 = freie Kost; 5 = mittags Gemeinschaftsessen; 6 = nur Gasthaus; 7 = wechselnd; Unregelmäßige Tageseinteilung: X — 29 | 2

16. Zusammensetzung der Diät: 0 = fraglich; 1 = Kohlenhydratkost, knapp; 2 = K.-H.-Kost, reichl.; 3 = Fett-Eiweiß-Kost; ~~4~~ = gleichmäßig, knapp; 5 = gleichmäßig, reichl. — 30 | 4

17. Leistungsfähigkeit v. Behandlung: 0 = fraglich; 1 = unfähig; 2 = stark beschränkt; 3 = wechselnd; 4 = Halbtagsarbeit; 5 = Arbeit sitzend; 6 = körperlich leicht; ~~7~~ = mittelschwer; 8 = schwer; 9 = Beruf: sit end, nebenberufl. körperl. Ausgleich; Durch Begleitkrankheiten chron. Krank: X — 31 | 7

18 Erkrankungen vor Manif.:

a) Gesamtzahl, über 10: X — 32 | 5

I b) Zeitabstand vor Manif.: 0 = fragl.; 1 = 1 J.; 2 = 2 J.; 3 = 3 J.; 4 = 4 J.; 5 = 5 J.; 6 = 6-10 J.; 7 = 11-15 J.; 8 = 16-20 J.; 9 = mehr als 20 Jahre — 33 | 7

I c) Diagnose: Mumps — Schwere Erkrankung: X (34); Glykosurie während Erkrankung: X (35) — 34 | 03 | 35

II b) Zeitabstand v. Manif. — 33 | 6

II c) Diagnose: [illegible] — Schwere Erkrankung: X (34); Glykosurie: X (35) — 34 | 62 | 35

III b) Zeitabstand v. Manif. — 33 | 8

III c) Diagnose: Appendect. — Schwere Erkrankung: X (34); Glykosurie: X (35) — 34 | 82 | 35

IV b) Zeitabstand v. Manif. — 33 | 8

IV c) Diagnose: Haemorrh. — Schwere Erkrankung: X (34); Glykosurie: X (35) — 34 | 80 | 35

V b) Zeitabstand v. Manif. — 33 | 0

V c) Diagnose: Paradent. — Schwere Erkrankung: X (34); Glykosurie: X (35) — 34 | 27 | 35

VI b) Zeitabstand v. Manif. — 33 |

VI c) Diagnose: — Schwere Erkrankung: X (34); Glykosurie: X (35) — 34 | | 35

VII b) Zeitabstand v. Manif. — 33 |

VII c) Diagnose: — Schwere Erkrankung: X (34); Glykosurie: X (35) — 34 | | 35

VIII b) Zeitabstand v. Manif. — 33 |

VIII c) Diagnose: — Schwere Erkrankung: X (34); Glykosurie: X (35) — 34 | | 35

IX b) Zeitabstand v. Manif. — 33 |

IX c) Diagnose: — Schwere Erkrankung: X (34); Glykosurie: X (35) — 34 | | 35

19. Genitale Verhältnisse: Menopause

Besserung durch Hormontherapie: X

36 | 9

20. Menarche: 0 = fraglich bzw. noch nicht eingetreten
1 = vor 12 J. 4 = mit 14 J. 7 = mit 17 J.
2 = mit 12 J. 5 = „ 15 J. 8 = „ 18 J.
3 = „ 13 J. 6 = „ 16 J. 9 = „ 19 J. und später
z. Zt. gravide: X

37 | 2

21. Menopause: 0 = fraglich bzw. noch nicht eingetreten
1 = vor 35 J. 4 = 43—44 J. 7 = 49—50 J.
2 = 35—40 J. 5 = 45—46 J. 8 = 51—52 J.
3 = 41—42 J. 6 = 47—48 J. 9 = 53 J. und später
Artificielle Menopause: X

38 | 7

[22] Geburtsarten vor Manif.: 0 = fraglich
1 = keine K. oder normal 4 = Totgeburten 7 = Kaiserschnitt
2 = Fehlgeburten 5 = Riesenkinder 8 = Fehl- und Frühgeb.
3 = Früh „ 6 = lebensunfähige K. 9 = sonst. Kombinationen
Schwangerschaftsglykosurie: X

39 | 1

23. Schwangerschaften nach Erkrankung:
_____ 8 = 8 und mehr 9 = fraglich
fraglich ob vor oder nach Erkrankung: X

40 | 0

24. Geburtsarten nach Manif.: 0 = fraglich
1 = keine K. oder normal 4 = Totgeburten 7 = Kaiserschnitt
2 = Fehlgeburten 5 = Riesenkinder 8 = Fehl- und Frühgeb.
3 = Früh „ 6 = lebensunfähige K. 9 = sonst. Kombinationen
Labiler Stoffwechsel während der Gravidität: X

41 | 1

[25] Beruf vor Manif.: 0 = fraglich
1 = ohne Beruf 4 = stärkere 7 = sitzende
2 = schwerste 5 = mäßige 8 = Geistesarbeit
3 = schwere 6 = leichte Muskelarb. 9 = häufiger Wechsel
Berufswechsel wegen Diabetes: X

42 | 3

26. Jetziger Beruf: 0 = fraglich
1 = ohne Beruf 4 = stärkere 7 = sitzende
2 = schwerste 5 = mäßige 8 = Geistesarbeit
3 = schwere 6 = leichte Muskelarb. 9 = häufiger Wechsel
Invalidisierung wegen Diabetes: X

43 | 3

27. Soziale Verhältnisse: 0 = fraglich
1 = wohlhabend 6 = früher wohlhabend, jetzt Notlage
2 = ausreichend 7 = fr. wohlhab., jetzt äuß. Notlage
3 = Notlage 8 = fr. ausreichend, jetzt Notlage
4 = äußerste Notlage 9 = fr. ausreich., jetzt äuß. Notlage
5 = früh. wohlhab., jetzt ausreich.
Verschlechterung durch Diabetes: X

44 | 2

28. Konstitutionstyp: 0 = fraglich
1 = unauffällig 5 = jetzt mager, fr. unauff. 9 = Entwicklungshemmung
2 = jetzt unauff., fr. fett 6 = jetzt mager, fr. fett
3 = jetzt unauff., fr. mager 7 = fett
4 = mager 8 = jetzt fett, fr. unauffällig oder mager
Vorwiegend extrainsulärer Diabetes: X

45 | 7

[29] Endokriner Typ: viril- intern + basoph.
Kombination mehrerer endokriner Störungen: X (46)
Metamorphose: X (47)

46 | 2 | 1 | 47 (X)

30. Blutdruck: 180/100

48 | 1 | 8 | 49

31. Größe:
unter 1 Meter: X (50)
über 2 Meter: X (51)

50 | 7 | 5 | 51

32. Insulinart vor Behandlung: 0 = fraglich
1 = kein Insulin 4 = Alt-Depot-Mischspritzen 6 = Misch-Insulin
2 = Alt-Insulin 5 = Alt- u. Depot-Insulin 9 = häufiger Wechsel
3 = Depot-Insulin Oedeme bei der Aufnahme: X

52 | X 3

33. Insulindosis vor der Aufnahme: 0 = fraglich bzw. 0
1 = 1—20 E 4 = 41—50 E 7 = 81—100 E
2 = 21—30 E 5 = 51—60 E 8 = über 100 E
3 = 31—40 E 6 = 61—80 E 9 = wechselnde Dosis
Verwilderter Stoffwechsel bei Aufnahme: X

53 | 1

34. Insulinart bei Entlassung: 0 = fraglich
1 = kein Insulin 3 = Depot-Insulin 5 = Alt- u. Depot-Insulin
2 = Alt-Insulin 4 = Alt-Depot-Mischspritzen 6 = Misch-Insulin
Insulinüberempfindlichkeit: X

54 | 1

35. Insulindosis bei Entlassung: 0 = kein Insulin
1 = 1—20 E 4 = 41—50 E 7 = 71—80 E 9 = über 100 E
2 = 21—30 E 5 = 51—60 E 8 = 81—100 E
3 = 31—40 E 6 = 61—70 E Insulinresistenz: X

55 | 0

36. Höchste Insulindosis: 0 = fraglich
1 = 0—40 E 4 = 81—100 E 7 = 141—160 E 9 = über 200 E
2 = 41—60 E 5 = 101—120 E 8 = 161—200 E
3 = 61—80 E 6 = 121—140 E Gegenregulationstyp: X

56 | 2

37. Entlassungsdiät:
a) Kalorien: 0 = fraglich 3 = 1750—2000 6 = 2500—2750
1 = unter 1500 4 = 2000—2250 7 = 2750—3000
2 = 1500—1750 5 = 2250—2500 8 = 3000—3500
9 = über 3500

57 | 5

b) Kohlenhydrate: 0 = fraglich 4 = 200—250 g 8 = 400—450 g
1 = unter 100 g 5 = 250—300 g 9 = über 450 g
2 = 100—150 g 6 = 300—350 g
3 = 150—200 g 7 = 350—400 g

58 | 5

c) Fett: 0 = fraglich 4 = 50—60 g 8 = 120—140 g
1 = unter 30 g 5 = 60—80 g 9 = über 140 g
2 = 30—40 g 6 = 80—100 g
3 = 40—50 g 7 = 100—120 g

59 | 5

d) Eiweiß: 0 = fraglich 4 = 70—80 g 8 = 120—150 g
1 = unter 50 g 5 = 80—90 g 9 = über 150 g
2 = 50—60 g 6 = 90—100 g
3 = 60—70 g 7 = 100—120 g

60 | 6

38. Restglykosurie: 0 = negativ
1 = 0—10 g 4 = 30—40 g 7 = 60—70 g
2 = 10—20 g 5 = 40—50 g 8 = 70—80 g
3 = 20—30 g 6 = 50—60 g 9 = über 80 g
Laevulosurie: X

61 | 1

39. Blutzucker: 0 = fraglich Schockneigung: X
1 = unter 100 mg % 4 = 200—250 mg % 7 = 350—400 mg %
2 = 100—150 mg % 5 = 250—300 mg % 8 = 400—450 mg %
3 = 150—200 mg % 6 = 300—350 mg % 9 = über 450 mg %

62 | 4

40. Entlassungsgewicht:
über 100 kg: X (63)
Oedeme bei der Entlassung: X (64)

63 | 7 | 6 | 64

41. Gewichtszunahme während der Behandlung:
0 = unter 1 kg 3 = 3—4 kg 6 = 6—7 kg 9 = über 9 kg
1 = 1—2 kg 4 = 4—5 kg 7 = 7—8 kg
2 = 2—3 kg 5 = 5—6 kg 8 = 8—9 kg
Gewichtsabnahme: X

65 | X 3

42. Differenz zwischen Entlassungs- und Höchstgewicht:
0 = fraglich 3 = 10—15 kg 6 = 25—30 kg 9 = starke Abnahme f. agl. Höhe
1 = 0—5 kg 4 = 15—20 kg 7 = 30—35 kg
2 = 5—10 kg 5 = 20—25 kg 8 = über 35 kg
Höchstgewicht jetzt: X

66 | 3

43. Menstruation — Stoffwechsel: 0 = fraglich
1 = keine Beeinflussung 4 = Acetonneigung 7 = deutl. Besserung
2 = geringe Verschl. 5 = Koma 8 = Schockneigung
3 = deutliche Verschl. 6 = geringe Besser. Insulärer Diabetes: X

67 | 0

44. Intelligenz: 0 = fraglich
1 = Durchschnitt 4 = unterdurchschnittl.
2 = überdurchschnittl. 5 = Schwachsinn
3 = außerordentl. Intellig. Verbesserung d. soz. Verhältn. durch Therapie: X

68 | 1

45. Änderung der Leistungsfähigkeit: 0 = fraglich
1 = unverändert 3 = wesentlich gebessert 5 = gestorben
2 = wenig gebessert 4 = verschlechtert
Katamnestisch bestätigte dauerhafte Besserung: X

69 | 2

46. Verlauf (nur bei Wiederaufnahme): 0 = fraglich
1 = unverändert 4 = verschlechtert
2 = gebessert 5 = durch Komplik. vorübergeh. verschlechtert
3 = geheilter Diabetes 6 = bleibend verschlechtert durch Komplikat.
renaler Diabetes: X

70 | —

[47] Todesalter:
Wissenschaftliche Rarität: X (71)
Interessanter Verlauf: X (72)

71 | — | — | 72

[48] Todesursache: ....
durch Autopsie bestätigt: X (73)

73 | | | 74

49. Orale Antidiabetica:
1 = Nadisan/Oranil 2 = Rastinon/Orabet
Außerdem Insulin: X

75 | —

50. Tablettendosis bei Entlassung:
0 = fraglich 3 = 1 1/2 Tabl. 5 = 3 Tabl.
1 = 1/2 Tabl 4 = 2 Tabl. 6 = 4 Tabl.
2 = 1 Tabl. Oranil/Orabet vor Aufnahme: X

76 | —

Letzter Aufenthalt: X

80 | X

Handschriftliche Eintragungen:

ausgefüllt:	ausgefüllt	geprüft	gelocht:	geprüft:
B	La	G		

(18) Cb 724/58 2 1.59 430

Abb. 1. Muster einer Maschinenlochkarte (nach HOLLERITH)

Abb. 2. Muster eines Karteiblattes, wie sie als Zwischenbeleg nach jedem Krankenblatt für die Übertragung auf Maschinenlochkarten angelegt wurden

FSC
www.fsc.org
MIX
Papier | Fördert gute Waldnutzung
FSC® C083411

Kolibri 360 GmbH
Ferdinand-Jühlke-Straße 7
99095 Erfurt, Deutschland
produktsicherheit@kolibri360.de